特殊感染外科

新理念与新技术

主编 刘保池 蔡 端 朱同玉

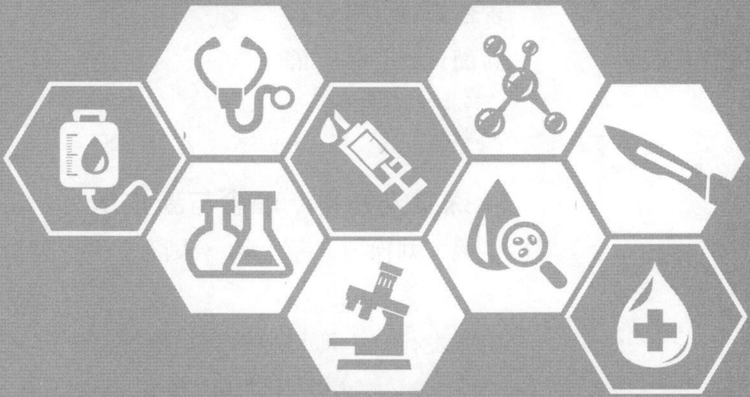

上海科技教育出版社

图书在版编目(CIP)数据

特殊感染外科新理念与新技术/刘保池,蔡端,朱同玉主编.
—上海:上海科技教育出版社,2017.12(2018.4重印)
ISBN 978-7-5428-5957-0

Ⅰ.①特… Ⅱ.①刘… ②蔡… ③朱… Ⅲ.①外科—感染 Ⅳ.①R63

中国版本图书馆CIP数据核字(2017)第104335号

责任编辑 蔡 婷
封面设计 杨 静

特殊感染外科新理念与新技术
主编 刘保池 蔡 端 朱同玉

出版发行 上海科技教育出版社有限公司
(上海市柳州路218号 邮政编码200235)
网 址 www.sste.com www.ewen.co
经 销 各地新华书店
印 刷 上海中华商务联合印刷有限公司
开 本 787×1092 1/16
印 张 33.75
插 页 17
版 次 2017年12月第1版
印 次 2018年4月第2次印刷
书 号 ISBN 978-7-5428-5957-0/R·447
定 价 220.00元

ISBN 978-7-5428-5957-0
9 787542 859570 >

出版说明

科学技术是第一生产力。21 世纪，科学技术和生产力必将发生新的革命性突破。

为贯彻落实“科教兴国”和“科教兴市”战略，上海市科学技术委员会和上海市新闻出版局于 2000 年设立“上海科技专著出版资金”，资助优秀科技著作在上海出版。

本书出版受“上海科技专著出版资金”资助。

上海科技专著出版资金管理委员会

内容提要

全书约80万字，分30章，介绍了感染、传染、特殊感染和外科学的基本知识、特殊感染合并外科疾患的临床特点、手术适应证和禁忌证、并发症和围手术期处理经验以及特殊感染的职业暴露防护和暴露后处理措施。书中着重介绍了特殊感染外科很多新理念及新技术，探讨了自体骨髓细胞肝内输注促进肝脏重建和免疫重建的可能机制。对艾滋病合并恶性肿瘤患者化疗前后保存和回输自体骨髓促进骨髓重建，嵌合抗原受体T细胞治疗艾滋病合并淋巴瘤等新技术。对在日常生活中可能导致传染病发生的原因、流行特点、防治手段及人们在日常生活中应做到的科学、文明行为和习惯，也给予了充分讲解。

编写者名单

主　　编　刘保池　蔡　端　朱同玉

副 主 编　李爱军　郭常军　梅　冰

编委(以姓氏汉语拼音为序)

蔡　端　复旦大学附属华山医院

冯艳玲　复旦大学附属上海市公共卫生临床中心

郭常军　上海交通大学附属瑞金医院北院

郭瑞章　复旦大学附属上海市公共卫生临床中心

李　垒　复旦大学附属上海市公共卫生临床中心

李　敏　复旦大学附属上海市公共卫生临床中心

李　响　复旦大学附属闵行医院

李爱军　第二军医大学附属东方肝胆外科医院

李洪伟　复旦大学附属上海市公共卫生临床中心

刘　立　复旦大学附属中山医院

刘　新　复旦大学附属上海市公共卫生临床中心

刘保池　复旦大学附属上海市公共卫生临床中心

梅　冰　苏州高新区人民医院

单　飞　复旦大学附属上海市公共卫生临床中心

司炎辉　复旦大学附属上海市公共卫生临床中心

时玉舫　中国科学院健康科学研究所

施裕新　复旦大学附属上海市公共卫生临床中心

沈银忠　复旦大学附属上海市公共卫生临床中心
宋凤祥　复旦大学附属上海市公共卫生临床中心
孙志辉　《中华卫生应急杂志》编辑部
唐　俊　复旦大学附属上海市第五人民医院
吴常青　苏州市第五人民医院
夏咸军　无锡太湖医院
徐　庆　上海交通大学附属仁济医院
徐念沁　南京三生生物技术有限公司
杨娅玲　复旦大学附属上海市公共卫生临床中心
张　辉　同济大学附属东方医院
张宝善　商丘市第一医院分院
张建良　复旦大学附属上海市公共卫生临床中心
张伟伟　复旦大学附属上海市公共卫生临床中心
张永信　复旦大学附属华山医院
郑江花　上海健康医学院附属周浦医院
周　粟　复旦大学附属上海市公共卫生临床中心
邹国民　复旦大学附属上海市公共卫生临床中心
朱同玉　复旦大学附属上海市公共卫生临床中心
朱益军　复旦大学附属上海市公共卫生临床中心

前言

病原体侵入机体并且繁殖生长，使机体出现临床症状称为感染。引起感染的病原体包括细菌、病毒、寄生虫、衣原体、支原体、真菌和朊病毒体等。由非普通病原体引起的感染称为特殊感染。非普通病原体主要包括普通消毒方法不能灭活的病原体、广泛耐药的病原体以及可以引起常见传染病的病原体。

外科学是一门研究外科疾病发生发展规律、临床表现、诊断、治疗、预防和预后的临床学科。外科疾病是指需要以手术或手法为主要治疗手段的一大类疾病，包括创伤、肿瘤、感染、畸形和功能障碍等。需要外科治疗的感染性疾病或发生在创伤及手术后的感染属于外科感染。特殊感染外科主要研究和治疗合并非普通病原体引起的外科感染性疾病。

近年来，随着外科学、感染病学和其他辅助医学学科的快速发展，对于外科感染的研究也有了长足进展，多学科的交叉和融合已经形成了一门研究感染性疾病外科处理的边缘学科——感染外科学。显然，外科感染与感染外科学是两个既有联系而又不完全等同的概念。后者涵盖了现有的外科学教科书中外科感染的全部内容和概念，同时也延伸和拓展了这个概念，特别是对特殊感染疾病的外科处理和预防有了非常多的研究。本书主要就特殊感染疾病的外科相关问题进行探讨。

目前临床医学分科越来越细，临床外科的各个专科根据治疗目标的不同有着明确的分工。但是外科感染是外科任何专科不能回避的问题。外科医师不仅需要掌握处理普通化脓性感染的技术，还需要掌握应对特殊感染的知识和临床技能。特殊感染外科不但需要用手术方法解除疾病或帮助明确疾病的诊断，还要有扎实的运用药物治疗的理论知识和经验。特殊感染外科即是一门由外科学和感染病学交融形成的新兴的交叉学科。

目前，国内大多数医院尚未专门设立特殊感染外科，但是无论是感染科和外科都会遇到特殊感染外科学的问题。由于患者同时患有感染科疾病和外科疾病，所以医生必须了解特殊感染外科学方面的知识。

上海市公共卫生临床中心是以收治传染性疾病为专科特色的三级甲等医院。最近7年来除了为一般的外科患者进行手术外，还对1 200多例HIV感染合并外科疾病的患者进行了手术治疗，手术的感染性并发症及病死率明显低于国际上的有关报道。另外，还对 2 000 多例患有外科疾病合并肝炎后肝硬化、结核、破伤风、气性坏疽、梅毒、克罗伊茨费尔特-雅各布病（简称克-雅病）或水痘等传染性疾病的患者做了手术治疗；外科的医护人员在为 HIV 感染者手术时曾有 22 人次发生职业暴露性外伤，经及时做暴露后处理，没有人发生感染。在特殊感染外科学方面积累了比较丰富的应急防护措施和经验。

本书介绍了感染性疾病的诊疗新进展、特殊感染的概念、特殊感染外科的范畴和特殊感染患者围手术期处理方法和内容。其中有作者的心得体会和原创的治疗方法。书中的案例和照片都是作者诊治患者的第一手资料。阅读本书能使人们清楚当身体发生哪些变化可能与某些传染病有关，应该尽早去传染病专科医院或综合医院的哪个专科就诊。

本书经国家最高科学技术奖获得者、中国科学院院士、外科学界泰斗吴孟超教授审阅。吴教授欣然为本书作序并且担任本书的名誉主编。我国感染学界著名专家卢洪洲教授对本书的部分章节作了认真修改并且也为本书作序。这是对我们极大的支持和鼓励。

由于我们才疏学浅，特别是编写跨学科方面的知识，难免会有很多不足。恳请各位专家和读者不吝赐教。

本书中的研究工作和著作出版获以下基金资助：

1. 上海市公共卫生三年行动计划重点学科建设项目（项目编号 15GWZK0103）。

2. 上海市卫生局课题：自体骨髓肝内输注促进肝功能和免疫功能重建研究（项目编号 20134366）。

3. 上海市科委课题：自体骨髓保存回输促进艾滋病合并恶性肿瘤化疗后骨髓重建研究（项目编号 15411963100）。

4. 申康医院发展中心资助课题：自体骨髓肝内输注促进肝硬化的肝功能重建研究（项目编号 SHDC12016129）。在此深表感谢！

刘保池　蔡　端　朱同玉

2017 年 8 月 10 日

主编简介

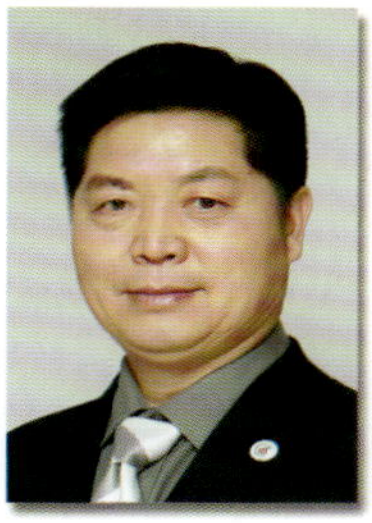

刘保池

教授，主任医师，医学博士，博士生导师

1983 年毕业于河南医学院，以特优生留校。从事普通外科和急诊外科工作 30 多年。1994 年到美国新泽西州立大学癌症研究实验室学习，1995 年到香港大学玛丽医院学习肝胆外科。1997 年参加中国援赞比亚医疗队，2000 年出任中赞友谊医院首席医疗官。2003 年被中国卫生部、外交部和商务部联合授予“全国援外医疗工作先进个人”。曾担任河南省突发公共卫生事件应急医疗救治专家委员会主任委员，多次参加指导重大突发事件的医疗救援。负责创建了河南省创伤急救中心，河南省急诊医学硕士研究生和博士研究生授权点。

2008 年被人才引进到上海市公共卫生临床中心，任外科主任和急诊科负责人，负责开创了复旦大学医学院的急诊医学教学课程。近 7 年带领外科团队为 1 200 多例 HIV 感染者手术，原创性提出了 HIV 感染者手术风险评分，在特殊感染患者围手术期治疗方面作出开拓性工作。

原创性应用自体骨髓经门静脉输注治疗艾滋病合并失代偿期肝硬化，有关论文 2013 年在 *Nature* 旗下的期刊 *Cell Death & Disease* 和国内《肝胆胰外科杂志》发表。原创性开展了对艾滋病合并恶性肿瘤患者化疗前后保存回输自体骨髓促进化疗后骨髓重建，对艾滋病相关淋巴瘤的嵌合抗原受体 T 细胞进行治疗。

现任中国研究型医院学会卫生应急专业委员会常务委员。感染与特殊感学组组长。全国卫生产业企业管理协会外科技术创新与推广分会理事，手术与细胞治疗学术委员会主任委员。苏州高新区人民医院业务院长。获 8 项国家专利，发表论文 150 余篇，主编学术专著 7 部。2010 年获国际治疗倡导联盟(中国区)唯一的“先锋奖”。2015 年被评为上海市先进工作者。2016 年获“健康传播大使”荣誉称号。

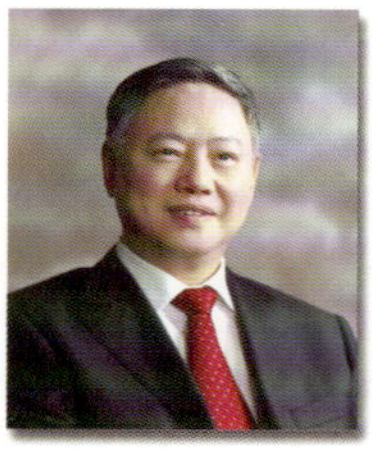

蔡　端

教授，主任医师，博士生导师

复旦大学上海医学院外科学系主任，复旦大学器官移植研究所顾问，上海市公共卫生临床中心外科顾问，兼职教授

历任国家医学教育发展中心全国临床医学教育发展建设督导专家委员会常务委员、中国医师协会毕业后医学教育专家委员会委员、上海市住院医师规范化培训专家委员会外科学组组长兼住院医师规范化培训事务中心特聘专家、上海市专科医师规范化培训特聘专家、上海市卫生系统高评会外科委员、上海市卫生系统成人继续教育委员会外科委员。中西医结合学会上海外科专家委员会荣誉主任委员、中华医学会上海普外科学会副主任委员、中国医师协会外科分会委员、中国中西医结合学会外科专家委员会委员、上海市疾病预防与控制中心(CDC)肿瘤外科与多学科综合治疗委员会顾问、国际胃肠病内外科医师协会会员、国家自然科学基金评审专家组成员、国家食品药品监督管理局药审专家组成员、上海市献血促进会顾问；担任《肝胆胰外科杂志》副主编、担任《实用外科学杂志》和《胆胰十二指肠区域外科学杂志》副主编、《上海医学》顾问、《上海医药》副总编、《中国实用外科杂志》资深编委及《外科理论和实践》《中华肝胆外科杂志》《肝胆外科杂志》《中西医结合学报》《世界肿瘤杂志》和《世界感染杂志》等多本杂志编委。

承担国家自然科学基金、教育部基金、卫生部基金、上海市重点科研项目、上海市科委优秀学科带头人资助项目及复旦大学上海医学院重点学科等多项科研工作。主要进行肝胆胰疾病及肿瘤外科诊治的研究。发表论文、译著250余篇，获多项上海市重大科研成果奖、医学科技奖及中西医结合医学科技成果奖；主编《外科程序诊断学》《外科学—考研精要》《外科实验动物手术学》和《特殊感染外科学》等4部专著，参编《临床外科学》和《现代外科学》等10多部专著。

已培养博士研究生及硕士研究生60余人，曾先后获上海市优秀教师育才奖、优秀教师华藏奖、优秀教师普康奖和“复旦大学优秀研究生导师”荣誉称号；获复旦大学名师奖、复旦大学上海医学院院长奖及教学先进工作者、“学生最喜爱的老师”等荣誉称号，曾获上海市继续教育工作先进个人奖。

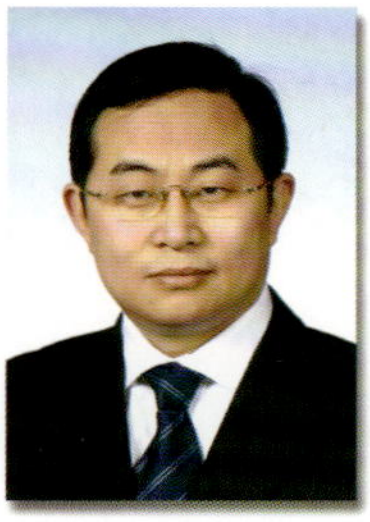

朱同玉

教授，主任医师，医学博士，博士生导师

上海市公共卫生临床中心主任，上海申康医院发展中心副主任，复旦大学附属中山医院副院长。上海市器官移植重点实验室主任。

1994 年 7 月博士毕业于上海医科大学，1999 年 11 月至 2000 年 11 月在香港大学医学院药理学系从事博士后研究。入选上海市优秀学科带头人、上海市领军人才、上海市卫生系统新百人计划。目前任中国医院协会传染病医院分会副主任委员、上海医院协会传染病医院管理分会主任委员、中华医学会器官移植分会委员兼肾移植学组副组长、中国医师协会器官移植分会常委兼肾移植副主委、上海医学会器官移植学分会候任主任委员。2009 年组建上海市器官移植重点实验室并任主任，2013 年获得上海市优秀重点实验室称号。

长期从事肾移植临床及基础研究工作。目前致力于肾移植术后 BK 病毒感染的基础和临床研究。在器官损伤修复机制和干细胞的应用和理论研究方面，发现了 Foxm1 通过调控 Nurr1 在干细胞静息和自我更新中的关键分子机制(Nat Immunol. 2015)；阐明了造血干细胞表面低表达 HLA-Ⅱ类分子，在逃逸特异性免疫杀伤的机制中发挥作用；主持完成 11 例供者造血干细胞输注联合肾移植诱导免疫耐受的临床实践成功诱导了嵌合体形成，并发现供者特异性免疫无反应或低反应现象(J Transl Med. 2012)；首次发现了肾脏间充质干细胞——特络细胞(J Cell Mol Med. 2012)，拓展了肾脏发育与再生研究的新领域。揭示了肾损伤中间充质干细胞及免疫细胞的动态变化及生物学特性(Eur J Pharmacol.,2012)，发现了具有肾脏保护功能的小分子多肽 CHBP；将新的基因治疗运用于肾脏缺血再灌注损伤中，获得 2012 年国际移植会议“基础研究奖”。组织了第一个国产人源化 CD25 单克隆抗体多中心临床试验，推动了具有自主知识产权的单抗类药物的国产化进程；为 HIV 感染合并肾癌和重度脂肪肝患者开展了肾癌切除加自体骨髓经门静脉输注综合治疗，促进了肝功能改善和免疫重建。

近五年，先后承担了科技部重大专项、国家自然科学基金项目等课题 20 余项，以第一作者和通讯作者发表 SCI 论文 60 余篇。申请国家发明专利 4 项，已授权 2 项。目前担任《中华器官移植杂志》等十多本国内或国际期刊的常务副主编和编委。

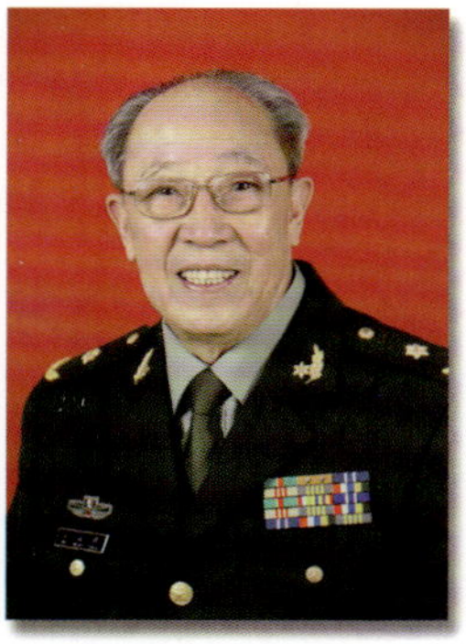

吴孟超院士

序一

特殊感染外科涉及特殊感染和外科学这两个基本概念。外科感染一般是指需要手术治疗的感染性疾病和发生在创伤或手术后的感染，是外科学中的重要内容。通常根据感染的病原体不同分为非特异性感染和特异性感染两大类。本书作者采取新的分类方法，将感染分为一般感染和特殊感染。一般感染主要是化脓性感染，如疖、痈、丹毒、急性乳腺炎、急性阑尾炎等。常见致病菌有葡萄球菌、链球菌、大肠埃希菌等。化脓性炎症的共同特征有感染局部的红、肿、热、痛和功能障碍，防治上也有共同性。特殊感染的病原体定义为 3 类：①普通高温灭菌方法不能灭活的病原体；②广泛耐药的病原体；③可以引起传染病的病原体。特殊感染的致病菌、病程演变和防治方法都与一般感染不同。这样的分类方法有利于外科处理特殊感染时注意消毒隔离、职业暴露防护及合理应用抗生素。

特殊感染外科主要研究利用外科方法去除特殊感染患者的病原，使患者得到治疗。和所有的临床学科一样，特殊感染外科也需要研究疾病的定义、病因、临床表现、诊断、分期、治疗和预后。特殊感染外科更重视手术的适应证、患者的免疫状况、术前的评估与照顾、手术技巧与方法、职业暴露防护、感染后处理、术后照顾、手术并发症与预后等与外科相关的问题。对 HIV 感染者的围手术期治疗作了详细介绍。

作者还简要介绍了有关组织工程与组织器官缺损修复的新理论和新技术。结合临床研究，作者介绍了用自体骨髓肝内输注治疗艾滋病合并失代偿期肝硬化的研究思路和经验，探讨了自体骨髓肝内输注促进肝功能重建和免疫功能重建的可能机制，这对肝硬化的治疗和艾滋病的治疗是有价值的发现。还介绍了对艾滋病合并恶性肿瘤患者化疗前后保存和回输自体骨髓促进骨髓重建，嵌合抗原受体 T 细胞治疗艾滋病合并淋巴瘤等新技术。

本书的出版，极大地丰富了外科学的内容。

本人乐为本书作序。

中国科学院院士　吴孟超

2017 年 9 月 10 日

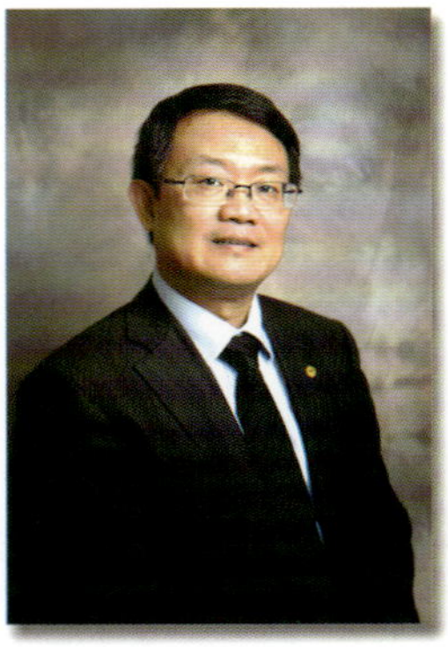

卢洪洲教授

序二

在外科应对传染性非典型性肺炎、肺结核病、艾滋病、病毒性肝炎和人感染高致病性禽流感(H_5N_1、H_7N_9)等传染性疾病的临床实践过程中,逐渐形成一个新的亚专业——特殊感染外科。这个专业融合了感染病学和外科学的知识和临床技能。在总结临床实践和参考有关文献的基础上,作者完成了国内首部《特殊感染外科新理念与新技术》。本书分为30章,从第一章的感染起源入手,将外科学中的感染逐一分类、细致描述。重点介绍了临床诊治实践中的切身体会,如:在"组织工程与修复重建"一章中探索外科领域最新的组织工程与组织器官缺损修复研究及实践相关热点问题,并介绍了用自体骨髓肝内输注治疗艾滋病合并失代偿期肝硬化的经验,给出了自己的全新诠释;研究者对自体骨髓肝内输注促进肝功能重建和免疫功能重建的可能机制,也提出了新的观点,这对肝硬化的外科治疗和艾滋病合并有外科手术指征患者的治疗是有益的探索。

本书是内容精练、具有重要参考价值的感染病外科临床实践的学术著作。本书着眼预防和诊治,更切合各级临床医师的需要。作者还就消毒隔离、职业暴露防护及合理应用抗生素进行了详细的阐述。在"公共卫生危机与特殊感染外科建设"一章中,作者就危机处理中感染外科的作用及建设也提出了自己的见解。一般感染和特殊感染既有共性,又有个性。例如,除了考虑一般感染问题外,HIV感染患者进行外科手术前还需考虑患者的免疫状况、术前的评估与照顾、手术的技巧与方法等。随着现代外科学在广度和深度方面的迅速发展,本书的出版将促进外科医护工作者重新审视外科实践中的特殊感染。

祝贺本书的出版。

上海市公共卫生临床中心党委书记

复旦大学附属华山医院感染科教授,主任医师,博士生导师

上海市艾滋病诊疗中心主任

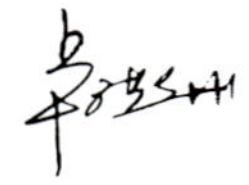

2017年9月3日

目 录 CONTENTS

第一章

感染与外科感染概述

第一节　感染的定义和基本概念

一、感染和传染的概念

感染性疾病和传染性疾病是有史以来最常见和多发的疾病，感染和传染是两个既有联系又不尽相同的概念。

感染是指病原体侵入宿主，并在宿主体内异常定植生长，完成病原体自身的生理和生殖过程，其结果是导致受侵机体(宿主)的稳态受损、生理功能紊乱和组织结构破坏等病理状态。侵入宿主的病原体可以是他栖生物、自生生物或自栖生物。

感染是自然界普遍存在的生物学现象，不仅在人类中存在，在所有动、植物乃至微生物中都会发生。噬菌体的噬菌现象，本质上即是噬菌体对细菌的侵袭、感染。

在人类中，感染更是常见的病理现象。甚至可以认为，自有人类以来，就有感染性疾病存在。导致人体感染的病原性定植体称病原体，可以是致病性微生物或寄生虫，也可以是具有致病能力的非生物性传染性物质(非生物蛋白体)。致病性微生物有细菌、病毒、真菌、支原体、衣原体、螺旋体和立克次体等；致病性寄生虫有原虫、线虫、吸虫、绦虫和节肢动物。近期发现的“致病性非生物性传染物质”是一类不含核酸而仅由蛋白质构成的可自我复制并具感染性的亚病毒因子——朊粒(prion，又称为“缺乏核酸的蛋白质感染因子”)，其具体的活动和复制机制尚不清楚，但已证实它们是引起传染性海绵状脑病的病因，包括羊瘙痒病(scrapie)和牛海绵状脑病(也叫“疯牛病”)，这些疾病对脑组织结构的影响都是致命的和难以医治的。这些病原体通过某些途径异常定植于人体，完成病原体的生理和生殖过程，打破了人体内环境稳态，使人体出现一系列临床症状并发生疾病。

体内有微生物定植和生长，并不一定都会产生病理现象，例如，人体呼吸道和消化道中存在大量细菌，一般情况下并不致病，它们与人体共生，甚或给人体提供一定的保护或营养素部位有红、肿、热、痛和功能障碍。感染严重时患者一般都有发热;防治上也有共同性。

2. 特殊感染 特殊感染的病原体大致为 3 类:

(1) 普通消毒灭菌方法不能灭活的病原体。

(2) 泛耐药或全耐药的病原体。

(3) 可以引起传染病的病原体。

"特殊感染"的"特殊性",主要表现在 5 个方面:①如上所述,特殊感染由特殊的病原体引起:如结核分枝杆菌、梅毒螺旋体、真菌或传染性蛋白等所致感染;②发生在特殊群体的感染:如人类免疫缺陷病毒,又称艾滋病病毒(HIV)携带者伴 HBV 感染、HIV 携带者伴发胃癌;乙型肝炎病毒(HBV)感染伴发急性胰腺炎或胆囊炎等;③发生在特殊部位的感染:如肛门尖锐湿疣;伤寒肠穿孔致腹膜炎等;④常有特殊的病理学改变:一般为肉芽肿性炎;经特殊染色在病变组织、分泌物或体液中可能找到相关的病原微生物;⑤在临床上常需要特殊的药物治疗,在外科处理时常需采取特殊的措施。

需要说明的是,本书中采用这样的分类方法,把感染分为"一般感染"和"特殊感染",目的在于有利于探讨特殊感染性疾病外科处理的规律;有利于为这类患者的围手术期处理、手术适应证、禁忌证的确定以及对手术风险和并发症的评估制订临床指南;也有利于医务人员掌握自我保护的有效措施,严格消毒隔离、职业暴露防护及合理用药等一整套规范化的制度。

除了上述分类外,临床上还常根据临床处理方法不同将感染分为外科感染和内科感染;根据病情缓急和发病特点将感染分为急性、亚急性和慢性感染。

三、感染途径

病原微生物固有的生物学特性决定了其感染途径和入侵宿主的部位。不同病原菌的生物学特性不同,它们通过不同途径入侵机体,在相对适应的系统和器官寄居、生长、繁殖并引起疾病。虽然一种病原菌可能通过多种途径感染机体,而多种病原菌又可经同一途径侵入机体,但通常每种病原菌都有相对固定的主要感染途径,这与病原菌生物学特性和侵入部位的微环境有关。了解病原菌感染途径,在病原菌鉴别诊断,指导临床用药和进行预防方面有重要意义。

(一)通过黏膜侵入机体

微生物通过呼吸道和消化道侵入机体是常见的两大感染途径。动物实验证明,不仅属肠道感染的微生物经肠道感染引起疾病,而且,非肠道感染的微生物,如狂犬病毒、流感病毒、脑脊髓炎病毒等也可经消化道感染引起典型疾病。同样,呼吸道感染的微生物,除经呼吸道感染外,也可经肠道,接触等方式引起感染。微生物通过肠道和呼吸道黏膜侵入机体的速度相当快,如给家兔经胃肠道注入沙门菌,几分钟后便在血液中发现该菌;经气管给豚鼠输入病毒后 5～15 min,病毒便吸附在巨噬细胞表面。那么,微生物如何通过黏膜侵入机体呢?微生物通过肠道黏膜的过程犹如肠道的吸收生理作用。早已知道,无论是蛋白质分解的终末产物还是未分解的完整蛋白质,都能经肠道黏膜加以吸收。近年来有人证明,新生动物和儿童肠道黏膜的通透性较强，故对完整蛋白质的吸收速度快于成年动物和成人，这可能是儿童较易发生肠道传染的原因。

微生物的感染是指在一定条件下，微生物与机体相互作用并导致机体产生不同程度的病理过程。能使宿主致病的微生物称病原微生物或病原体（pathogen），不造成宿主感染的为非病原微生物。病原微生物（包括致病性细菌、真菌及病毒等）在宿主体内与宿主防御机制相互作用并引起一定的病理过程称为感染。引起感染的微生物可来自宿主体外，也可来自宿主体内。来自其他宿主的微生物感染称之为传染。病原微生物能通过一定的方式、不同途径从一个宿主感染其他宿主，引起不同程度的病理过程。不同的病原微生物感染的宿主种类不同，有的病原体只感染人类，有的只感染动物或植物，有的则对人类和动物均可感染。感染是病原微生物同宿主相互作用的一种生命现象，是其同宿主免疫防御机制相互斗争的生命过程。感染和抗感染免疫是同时发生的，感染的发生、发展与结局可以有多种表现，这主要取决于宿主的免疫防御能力和病原微生物的致病性，同时与环境等因素也有关系。随着现代微生物学、免疫学、分子生物学等相关学科的飞速发展，对病原微生物的感染和致病机制有了更为深刻的了解。认识不同病原微生物的感染与致病机制，有助于控制其感染和防治人类感染性疾病。

（二）通过手术或操作通道感染

外科手术必然会带来手术部位皮肤和组织的损伤，当手术切口的微生物污染达到一定程度时，会发生手术部位的感染。通过手术通道的手术部位感染包括切口感染和手术涉及的器官或腔隙的感染。外科手术部位感染分为切口浅部组织感染、切口深部组织感染、器官或腔隙感染。

1. 切口浅部组织感染　手术后 30 d 以内发生的仅累及切口皮肤或者皮下组织的感染，并符合下列条件之一：

（1）切口浅部组织有化脓性液体。

（2）从切口浅部组织的液体或者组织中培养出病原体。

（3）具有感染的症状或者体征，包括局部发红、肿胀、发热、疼痛和触痛，外科医师开放的切口浅层组织。

2. 切口深部组织感染　无植入物者手术后 30 d 以内、有植入物者手术后 1 年以内发生的累及深部软组织（如筋膜和肌层）的感染，并符合下列条件之一：

（1）从切口深部引流或穿刺出脓液，但脓液不是来自器官或腔隙部位。

（2）切口深部组织自行裂开或者由外科医师开放的切口。同时，患者具有感染的症状或者体征，包括局部发热、肿胀及疼痛。

（3）经直接检查、再次手术探查、病理学或者影像学检查，发现切口深部组织脓肿或者其他感染证据。同时累及切口浅部组织和深部组织的感染归为切口深部组织感染；经切口引流所致器官和（或）腔隙感染，无须再次手术归为切口深部组织感染。

3. 器官和（或）腔隙感染　无植入物者手术后 30 d 以内、有植入物者手术后 1 年以内发生

的累及术中解剖部位(如器官或者腔隙)的感染,并符合下列条件之一:

(1) 器官或者腔隙穿刺引流或穿刺出脓液。

(2) 从器官或者腔隙的分泌物或组织中培养分离出致病菌。

(3) 经直接检查、再次手术、病理学或者影像学检查,发现器官或腔隙脓肿或者其他感染的证据。

(三)导管相关血流感染

是指带有血管内导管或者拔除血管内导管 48 h 内的患者出现菌血症或真菌血症,并伴有发热(>38℃)、寒颤或低血压等感染表现,除血管导管外没有其他明确的感染源。实验室微生物学检查显示:外周静脉血培养细菌或真菌阳性;或者从导管段和外周血培养出相同种类、相同药敏结果的致病菌。

(四)导尿管相关尿路感染

主要是指患者留置导尿管后,或者拔除导尿管 48 h 内发生的泌尿系统感染。临床诊断依据是患者出现尿频、尿急、尿痛等尿路刺激症状,或者有下腹触痛、肾区叩痛,伴有或不伴有发热,尿液白细胞检查男性≥5 个/高倍视野,女性≥10 个/高倍视野;插导尿管者应当结合尿培养。

第二节　正常菌群与条件致病菌

一、正常菌群

胎儿是无菌的,出生 1～2 h 后因与环境接触,微生物快速移居于体内。在成人绝大多数定植于人体的微生物属正常微生物群,其中以细菌数量最多。这些细菌有的在体内短暂停留,有的则终身存在。在长期进化过程中,一些细菌与人形成共生关系。在人体免疫功能正常时,这些细菌对人不仅无害,而且有益。通常把这些在人体各部位正常寄居而对人无害的细菌称为正常菌群。人体正常菌群主要分布于体表和与外界相通的腔道中,人体各部位常见的正常菌群偶尔少量侵入血液、组织和器官。机体的天然防御作用能迅速消灭这些细菌,故机体多数组织器官在正常情况下是无菌的。人体各部位存在的正常菌群各有特点,以肠道内生长最多,其中厌氧菌占总数的 95%以上。耐酸的杆菌可分布在胃的没有腺体分泌的区域。

正常菌群寄居在人体体表和与外界相通的腔道黏膜表面,这些细菌之间、细菌与人体间及与环境之间形成了一种生态关系,这种微生态环境处于一个平衡状态。医学微生态学就是研究微生物与微生物、微生物与人体以及微生物和人体与外界环境相互依存和相互制约的学科,它也是专门研究微生态平衡、生态失调和生态调整的新兴学科。

正常菌群与黏膜上皮细胞紧密结合，在定植处形成一层生物膜或膜菌群，对机体起占位性生物屏障作用。其机制是寄居的正常菌群，通过空间和营养竞争，以及产生有害代谢产物抵制病原菌定植或将其杀死。抗生素使用不当将会破坏这一保护作用，引起病原菌的侵入。实验发现，口服链霉素破坏小鼠肠道正常菌群后，以鼠伤寒沙门菌感染小鼠，10 个细菌就可引起小鼠死亡，而对于正常小鼠需 105 个细菌才可致小鼠死亡。

正常菌群在生命活动中，能影响和参与人体物质代谢、营养转化与合成。如肠道正常菌群能促进营养物质吸收，能合成 B 族维生素和维生素 K 被宿主吸收。所以长期使用抗生素时，可抑制某些肠道杆菌生长，出现维生素缺乏，应予补充。此外，正常菌群还参与人体的胆汁代谢、胆固醇代谢及激素转化等过程。

二、条件致病菌

原来不致病的正常菌群中的细菌可成为致病菌，称这类细菌为条件致病菌，也称机会性致病菌。由机会性致病菌引起的感染称之为机会性感染，主要因宿主的抗感染能力降低所致。条件致病菌产生的主要条件有以下几种：

（一）定居部位改变

某些细菌离开正常寄居部位，进入其他部位，脱离原来的制约因素而生长繁殖，进而感染致病。如大肠埃希菌从寄居的肠道进入泌尿道引起尿道炎、膀胱炎，或通过手术进入腹腔引起腹膜炎等。

（二）机体免疫功能低下

临床应用大剂量皮质激素或抗肿瘤药物、实行放射治疗或发生某些感染等，可导致机体免疫功能低下，使正常菌群在寄居部位引起感染灶，进而穿透黏膜屏障进入组织或血液扩散。

（三）菌群失调

是指机体某部位正常菌群中各菌种间的比例发生较大幅度变化而超出正常范围的状态，由此产生的病症，称为菌群失调症（dysbacteriosis）或菌群交替症。菌群失调时，多引起二重感染或重叠感染（superinfection），即在原发感染的治疗中，发生了另一种新致病菌的感染。菌群失调的发生多见于使用抗生素和慢性消耗性疾病等。临床上长期大量应用广谱抗生素后，大多数敏感菌和正常菌群被抑制或杀灭，但耐药菌则获得生存优势而大量繁殖致病，如耐药金黄色葡萄球菌引起腹泻、败血症，对抗生素不敏感的白假丝酵母菌引起鹅口疮、阴道炎、肠道和肛门感染。

第三节　细菌的致病机制

病原菌能感染或引起宿主疾病的能力即致病性。病原菌的致病性是相对宿主而言，有的病原菌只对人类有致病性，有的病原菌只对动物有致病性，有的病原菌则对人和动物都有致病性。不同病原菌对同一宿主可引起不同的感染类型和不同的病理过程，而同种不同型或不同株病原菌的致病性也有差异。病原菌致病性的强弱程度称为毒力，它表示致病性强度，是表示致病性量的概念。病原菌的致病性与其毒力强弱、侵入机体细菌数量的多少以及入侵部位是否合适有着密切关系。此外，环境因素等也对病原菌的致病机制有一定影响。

细菌的毒力主要表现为两方面：一是病原菌有突破宿主皮肤、黏膜生理屏障等免疫防御机制，进入机体定居、繁殖和扩散的能力，称为侵袭力；二是毒素，即病原菌含有损害宿主组织、器官并引起生理功能紊乱的大分子成分。病原菌毒力的物质基础是侵袭力和毒素，统称为毒力因子（virulence factors），亦称病原菌的毒力物质。

一、侵袭力

侵袭力包括荚膜、黏附素和侵袭性物质等，主要涉及菌体的表面结构和释放的胞外蛋白和酶类。

（一）荚膜和微荚膜

荚膜具有抗吞噬和阻挠杀菌物质的作用，使病原菌得以在宿主体内大量繁殖。例如有荚膜的肺炎链球菌、炭疽杆菌不易被吞噬细胞吞噬杀灭。有些细菌表面有类似荚膜的物质，如 A 群链球菌的 M 蛋白、伤寒杆菌的 Vi 抗原及大肠埃希菌的 K 抗原，这些物质位于细胞壁外层称微荚膜，除具有抗吞噬作用，还有抵抗抗菌抗体和补体的作用。这类细菌表面结构的功能主要是抵抗和突破宿主防御功能，使细菌迅速繁殖。

（二）黏附素

细菌表面存在着一些特殊结构和相关蛋白质，具有使细菌黏附到宿主靶细胞的作用，称为黏附素。黏附是病原菌接触和感染细胞的第一步，与致病性密切相关。黏附素有两类，即菌毛和非菌毛黏附物质。

1. 菌毛　菌毛主要存在于革兰阴性菌，不同的细菌有不同的菌毛。细菌菌毛通过与宿主表面相应受体相互作用使细菌吸附于细胞表面而定居，故有些菌毛又称定居因子。菌毛的黏附作用具有选择性，这与宿主细胞表面的特殊受体有关。

2. 非菌毛黏附物质　见于革兰阳性菌，如 A 族链球菌的膜磷壁酸等，它们也与宿主细胞膜上相应受体结合使细菌附于细胞。黏附作用与病原菌致病性密切相关，它具有抵抗黏液冲刷、细胞纤毛运动和肠蠕动等清除作用，有利于病原菌定居。抗特异性菌毛抗体对病原菌感染有预防作用，如肠产毒型大肠埃希菌的菌毛疫苗已用于兽医界，用以预防动物腹泻。黏附生长结构物质的致病机制有：①借助黏附激活被黏附细胞的信号传导系统，使其不同程度释放不同种类的细胞因子，导致炎性反应性损伤。②某些黏附因子与受体作用，激活细胞凋亡控制系统，引起细胞凋亡。炎症损伤和细胞凋亡有利于细菌生长、繁殖和扩散。

（三）侵袭性物质

有些病原菌能释放侵袭性胞外酶类，这些酶一般不具有毒性，但可协助病原菌抗吞噬和向全身扩散。如致病性葡萄球菌产生的血浆凝固酶的抗吞噬作用，A 群链球菌的透明质酸酶、链激酶利于细菌在组织中扩散。有些细菌还能产生协助细菌定植、繁殖和扩散的蛋白质。如肠侵袭型大肠埃希菌质粒基因编码的侵袭素，促使该菌入侵上皮细胞。福氏志贺菌某些基因编码一些侵袭蛋白，促使该菌向邻近组织扩散。

二、毒素

细菌毒素是细菌在黏附、定居及生长繁殖过程中合成并释放的多种对宿主细胞结构和功能有损害作用的毒性物质。依据毒素产生的来源、性质和作用的不同，可分为外毒素和内毒素两种。

（一）外毒素

主要由革兰阳性菌和部分革兰阴性菌产生并释放到菌体外的毒性蛋白质。如革兰阳性菌中的破伤风杆菌、肉毒杆菌、白喉棒状杆菌、产气荚膜杆菌、金黄色葡萄球菌等；革兰阴性菌中的痢疾志贺菌、耶尔森菌、霍乱弧菌、肠产毒型大肠埃希菌、铜绿假单胞菌等。也可存在菌体内，待菌体溶溃后释放出来，如痢疾志贺菌外毒素即属此类。

1. 外毒素的特征　外毒素具有以下共同特征：

（1）本质是蛋白质　其分子结构多由 A 和 B 两个亚单位组成，A 亚单位是外毒素活性部分，决定毒性效应。B 亚单位是结合亚单位，无毒性但免疫原性强，与宿主靶细胞表面特殊受体结合，介导 A 亚单位进入细胞。外毒素的致病作用依赖毒素分子结构完整，各亚单位单独对宿主无致病作用。提纯的结合亚单位可作为疫苗，预防外毒素所致疾病。

（2）毒性作用强　1 mg 肉毒毒素纯品能杀死 2 亿只小鼠，毒性比氰化钾强 1 万倍。

（3）选择性强　外毒素因对靶细胞特定受体有亲合作用，因此仅对特定组织、器官造成选择性损害，引起特殊病症。如肉毒毒素可阻断胆碱能神经末梢释放乙酰胆碱，使眼和咽肌麻痹，引起眼睑下垂、复视、吞咽困难等。

（4）理化稳定性差　多不耐热，60～80℃，30 min 可被破坏，对化学因素不稳定。但葡萄球菌肠毒素是例外，能耐 100℃　30 min。

(5) 抗原性强　外毒素在0.3%～0.4%甲醛溶液作用下，经一定时间A亚单位活性改变后脱去毒性，但保留了具有保护性抗原的B亚单位，制成无毒的外毒素生物制品，用于人工主动免疫预防相关疾病。这种用人工方法脱去外毒素毒性而保留抗原性的生物制品称类毒素。类毒素注入机体可刺激其产生具有中和外毒素作用的抗外毒素抗体(简称抗毒素)。类毒素主要用于人工主动免疫，抗毒素用于治疗和紧急预防，两者均可用于防治一些传染病。

(6) 种类多　外毒素按对宿主细胞的亲和性及作用方式可分成神经毒素、细胞毒素和肠毒素三大类。

2. 外毒素的致病机制　有多种不同方式：

(1) 与特异性受体结合，通过信号传导系统，改变细胞内离子平衡，如耶尔森菌可使细胞内钠离子和水分大量丢失。

(2) 与受体结合，进入细胞质，抑制宿主细胞蛋白合成导致细胞死亡。如白喉毒素、炭疽毒素等。

(3) 与受体结合后直接改变细胞膜结构，形成通道，导致细胞裂解。如金黄色葡萄球菌A毒素。

(4) 外毒素本身具有酶活性，如葡萄球菌B毒素为磷脂酶C，可分解胞膜上磷脂使细胞膜结构损害。

(5) 与受体结合直接由细菌的毒素破坏细胞，如链球菌溶血素、蜡样芽胞杆菌溶细胞素等。

(6) 一些外毒素分子属超抗原，抗原在体内可不经处理，只需极低浓度的超抗原就会活化大量T细胞，并释放IFN-γ、IL-2等细胞因子，激起机体免疫应答。金黄色葡萄球菌和链球菌的超抗原毒素就与一些原发性皮肤病和自身免疫病密切相关，如葡萄球菌毒素性休克综合征、链球菌所致风湿热、风湿性关节炎和类风湿关节炎、肾小球肾炎、多发性硬化症及银屑病等。在超抗原引起的疾病中，有的与超抗原引起的自身免疫有关。

(二) 内毒素

内毒素是革兰阴性菌细胞壁中的脂多糖组分，只有当菌体裂解(细菌死亡或人工破坏)后才释放出来。螺旋体、衣原体、支原体、立克次体亦有类似的脂多糖(lipopolysaccharide, LPS)，具有内毒素活性。内毒素是革兰阴性病原菌的主要毒力物质，其分子量大于10万U，分子结构由三部分组成：O型特异性多糖、核心多糖和脂质A，脂质A是内毒素的主要毒性成分。不同革兰阴性菌脂质A结构虽有差异，但基本相似，所以引起的毒性作用大致类同。内毒素耐热，160℃、2～4 h才被破坏，或用强酸、强碱、强氧化剂煮沸30 min才被灭活。不能用甲醛液脱毒成为类毒素。内毒素的免疫原性较弱，注射机体可产生相应抗体，但中和作用较差。

1. 内毒素的生物学作用

(1) 发热反应　微量(1 ng/kg)内毒素就能引起健康人体温上升。其致热反应机制是

LPS激活巨噬细胞释放IL-1,TNF-α及IL-6这些具有内源性致热原的细胞因子。它们还能再作用于宿主下丘脑体温调节中枢,促使体温升高。

(2) 白细胞反应 当LPS注入血循环后,血液白细胞数骤减。1～2 h后,LPS诱生的中性粒细胞释放因子刺激骨髓释放中性粒细胞进入血流,使其数量显著增加,并有核左移现象。但是伤寒沙门菌内毒素例外,血流中白细胞总数始终减少,其机制不明。

(3) 内毒素血症与内毒素性休克 在病灶内或血液中病原菌释放大量内毒素入血时,或者输入大量内毒素污染液体时,机体出现内毒素血症,严重时可引起内毒素休克。主要是LPS诱生大量TNF-α,IL-1和组胺、前列腺素及激肽等血管活性介质,使全身小血管舒缩功能紊乱。出现血流循环障碍,表现为血压降低,有效循环量减少,组织器官毛细血管灌注不足,缺氧、酸中毒等,严重者可出现微循环衰竭和低血压为特征的内毒素休克。

(4) 舒瓦茨曼(Shwartzman)现象与弥散性血管内凝血(DIC) 舒瓦茨曼现象是观察内毒素致病作用时动物出现的反应情况,实验是在家兔皮内注射革兰阴性菌液,8～24 h后静脉再注射同一种或另一种革兰阴性菌的菌液,约10 h后发现在第一次注射的局部皮肤呈现出血和坏死的局部反应,是局部Shwartzman现象。若两次均静脉注射休克剂量菌液,则动物两侧肾上腺皮质坏死,全身广泛出血,最终死亡,称全身性Shwartzman现象。在人类严重革兰阴性菌感染中常出现的DIC,其病理变化与动物全身性Shwartzman现象相同。

2. 内毒素的致病机制 较复杂,主要与细胞因子及补体的协同作用密切相关。内毒素LPS能刺激单核-巨噬细胞、血管内皮细胞产生IL-1,IL-6,TNF-α及趋化因子等。小量LPS诱生的这些细胞因子,对宿主能产生有益的炎性反应。但当病原菌进入血循环发生败血症时,大量释放的内毒素可刺激免疫细胞产生过量细胞因子,如TNF-α、IL-1等能活化凝血系统,可诱发DIC,导致内毒素休克甚至死亡。研究表明,体内TNF-α水平的高低与患者病死率的高低呈正相关。体外实验证实,TNF-α可直接产生致细胞病变作用。TNF-α和IL-1可协同作用引起血管扩张和白细胞介导的组织坏死,从而导致器官衰竭。TNF-α和IL-1又可激活其他炎性细胞因子的产生,例如IL-6和IL-8血小板激活因子和前列腺素等,并有激活补体替代途径的作用。

细菌毒素对机体并非只有致病作用,对人也有有益作用。业已证实,应用小剂量LPS可增强机体非特异性抵抗力,有增强抗感染免疫和抗肿瘤免疫作用。其作用机制可能与激活一系列免疫细胞及体液免疫系统有关,并有增强网状内皮系统功能和增加佐剂活性的作用。细菌外毒素在医药上的应用更受重视:①把外毒素与单克隆抗体连接,制备免疫毒素和重组毒素作为导向药物治疗肿瘤。②外毒素是强力丝裂原,有刺激多种细胞因子产生的作用。利用外毒素这一特性,可作为免疫调节剂用于增强宿主抵抗力。③有些外毒素如肉毒毒素可作为药物应用,肉毒毒素可直接治疗功能性失明的眼肌痉挛及内斜视,临床治疗效果较为理想。

三、其他影响因素

病原菌致病机制除与毒力强弱、侵入机体细菌数量和入侵部位是否合适三大因素有关外,还有其他一些因素影响其致病机制：

（一）毒力

常用半数致死量（median lethal dose，LD_{50}）或半数感染量（median infective dose，ID_{50}）表示。它表示在规定时间内，通过指定感染途径，使一定体重或年龄的某种动物半数死亡或感染所需最小细菌数或毒素量，LD_{50}可作为判断细菌毒力的参考指标。

（二）细菌侵入的数量

病原菌除了必须有一定毒力物质外，还需有足够数量，才能导致感染的发生。侵入菌量的多少，取决于致病菌毒力强弱和宿主免疫力的高低两方面因素。细菌毒力愈强，引起感染所需菌量愈小；反之，则菌量需大。例如毒力强大的鼠疫耶尔森菌，在无特异性免疫力的机体中，有数个菌侵入就可发生感染；而毒力弱的某些引起食物中毒的沙门菌，则需摄入数亿个细菌才引起急性胃肠炎。

（三）细菌侵入的部位

具有一定毒力物质和足够数量的致病菌，必须侵入易感机体的适宜部位才能引起感染。如破伤风梭菌的芽胞进入深部创伤，在厌氧环境才能发芽；脑膜炎奈瑟菌须经呼吸道吸入；伤寒沙门菌必须经口进入等。也有一些致病菌的适宜入侵部位不止一种，例如，结核分枝杆菌入侵呼吸道、消化道、皮肤创伤等部位都可以造成感染。不同致病菌有其不同的特定侵入部位，这与致病菌需要特定的生长繁殖微环境有关。

（四）细菌的免疫病理作用

如A群乙型溶血性链球菌在感染的同时或感染康复后诱发免疫病理反应，损伤宿主正常结构和生理功能，引起急性风湿热和急性肾小球肾炎。反复发作风湿热又可导致风湿性心脏病。此外，某些细菌能产生一类高活性蛋白分子，不需抗原提呈就可激发机体以T细胞为主的免疫反应，活化的T细胞分泌大量白介素、TNF和IFN等细胞因子，引起一些急性和慢性疾病，有的引起自身免疫病(如类风湿关节炎、多发性硬化症)。

（五）毒力的基因调控

所有细菌的毒力因子(包括侵袭性毒力物质和毒素)均受遗传控制。病原菌的毒力基因可存在于染色体、质粒、转座子或前噬菌体中，这些基因也可在不同株、不同菌种间自行发生转移。病原菌的毒力基因具有特定结构，除结构基因外，还有邻近的调控基因序列，在调控基因及结构基因两端还有重复序列。重复序列不编码蛋白质但具有插入活性。这种决定细菌毒力、可移动的特定DNA序列称为致病岛（pathogenicity island)，也称毒力岛。致病岛主要见于决定侵袭力和外毒素的基因，致病岛能通过某种方式完整地转移到无毒的菌株，使其成为毒力菌株。病原菌也可通过基因突变及基因重排等机制改变毒力物质的组成和抗原性，逃避宿主免疫压力，增强自身毒力。

（六）环境因素

病原菌的感染和致病机制除涉及宿主和病原菌两个方面外，环境因素也对感染有一定影响作用。环境因素包括自然因素和社会因素。自然因素包括气候、季节、温度和地理条件等可影响感染的发生和发展。如自然疫源性传染病和人畜共患传染病的发生和流行，就充分说明环境因素的重要性。社会因素，如战争、灾荒、生活水平和生活条件等在感染和疾病的流行中也起着很大作用。

第四节 病毒感染

人类病毒是指能感染人体或对人有致病作用的病毒。病毒侵入机体，并在体内细胞中增生的过程称为病毒感染，病毒感染的实质是病毒与机体、病毒与易感细胞相互作用的过程。病毒感染常因病毒种类、机体状态不同而产生轻重不一的损伤或产生病毒性疾病，病毒性疾病与病毒感染是两个相关但又不同的概念。病毒引起人机体感染和出现疾病的能力称为病毒的致病作用，病毒致病是由侵入宿主、感染细胞开始的，其致病作用表现在机体整体和细胞两个层次上。

病毒侵入机体的方式和途径常决定感染的发生和发展。机体与外界相通的皮肤、口腔、鼻腔及泌尿生殖道等都是病毒入侵机体的门户，所以病毒主要通过皮肤和黏膜（呼吸道、消化道或泌尿生殖道）传播。但在特定条件下，如输血、注射、器官移植和昆虫叮咬等，病毒可直接进入血循环感染机体。

流行病学上把病毒在人群中的传播方式分为水平传播和垂直传播两类。水平传播指病毒在人群中不同个体之间的传播（也包括由媒介、动物参与的传播），主要通过呼吸道、消化道或皮肤黏膜等途径进入人体，产生水平感染。垂直传播指存在母体的病毒经胎盘或产道由亲代传播给子代的方式，主要是孕妇发生病毒血症，或病毒与血细胞紧密结合造成子代的感染。这种方式产生的感染称垂直感染。这在其他微生物少见，已知有10多种病毒可引起垂直感染，其中以乙型肝炎病毒（HBV）、巨细胞病毒（CMV）、人免疫缺陷病毒（HIV）和风疹病毒为多见。垂直感染可致死胎、流产、早产或先天畸形，子代也可没有任何症状或成为病毒携带者。

病毒侵入机体后，有些病毒只在入侵部位感染细胞，称为局部感染或表面感染。有些病毒则从入侵部位经血液或神经系统向全身或到达远离入侵部位播散，造成全身感染。病毒进入机体血液系统称病毒血症。经血行播散的病毒首先在入侵机体的局部及其所属淋巴结增生，随后进入静脉引起第一次病毒血症。此时如果病毒未受到中和抗体等的作用，则在肝、脾细胞内进一步增生，再进入血液引起第二次病毒血症，播散全身到达靶器官并引起感染，各种病毒因其最终到达靶器官不同而表现出不同的临床症状。

第五节 感染的临床症状

机体的感染常因发病缓急、感染部位和感染性质的不同，呈现出不同的临床表现。

一、按病情缓急

可将感染分为：

（一）急性感染

发病急，病程短，只有数日至数月。病愈后病原菌多从宿主体内消失，如霍乱弧菌、脑膜炎奈瑟菌感染等。

（二）慢性感染

发病慢，病程长，常数月至数年。少数胞内寄生菌如结核分枝杆菌，麻风分枝杆菌及布氏杆菌，通常引起慢性感染。

二、按感染发生部位与性质

可将感染分为：

（一）局部感染

入侵的病原菌只局限在宿主一定部位生长繁殖，引起局部病变的感染类型。如化脓性球菌所致的疖、痈。

（二）全身感染

感染发生后，病原菌或其毒性代谢产物向全身扩散，引起全身性症状。

全身感染在临床上常见下列几种情况：

1. 毒血症（toxemia） 产生外毒素的病原菌只在局部生长繁殖，病菌不进入血液，但其产生的外毒素进入血循环，达到易感靶器官、引起组织损害，产生特殊的毒性症状。例如，白喉、破伤风等。

2. 菌血症（bacteriemia） 病原菌侵入血液，但未在其中繁殖，只是短暂的一过性经血液循环到达体内适宜部位再繁殖致病。如伤寒早期的菌血症，临床症状轻微。

3. 败血症(septicemia)　病原菌侵入血液后，在其中大量繁殖并产生毒性产物，引起严重全身中毒症状，例如高热、皮肤和黏膜瘀斑、肝脾肿大等。革兰阳性菌和革兰阴性菌均可引起败血症，如鼠疫杆菌、炭疽芽胞杆菌等。

4. 脓毒血症(pyemia)　化脓性细菌侵入血液后，在其中大量繁殖，通过血流扩散到机体其他组织或器官，产生新的化脓性病灶。如金黄色葡萄球菌引起的脓毒血症，常导致多发性肝脓肿、皮下脓肿、肺脓肿和肾脓肿。

5. 内毒素血症(endotoxemia)　由于革兰阴性菌感染使宿主血液中出现内毒素引起的症状。可由病灶内大量革兰阴性菌死亡，释放内毒素入血所致；也可由侵入血液中革兰阴性菌大量繁殖、死亡崩解后释放。症状因血液中内毒素量的不同而异。轻则只有发热，重则可有DIC、休克甚至死亡。例如，小儿急性中毒性细菌性痢疾。

第六节　外科、外科感染与特殊感染外科

人们往往把是否需要手术或手法治疗作为区别内科还是外科疾病的标准。其实，外科学应正确定义为：一门研究外科疾病发生、发展规律、临床表现、诊断、治疗、预防和预后的临床学科。

外科学是现代临床医学中一个重要的专业学科，主要研究如何利用外科手术方法去解除患者的病症，使患者得到治疗。但是，外科学并不仅仅是单纯的手术和“手术学”，外科和所有的临床医学一样，需要了解疾病的定义、病因、临床表现、诊断、分期、治疗、预后，而且外科学更重视把握手术的适应证和禁忌证、术前的评估与照顾、手术的技巧与方法、术后的处理、手术的并发症与预后等与外科手术相关的问题。

早在古埃及，在出土的木乃伊头颅部就发现手术痕迹。而早在 2 000 多年前的中国，也就已经从战争、生产和生活的实践中总结出一些外科的实践经验。现代外科学开创于 19 世纪末，起先经常由受过培训的理发师代理执行手术，他们即所谓的“医疗理发师(barber surgeon)。因此在今天的许多英联邦国家，外科医师被称呼为“先生”(Mister)而不是“医生”(Doctor)。20 世纪初，随着消毒、麻醉、止血、输血等技术的产生和进步，现代外科学得以逐渐深化及完善。

一、外科感染

外科感染是指需要外科手术治疗或由手术所引起的感染。

100 多年前，伤口“化脓”是外科医生所面临的最大困难问题之一，当时，截肢后的病死率竟高达 40%～50%。1846 年匈牙利医生塞麦尔维斯(Semmelweis)首先提出在检查产妇前用漂白粉溶液将手洗净，遂使他所治疗的产妇病死率自 10%降至 1%，这是抗菌技术的开端。

手术治疗。对膈下脓肿等深在化脓性病灶在B超或CT引导下穿刺置管引流，可使患者免于手术。对HIV感染者应用高效抗反转录病毒药物治疗可控制HIV复制，逐步使患者免疫功能重建，很多HIV感染者可以达到和正常人相同的生命年龄。上海市公共卫生临床中心近7年为1 200多例HIV感染者手术，围手术期脓毒血症发病率约30%，病死率约1.3%。病死率明显低于以往的报道。

（刘保池　蔡　端）

参考文献

1. 卢洪洲，张永信，张志勇.临床感染疾病治疗学.上海：上海交通大学出版社，2011.
2. Deneve J L, Shantha J G, Page A J, et al. CD4 count is predictive of outcome in HIV-positive patients undergoing abdominal operations. The American Journal of Surgery, 2010, 200:694-700.
3. Deziel D M, Hyser A, Doolas, et al. Major abdominal operations in acquired immunodeficiency syndrome. The American surgeon, 1990, 56:445-450.
4. Dua R S, Wajed, Winslet M. Impact of HIV and AIDS on surgical practice. Annals of the Royal College of Surgeons of England, 2007, 89:354-358.
5. Jacob S T, Moore C C, Banura P, et al. Severe sepsis in two Ugandan hospitals: a prospective observational study of management and outcomes in a predominantly HIV-1 infected population. PLoS One, 2009, 4:e7782.
6. Zhang L, Liu B C, Zhang X Y, et al. Prevention and treatment of surgical site infection in HIV-infected patients. BMC Infectious Diseases, 2012,12:115.
7. Levy M M, Fink M P, Marshall J C, et al. 2001 sccm/esicm/accp/ats/sis international sepsis definitions conference. Intensive care medicine, 2003,29:530-538.
8. Liu B, Zhang L, Guo R, et al. Anti-infective treatment in HIV-infected patients during perioperative period. AIDS Research and Therapy, 2012, 9:36.
9. Mestres C A, Chuquiure J E, Claramonte X, et al. Long-term results after cardiac surgery in patients infected with the human immunodeficiency virus type-1 (HIV-1). European journal of cardio-thoracic surgery, 2003, 23:1007-1016.
10. Moore C C, Jacob S T, Pinkerton R, et al. Point-of-care lactate testing predicts mortality of severe sepsis in a predominantly HIV type 1-infected patient population in Uganda. Clinical infectious diseases, 2008,46:215-222.

第二章

感染与免疫

医学上的感染，是指细菌、病毒、真菌、寄生虫等病原体侵入人体所引起的局部组织和全身性炎症反应。免疫(immunity)，顾名思义即免除瘟疫。机体免疫系统能够识别自身与异己物质，并通过免疫应答排除抗原性异物，以维持机体生理平衡的功能。免疫是人体的一种生理功能，人体依靠这种功能识别"自己"和"非己"成分，从而破坏和排斥进入人体的抗原物质，或人体本身所产生的损伤细胞和肿瘤细胞等，以维持人体的健康。

第一节　非特异性抗感染免疫

一、屏障结构

(一)体表屏障

健康完整的皮肤和黏膜是阻止病原菌侵入的强有力屏障。汗腺分泌的乳酸、皮脂腺分泌的脂肪酸有一定抗菌作用。呼吸道和消化道黏膜有丰富的黏膜相关淋巴样组织和腺体，能分泌溶菌酶以及在胃酸、唾液、泪液等体液内均有 SIgA 等抗菌物质，表明黏膜屏障的重要性，已有学者提出"黏膜免疫系统"的概念。

(二)内部屏障

1. 血脑屏障　一般由软脑膜、脉络丛的毛细血管壁及其壁外的星状胶质细胞所构成的胶质膜组成。能阻止病原微生物及其他有害物质从血液进入脑组织或脑脊液，对中枢神经系统有保护作用。

2. 胎盘屏障　由母体子宫内膜的基蜕膜和胎儿绒毛膜、部分羊膜组成。正常情况下，母体感染时的病原生物及其有害产物不易通过胎盘屏障进入胎儿。

二、非特异免疫细胞——吞噬细胞

病原微生物穿过体表屏障向机体内部入侵、扩散时，机体的吞噬细胞及体液中的抗微生物因子会发挥抗感染作用。人体内专职吞噬细胞分为两类：一类是小吞噬细胞，主要是中性粒细胞，还有嗜酸性粒细胞；另一类是大吞噬细胞即单核吞噬细胞系统，包括末梢血液中的单核细胞和淋巴结、脾、肝、肺以及浆膜腔内的巨噬细胞、神经系统内的小胶质细胞等。

（一）吞噬过程

当病原体通过皮肤或黏膜侵入组织后，中性粒细胞先从毛细血管游出并集聚到病原菌侵入部位。其杀菌过程的主要步骤：①趋化与黏附。吞噬细胞在发挥其功能时，首先黏附于血管内皮细胞，并穿过细胞间隙到达血管外，由趋化因子的作用使其作定向运动，到达病原体所在部位。②调理与吞入。体液中的某些蛋白质覆盖于细菌表面有利于细胞的吞噬，此称为调理作用。具有调理作用的物质包括抗体 IgG1、IgG2 和补体 C3。经调理的病原菌易被吞噬细胞吞噬进入吞噬体，随后与溶酶体融合形成吞噬溶酶体，溶酶体内的多种酶类起杀灭和消化细菌作用。③杀菌和消化。吞噬细胞的杀菌因素分氧化性杀菌和非氧化性杀菌两类。

（二）吞噬作用的后果

病原菌被吞噬后经杀死、消化而排出者为完全吞噬。由于机体的免疫力和病原体种类及毒力不同，有些细菌虽被吞噬却不被杀死，甚至在细胞内生长繁殖并随吞噬细胞游走，扩散到全身称为不完全吞噬。

三、非特异免疫分子

正常人体的组织和体液中有多种抗微生物物质。一般情况下体内这些物质的直接作用不大，常是配合其他杀菌因素发挥作用。

抗病毒和抗细菌的非特异性免疫有许多相同之处。巨噬细胞对阻止病毒感染和促进感染的恢复具有重要作用。血流中的单核细胞也能吞噬和清除病毒，中性粒细胞只能吞噬病毒，不能将其消灭，如果被吞噬的病毒不能被将病毒消灭则可带到全身，引起播散。正常人血清中含有能抑制病毒感染的物质，称为病毒抑制物。发热是多种病毒感染后普遍存在的症状，发热是一种非特异性防御功能，可抑制病毒增生，并能全面增强机体免疫反应，有利病毒的清除。天然杀伤（NK）细胞不需抗体参与，即可直接破坏病毒感染的靶细胞。

第二节　特异性抗感染免疫

机体经病原微生物抗原作用后，可产生特异性体液免疫和细胞免疫，抗体主要作用于细胞外生长的细菌，对胞内菌的感染要靠细胞免疫发挥作用。

一、体液免疫

胞外菌感染的致病机制，主要是引起感染部位的组织破坏（炎症）和产生毒素。因此，抗胞外菌感染的免疫应答在于排除细菌及中和其毒素，表现在以下几方面：

（一）抑制细菌的吸附

病原菌对黏膜上皮细胞的吸附是感染的先决条件。这种吸附作用可被正常菌群阻挡，也可由某些局部因素如糖蛋白或酸碱度等抑制，尤其是分布在黏膜表面的 SIgA 对阻止病原菌的吸附具有更明显的作用。

（二）调理吞噬作用

中性粒细胞是杀灭和清除胞外菌的主要力量，抗体和补体具有免疫调理作用，能显著增强吞噬细胞的吞噬效应，对化脓性细菌的清除尤为重要。

（三）溶菌作用

细菌与特异性抗体（IgG 或 IgM）结合后，能激活补体的经典途径，最终导致细菌的裂解死亡。

（四）中和毒素作用

1. 抗毒素　由细菌外毒素或由类毒素刺激机体产生的抗毒素，主要为 IgG 类，可与相应毒素结合，中和其毒性，能阻止外毒素与易感细胞上的特异性受体结合，使外毒素不表现毒性作用。抗毒素与外毒素结合形成的免疫复合物随血循环最终被吞噬细胞吞噬。病毒的表面抗原刺激机体产生特异性抗体（IgG、IgM、IgA），其中有些抗体能与病毒结合而清除其感染者称为中和抗体。IgG 为主要的中和抗体，能通过胎盘由母体输给胎儿，对新生儿有防御病毒感染的作用。SIgA 产生于受病毒感染的局部黏膜表面，是中和局部病毒的重要抗体。中和抗体与病毒结合，可阻止病毒吸附于易感细胞或穿入细胞内，对于抑制病毒血症、限制病毒扩散及抵抗再感染起重要作用。

2. 依赖抗体的细胞毒性（ADCC）作用和补体依赖的细胞毒（CDC）作用　抗体与效应细胞

协同所发挥的 ADCC 作用，可破坏病毒感染的靶细胞。抗体与病毒感染的细胞结合后可激活补体，使病毒感染细胞溶解。ADCC 作用所需要的抗体量比 CDC 所需的抗体量少，因而是病毒感染初期的重要防御机制。

二、细胞免疫

病原菌侵入机体后主要停留在宿主细胞内者，称为胞内菌感染。例如，结核分枝杆菌、麻风分枝杆菌、布氏杆菌、沙门菌、李斯特菌、军团菌等，这些细菌可抵抗吞噬细胞的杀菌作用，宿主对胞内菌主要靠细胞免疫发挥防御功能。参与细胞免疫的 T 细胞主要是 TD($CD4^+$)细胞和 TC($CD8^+$)细胞。此外，分布在黏膜、皮下组织和小肠绒毛上皮间数量众多的淋巴细胞称为上皮细胞间淋巴细胞，IEL 中 95%为 T 细胞。在特定条件下感染机体发生的特异性免疫应答亦可造成免疫性病理损伤。

抗病毒的特异性免疫因有包膜病毒和无包膜病毒而异。有些病毒能迅速引起细胞破坏，释放病毒颗粒，称为细胞破坏型感染，有些病毒感染不引起细胞破坏称为细胞非破坏型感染，根据病毒感染类型的不同，在特异性体液免疫和细胞免疫的侧重性也不相同。

参与抗病毒细胞免疫的效应细胞主要是 TC 细胞和 TD 细胞。病毒特异的 TC 细胞必须与靶细胞接触才能产生杀伤作用。TC 细胞分泌两种分子：一为穿孔素，使靶细胞膜形成孔道，致胶体渗透，杀死感染的靶细胞；另一为颗粒蛋白酶，能降解靶细胞的细胞核。TC 细胞的杀伤效率高，可连续杀伤多个细胞。病毒特异的 TC 细胞有 $CD4^+$ 和 $CD8^+$ 两种表型。$CD8^+$ TC 细胞受Ⅰ类(MHC)分子限制，是发挥细胞毒作用的主要细胞。病毒特异性 TD 细胞能释放多种淋巴因子。

病毒感染是一个极其复杂和不断发展变化的生物学和病理学过程，而目前关于机体病毒感染的所谓各种类型，则都是从某个侧面或某个角度加以描述，当然不能全面反映事物的本质包括一切不引起临床症状的病毒感染。可能是病毒不能最后侵犯或到达靶器官，因而不呈现或极少呈现临床症状。也就是说，病毒侵袭与机体防御两者之间的斗争使病毒侵犯至适当阶段而中止，这类感染最为常见，是人和动物天然自动获得抗病毒特异性免疫力的主要来源。同时，隐性感染具有非常重要的流行病学意义，隐性感染动物仍有向外界散布病毒而成为传染源的可能。隐性感染的发生，既决定于病毒的性质，更决定于动物机体的免疫生物学状态。如上述，同一种病毒可能引起显性感染，也可能引起隐性感染。例如乙型脑炎病毒常可引起人与动物(例如，马)的急性致死性感染，但在大多数人和动物群中，乙型脑炎病毒主要表现为隐性感染，虽然可能出现短暂的病毒血症，但是不呈现明显的症状。病毒血症后，病毒迅速在机体内消失。类似的隐性感染也发现于许多其他病毒感染，例如人和动物的某些腺病毒以及肠道病毒感染等。

人畜体内是否也有正常菌谱那样的正常病毒谱？这是一个很有意义和需要探讨的问题。可以肯定，人及动物体内的带毒现象是普遍存在的，例如，经常能从健康人畜体内发现或分离到诸如呼肠孤病毒、疱疹病毒、腺病毒以及小 RNA 病毒和冠状病毒等多种病毒。但是应当指出，与人畜体内的正常菌谱不同，机体内这些病毒的存在，即使可能没有严重的危害，也不会给机体带来任何好处。

第三节 机会性感染

机会性感染是指一些致病力较弱的病原体，在人体免疫功能正常时不能致病，但当人体免疫功能降低时，它们乘虚而入，侵入人体内，导致各种疾病。条件致病菌引起的感染称为机会性感染。条件致病菌寄生在正常人体时不致病，只在人体免疫功能低下时引起感染的微生物为条件致病菌。随着人口老年化和慢性患者的增加，免疫抑制剂、细胞毒药物、放射治疗和抗生素等治疗的普遍应用，以及一些创伤性的新医疗技术的开展，机会性感染日益增多。主要发生在住院的、免疫功能低下的患者，且病原体多为耐药菌，故治疗困难，疗效差，病死率高，因此机会性感染日益引起人们的重视。皮肤黏膜屏障是抗感染免疫机制第一道防线。此外，皮肤黏膜分泌物有抑菌杀菌功能，咳嗽、吐泻等保护反射则可排除进入管腔的病原体。若病原体侵入体内，便会引起炎症反应；吞噬细胞和多种体液因子动员起来消灭病原体。最后还有特异性的细胞和体液免疫系统；淋巴细胞及其分泌的免疫分子可直接消灭病原体或加强吞噬细胞的灭菌作用。以上机制中任一环节被削弱都可导致机会性感染。机会性感染均在人体免疫功能低下时发生。

一、人体免疫功能低下情况

（一）皮肤和黏膜的表面屏障作用受到破坏

若皮肤、黏膜受到损伤，存在于皮肤表面的细菌侵入人体引起感染。例如大面积烧伤的患者，不但皮肤受到广泛损伤，深部组织直接暴露在空气中，而且人体的免疫功能（如巨噬细胞的吞噬和解毒功能、中性粒细胞的杀菌功能等）下降，故极易招致感染。其他如静脉插管以提供高营养的疗法、留置导尿管、脑脊液分流术、普通外科手术及心脏外科手术等均可引起感染。

（二）先天性免疫缺陷

可以是体液免疫缺陷，如先天性无 γ 球蛋白血症的患者，由于缺乏产生抗体的能力，常发生反复感染，尤其是细菌感染。细胞免疫功能缺陷的患者亦易感染。如胸腺不发育或发育不良的患者常有面容异常（眼距宽、两耳低位畸形、鱼形嘴），淋巴细胞（尤其是 T 淋巴细胞）减少，极易发生病毒、结核菌或真菌感染，也易患寄生虫病如卡氏肺孢子虫感染。严重联合免疫缺陷症患儿的 T 细胞及 B 细胞的免疫功能完全缺失，常在出生后 1 年内死于感染。患儿接种牛痘、麻疹疫苗或卡介苗后则易因全身性牛痘症、全身性麻疹或系统性卡介苗感染而死亡。

（三）继发性免疫缺陷

如晚期肿瘤患者的细胞免疫和体液免疫功能都明显减弱，感染成为这种患者的最大威胁，患者易感染各种微生物，病原体以革兰阴性细菌尤其是假单胞菌如铜绿假单胞菌较为常见。免疫抑制剂类固醇激素、抗代谢药、烷化剂和叶酸拮抗剂等的应用常导致免疫缺陷，因此也常引起继发感染。身体虚弱者及慢性病患者，也常出现免疫功能减退，较易发生感染。某些感染如麻疹、传染性单核细胞增多症等也常导致免疫功能低下。获得性免疫缺陷综合征由人免疫缺陷病毒（HIV）引起，病毒主要侵犯辅助性 T 细胞，使这种细胞的数量明显减低，患者几乎都死于继发感染和肿瘤。此外某些抗生素的长期应用，可抑制正常的菌丛，而这有利于某些条件致病菌如真菌的生长，从而导致机会性感染。

二、常见的机会性感染

1. 细菌性疾病　如：肺结核、鸟分枝杆菌性肺炎等。

2. 原虫性疾病　如：卡氏肺孢子虫肺炎弓形虫病、微孢子虫病、银屑病、利什曼病。

3. 真菌性疾病　如：假丝酵母菌病、隐球菌病和马尔尼菲青霉病等。

4. 病毒类疾病　由巨细胞病毒、单纯疱疹、带状疱疹病毒引起。

通常一位艾滋病患者同时有几种机会性感染，这些病原体对正常人致病性很低，但对艾滋病患者则可危及生命。临床将艾滋病患者的机会性感染分为肺型、中枢神经系统型、胃肠型和无名热型。肺型机会性感染中以肺孢子虫肺炎最为常见；中枢神经系统型机会性感染以刚地弓形虫病最常见；胃肠型机会性感染中以隐孢子虫病最常见，其次为蓝氏贾第鞭毛虫病；无名热型机会性感染则与分枝杆菌感染有关。在欧美，最常见的机会性感染为肺孢子虫肺炎。当机体免疫力较弱，或入侵的病原菌毒力较强、数量较多时，则病原微生物可在机体内生长繁殖，产生毒性物质，经过一定时间相互作用（潜伏期），如果病原微生物暂时取得了优势地位，而机体又不能维护其内部环境的相对稳定性时，机体组织细胞就会受到一定程度的损害，表现出明显的临床症状，称为显性感染，即一般所谓传染病。

第四节　感染与免疫的相互作用

病原体有引起感染致病的性能，也有引起免疫应答产生免疫的性能。感染是一把双刃剑，免疫也是一把双刃剑。免疫力减弱是感染发生的前提，感染与免疫相伴随，感染能提升机体的免疫力，感染也可引起暂时性免疫抑制，有的直接损伤免疫细胞。不同的感染可刺激机体产生不同的免疫，免疫也可成为病原体致病的帮凶。寄生虫逃避宿主免疫有方，因此宿主对寄生虫产生的特异性免疫，远不如对细菌、病毒等微生物产生的特异性免疫有效。感染是机体获得特异性免疫的方法之一，不管是隐性感染还是显性感染，感染后机体都会产生特异性免疫。感染过程中产生免疫，是机体自我保护的一种机制。病原微生物具有致病性又有免疫原性，致病性与感染致病有关，免疫原性与抗感染免疫有关。

一、感染类型

机体感染病毒后，依病毒的种类、毒力强弱和机体免疫力等不同，可表现出不同的临床类型。如不引起临床症状的隐性感染（又称亚临床感染）和出现临床症状的显性感染即感染性疾病。根据临床症状的长短，可分为急性与慢性感染等。病毒的持续性感染是病毒感染中的一种重要类型。在这类感染中，病毒可在机体内持续数月至数年甚至数十年。可出现症状，也可不出现症状而成为长期带病毒，引起慢性进行性疾病，并可成为重要的传染源。此外也可引发自身免疫病或与肿瘤发生相关。病毒显性或隐性感染后，未完全清除，可持续存在血液或组织中并不断排出体外，可出现症状，也可无症状。在慢性感染全过程中病毒可被分离培养或检测，例如，巨细胞病毒、EB 病毒所致的慢性感染及慢性乙型肝炎、人类免疫缺陷病毒感染等。

二、感染过程与结局

病毒在机体内的感染过程指的是病毒入侵部位，病毒增生的组织与细胞，是否进入血循环及最终增生并致病变的靶器官（组织与细胞）。如病毒仅局限在入侵部位增生并引起疾病，引起的是局部感染。例如，鼻病毒仅在上呼吸道黏膜细胞内增生，引起普通感冒；轮状病毒在肠道黏膜内增生而引起腹泻。

多数病毒经一定途径感染机体后，常在另一种组织或细胞内增生后，病毒释放入血循环或经淋巴系统或经神经组织，再入侵靶器官中的易感细胞，在该细胞中增生，损伤细胞并引起疾病。这种感染过程涉及全身或数种组织与器官，引起的是全身性感染。如麻疹病毒经呼吸道入侵人体后先在黏膜上皮细胞中增生，以后进入血液在其中的淋巴细胞和巨噬细胞中增生，并随之散布到淋巴组织等细胞内增生，在其中大量增生后再次入血，并随血流播散到全身的皮肤黏膜、口腔、呼吸道及淋巴组织。由于病毒可在毛细血管内皮组织中增生，在机体的抗体参与下形成皮疹。约 1/1 000 患者中麻疹病毒还可侵入脑组织。各种病毒在体内的感染过程与结局反映了病毒对一种或多种细胞的嗜性及细胞作为对该种病毒的容许性细胞，供病毒在其中增生并释放出有感染性的大量病毒体。一般全身性感染较局部感染会诱生更全面及巩固的免疫应答。

感染的过程与结局取决于病毒与机体间相互的作用。机体的遗传特性及天然和获得性免疫应答均将影响感染的结局。例如，病毒是否会完成全部感染过程造成严重损伤，甚至致感染者死亡；还是否仅出现隐性感染或使感染中止成为顿挫型感染，或感染者最终清除病毒而恢复健康，均由病毒与机体两方面因素所决定。

三、病毒感染对免疫系统的作用

免疫系统在体内呈免疫网络作用。免疫细胞应答、免疫细胞间的相互作用、细胞因子与抗体应答均可因病毒感染而影响其正常功能。最常见的现象是病毒感染致机体的免疫应答性降低，如早已发现麻疹患儿对结核菌素皮肤试验应答低下或由阳性转为阴性。免疫应答低下与病毒侵犯免疫细胞有关。有的病毒如麻疹病毒可侵入巨噬细胞、T 细胞、B 细胞，并可致淋巴组织中出现多核巨细胞。EB 病毒可侵入单核细胞，不仅使细胞形态发生变化，细胞数也显著增多，在临床上发生传染性单核细胞增多症。然而也有许多病毒(如巨细胞病毒、风疹病毒、丙型肝炎病毒等)可侵犯巨噬细胞及淋巴细胞后在其中潜伏存在，并不引起病变或仅影响细胞的功能，但在一定条件下病毒可被激活而复制。人类免疫缺陷病毒侵犯巨噬细胞及 T 辅助性细胞($CD4^+$)后，经过多种机制可使 T 辅助性细胞数量大量减少而发生艾滋病。由于机体细胞免疫功能低下，极易合并条件微生物的感染。病毒入侵免疫细胞后，不仅因影响机体的免疫功能(如吞噬功能降低、抗体产生能力低下等)，致难以清除病毒，还可在这些细胞中逃避抗体、补体等作用而受到保护，并可随免疫细胞播散至体内其他脏器。

病毒感染免疫系统后还可致免疫应答功能紊乱。主要表现为失去区别对自身与非自身抗原的识别功能，而产生对自身细胞或组织的细胞免疫或抗体，可发展为自身免疫病。这类患者常经历过病毒感染或伴有病毒持续性感染，并可检测到对自身组织(如肝细胞膜抗原、脑组织髓鞘抗原)的抗体或细胞免疫应答。

四、免疫病理作用

病毒诱生的免疫应答除引起免疫保护作用外，还可引起一定的免疫病理作用。如细胞毒性 T 细胞(CTL)在杀伤病毒感染的靶细胞同时，也造成了细胞损伤，并在感染局部引起炎症反应。抗病毒的抗体如因亲和力低或与抗原的比例不当，可在体内形成抗原抗体复合物的沉积而引起Ⅲ型超敏反应。有些病毒感染者可发生肾小球肾炎等就是因这一免疫病理作用所致，当病毒感染细胞后，因改变了宿主细胞膜的抗原性，或致“隐蔽抗原表位”的暴露，可诱发自身免疫病。例如，慢性肝炎患者中有部分患者存在针对肝细胞蛋白的自身抗原或细胞免疫，在麻疹、腮腺炎病毒感染后期可发生脑炎。由于脑组织中不能分离出病毒，说明发生脑炎的机制并非由病毒复制所造成的损伤，而可能因病毒改变了脑组织抗原或因存在交叉抗原诱生了免疫应答，从而造成脑组织损伤。

(刘保池　刘　立)

参考文献

1. Shevtsova A S, Motuzova O V, Kuragina V M, et al. Lethal Experimental Tick - Borne Encephalitis Infection: Influence of Two Strains with Similar Virulence on the Immune Response. Front Microbiol, 2017, 20(7):2172.
2. Dörrbecker B, Dobler G, Spiegel M, at al. Tick - borne encephalitis virus and the immune response of the mammalian host. Travel Med Infect Dis, 2010, 8(4):213 - 222.

3. Chu K, Misinde D, Massaquoi M, et al. Risk factors for mortality in AIDS - associated Kaposi sarcoma in a primary care antiretroviral treatment program in Malawi.Int Health, 2010, 2(2):99 - 102.
4. Beckham S W, Beyrer C, Luckow P, et al. Marked sex differences in all-cause mortality on antiretroviral therapy in low—and middle - income countries: a systematic review and meta-analysis. J Int AIDS Soc, 2016,19(1):21106.
5. Gupta A, Nadkarni G, Yang W T, et al. Early mortality in adults initiating antiretroviral therapy (ART) in low—and middle - income countries (LMIC): a systematic review and meta-analysis. PLoS One, 2011,6(12):e28691.
6. van Veen K E, Brouwer M C, van der Ende A, et al. Bacterial meningitis in hematopoietic stem cell transplant recipients: a population-based prospective study. Bone Marrow Transplant, 2016,4(10):1038.
7. van Veen K E, Brouwer M C, van der Ende A, et al. Bacterial meningitis in hematopoietic stem cell transplant recipients: a population-based prospective study. Bone Marrow Transplant, 2016,4:181.
8. Yu W L, Lee M F, Chen C C, et al. Impacts of Hypervirulence Determinants on Clinical Features and Outcomes of Bacteremia Caused by Extended - Spectrum β - Lactamase - Producing Klebsiella pneumoniae. Microb Drug Resist, 2016,5.
9. Dingemans S A, Backes M, Goslings J C, et al. Predictors of non-union and infectious complications in patients with posttraumatic subtalar arthrodesis. J Orthop Trauma, 2016,1.

第三章

特殊感染外科病理学及其标本处理

病理科和外科是两个相辅相成的学科，病理医生不仅通过术中快速冰冻为外科医师提供病理诊断、明确手术范围及预测预后，而且通过术后免疫组化和分子病理诊断为患者提供更加精准的治疗方案。感染外科诊断的金标准虽是微生物培养，但在实际工作中未必都能做得到，例如，骨、肺外、脑实质、内脏、生殖系统、眼等部位在无或少有感染液，检验科受到仪器、培养条件、方法手段、检验人员资质等限制不能进行微生物培养和化学检测时，病理常规形态学检查、特殊染色、免疫组化和分子病理学检查相结合的综合评价就显得非常重要。本章将从病毒、细菌、螺旋体、寄生虫、真菌及感染相关肿瘤等的病理变化进行重点介绍，希望有助于临床医生和医学生参考学习。

在医院感染的预防和控制中病理标本是不可忽视的因素，尤其是特殊感染外科的手术标本，其中包括了外科、手术室、病理科三个科室的多个处理环节，一旦出现管理上的漏洞及医生护士的忽略，就将成为医院感染的重要潜在危险因素和污染源，医院加强对病理标本的管理，是消除感染安全隐患的重要措施。

第一节　常见特殊感染病理学

一、病毒感染

（一）病毒性肝炎

病毒性肝炎（viral hepatitis）是指一组肝炎病毒引起的以肝实质细胞的变性、坏死为主要病变的传染病。

1. 急性病毒性肝炎　临床上分为黄疸型和非黄疸型，两者病变基本相同。肉眼观，肝体积增大，被膜紧张。镜下见，肝小叶结构完好，肝细胞胞质疏松化乃至气球样变（图 3 - 1，见彩页），可见嗜酸性变、凋亡小体形成、点状或小灶状坏死伴炎细胞浸润，有肝细胞再生现象。黄疸型者可见胆汁淤积现象，如毛细胆管胆栓、细胞内胆色素颗粒等。如为丙型肝炎，肝细胞脂肪变性明显。汇管区炎症在乙型肝炎常不明显，在丙型肝炎大量的淋巴细胞可呈滤泡样聚集。

2. 慢性病毒性肝炎　病毒性肝炎病程持续半年以上即为慢性肝炎。据1995年北京病毒性肝炎防治方案在强调病因分类的基础上，病理学诊断根据组织学活动指数(histological activity index，HAI)即炎症活动程度分级(grading，G)和纤维化程度分期(staging，S)，将慢性肝炎(CH)分为轻、中、重三度，此分期也适用于其他病因性慢性肝炎(表3-1)，病理变化见图3-2～图3-7(见彩页)。

表3-1　慢性肝炎分级分期标准

炎症活动程度			纤维化程度	
级(G)	汇管区及周围	小叶内	期(S)	纤维化程度
0	无炎症	无炎症	0	无
1	汇管区炎症(CPH)	变性及少数坏死灶	1	汇管区扩大，纤维化
2	轻度PN(轻型CAH)	变性，点、灶状坏死或凋亡小体	2	汇管区周围纤维化，纤维隔形成，肝小叶结构保存
3	中度PN(中型CAH)	变性、坏死严重或BN	3	纤维隔形成伴肝小叶结构紊乱，无肝硬化
4	重度PN(重型CAH)	BN范围广，累及多个肝小叶，小叶结构失常	4	早期肝硬化或肯定的肝硬化

注：慢性活动性肝炎：CAH；碎片状坏死：PN；桥接坏死：BN；慢性迁延性肝炎：CPH

3. 重型病毒性肝炎　重型病毒性肝炎相对少见，肝实质损害严重，临床经过凶险，病死率高。以HBV引起者为多，当合并丁型肝炎病毒(HDV)感染时更易发生，根据临床经过和病理变化分为急性重型肝炎、亚急性重型肝炎和慢性重型肝炎。

(1) 急性重型肝炎(fulminant hepatitis)　起病急骤，病变进展迅速，病情危重，病程短，多数患者在10 d内死亡，故又有“暴发型”或“电击型”肝炎之称。从形态学角度还被称为急性黄色或红色肝萎缩、急性大块性肝坏死等。肉眼观，肝体积显著缩小，尤以左叶为重，肝质量可减轻至600～800 g(正常成人肝质量1 300～1 500 g)，质地柔软，被膜皱缩，切面呈黄色或红褐色。镜下见，肝组织弥漫性大片溶解坏死，坏死面积超过肝实质的2/3，肝索离散，肝细胞溶解。坏死常自肝小叶中央开始，迅速向四周扩展，仅小叶周边部残留少数变性肝细胞。残留的肝细胞无明显再生现象；肝窦明显扩张、充血、出血；肝巨噬细胞(Kupffer cell)肥大增生，吞噬活跃；坏死区和汇管区内有大量的淋巴细胞和巨噬细胞浸润。

(2) 亚急性重型肝炎(subfulminant hepatitis)　多数由急性重型肝炎转变而来或起始病变就较为缓和，呈亚急性经过。少数病例由急性轻型肝炎恶化而致。病程一般可达1个月至数月。根据形态特征又被称为亚急性黄色肝萎缩或亚急性大块性肝坏死。肉眼观，肝体积不同程度缩小，重量减轻，被膜皱缩，呈黄绿色，病程较长者可见大小不一的结节，质地略硬。切面可见交错存在的坏死区(土黄色或褐红色)和小岛屿状结节。镜下见,肝细胞大片坏死,但范围小于肝实质的50%(亚大块坏死),坏死灶可连接成带,构成桥接坏死。坏死区内网状支架塌陷并胶原化,纤维组织增生明显,存留肝细胞再生,但再生的肝细胞群因失去网状支架的依托而呈不规则结节状,肝小叶结构紊乱;肝小叶内外有大量炎性细胞浸润;在肝小叶周边部小胆管增生,有淤胆和胆栓形成。

(3) 慢性重型肝炎　镜下见,慢性重型肝炎在慢性肝炎或肝硬化病变的背景上,肝组织出现大块或亚大块性坏死,同时见有碎片状坏死、桥接坏死及纤维组织增生形成纤维间隔(图3-8,见彩页)。此型肝炎如及时治疗有可能治愈或停止进展,病程长者可过渡为坏死后性肝硬化。

目前检测肝炎病毒的方法除常用的免疫组化和原位杂交外,随着肝炎病毒和人类基因组序列的获得,基因芯片技术、实时定量聚合酶链反应(PCR)技术的应用前景也较乐观。

(二) HIV 感染的肝病变

HIV 感染的肝病变(HIV infected pathological changes of liver)因感染导致机体免疫功能缺陷。肝常常出现多种病变。非特异性病变包括轻度汇管区单核细胞浸润,散在的小叶内淋巴细胞浸润和凋亡小体,少量纤维化和小胆管增生以及大泡性脂肪变,肝窦扩张,肝紫癜等。特殊感染常为原有慢性病毒性肝炎的活动,尤其是乙肝、丙肝和丁肝病毒感染。15%出现肉芽肿性病变,其中部分病例为鸟型结核杆菌所致。其他常见的病原体为巨细胞病毒原虫、组织胞浆菌、疟疾、卡氏肺囊虫、新型隐球菌和利杜体等感染。2%的患者可出现非霍奇金淋巴瘤,多为伯基特(Burkitt)淋巴瘤和免疫母细胞型。也可见到卡波西(Kaposi)肉瘤。患者常因反复输血在肝脏可见明显的肝巨噬细胞内铁沉积。

(三) 登革热

登革热(Dengue fever)病毒通过伊蚊叮咬进入人体,然后定位于单核-巨噬细胞及淋巴组织中,通过免疫复合物导致血管通透性增加。病理变化有肝、肾、心和脑的退行性变;心内膜、心包、胸膜、胃肠黏膜、肌肉、皮肤及中枢神经系统不同程度的出血;皮疹内小血管内皮肿胀,血管周围水肿及单核细胞浸润。淤斑中有广泛血管外淤血。重症患者可有肝小叶中央坏死及淤胆、小叶性肺炎及肺小脓肿形成等。甚者出现登革出血热,多见于儿童,全身微血管损害,导致出血及蛋白质渗出。脑型患者尸检可见蛛网膜下隙及脑实质灶性出血,脑水肿及脑软化。近年Kumaria等研究了两步巢式反转录酶-聚合酶链反应(RT-PCR)和单管复合RT-PCR两种检测方法,并以"细胞培养"为金标准对其检测结果进行了比较,该研究对200例临床疑似病例的血清样本进行了检测,发现单管复合RT-PCR法更优越。

(四) 狂犬病

狂犬病(rabies)又名恐水症(hydrophobia)。狂犬病流行于犬、狼、猫、蝙蝠(吸入含病毒气溶胶），人被病犬咬伤，唾液中的狂犬病毒经伤口侵入人体，沿周围神经（3 mm/h，主要是感觉神经）至背根节经脊髓入脑（迷走-内脏运动神经、吞咽神经、舌下神经）而致病。病变部位：海马回、脑干、小脑、神经根节最显著。镜下见，弥漫急性脑脊髓炎，神经元变性、坏死；神经细胞被吞噬；血管套反应。神经细胞内出现特异性的内氏（Negri）小体具有病理诊断意义。Negri小体多见于海马锥体细胞（属边缘系统，与记忆、情绪、内脏活动、嗅觉、性等有关）、小脑Purkinje细胞和大脑锥体细胞。每一神经细胞胞浆中小体的数目从一个到数个。炎症病变严重的部位，Negri小体数目往往不多。由于中枢神经系统中的病毒可沿周围神经离心性而侵入其他组织，故用免疫组化染色法可从皮肤活检或角膜细胞中检出Negri小体。取患者的唾液、脑脊液、泪液接种鼠脑可分离病毒。文献报道Pedro等人首先对巴斯德狂犬病毒进行N基因序列的测定，然后用RT-PCR对阳性组和巴斯德狂犬病毒进行RNA的提取、扩增。再将地高辛标记巴斯德狂犬病毒的N基因，最后用标记了的探针检测样品。该方法敏感、快速、避免污染、敏感性和特异性均高。

（五）禽流感

禽流感（avain influenza）病毒属甲型流感病毒，呈多形性，基因组为分节段单股负链RNA。依据其外膜血凝素（H）和神经氨酸酶（N）蛋白抗原性的不同，目前可分为15个H亚型（H_1～H_{15}）和9个N亚型（N_1～N_9）。可感染人的禽流感病毒亚型主要为H_5N_1型、H_9N_2型和H_7N_7型，其中感染H_5N_1型毒株的患者病情最重，病死率最高。一般来说，禽流感病毒中缺乏人流感病毒的基因片段，除非禽流感病毒与人流感病毒发生基因重组，否则它很难侵犯人类而致人与人间传播。个别造成人感染发病的禽流感病毒可能发生了变异，变异的可能性，一是两种以上的病毒进入同一细胞进行重组，如猪既可感染人流感病毒，又可感染禽流感病毒，每种病毒都具有8个基因片段，从理论上讲，可以形成256个新的重组病毒；二是病毒基因位点由于某种因素的影响发生突变。高致病性禽流感病毒主要通过空气进行传播，借助病毒表面的血凝素（H），与呼吸道黏膜上皮细胞表面的相应受体结合，吸附于宿主的呼吸道上皮细胞，又借助病毒表面的神经氨酸酶（N）作用于核蛋白的受体，使病毒和上皮细胞的核蛋白结合，在核内组成RNA型可溶性抗原，并渗出至胞质周围，复制子代病毒，通过神经氨酸酶作用，以出芽方式排出上皮细胞。一个复制过程的周期为4～6 h，排出的病毒扩散至附近细胞，产生炎症反应，临床上出现发热、肌肉痛和白细胞减低等全身毒血症样反应。目前还没有在人类中发现隐性带毒者，人禽流感的发生，只可能由接触病禽所致，任何年龄的人均具有禽流感病毒易感性，但12岁以下儿童发病率较高，病情较重。与不明原因病死家禽或感染、疑似感染禽流感家禽密切接触的人员为高危人群。除鸡群中的禽流感主要发生在冬、春季节外，没有其他明显的规律性。高致病性禽流感疫情的蔓延引起世界关注。我国气象专家对疫情地区气候特征的分析表明，禽流感“不喜”晴热天气。

禽流感病理变化如下：

（1）肺部病变　肉眼观双肺充血和实变。镜下见早期支气管或肺泡上皮坏死脱落，肺泡腔内见单核细胞、红细胞及纤维素渗出，肺泡壁及小气道表面广泛透明膜形成，部分肺泡塌陷。肺泡间隔毛细血管充血，淋巴细胞、单核细胞浸润。中晚期支气管、细支气管及肺泡上皮增生，支气管上皮可鳞化，肺泡内的渗出物机化，间质纤维化，可见肺不张，合并感染可形成脓肿，此时大量中性粒细胞渗出。广泛微血栓及小血管内血栓形成。

(2) 淋巴造血系统　全身淋巴组织萎缩伴嗜血综合征，脾脏白髓细胞减少伴组织细胞增生，红髓有出血，淋巴滤泡萎缩乃至消失，免疫组化显示 T、B 细胞减少，扁桃体、肠道的淋巴组织明显减少。

(3) 心脏　心肌间质淋巴细胞浸润，表现为间质心肌炎，但心肌坏死不明显，不同程度的心肌细胞变性。

(4) 肝脏　肝细胞小泡性脂肪变性，疏松化。

(5) 脑充血水肿，小灶性脑细胞坏死。

(6) 肾脏　急性肾小管坏死。最后患者以肺间质纤维化而恢复，也可因心衰、呼吸衰竭、肾衰竭及纵隔气胸而死亡。

国内对患者呼吸道标本利用分子鉴别诊断技术以及 RT - PCR 和实时荧光定量 RT - PCR 检测病毒核酸，通过血凝抑制试验以及微量中和试验检测血清中的特异性抗体。结果该病例所有的呼吸道标本 H_5N_1 病毒特异性核酸及病毒分离均为阴性，红细胞凝集抑制及微量中和实验显示，恢复期血清较急性期血清 H_5N_1 特异性抗体阳转并且有 4 倍以上增高。

（六）严重急性呼吸综合征

严重急性呼吸综合征（severe acute respiratory syndrome, SARS）是世界卫生组织命名的以呼吸道传播为主的急性传染病。根据主要临床症状，曾称为"传染性非典型性肺炎"（infectious atypical pneumonia），现已确定本病的病原体为一新型的冠状病毒。SARS 病毒以近距离空气飞沫传染为主，直接接触患者粪便、尿液和血液等也会受到感染，故医务人员为高发人群，发病有家庭和医院聚集现象。发病机制尚未阐明，可能与病毒直接损伤呼吸系统及免疫器官有关。SARS 起病急，以发热为首发症状，体温一般高于 38℃，偶有畏寒，可伴头疼、肌肉和关节疼痛；干咳、少痰，严重者出现呼吸窘迫。外周白细胞计数一般不升高或降低，常有淋巴细胞计数减少。X 线检查，肺部常有不同程度的块状、斑块状浸润性阴影。病理变化：现有部分 SARS 死亡病例尸检报告显示该病以肺和免疫系统的病变为突出；心、肝、肾、肾上腺等实质器官也不同程度受累。

(1) 肺部病变　肉眼观双肺成斑块状实变，严重者双肺完全实变；表面暗红色，切面可见肺出血灶及出血性梗死灶。镜下以弥漫性肺泡损伤为主，肺组织重度充血、出血和肺水肿，肺泡腔内充满大量脱落和增生的肺泡上皮细胞及渗出的单核细胞、淋巴细胞和浆细胞。部分肺泡上皮细胞胞质内可见典型的病毒包涵体，电镜证实为病毒颗粒。肺泡腔内可见广泛透明膜形成，部分病例肺泡腔内渗出物出现机化，呈肾小球样机化性肺炎改变。肺小血管呈血管炎病变，部分管壁可见纤维素样坏死伴有血栓形成，微血管内可见纤维素样血栓。

(2) 脾脏和淋巴结病变 脾体积略缩小、质软，镜下见脾小体高度萎缩，脾动脉周围淋巴鞘内淋巴细胞减少，红髓内淋巴细胞稀疏。白髓和被膜下淋巴组织大片灶状出血坏死。肺门淋巴结及腹腔淋巴结固有结构消失，皮质与髓质分界不清，皮质区淋巴细胞数量明显减少，常见淋巴组织呈灶状坏死。

心、肝、肾、肾上腺等器官除小血管炎症病变外，均有不同程度的变性、坏死和出血等改变。并发症及后遗症有待于进一步观察确定。

（七）黄热病

是黄热病(yellow fever)病毒引起的急性传染病。主要由蚊子传播，流行地区主要分布在非洲和中、南美洲，我国尚未发现本病。临床特征有发热、剧烈头痛、黄疸、出血、蛋白尿。感染蚊叮咬人后，将含黄热病病毒的唾液注入人体皮下毛细血管，迅速扩散到局部淋巴结，不断繁殖，数日后进入血液，形成病毒血症。然后病毒定位于肝、肾、脾、心、骨髓和淋巴结等组织器官，即使血中病毒已经消失，而组织器官中病毒可依然存在。由于病毒的直接损害作用，引起广泛组织病变，其中肝脏病理变化最具诊断的特异性。黄热病的主要病变在肝、肾、心、胃、肠等内脏。由于肝功能受到损害，凝血因子的合成减少，可以导致上消化道出血、渗血以及皮下出血。也可以发生弥散性血管内凝血。本病无特效治疗方法，可以采用对症治疗和支持疗法。

（八）尖锐湿疣

是由人乳头状瘤病毒(human papilloma virus, HPV)感染所致的外生殖器皮肤黏膜乳头状瘤样良性增生赘生物，是一种常见的性传染疾病。尖锐湿疣的病因是人乳头状瘤病毒，它是一种DNA病毒，人是它的唯一宿主。主要是通过性接触而传播的，由生殖器部位自体接种可传播到非生殖器部位，但身体其他部位的尖锐湿疣自体接种于生殖器的现象则极罕见。也有报道尖锐湿疣可以由污染物如针、刷子等间接传染。其发病年龄分布为15～60岁，高峰在20～25岁。肉眼观，初起为细小淡红色丘疹，以后逐渐增大变多，表面凹凸不平，湿润柔软，呈乳头样、蕈样或菜花样突起，红色或污灰色，根部有蒂，并且常易发生糜烂、渗液，触之容易出血。镜下见，表皮或黏膜上皮细胞受累，表现为表皮角化不全、棘细胞层高度肥厚，乳头瘤样增生，表皮钉突不规则增宽和延长；粒层和棘层细胞有明显的空泡形成称挖空细胞。此种空泡细胞较正常细胞大，胞质染色淡，中央有一大而圆、深染的核，该细胞有诊断意义；真皮常见有水肿、毛细血管扩张以及周围有较致密的慢性炎细胞浸润(图3-9，见彩页)。

尖锐湿疣好发于外生殖器及肛门附近皮肤，男性常见于阴茎、龟头、尿道口；女性多见于阴蒂、阴唇、会阴部、黏膜湿润区域，偶见于腋窝、脐窝、乳房等处，尤其易发生于有慢性淋病、白带过多及阴茎包皮过长者。病程不定，可于几个月内自然消退，但亦有持续多年不消退。有人报道，30%阴茎癌及外阴唇癌是由于尖锐湿疣恶变所致。极少数情况在龟头以及包茎患者的包皮上，尖锐湿疣可长很大，称之为巨大型尖锐湿疣，临床很似癌，此种巨大尖锐湿疣亦可发生于肛门和女阴。

（九）艾滋病

获得性免疫缺陷综合征，又称艾滋病(acquired immunodeficiency syndrome, AIDS)是由人类免疫缺陷病毒(human immunodeficiency virus, HIV)感染引起的一种获得性免疫缺陷病。艾滋病的病变表现在3个方面。

1. 淋巴样组织的变化 病变早期淋巴结滤泡明显增生，似其他原因引起的反应性淋巴结炎；随着病变的发展，淋巴结皮质及副皮质区的淋巴细胞明显减少(外套层小淋巴细胞层次较少)，甚至出现裸滤泡，导致滤泡界限不清。小血管增生，生发中心零碎分割，伴浆细胞浸润。晚期的淋巴结病变，呈现一片荒芜，淋巴细胞消失，仅见散在免疫细胞、浆细胞增生。免疫组化显示，淋巴结内CD4和CD8 T细胞倒置，CD4细胞减少，CD8细胞增多。脾、胸腺、回肠、骨髓中淋巴组织及其细胞减少甚至空虚，仅见组织支架。在残存的组织细胞中可见分枝杆菌、真菌等。早期的卡波西(Kaposi)肉瘤常常出现在被膜和髓质部。如果出现一片局灶性的单纯的转化淋巴细胞增生，提示并发淋巴瘤。

2. 继发性感染 表现为多发性机会性感染，感染范围广泛，可累及各器官，其中以中枢神经系统、肺、消化道病变最常见，病原种类有病毒、真菌、原虫等。一般可有两种以上病原的同时感染。由于严重的免疫缺陷，炎症反应往往较轻而不典型，如患肺结核时很少形成结核结节，但病灶中结核分枝杆菌却甚多。中枢神经系统受累主要是播散性弓形虫或隐球菌感染所致的脑炎或脑膜炎。AIDS患者的肺部疾病最为常见，经支气管或开胸肺活检，均有助于诊断，最多见的是肺孢子菌病，还有巨细胞病毒肺炎、不典型分枝杆菌病、结核病、念珠菌病、弓浆虫病、隐球菌病、组织胞浆菌病、芽生菌病等。这些疾病常混合在一起。有时肺的病变为非特异性炎症，可为剥脱性肺炎或淋巴细胞间质性肺炎。

3. 恶性肿瘤 卡波西肉瘤作为艾滋病最初的皮肤表现者约占30%，在疾病发展过程中出现者约占35%。该肿瘤起源于血管内皮，广泛累及皮肤、黏膜及内脏，以下肢多见，且对称分布，50%患者有口腔或胃肠道损害。皮损初为红色斑，周围有苍白晕，以后变成紫色或棕色斑，苍白晕消失。本病进展迅速，治疗困难，病死率高。在因皮肤损害而死亡的病例中，均有内脏累及。自然病程不一，预后决定于艾滋病本身。肉眼观肿瘤呈暗蓝色或紫色结节。镜下病变主要由增生的血管和成片梭形细胞构成，早期小血管内皮细胞肥胖或扁平，周围少量淋巴细胞、浆细胞浸润，可见出血和含铁血黄素。随病变进展梭形细胞增生，呈编织状、束状，血管受压呈裂隙状但病变周边的增生血管仍扩张充血。增生的梭形细胞异性性明显(图3-10，见彩页)。一些病例与血管肉瘤或纤维肉瘤相似。免疫组化显示梭形细胞CD34呈阳性，CD31和UEA-1(荆豆凝集素)呈阴性。但也有报道CD31和因子Ⅷ抗原(FⅧ:Ag)阳性。其他有霍奇金病和脑原发性淋巴瘤等(图3-11，见彩页)，也可发生其他器官的恶性肿瘤。

二、细菌感染

（一）布鲁菌病

布鲁菌病(brucellosis)又称波浪热，由布鲁菌引起，病原菌可以多次进入血液引起临床症状反复加重。本病急性期的病理变化为多脏器的炎性变化及弥漫性的增生现象，但以单核-巨噬细胞系统、骨关节、神经系统等常见，初期为炎细胞渗出，组织变性坏死。慢性期主要表现为局限性感染性肉芽肿组织的增生。见于肝、脾、淋巴结等处，该肉芽肿可位于椎体内或邻近椎间盘的软骨下椎体骨质内，据统计30%～40%患者有骨关节的病变。晚期部分患者肉芽肿纤维硬化性变而出现后遗症。

（二）结核病

结核病(tuberculosis)是由结核分枝杆菌引起的一种常见慢性传染病。结核病的基本病变如下。

渗出性病变 当细菌数量多、毒力强，机体的免疫力低和变态反应明显时，常出现渗出性病变，多发生在疾病早期或病变恶化时。好发于肺、浆膜、滑膜、脑膜等处。渗出的成分主要是浆液和纤维蛋白，早期有中性粒细胞浸润，但很快被巨噬细胞所取代，严重时还有大量红细胞漏出。在渗出液中可查见结核分枝杆菌。渗出病变可完全吸收，或转变为增生性病变；当变态反应剧烈时，可转为变质性病变。

增生性病变 当细菌量少、毒力低或机体免疫力强时，则发生以增生为主的病变。病变最初是局部出现巨噬细胞，在杀灭细菌的过程中，由于结核分枝杆菌的作用，巨噬细胞转变为多角形、胞质丰富、境界不清、连接成片的上皮样细胞，多个上皮样细胞还能互相融合或一个细胞核，分裂胞质不分裂细胞而形成朗格汉斯巨细胞(Langerhans' giant cell)，后者为多核巨细胞，由十几个到几十个，常排列在细胞质周围呈花环状、马蹄形或密集在胞体一端。在结核病时，这种由上皮样细胞、朗格汉斯巨细胞以及外周致敏的T细胞等常聚集成结节状，构成结核性肉芽肿，又称结核结节(tubercle)(图3-12，见彩页)，为结核病的特征性病变，具有诊断价值。当有较强的变态反应时，结核结节中央可发生干酪样坏死。单个结核结节肉眼不易看到，几个结节融合成较大结节时，肉眼才能见到，为灰白色、粟粒大小、境界清楚的病灶。

变质性病变 当细菌量多、毒力强、机体免疫力低下或变态反应强烈时，上述增生、渗出病变均可发生干酪样坏死(caseous necrosis)，镜下为红染无结构的颗粒状物。由于含脂质较多而呈淡黄色、均匀细腻，质地较实，状似奶酪，故称干酪样坏死。新鲜的干酪样坏死灶内含有结核分枝杆菌，一旦液化，则菌量大增(图3-13，图3-14，见彩页)。渗出、增生和变质三种变化往往同时存在而以某一种病变为主，而且可以互相转化。

1. 肺结核病 结核分枝杆菌大多通过呼吸道感染，故结核病中最常见的是肺结核病。由于机体对初次感染和再次感染结核菌的反应性不同，因而肺部病变的发生、发展也不相同，一般将肺结核分为原发性肺结核病和继发性肺结核病两大类。

(1) 原发性肺结核病 机体第一次感染结核分枝杆菌引起的肺结核病称原发性肺结核病(primary pulmonary tuberclosis)。多见于儿童，也可见于未感染过结核分枝杆菌的成人。免疫功能严重受抑制的成年人由于丧失对结核分枝杆菌的免疫力，可多次发生原发性肺结核病。结核分枝杆菌随空气吸入而到达通气良好的支气管系统的末端，所以病变常出现于肺叶的边缘区，即靠近胸膜处，一般只有一个，以右肺上叶下部、下叶上部为多见，称原发病灶。病灶开始为渗出性，接着中央部位发生干酪样坏死。原发病灶呈圆形，直径多在 1 cm 左右，色灰黄。由于是初次感染，机体缺乏对结核分枝杆菌特异性免疫力，故病变很快由渗出转为变质，细菌得到繁殖，并迅速侵入局部引流淋巴管，到达所属肺门或纵隔淋巴结，引起结核性淋巴管炎和淋巴结炎，后者表现为淋巴结肿大和干酪样坏死。受累淋巴结常为数个，可达到鸽蛋大。上述肺的原发病灶、肺门淋巴结结核加上结核性淋巴管炎三者合称原发综合征（primary complex），为原发性肺结核病的特征性病变。X 线片呈哑铃状阴影。临床上症状和体征多不明显。

（2）继发性肺结核病　是指人体再次感染结核分枝杆菌而发生的肺结核病。多见于成年人，故又称成人型肺结核病。继发性肺结核病根据其病理变化特点及病程经过，分为以下几个类型：

1）局灶型肺结核　为继发性肺结核的早期病变。多位于右肺尖，大小为 0.5～1 cm，多以增生病变为主，也可有渗出病变及干酪样坏死。病灶最后大多形成纤维化、纤维包裹或钙化。患者多无自觉症状，往往在体检时经 X 线检查发现，为肺尖部单个或多个境界清楚的结节状阴影。少数患者免疫力下降时可发展为浸润型肺结核。

2）浸润型肺结核　是成人型肺结核中最常见的类型，可由局灶型肺结核发展而来，少数病例也可开始即为本型结核。病变多在肺尖或锁骨下区，最初以渗出为主，病灶中央有不同程度的干酪样坏死。X 线下见边缘模糊的絮状阴影。患者常有中毒症状。本型的转归视机体的免疫力强弱而异，一般经过治疗并适当休息后，即可痊愈。如患者免疫力下降或治疗不及时，则恶化，表现为渗出扩大、干酪样坏死大量出现。液化的干酪样坏死可腐蚀邻近的支气管并排出，然后在该处形成急性空洞。这种空洞一般较小、形状不规则、洞壁薄、洞内壁附有干酪样坏死物及结核分枝杆菌，细菌可伴随坏死物向外排出。靠近胸膜的急性空洞也可穿破胸膜脏层引起自发性气胸；如有液化的干酪样坏死同时进入胸腔，则发生结核性脓气胸。急性空洞一般较易愈合，经过适当治疗后，洞壁肉芽组织增生，填满洞腔而愈合；洞腔也可塌陷，最后形成瘢痕。空洞若经久不愈，则液化的干酪样坏死物继续不断地经支气管排出，肺内发生更多的播散病灶，按照播散的早晚，出现新旧不一的病变，发展为慢性纤维空洞型肺结核。X 线检查表现为锁骨下区边缘模糊的不规则阴影中出现透亮区；如有肺内播散，则在两肺其他部位，有境界不清的阴影。浸润型肺结核由于病变常反复进行，时好时坏，属活动性肺结核病。

3）慢性纤维空洞型肺结核　此型多在浸润型肺结核急性空洞的基础上经久不愈发展而来。病理改变有两个明显特征：一是厚壁空洞形成；二是空洞内的干酪样坏死液化物不断通过支气管在肺内播散，形成新旧不一、大小不等的病灶，广泛破坏肺组织。厚壁空洞厚度可达 1 cm，镜下洞壁分三层：内层为干酪样坏死物，其中有大量结核分枝杆菌；中层为结核性肉芽组织；外层为纤维结缔组织。当病变恶化时，结核性肉芽组织渗出、坏死，坏死物脱落，空洞扩大。如洞内壁有较大血管被腐蚀，可引起大咯血，是导致患者死亡的原因。当病变静止时，坏死组织被机化，内壁比较干净，中层的肉芽组织成熟，变为纤维组织，使洞壁更趋增厚。厚壁空洞较急性薄壁空洞难愈合，如空洞大，沿壁坏死物质脱落净化，洞壁结核性肉芽组织变成纤维瘢痕组织或由邻近的支气管上皮增生覆盖洞壁内面，称开放性愈合。但较小的厚壁空洞经适当治疗后也可通过纤维组织增生、瘢痕形成而愈合。严重的慢性纤维空洞型肺结核由于肺组织大量破坏，纤维组织广泛增生，可使肺缩小、变形、变硬，胸膜广泛增厚，胸壁粘连，成为结核性肺硬化。此时肺内血管明显减少，肺循环阻力增加，肺动脉压升高，使右心负荷增加，发展成为肺源性心脏病。由于慢性空洞长期与支气管相通，不断排菌，故此型属开放性肺结核，是重要的传染源。患者可因自身咳出含细菌痰液发生喉结核，咽下含菌痰液可引起肠结核。

4）干酪样肺炎　浸润型肺结核患者如果抵抗力降低，对结核分枝杆菌的变态反应过强时，病灶急剧恶化、进展，出现大片干酪样坏死；或由急、慢性空洞内的细菌经支气管播散所致。病变呈小叶或融合成大叶分布，为渗出、坏死改变，色黄、质实。浸润型肺结核出现干酪样肺炎时，病情急转直下，出现严重的全身中毒症状，预后很差，病死率高，曾有“奔马痨”之称，目前已罕见。

5）结核球　球形干酪样坏死病灶由纤维组织包裹，直径在 2 cm 以上称结核球，又称结核瘤(tuberculoma)。影像学上注意与周围型肺癌相鉴别。结核球多位于肺的上叶，一般为单个。它的形成可由单个干酪样坏死或多个干酪样坏死灶融合经纤维包裹而成；也可因空洞引流支气管阻塞，其内的干酪样坏死无法排出所致。结核球是相对稳定的病灶，常无临床症状，但由于坏死较大，又有纤维环绕，药物难以进入，治愈可能性较小。当机体免疫力下降时，病灶还可恶化，干酪样坏死液化、扩大，纤维包膜破溃，造成播散。如肺的其他部位病变不重，可考虑局部手术切除，以防后患。

6）结核性胸膜炎　发生于继发性肺结核的全过程及原发性肺结核的后期。多见于儿童或青年人。按病变性质可分为两种。一是渗出性结核性胸膜炎：多由肺内的原发病灶或肺门淋巴结病灶中的结核分枝杆菌播散至胸膜所致，常形成渗出性病变。一般累及病变肺的同侧胸膜，渗出物主要为浆液，并有少量纤维蛋白，构成胸腔积液。液体呈草黄色，若伴有大量红细胞漏出，则为血性。大量胸腔积液可压迫肺组织，并使纵隔移位而出现呼吸困难。经有效治疗后，渗出液一般可吸收；但若纤维蛋白渗出过多，未被溶解吸收的纤维蛋白可被机化，造成胸膜壁、脏两层粘连和增厚，严重时可致胸腔闭锁。二是增生性结核性胸膜炎：多为胸膜下结核病灶直接蔓延到胸膜所致。病变以增生为主，在胸膜上形成结核性肉芽组织，可有纤维蛋白渗出，但很少有大量胸腔积液。病变往往呈局限性，常位于肺尖或肺内病灶邻近的胸膜。当呼吸活动时，患处有针刺样痛，在深呼吸或咳嗽时加重。一般经纤维化而痊愈，并常使局部胸膜增厚粘连。

2. 肺外器官结核病

肺外器官的结核病除消化道及皮肤结核可源于直接感染外，多为原发性肺结核病经血道和淋巴道播散到肺外器官，经若干年潜伏后，再繁殖并引起病变。继发性肺结核病引起肺外器官结核病少见。

（1）肠结核病　肠结核病可分原发性和继发性两型。原发性者很少见，常发生于小儿。

一般由饮用带有结核分枝杆菌的牛奶或乳制品而感染。可形成与肺原发综合征相似的肠原发综合征(肠的原发性结核性溃疡、结核性淋巴管炎和肠系膜淋巴结炎)。绝大多数肠结核继发于活动性空洞型肺结核病。病变多发生在回盲部。依其病变特点不同分为两型。

1) 溃疡型:结核分枝杆菌侵入肠壁淋巴组织并通过淋巴管蔓延,随之结核结节形成,以后发生干酪样坏死并融合、破溃形成黏膜溃疡。由于肠壁淋巴管分布呈环形,因而溃疡长径多与肠纵轴垂直。溃疡常有多个,一般较浅,边缘很不整齐,溃疡底部为干酪样坏死及结核性肉芽组织,可达肌层。局部浆膜常有纤维蛋白渗出和连接成串的灰白色粟粒状结节。渗出物机化后可引起局部肠粘连。溃疡愈合后因瘢痕收缩而致肠狭窄,但出血、穿孔少见。临床上表现有腹痛、腹泻、便秘交替及营养不良等。

2) 增生型:以肠壁大量结核性肉芽组织形成和纤维组织显著增生为其病变特征;肠壁高度肥厚、肠腔狭窄。黏膜面可有浅溃疡或息肉形成。临床上表现为慢性不完全低位肠梗阻。右下腹可触及肿块,故需与肠癌相鉴别。

(2) 结核性腹膜炎　结核性腹膜炎通常由肠结核、肠系膜淋巴结结核、输卵管结核直接蔓延而来,也可为粟粒性结核的一部分。可分为干、湿两型,但通常所见者多为混合型。干型的特点为腹膜上除见结核结节外,尚有大量纤维蛋白性渗出物,机化后引起腹腔脏器特别是肠管间、大网膜、肠系膜的广泛粘连。患者常出现腹内包块和触诊时腹壁柔韧感。湿型结核性腹膜炎以大量结核性渗出引起腹水为特征。肠道粘连、狭窄少见。

(3) 结核性脑膜炎　多见于儿童,由原发性肺结核病经血道播散而来。在成人,除肺结核血道播散外,也见于肺外结核病(泌尿生殖道、骨关节结核病)的血道播散至脑膜而发病。还可是脑实质结核的干酪样坏死液化、破溃至脑膜的结果。

病变以脑底部(如脑桥、脚间池、视神经交叉等处)的软脑膜和蛛网膜以及蛛网膜下隙为最严重。可见蛛网膜混浊、增厚,偶见细小的灰白色结核结节,蛛网膜下隙积聚大量炎性渗出物,呈灰黄色,混浊而黏稠。镜下见,渗出物内主要有纤维蛋白、巨噬细胞、淋巴细胞,而中性粒细胞一般少见。当渗出物压迫、损害颅底脑神经(视神经、动眼神经等)时,则引起相应的脑神经损害症状。渗出物机化后可使蛛网膜下隙阻塞,影响脑脊液循环,尤其是第四脑室正中孔和外侧孔阻塞,可引起脑积水。脑积水的小儿,脑室扩张、脑实质萎缩,故出现痴呆症状;因脑积水、颅内压增高引起头痛、喷射状呕吐。脑脊液内可查到结核分枝杆菌。

(4) 肾结核病　泌尿系统结核多由肾结核开始,常为单侧性,结核分枝杆菌主要由原发性肺结核病血道播散而来。病变大多起始于皮质和髓质交界处或肾乳头内,最初为局灶性结核病变,继而病灶扩大且发展为干酪样坏死,一方面向皮质扩展,另一方面坏死物破入肾盂,形成空洞。随着干酪样坏死扩大,肾组织遭广泛破坏,肾内可有多数空洞形成,空洞内壁有灰白色或灰黄色干酪样坏死物附着。由于干酪样坏死大量从尿排出,尿液中多有大量结核分枝杆菌,致使输尿管、膀胱相继受累。也可逆行至对侧输尿管和肾。因输尿管黏膜破坏,纤维组织增生,可致管腔狭窄,甚至阻塞;因肾实质血管破坏而有血尿;大量干酪样坏死排出时可形成“脓尿”。

(5) 生殖系统结核病 男性生殖系统结核病主要发生在附睾,结核分枝杆菌多由泌尿系统结核直接蔓延而来,血源感染偶见。附睾肿大变硬,常与阴囊壁粘连,可见结核性肉芽肿和干酪样坏死,坏死物液化后可穿破阴囊皮肤,形成经久不愈的窦道。女性生殖系统结核主要发生在输卵管,多由肺结核病灶内的细菌通过血道播散而来;少数来自腹膜结核。子宫内膜和卵巢的结核病则常为输卵管结核病蔓延的结果。生殖系统结核为男性不育、女性不孕症的常见原因之一。

(6) 骨与关节结核病 多由血源播散所致,多见于儿童和青少年。此时因骨组织处于生长发育期,血供丰富,受结核分枝杆菌的血源性感染的机会较多。常发生于负重或活动性较大的骨与关节,以脊椎骨、长骨的骨骺端最多见。病变常始于骨松质及红骨髓,然后上下扩展。病变按其性质分为两型:

1) 干酪样坏死型:以骨质破坏形成干酪样坏死及死骨为特征,坏死液化后可在骨旁出现结核性脓肿,由于这种“脓肿”实际上是干酪样坏死,没有红、痛、热,故称为“冷脓肿”。

2) 增生型:以形成结核性肉芽组织为主要特征,较上型少见。脊椎结核是骨结核中最常见者,多见于第十胸椎至第二腰椎。病变起自椎体,常发生干酪样坏死,以后破坏椎间盘和邻近椎体。由于病变椎体不能负重而发生塌陷,引起脊椎后突畸形,可压迫脊髓引起截瘫。脊椎骨的“冷脓肿”大量出现时,可沿脊柱周围软组织往下流注,在远隔部位出现。如腰椎结核可在腰大肌鞘膜下、腹股沟韧带处形成“冷脓肿”。

关节结核多继发于骨结核,由骨再累及附近关节软骨和滑膜。病变处软骨破坏,肉芽组织增生,骨膜增厚,结核结节形成,纤维蛋白渗出。炎症波及周围软组织可使关节明显肿胀。当干酪样坏死穿破软组织及皮肤时,可形成经久不愈的窦道。病变愈复后,由于关节腔内纤维组织增生,致使关节强直。

(7) 淋巴结结核病 淋巴结结核病多见于儿童和青年,以颈部淋巴结结核(俗称瘰疬)最为多见,其次是支气管旁和肠系膜的淋巴结。颈淋巴结结核的结核分枝杆菌多来自肺结核原发病灶中的肺门淋巴结,也可来自口腔、咽喉的结核病灶。病变淋巴结内有结核结节形成和干酪样坏死。淋巴结逐渐肿大,当炎症累及淋巴结周围组织时,则淋巴结彼此粘连,形成较大的包块。颈淋巴结结核干酪样坏死物液化后可穿破颈部皮肤,造成长年不愈的窦道。肺门、支气管旁淋巴结结核可为原发性肺结核遗留病灶恶化,也可为继发性肺结核经淋巴道播散所致。肠系膜淋巴结结核细菌可来自肺结核原发病灶经淋巴道逆行播散,也可来自腹腔内的结核病变(如肠结核、腹膜结核)。

结核分枝杆菌检测方法除传统的抗酸染色、培养、PCR 技术菌种鉴定法等外,国内研究者正对结核分枝杆菌的自身蛋白如 Esat6 - CFP10、MPT64、Ag85 复合物等进行研究,有望制备疫苗或相应抗原、抗体用于诊断及鉴别诊断。此外有学者探讨结核抗体、C 反应蛋白(CRP)、血红细胞沉降率(ESR)、结核菌素纯蛋白衍化物(PPD)皮肤试验、分枝杆菌 PCR 检测不同联合对复治肺结核诊断的临床价值。结核抗体采用金标法,PCR 检查采用荧光双标记定量法,ESR 采用魏氏法,CRP 采用免疫浊度法,PPD 皮肤试验按照国家规定。任意联合其中 2 项检测指标的结果对复治肺结核诊断的敏感性明显上升。结核抗体与 PCR 联合检测的诊断特异性与其他联合相比更有价值。联合 3 项及 3 项以上的检测指标敏感性达到或接近 100%，但其特异性与 PCR 和结核抗体联合检测相比反而下降明显。

（三）非结核分枝杆菌病

非结核分枝杆菌病(nontuberculous mycobacterial disease)是指分枝杆菌属内除结核分枝复合群(结核分枝杆菌、牛分枝杆菌、非洲分枝杆菌、田鼠分枝杆菌)和麻风分枝杆菌以外的分枝杆菌所引起的相关组织或脏器的病变。光镜如同结核病，故两者从病理组织学特征上难以区分，特别是免疫缺陷患者能看到非特异性炎症反应，如组织细胞浸润、急性及慢性炎症、纤维化和机化性肺炎，个别病例表现为嗜酸性肺炎。在艾滋病患者可以完全没有炎症反应。在组织切片上，根据抗酸杆菌的形态特点，有助于与杆菌相区别。不典型性分枝杆菌比结核分枝杆菌长(约 20 μm)且粗，呈较粗的珠状，且较弯曲。利用细菌培养和 PCR 技术有助于细菌分型和分类。

（四）淋病

淋病(gonorrhea)是由淋球菌引起的急性化脓性炎症。临床病理分为以下两种类型：

1. 急性淋病 受感染 2～7 d，生殖道、尿道和尿道附属腺体出现急性卡他性化脓性炎症，肉眼观，尿道口、女性外阴及阴道口充血、水肿，并有脓性渗出物流出。镜下见，黏膜充血、水肿，伴溃疡形成，黏膜下有大量中性粒细胞浸润。若未经有效治疗则病变上行延及后尿道及其附属腺体、前列腺、附睾和精囊腺，或前庭大腺、子宫颈引起化脓性炎症。约 15%女性由于经期、流产等诱因作用，可引起子宫内膜炎和急性输卵管炎，并进一步发展为输卵管积脓、输卵管卵巢积脓、弥漫性腹膜炎以及中毒性休克等严重后果。1%～3%的患者可发生菌血症，表现为皮疹。此外，还可发生关节炎、脑膜炎、胸膜炎、肺炎、心内膜炎、心包炎、骨髓炎、肌炎等，严重者可发生淋球菌性败血症。

2. 慢性淋病 感染后未经治疗或治疗不彻底，可逐渐转为慢性淋病。表现为慢性尿道炎、前列腺炎和精囊或尿道旁腺炎、前庭大腺炎、慢性宫颈炎、慢性输卵管炎以及输卵管积水等。尿道炎性瘢痕可导致尿道狭窄，造成排尿困难。输卵管病变可延及卵巢，形成输卵管卵巢积脓或脓肿，病变扩展至盆腔，导致盆腔炎而引起盆腔器官粘连，患者可因而不孕。在慢性淋病，淋球菌可长期潜伏在病灶处，并反复引起急性发作。

（五）诺卡菌肺炎

诺卡菌肺炎(nocardiosis pneumonia)是另一种机会性肺部感染，由诺卡菌引起。约一半患者，曾接受免疫控制治疗(如器官移植患者)、类固醇及化疗。开胸肺活检有助于诊断。镜下见局灶性支气管炎，伴有微脓肿及界面不清肉芽肿形成。革兰染色可见细长、稍呈珠状的丝状杆菌。

（六）气性坏疽

气性坏疽(gas gangrene)是由厌氧芽孢梭菌属引起的肌坏死，一种严重急性特异性感染。通常由两种以上致病菌引起，如不及时诊治，可致残或危及生命，本病的防治包括早期彻底清创，敞开伤口，一旦发生，应早期诊断，及时治疗，临床可表现为体温高达38～39℃，脉搏100～140次/分，晚期有严重贫血及脱水，有时有黄疸，致循环衰竭。以产气荚膜梭菌为主者，产气早而多；以水肿梭菌为主者，则气体形成晚或无气体。有气时X线片可见深层软组织内存有气体影。伤口常有硫化氢恶臭味。局部症状先有伤肢沉重、疼痛，伤口周围水肿，指压留有白色压痕。伤口内有浆液血性渗出液，可含气泡。触诊有捻发音，气体的出现也不尽一致，分泌物涂片可查出革兰阳性粗大杆菌。病理肉眼观肿胀，污浊，捻发音，蜂窝状。镜下观为凝固性坏死和液化性坏死的混合物，也称湿性坏疽。

（七）麻风病

麻风病(leprosy)是由麻风分枝杆菌感染引起的一种慢性传染病，主要病变在皮肤和周围神经。麻风分枝杆菌和结核分枝杆菌一样，是一种抗酸菌。麻风分枝杆菌的形态和结核分枝杆菌相似，但较粗短，不能体外培养，使该菌表型鉴定困难。最近，用麻风分枝杆菌特异核酸探针以点印迹杂交可分析活检组织中的麻风分枝杆菌。PCR技术已被迅速应用于麻风病的诊断。患者的鼻、口分泌液、汗液、泪液、乳汁、精液及阴道分泌物均含麻风分枝杆菌，通常认为主要传染方式是由上述分泌液或患者皮肤病变的微小伤口(甚至无破损的病变皮肤)排出的菌感染他人，一般系通过长期的直接接触，但间接接触(通过衣服、用具)可能也起一定作用。麻风分枝杆菌侵入体内后，先潜伏于周围神经的鞘膜细胞或组织内的巨噬细胞内，本病的潜伏期长达2～4年，但也有在感染数月后发病者。由于患者对麻风分枝杆菌感染的细胞免疫力不同，病变组织乃有不同的组织反应。据此而将麻风病变分为下述两型和两类：

1. 结核样型麻风(tuberculoid leprosy) 本型最常见，约占麻风患者的70%，因其病变与结核性肉芽肿相似，故称为结核样型麻风。本型特点是患者有较强的细胞免疫力，因此病变局限化，病灶内含菌极少甚至难以发现。病变发展缓慢，传染性低。主要侵犯皮肤及神经，绝少侵入内脏。

(1) 皮肤 病变多发生于面、四肢、肩、背和臀部皮肤，呈境界清晰、形状不规则的斑疹或中央略下陷、边缘略高起的丘疹。镜下，病灶为类似结核病的肉芽肿，散在于真皮浅层，有时病灶和表皮接触。肉芽肿成分主要为类上皮细胞，偶有Langhans巨细胞，周围有淋巴细胞浸润。病灶中央极少有干酪样坏死，抗酸染色一般不见抗酸菌。因病灶多围绕真皮小神经和皮肤附件，故引起局部感觉减退和闭汗。

(2) 周围神经 最常侵犯耳大神经、尺神经、桡神经、腓神经及胫神经，多同时伴有皮肤病变，纯神经麻风而无皮肤病损者较少见。神经变粗，镜下有结核样病灶及淋巴细胞浸润。和皮肤病变不同的是神经的结核样病灶往往有干酪样坏死，坏死可液化形成所谓“神经脓肿”。病变愈复时类上皮细胞消失，病灶纤维化，神经的质地因而变硬。神经的病变除引起浅感觉障碍

侧的病变常融合成片、表面湿润、暗红色突起的平坦斑块，称梅毒湿疹或扁平湿疣（flat condyloma）。镜下见皆为淋巴细胞、浆细胞浸润形成的非特异性炎及闭塞性血管内膜炎和血管周围炎。扁平湿疣可见有角化不全和表皮增生。梅毒疹内皆有梅毒螺旋体，极富传染性，此期全身淋巴结肿大。皮肤、黏膜病变均可不经治疗自然消退，而进入潜伏状态。

3. 三期梅毒 又称晚期梅毒，常发生于感染后4～5年，以形成树胶肿为特征。病变可侵犯全身任何器官，患者常因重要器官破坏性病变而死亡。三期梅毒的基本病变有两种：

（1）树胶肿（gumma）：又称梅毒瘤，此病变实为细胞介导的迟发型变态反应，是三期梅毒的特征性病变。表现为大小不等的非化脓性局部坏死，小者仅在显微镜下可见，大者可达3～4 cm，不规则形，边界清楚，呈均匀灰黄色、质坚韧、有弹性，似树胶而故名。镜下结构颇似结核结节，中央为凝固性坏死，形态类似干酪样坏死，弹力纤维染色可见组织内原有血管壁的轮廓。坏死灶周围肉芽肿中富含淋巴细胞和浆细胞，而上皮样细胞和郎格罕斯巨细胞较少，且常有闭塞性小动脉内膜炎和血管周围炎。此又是有别于典型结核结节的形态特征。树胶样肿后期可被吸收、纤维化，最后使器官变形，但绝少钙化，这又和结核结节截然有别。

（2）灶性闭塞性动脉内膜炎及血管周围炎：后者为围管性单核细胞、淋巴细胞和浆细胞浸润。浆细胞出现是本病的特点之一。

三期梅毒最常侵犯心血管系统，其次为中枢神经系统，此外，肝、骨骼、睾丸等器官也常受累。

（1）心血管梅毒 以梅毒性主动脉炎为主。潜伏期为15～20年，患者年龄常在40～50岁。男性多于女性。病变起始于主动脉升部，逐渐遍及主动脉弓及胸主动脉。开始为主动脉外膜滋养血管的闭塞，以后导致主动脉中层弹性纤维和平滑肌的缺血和退行性变，逐渐由瘢痕取代。镜下见，主动脉外膜血管周围有围管性淋巴细胞和浆细胞浸润，小血管内膜增生，主动脉中层有灶性微小瘢痕和淋巴细胞、浆细胞浸润。偶见微小树胶肿。肉眼观，由于瘢痕收缩及内膜的纤维组织增生，使内膜表面呈弥漫分布、微细而深陷的树皮样皱纹。因弹性纤维的广泛破坏，可形成主动脉瘤，患者可因主动脉瘤破裂而猝死。主动脉瓣的瓣膜纤维组织增生，瓣叶增厚分离，瓣环扩张导致主动脉瓣关闭不全，但瓣叶之间绝无粘连故不伴有狭窄。主动脉瓣关闭不全可造成左心室异常肥大和扩张，患者最终死于心力衰竭。

（2）中枢神经梅毒 患者在感染梅毒螺旋体后，经数年潜伏期后出现症状。神经梅毒特点是病变广泛，脑脊髓膜、中枢神经血管、脑与脊髓实质均可受累。脑膜血管的病变持续发展可导致麻痹性痴呆。此时，脑膜增厚，脑膜小动脉闭塞更趋严重而普遍，导致脑皮质及中央灰质缺血、梗死，伴胶质细胞增生。病变处脑皮质（以额叶最为显著）萎缩、脑室扩张，室管膜增厚呈颗粒状。患者尚可出现脊髓痨（tabes dorsalis），其典型的改变为脊髓白质的后索萎缩，致使该处变窄、下陷，脊髓灰质后角因而相互靠近。

（3）其他器官病变 常见的病变为肝、骨、睾丸等树胶肿。骨梅毒主要累及颅骨、鼻、股骨及胸骨。鼻骨受累时，常损坏鼻中隔致鼻梁塌陷，鼻孔向前，形成所谓鞍状鼻（saddlenose），骨树胶肿可导致骨折。肝的树胶肿可使肝呈结节状增大，树胶肿的干酪样坏死被吸收或纤维化时，随着瘢痕收缩，肝变为分叶状，称分叶肝（hepar lobatum）。睾丸树胶肿临床常误诊为肿瘤。

（二）先天性梅毒

先天性梅毒（congenital syphilis）是因孕妇患有梅毒，梅毒螺旋体经血液通过胎盘进入胎儿体内所致。受梅毒感染 2～5 年间的孕妇，其胎儿的受染率最大。先天性受染的胎儿常引起晚期流产、死产或产后不久死亡，轻度感染可待发育到儿童期或青年期发病。

1. 早发性先天性梅毒 系指胎儿或婴幼儿期发病的先天性梅毒。突出病变为皮肤、黏膜广泛的梅毒斑疹、大疱形成和大片的剥脱性皮炎，严重者全身表皮糜烂、脱落。内脏病变也较为广泛，如肝、肺、胰、肾及脾等均可被累及。病变脏器呈淋巴细胞及浆细胞浸润、动脉内膜炎、弥漫性纤维化和发育不全等。肺呈弥漫性纤维化，间质血管床减少，呈灰白色，称白色肺炎。此外，骨的病变也常发生，常见骨软骨炎，腕、肘及肩等关节软骨炎，以及指、趾的骨炎和骨膜炎，引起指、趾的变形肿大及指（趾）甲变薄而弯曲。

2. 晚发性先天性梅毒 为 2 岁以后发病者，一般在 5～7 岁至青春期出现损害，患儿发育不良，智力低下。但也可仅血清反应阳性而无症状，称为先天性隐性梅毒。其病变与后天性梅毒基本相同，病变波及全身，但无硬下疳。间质性角膜炎、楔形门齿及神经性耳聋构成晚发性先天性梅毒的三大特征，具有诊断意义。

四、原虫感染

（一）阿米巴病

阿米巴病（amoebiasis）是由溶组织内阿米巴所引起的寄生虫病。主要寄生于盲肠、结肠和直肠，引起肠道的原发性病变，称为肠阿米巴病。因临床上常出现类似于痢疾的腹痛、腹泻等症状，故称阿米巴痢疾。病原体还可随血流或直接侵袭至肠外组织和器官（肝、肺、脑、皮肤、泌尿生殖器官等）而引起继发性阿米巴病，此病是阿米巴痢疾患者最主要的并发症。

1. 肠阿米巴病 可分为急性期和慢性期。

（1）急性期 肉眼观，早期在肠黏膜表面可见多数灰黄色、微隆起、帽针头大小的点状坏死或浅溃疡。随病变发展，滋养体在黏膜层内繁殖，继续溶解破坏组织，并穿过黏膜肌层达黏膜下层而形成口小底大的烧瓶状溃疡，溃疡边缘呈潜行性。这种特征性的溃疡对阿米巴病有诊断意义。溃疡多呈暗红色，坏死组织呈絮状果酱样。溃疡之间黏膜常正常，这是与细菌性痢疾病变的区别之一。病变进一步发展，相邻溃疡底部可互相沟通成隧道，表面黏膜可大块坏死脱落，形成巨大的边缘潜行性溃疡，严重者可见整个结肠受累，溃疡连续呈片状。镜下观，肠壁溃疡组织以液化性坏死为主要变化，炎症反应轻微，仅见少量淋巴细胞、浆细胞及单核细胞浸润，继发感染者可见中性粒细胞浸润，并可找到阿米巴滋养体，在坏死组织与活组织交界处尤为多见，有时在小静脉腔内也存在。阿米巴滋养体直径 20～40 μm，核小而圆，隐约可见胞质略嗜碱性，胞质内可见红细胞、淋巴细胞及组织碎片。在滋养体周围常有一孔隙，可能因组织被溶解所致。

（2）慢性期　病变甚为复杂，特征是以增生性病变为主，伴有渐进性进展，往往一部分溃疡已愈合，而另一部分溃疡可能继续存在并扩大，甚至已愈合的溃疡又可重新发生坏死。总之，坏死、溃疡形成、修复、增生交替进行，最终可使肠黏膜完全失去正常形态，并可因肉芽组织增生过多而形成局限性包块，称为阿米巴肿，临床上可能误诊为结肠癌。应注意与细菌性痢疾、溃疡性结肠炎、肠结核的病变相鉴别。

多数可治愈，溃疡经肉芽组织修补，黏膜上皮再生，恢复正常黏膜结构。少数可致下列并发症：肠出血、肠穿孔、阑尾炎、结肠肉芽肿。

2. 肠外阿米巴病　肠外器官阿米巴病以肝、肺、脑多见，也可累及脑膜、皮肤、泌尿系统。

（1）肝阿米巴病　1/3 伴有肝阿米巴病，但也可发生于痢疾消失后数年。阿米巴滋养体经肠壁小静脉，随门静脉血流而达肝内。肝阿米巴病脓肿可为单个或多个，但以单个多见。80%发生在肝右叶，10%在肝左叶，其余 10%为左右两叶均有。脓腔大小不等，大者儿头大，小者针头大，脓腔内均为坏死物和陈旧性出血混合形成的咖啡色果酱样物，脓肿壁有少量炎性细胞反应，脓肿边缘的活组织中可找到阿米巴滋养体。脓肿中心部因氧分压低，不适宜滋养体生长，故很少有滋养体生存。上述病变较局限，虽称为“脓肿”，但并非化脓性病变。如果有继发感染，则与细菌性肝脓肿相似，可使病情加重。如未治疗，病变继续发展，脓肿可向周围穿破，引起膈下脓肿、脓胸、肺脓肿、肝膈肺联合脓肿、支气管瘘、阿米巴性心包炎、阿米巴性腹膜炎等，除有肠道症状外，可有发热、肝肿大、胸痛、腹痛、全身消耗症状、高热、寒战及粒细胞增多等。

（2）肺阿米巴病　比肝阿米巴病少见，多由肝脓肿穿破膈肌蔓延而来。肺右下叶多见，多为单个，脓肿腔内充满咖啡样坏死物质，可破入气管，患者咳出含有阿米巴滋养体的脓样痰，伴有发热、胸痛、咳嗽、咯血等症状。

（3）脑阿米巴病　更少见，阿米巴多由肝、肺经血流入脑，多见于大脑半球。脓肿大者直径达 10 cm，腔内充满咖啡样坏死物质，可查见阿米巴滋养体。

（二）弓形虫病

弓形虫病（toxoplasmosis）是由刚地弓形虫引起的人畜共患病，通过先天性或获得性两种途径传播给人。在人体多为隐性感染；发病者临床表现复杂，其症状和体征又缺乏特异性，易造成误诊，主要侵犯眼、脑、心、肝、淋巴结等。孕妇受染后，病原体可通过胎盘感染胎儿，直接影响胎儿发育，致畸严重。其危险性较未感染孕妇大 10 倍、影响优生，成为人类先天性感染中最严重的疾病之一，已引起广泛重视。本病与艾滋病（AIDS）的关系亦密切。

弓形虫不同于其他大多数细胞内寄生病原体，几乎可以感染所有各种类型细胞。弓形虫从入侵部位进入血液后散布全身并迅速进入单核-巨噬细胞以及宿主的各脏器或组织细胞内繁殖，直至细胞胀破，逸出的原虫（速殖子）又可侵入邻近的细胞，如此反复不已，造成局部组织的灶性坏死和周围组织的炎性反应，此为急性期的基本病变。如患者免疫功能正常，可迅速产生特异性免疫而清除弓形虫、形成隐性感染；原虫亦可在体内形成包囊、长期潜伏；一旦机体免疫功能降低，包囊内缓殖子即破囊逸出，引起复发。如患者免疫功能缺损，则弓形虫大量繁殖，引起全身播散性损害。弓形虫并可作为抗原，引起过敏反应、形成肉芽肿性炎症。此外，弓形虫所致的局灶性损害，尚可引起严重继发性病变，如小血栓形成、局部组织梗死，周围有出血和炎症细胞包绕，久而形成空腔或发生钙化。弓形虫可侵袭各种脏器或组织，病变的好发部位为中枢神经系统、眼、淋巴结、心、肺、肝和肌肉等。脑组织内的速殖子与其他组织内的不同，呈圆形或椭圆形，而不是呈新月形。在其他组织切片中，HE 染色即可清楚观察到 2～3 μm 半月形速殖子和 50 μm 包囊或假包囊。

血清抗体滴度升高对弓形虫感染具有提示诊断的意义。其中最先出现的是 IgM，在感染后 7～8 d 出现，持续数周或数月不等，偶有持续 1 年以上者，因此，检测 IgM 抗体有助于弓形虫病的早期诊断。IgG 抗体在感染后 2～4 个月达到高峰，持续时间较长。IgG 抗体阳性说明曾经感染过弓形虫，多为慢性感染。IgA 抗体也是弓形虫感染早期的一个重要标志物，在 IgM 消失 IgG 尚未出现之前，测定 IgA 抗体可以提高弓形虫急性感染的检出率。

（三）血吸虫病

血吸虫病（schistosomiasis）是由血吸虫寄生于人体引起的地方性寄生虫病。病原体常见有日本血吸虫、曼氏血吸虫和埃及血吸虫等 3 种，在我国仅有日本血吸虫病流行，以长江流域及其以南十二省市的水稻作物区为主要流行区域。血吸虫不同发育阶段的尾蚴、童虫、成虫特别是虫卵等均可引起对机体机械性损伤，同时血吸虫抗原成分及虫体代谢或死亡产物，都可引起机体变态反应性损伤，其中以虫卵造成的危害最重。

1. 尾蚴所致的损害——尾蚴性皮炎　尾蚴性皮炎是由 IgG 介导的Ⅰ型变态反应性炎症。钻入皮肤的尾蚴头腺分泌毒素和溶组织酶等，引起真皮毛细血管充血、水肿、出血，并伴多量嗜酸性粒细胞和巨噬细胞浸润。肉眼可见皮肤红色丘疹或荨麻疹，奇痒，持续数日后消退。

2. 童虫所致的损害　童虫在体内移行至肺部时，引起相应部位充血、出血、水肿、嗜酸性粒细胞和巨噬细胞浸润、血管炎或血管周围炎。患者可出现发热、一过性咳嗽和痰中带血等症状，移行至其他器官时，可引起类似的病变。幼龄童虫表面有特殊抗原表达，在抗体依赖性细胞介导的细胞毒性反应下，嗜酸性粒细胞和巨噬细胞对童虫具有杀伤作用。因此当宿主再次感染尾蚴时有一定免疫力。

3. 成虫所致的损害　成虫对机体的损害作用较轻，其代谢产物可引起寄生部位的静脉内膜炎和静脉周围炎、轻度贫血、肝脏肿大、嗜酸性粒细胞增多。肝、脾内单核巨噬细胞系统增生，并吞噬血吸虫成虫摄取红细胞后降解形成黑褐色的血红蛋白色素（血吸虫色素）。死亡成虫周围可形成嗜酸性脓肿。

4. 虫卵所致的损害　虫卵在肝、肠、肺组织中沉积所引起的损害是本病主要病变。未成熟虫卵因其中毛蚴不成熟，无毒性分泌物，所致病变轻微。成熟虫卵中毛蚴头腺分泌物中的抗原物质可引起以增生和坏死为特征的严重变态反应。

（1）急性虫卵结节　肉眼观为灰黄色粟粒至黄豆大小结节。镜下观结节中央有一至数个成熟虫卵，虫卵表面附有辐射状嗜酸性均质棒状物（称为 Hoeppli 现象），实为抗原抗体复合物。结节周围是一片无结构凝固性坏死区和大量嗜酸性粒细胞聚集，此即嗜酸性脓肿，其间可见菱形或多面形蛋白性小体夏莱二氏晶体（Charcot－Leyden 结晶），系嗜酸性粒细胞中嗜酸性颗粒互相融合而成。

（2）慢性虫卵结节　急性虫卵结节经 10 d 后，卵内毛蚴死亡，虫卵及坏死物质被清除、吸收或钙化。病灶内巨噬细胞衍变为上皮样细胞和异物多核巨细胞，形成与结核结节类似的肉芽肿，称为假结核结节。该结节最后可发生纤维化和玻璃样变，但卵壳碎片或钙化的死卵会长期存留（图 3－15，图 3－16，见彩页）。

5. 循环抗原引起的免疫损害　血吸虫童虫、成虫和虫卵的代谢物、分泌物和排泄物，以及虫体表面更新的脱落物，可随血流运行成为循环抗原。宿主对这些抗原产生的免疫复合物如不能被有效清除，则可在血管、关节、肾脏中沉积，激活补体 C_{3a}、C_{5a}，造成Ⅲ型变态反应，引起相应部位免疫复合物型炎症。

6. 主要脏器的病变及其后果

（1）肠道　病变主要累及直肠、乙状结肠和降结肠，也常波及右侧结肠与阑尾。虫卵沉积在肠黏膜下层和固有层，形成褐色稍为隆起的斑片状病灶，伴肠黏膜充血、水肿，重者坏死脱落，形成大小不等的溃疡。虫卵可随坏死组织脱落入肠腔，因此在大便中可查见虫卵。临床表现为腹痛、腹泻和脓血便。慢性期由于虫卵反复沉积，肠黏膜反复发生溃疡，形成假结核结节并纤维化，可引起肠壁增厚变硬或息肉状增生，严重者可致肠腔狭窄与梗阻。一些慢性病例可并发管状或绒毛状腺瘤甚至腺癌，并有数个息肉同时发生癌变者。

（2）肝　虫卵随门静脉血分流抵达肝内汇管区门静脉末梢分支内，以肝左叶更为明显。肝脏轻度肿大，表面及切面见灰黄色粟粒或绿豆大小结节。镜下见汇管区附近有较多急性虫卵结节，肝窦充血，肝细胞水样变性、小灶坏死或受压萎缩。Kupffer 细胞内常见吞噬的血吸虫色素。慢性病例肝内可见慢性虫卵结节，继而纤维化，导致血吸虫性肝硬化。因为肝小叶本身并未遭受严重破坏，血吸虫性肝硬化不形成明显的假小叶，但肝脏汇管区的纤维化特别明显，切面上见门静脉分支周围纤维组织增生呈树枝状分布，故有干线型或管道型肝硬变之严重者可形成粗大隆起结节，与门脉性肝硬化（结节直径多小于 1 cm）显著不同。

由于虫卵结节主要位于汇管区（图 3－17，见彩页），大量增生的纤维组织和虫卵本身可压迫肝内门静脉分支，并可伴血栓性静脉炎，故而造成窦前性门脉高压，在临床上较早出现腹水、巨脾和食管下端静脉曲张等体征。

（3）脾　早期肿大不明显，主要由于成虫代谢产物的作用致脾内单核巨噬细胞增生所致。后期由于门脉高压引起脾脏淤血和结缔组织增生，脾脏可显著增大，甚至重达 4 000 g 以上，切面脾脏呈暗红色，质地坚韧，脾小梁增粗，脾小体萎缩甚或消失，可见由陈旧性出血、纤维化以及钙盐和铁盐沉积于胶原纤维所构成的含铁小结。临床上可出现脾功能亢进，表现为贫血、白细胞和血小板减少等。

(4) 肺 大量虫卵沉积于肺脏时,形成急性虫卵结节,其周围可见炎性渗出物,X线片上颇似支气管肺炎或粟粒性结核。近年认为肺部虫卵多是通过门—腔静脉交通支带至肺脏。临床上可有咳嗽、气促、哮喘等表现。通常肺的病变轻微,一般不导致严重后果。

(5) 其他器官 脑的血吸虫病病变主要见于大脑顶叶、颞叶和枕叶,临床出现脑炎、癫痫、头痛等症状。在肾脏,血吸虫感染可引起Ⅲ型变态反应性免疫复合物肾炎。长期反复感染血吸虫病可严重延缓儿童个体发育与生长,造成血吸虫病侏儒症,现已少见。

(四)棘球蚴病

又名包虫病,是人体感染棘球绦虫的幼虫所致疾病的统称,我国有2种不同虫种的棘球蚴病,即细粒棘球蚴病与多房棘球蚴病。人因摄入棘球绦虫卵而感染,临床上以肝包虫病最多见,肺部次之,脑、骨骼等其他器官偶尔也被侵犯。

1. 细粒棘球蚴病 基本病理变化主要因囊肿压迫邻近组织所引起。六钩蚴侵入组织后,大部分被巨噬细胞吞噬破坏,仅少数存活发育成棘球蚴,为圆型或不规则形单房囊状体,直径1 cm至儿头大或更大。肉眼观,呈白色半透明粉皮状,镜下观,为红染呈平行排列的板层结构,内层由生发细胞构成,可向囊壁内形成无数小突起状的生发囊。外层为角化层。在两层囊壁之外还有宿主组织形成的纤维包膜,棘球蚴囊内含无色或微黄色液体。囊壁破裂后,囊液中具抗原性的蛋白质进入周围组织,引起局部过敏反应,严重者发生过敏性休克。棘球蚴可生存40年之久,也可因损伤、感染而退化死亡。此时母囊及子囊发生钙化,囊内液体吸收浓缩成胶样,其中仍可找见原头蚴。

2. 肝棘球蚴囊肿 肝棘球蚴囊肿多在肝右叶,囊肿多为单个,偶有多达10余个者,常位于腹面,向腹腔突出。逐渐增大的肝囊肿可致肝细胞受压萎缩或变性,其外纤维组织增生形成外囊。肝内小胆管及血管也常因受压而移位,或被包入囊壁内。囊肿退化后,肝脏随之逐渐变小。

囊肿的主要并发症是继发感染和囊肿破裂。病变类似肝脓肿,但症状较轻。肝棘球蚴囊肿破裂为其常见的严重并发症,多由感染、外伤或穿刺引起。囊液破入腹腔后可致过敏性休克,腹腔内可继发棘球蚴囊肿。

3. 肺棘球蚴囊肿 分为原发性和继发性两种。前者系六钩蚴由肝经血流入肺,后者则多由肝脾等邻近器官直接穿入肺脏所致。囊肿2/3见于右肺,以下叶多见,通常为单个。囊肿生长很快,压迫周围肺组织引起肺萎陷和纤维化,囊肿破裂,破入支气管后,囊内容物和囊壁可被咳出而自行痊愈,囊液量大时可引起窒息。少数病例可破入胸腔引起棘球蚴性胸膜炎。

4. 多房棘球蚴病 该病主要发生在肝脏,在我国仅西北及四川、内蒙古等农牧业省区有病例报告,但较少见。多房棘球蚴主要寄生在肝脏,偶见于肺、脑,其病变及后果均较细粒棘球蚴病为重。囊肿一般为单个巨块型,也可为弥漫性结节型。囊肿因由无数小囊泡相聚而呈蜂窝状。囊泡内容物为豆腐渣样蚴体碎屑及小泡。若发生坏死溶解则呈胶胨样,如继发感染可似脓肿。囊肿外周无纤维包膜。外生性子囊可生长侵入周围组织及血管或淋巴管,甚至转移到脑、肺、心、肾及淋巴结等处，肉眼观易误为肝癌及其转移。镜下观肝组织中散在大小不等的小囊泡，仅见角皮层而少见生发层，通常无原头蚴。囊泡间及周围肝细胞因机械性压迫或过敏毒性反应发生萎缩、变性、淤胆或坏死，最后可导致肝硬化、黄疸、门静脉高压、肝功能衰竭。若多房棘球蚴转移至肺、脑等部位，可引起相应的呼吸道和神经系统症状，如咯血、气胸、癫痫和偏瘫等。

五、深部真菌病

（一）假丝酵母菌病

是假丝酵母菌属中最常见的病原菌，为人群正常菌丛，当条件致病时，可引起皮肤、黏膜和内脏的急慢性炎症。长期应用皮质类固醇及其他免疫抑制剂、白血病、淋巴瘤、再生障碍性贫血、慢性肉芽肿病是引起内脏及中枢神经感染的危险因素，尤其免疫缺陷（如艾滋病）患者，病原菌随血可扩散到全身几乎所有器官，引起相应炎症表现。

以肺部感染病变为例，假丝酵母菌病肺假丝酵母菌病多为全身播散性假丝酵母菌病的表现之一，是真菌血症所致。其病变有两种，一是急性化脓，有小脓肿生成，其中可含有许多芽生孢子及假菌丝。脓肿边缘亦可见多核巨细胞以及上皮样细胞。二是慢性肉芽肿，在其巨细胞内可含有许多芽生孢子，在 HE 染色下的切片上即可见，六胺银染色，更为清楚。假丝酵母菌为圆形或椭圆形芽生孢子，壁薄，直径为 2～3 μm，孢子伸长成芽管，不与母体分离，继而形成较长的假菌丝，假菌丝细长而直，不分枝，有分隔，有人认为有短分枝（图 3－18，见彩页）。

（二）隐球菌病

隐球菌病（cryptococcosis）是由孢子菌属酵母菌样真菌——新型隐球菌，引起的系统感染性疾病。好发于青壮年，大约 1/3 患者无症状，在鸽粪中大量存在，鸽有抵抗力不感染，患有艾滋病、血液病、结节病，接受化疗、皮质类固醇应用者可在肺部大量繁殖，可由呼吸系统扩散至皮肤、眼和前列腺，尤其中枢神经系统，引起肉芽肿性炎症，表现为慢性脑膜炎，症状可自行缓解或恶化，病程持续时间较长，严重者导致死亡，5%～8%的艾滋病患者可伴有隐球菌性脑膜炎。

以肺的隐球菌病为例，在尸检及外检中均可见，有的在肺内形成占位性病变，临床上有的为肺肿瘤甚至肺癌而手术。根据病程的缓急，肺隐球菌的病理变化可分为两种：①隐球菌性肺炎，肺组织显示非特异性炎症反应，肺泡内有中性粒细胞、淋巴细胞、单核细胞及纤维素渗出，其间可见多核巨细胞及散在的隐球菌细胞。②孤立性结节一般位于胸膜下，直径小于 1.5 cm，但亦可大至 7 cm，外有假包膜，有的活动性病例，则为栗粒性结节或黏液瘤样包块。镜下观无论大结节或小结节，均有大量肉芽肿构成，肉芽肿内主要是单核或多核组织细胞，大者直径至 60 μm 以上，肉芽肿内坏死不常见，有的其结构类似结节病，以上皮样细胞为主，多核巨细胞较为少见。在 HE 染色的切片上，在上述病变组织中，隐球菌即可见。因其着色不佳，如不仔细观察容易漏诊。它的特点是可存在细胞外或细胞内，尤以多核巨细胞内为多，少则数个，多则

10 多个，呈浅蓝色的薄壁圆形或卵圆形小体，大小不一，不包括荚膜，厚约 4～7 μm，也可达 2～15 μm。其周围有透亮的晕，为胶样荚膜，厚为 3～5 μm，荚膜多糖是重要的致病因素。其活跃生长者，可见出芽细胞，特殊染色，有助于识别病原体。高碘酸希夫(PAS)染色荚膜呈红色，爱茜蓝染色呈浅蓝色，黏液胭脂红染色呈胭脂红色；六胺银染色荚膜及病原体十分清楚呈黑色(图 3－19，图 3－20，见彩页)。这些染色也有助于与组织胞浆菌相鉴别。

（三）曲霉病

曲霉病(aspergillosis)是广泛存在于自然界中的腐生菌，种类繁多，曲霉可产生丰富的分生孢子，并易被烟雾化存在于空气中，人因吸入而感染，曲霉一般见于尸检病例，在支气管活检组织中有时也可遇到。其是一种条件致病菌，肺部病变为最常见，原发于酿酒、磨面、打谷、马厩等职业病者；继发于肺结核、支气管扩张、肺癌、肺脓肿曾接受大量抗生素、激素治疗者。

1. 肺曲霉病类型

(1) 真菌球型肺曲霉：支气管黏膜往往有慢性炎症反应，如菌丝侵及黏膜，可使黏膜上皮破坏，有的出现上皮增生现象。在器官已有空洞(结核分枝杆菌并存)的基础上发生，不侵犯组织，不扩散，故称局限性肺曲霉病。

(2) 曲霉肺炎：曲霉在肺内播散，引起坏死性肺炎，表现为急性脓肿，其中见有散在的菌丝及孢子，脓肿壁可见多核巨细胞，另外亦表现为急性坏死性脓性肺炎，肺组织呈大小不等的实变区。有时，菌丝亦可侵入血管壁，引起真菌性血栓性血管炎，并可继发扩散至其他器官。

(3) 过敏性支气管肺曲霉病：是一种超敏反应性疾病。

2. 全身性曲霉病　多发生在重症疾病晚期，原发病主要在肺，偶见消化道，常由败血症引起全身性感染，生前很难得到正确诊断。

3. 毒素中毒与致癌　有些曲霉能产生毒素，引起动物和人急、慢性中毒，损伤肝肾及神经组织，如黄曲霉毒素与肝癌。

在组织切片上，曲菌菌丝的形态特点是，菌丝较窄，粗细较一致，一般直径为 5～7 μm；菌丝有许多横隔；菌丝为可分枝，呈锐角，约为 45°，呈定向排列，如毛刷状；有许多小圆形孢子(图 3－21，见彩页)。偶尔在尸检病变组织中，还可见到在培养基上生长的形态迥异的顶端孢子，它对曲霉的鉴别有特异性。

（四）毛霉病

毛霉病(mucor mycosis)为自然环境中的腐生菌，常引起食物的霉变。也是一种条件致病菌，往往在酸中毒、糖尿病、淋巴瘤、白血病、严重烧伤、免疫缺陷等疾病的晚期，机体抵抗力极其低下时合并感染。多首先发生在鼻或耳部，经唾液流经上颌窦和眼眶，引起坏死性炎症和肉芽肿。再经血流侵入脑部，引起脑膜炎。也可扩散至肺、胃肠道等全身器官，病死率较高。因本病发生急、进展快，故生前诊断困难。肺的毛霉病不如曲霉多见，镜下见病变与曲霉病相似，一般表现为化脓性坏死，其中可见稀疏散在的菌丝，特点是菌丝较宽，一般为 10～15 μm，最宽者可达 20 μm，无分隔，分枝不规则，排列无定向；孢子少见或缺乏，菌丝横切面可呈囊状；菌丝有高度侵犯力，更易侵袭血管壁而引起血栓形成，可导致肺梗死。少数病例，病变具有慢性炎反应的特征，有肉芽肿形成，其中心为坏死的嗜酸性碎片，可见异物巨细胞，在坏死组织或巨细胞内，可见退变的染色不良的薄壁宽菌丝，在肉芽肿周围组织中，可见许多嗜酸性粒细胞及中性白细胞浸润，并见增生的纤维母细胞和厚壁的纤维母细胞和厚壁的毛细血管。

（五）肺孢子虫病

肺孢子虫病（pneumocystosis）分布于自然界及人和多种哺乳动物肺内，属条件致病菌，可引起肺孢子虫肺炎（pneumocystis pneumonia，PCP），根据感染宿主不同分为感染人的伊氏肺孢子虫（P. jiroveci）、感染大鼠的卡氏肺孢子虫（P. carinii）等。镜下见肺泡腔内充满细胞泡沫状或蜂窝状物质，呈嗜酸性，并伴有肺泡间质的淋巴细胞、浆细胞浸润和肺泡上皮增生，上皮样肉芽肿、局灶性多核巨细胞、明显间质纤维化及肺泡腔内大量巨噬细胞浸润。确定此病的诊断基于在痰涂片或肺活检组织切片上查见病原体。其囊泡呈圆形，直径可达 5 μm，其中含有单个或成对的囊内小体，大小为 1～2 μm，其周有一圈晕。在 HE 切片上囊泡不甚清楚，PAS 染色呈阳性，Gomori 染色，更清楚可见。

应注意与肺泡蛋白沉着症相区别，后者亦在肺泡内充满着嗜伊红物质，呈均匀细颗粒状，PAS 染色亦呈阳性，但不呈细泡沫状，也无囊内小体，鉴别无困难。近年来，PCR 及 DNA 探针技术试用于该孢子虫诊断，敏感度及特异性均较高。

（六）组织胞浆菌病

组织胞浆菌（histoplasmosis）是一种细胞内真菌，人多由于吸入组织胞浆菌孢子而受染。

1. 肺组织胞浆菌病 其急性感染时为黄白色实性肿块，伴或不伴有干酪样坏死，局限性纤维干酪性肉芽肿表现为实性较硬的结节。慢性病变表现为纤维化和钙化，干酪样坏死和空洞形成。肉芽肿反应常见于机体免疫力较强的患者。

2. 化脓性反应 主要引起肺、肝、脾、皮下组织及皮肤的多发性脓肿，在新形成的脓肿中可找到酵母样细胞，在旧脓肿中常找不到菌已液化。此反应多见于有一定免疫力的成年患者。

3. 无力性或坏死性反应 这是进行性播散性 PM 常见的一种反应，常见于胸腺发育不良的婴幼儿或免疫缺陷患者，特别是 AIDS 患者。其特点为巨噬细胞大量增生（无 CD4 助力），集中成结节或弥漫浸润组织，病原繁殖活跃，堆积在巨噬细胞内，无中性粒细胞反应，出现灶片坏死（有的可出现溶骨损害）。临床表现：可累及多个脏器，多见于肺、肝、脾、肠、骨髓和皮肤。临床表现包括发热、咳嗽（易误为感冒、肺炎、结核）、皮疹、淋巴结及肝脾肿大。患者的皮肤丘疹中央坏死呈脐状丘疹，还可形成表皮脓疱或多发性皮下脓肿，所有感染该菌病例中有皮肤损伤的约占 68%。

（七）马尔尼菲青霉菌病

马尔尼菲青霉菌病（Penicillium marneffei，PM）是由该菌感染所引起的一种深部真菌病，主要累及单核吞噬细胞系统，常全身广泛播散，病死率高。本病可发生于健康者，但更多见于免疫缺陷（获得性或先天性）患者，随着HIV感染者日见增多，马尔尼菲青霉菌病报道也逐年增加。PM也为艾滋病患者中继肺结核（31.3%）、隐球菌病脑膜炎（24.1%）之后第三大条件致病菌感染。

1. 病理变化

（1）肉芽肿反应　主要在肝、肺、淋巴结、脾、骨髓、肠淋巴组织及扁桃体等单核吞噬细胞系统内形成巨噬细胞肉芽肿，肉芽肿反应常见于机体免疫力较强的患者。

（2）化脓性反应　主要引起肺、肝、脾、皮下组织及皮肤的多发性脓肿，在新形成的脓肿中可找到酵母样细胞，在旧脓肿中常找不到菌已液化。此反应多见于有一定免疫力的成年患者。

（3）无力性或坏死性反应　这是进行性播散性PM常见的一种反应，常见于胸腺发育不良的婴幼儿或免疫缺陷患者，特别是AIDS患者，其特点为巨噬细胞大量增生（无CD4助力），集中成结节或弥漫性浸润组织，病原繁殖活跃，堆积在巨噬细胞内，无中性粒细胞反应，出现灶片坏死。（有的可出现溶骨损害）。临床表现：可累及多个脏器，多见于肺、肝、脾、肠、骨髓和皮肤。

2. 临床表现

包括发热、咳嗽（易误为感冒、肺炎、结核）、皮疹、淋巴结及肝脾肿大。患者的皮肤丘疹中央坏死呈脐状丘疹，还可形成表皮脓疱或多发性皮下脓肿，所有感染该菌病例中有皮肤损伤的约占68%。

3. 形态特征

马尔尼菲青霉菌的形态特征：37℃酵母相，又叫组织象，菌体略变长，可达7～8 μm，两端钝圆，形如腊肠，在菌体中部形成横隔后均一分为二。

4. 诊断方法

（1）培养　是确诊金标准。阳性率依次为：骨髓（100%），血培养（76%）。

（2）涂片　对穿刺液或体液——痰液行PAS染色能将菌壁染成红色，Gomori染色后可见横隔壁染成黑色。

（3）血清学检查　有间接荧光抗体试验、免疫印迹试验、酶联免疫吸附试验（ELISA）。

（4）病理学检查　HE、Gomori、PAS染色查组织中PM；通过基因工程所生产的PM抗体做免疫组化可以显示真菌的胞壁；原位杂交。

（5）其他分子生物学诊断：荧光定量PCR或巢式PCR、DNA序列测定。

第二节　感染性病理标本危害的相关因素分析

一、标本具有感染性

（一）体液

如血、脓液、胸腔积液、腹腔积液、尿液、引流物、抽吸液等。

（二）分泌物

如痰液、宫颈涂片、灌洗液等。

（三）新鲜病理组织标本

如做冰冻诊断的病理组织标本。

上述特殊感染患者各种标本中均可带有不同种类的病原微生物，若标本未加固定，未采取相应空间消毒措施，长期接触带有感染性标本，很容易发生实验室获得性传染。

二、操作不规范

4 个环节，即：外科医生未提示、手术室、标本运送、病理科。

（一）外科医生未提示

当怀疑患者可能患 AIDS、结核、化脓性疾病、深部真菌病、梅毒、肝炎等具有传染性的疾病时，在填写病理申请单时未特别提醒病理科，造成病理科工作人员感染和工作环境的污染。

（二）手术室

主要是手术标本处理不规范，忘放固定液或固定液未浸过标本，标本袋漏液；未能理解病理冰冻切片标本处理流程的含义（不加固定液）；手术过程想当然，缺少“逢切必检”的观念，或其他原因造成特殊感染的病理标本随垃圾丢入污水桶、下水道或送检途中不慎丢失造成污染。

（三）标本运送

首先盛装病理标本送检容器不少是用废弃的输液袋、注射器塑料包装袋及无盖的塑料小尿杯或痰杯等代替，易造成固定液漫溢、泄漏、挥发和释放，对工作人员的健康会产生极大的危害；其次是现有的固定液大多是由各送检科室自行配制的，固定液的比例和浓度不标准，甚至出现错配、错用，直接影响到特殊感染病理标本固定消毒灭菌的质量。

（四）病理科

在做细胞制片时，操作人员手防范意识较淡薄，甚至不戴手套；冰冻组织标本取材室不慎液体溅入眼内；手术刀划破皮肤造成职业暴露。

三、仪器设备污染

直接与新鲜标本接触的仪器设备如冰冻切片机、取材器具、离心机等，很容易造成仪器污染；离心机在离心时若试管破裂，液体外溢；其他如冰箱、培养箱、显微镜等都可能被污染。仪器污染不及时消毒处理，也会引起检验人员感染。

四、环境污染

病理科产生的医疗废物，尤其是病理取材后废弃的尸体、人体器官、肿瘤组织、穿刺组织标本、切片时产生的病理组织碎屑、冰冻切片产生的新鲜病理组织碎片等。特别在冰冻切片取材和尸体解剖时，患者的器官或组织中的新鲜血液或体液、取材后残留的微小病理组织碎片碎屑均含有大量各种致病微生物，这些产生污染的液体或微小标本为感染性病理医疗废水。

第三节 感染患者的病理标本处理及防护对策

病理标本的正确处理是预防医院感染的关键。基于病理科的特殊性，科室医技人员更应该强化控制医院感染的理念，要求有严格的感控、消毒观念和职业安全防护的意识。针对病理标本危害的相关因素，相应科室的每位医生和护士都能严格执行医疗废物处理的工作流程，才能更有效提高科室的医疗废物处理效能。

一、建立完善的病理标本管理体系

（一）加强组织领导

在院感染控制科的领导下，病理科成立科室感染预防和控制小组，由专职人员负责标本的处理，并与手术室、外科、妇科等临床科室感染预防和控制小组密切联系，负责标本转送过程中的监督。

（二）加强专职转送人员的培训

定期组织各临床科室医院感染控制人员系统培训，学习病理标本致感染基本理论、处理方法和相关法律法规，学习预防和控制病理科医院感染的具体方法，从而更好地发挥感染控制人员的职能作用。

（三）建立完善的感染预防制度

建立病理科有效管理模式，制定各项控制措施，完善病理标本感染控制的各项规章制度和操作流程，并严格执行。

二、临床医生正确填写申请单

临床医生填写病理申请单时要字迹清晰，易于辨认，病史简要，内容齐全，记录准确，不能遗漏手术所见。特别对特殊感染性标本要标明，不仅能提醒病理医生取材过程中有效地进行个人防护，且对标本能妥善处理，防止了进一步污染水源和周围环境。

三、特殊感染病理标本的处理原则

（一）标本固定

正确的病理诊断须有高质量的切片，正确的标本固定是制作高质量切片的前提。凡是需要送检的各种组织或器官除了有特殊要求（如快速冰冻切片或药敏实验等）外，都要首先固定。固定的目的在于尽量使组织和细胞保持与活体时相似的成分和形态，防止组织自溶和细菌性腐败，尤其能有效地抑制感染性标本中的微生物。否则，组织干燥陈旧，或发生变性坏死，使组织原有结构消失，影响诊断甚至造成误诊。固定组织时，应尽可能新鲜，固定液用量不应少于组织总体积的 5～10 倍，至少要完全浸没整个组织。对漂浮的组织或器官，要在其表面覆盖浸有固定液的纱布或脱脂棉。标本瓶口宜大，便于标本固定后取出。对于直径＜0.12 cm 的标本或穿刺标本应首先将标本固定在小纸片上，然后再浸于小瓶固定液中。常用的固定液有 10％甲醛溶液和 80％乙醇。固定液的种类和浓度应在申请单中标明。若选用塑料袋固定塑料袋质量要过关，统一采购，放入标本前检查是否漏气，放入后袋口要封严。

（二）标本标签

标签贴于标本容器上，其上应标有患者姓名、性别、科室、床号、或与送检单相对应的联号，便于接收员核对和分类管理。标签纸及其填写内容应防水防蚀，不得沾有血污。若同一患者同时送检不同的组织，或同一组织由不同的部位取出，应分装不同的容器内，贴上不同的标签，并在病理送检单中加以注明。

（三）冰冻标本

如果是快速冰冻切片标本，不要浸于任何固定液中，也不能用湿纱布包裹，可放在塑料袋中，并贴上标签。如果冰冻标本浸有水分，在制片中会形成大量冰晶，影响制片质量，进而影响诊断结果。同时填写术中冰冻送检单（非预约单），巡回护士将标本、送检单一起交给护工送至病理科，病理科医生收到标本后在送检单上签名并填写时间，护工按送检单上的手术间号将送检单交给该室的巡回护士，巡回护士确认标本送到病理科的时间。

（四）标本运送

护工运送。

1. 手术室运送冰冻标本应注意　要由专职人员携带未固定(无10%甲醛溶液)的新鲜组织及病理申请单送达病理科，病理科人员检查交接无误后方可离开，以免延误病理诊断及手术时间。

2. 运送肝穿冰存标本应注意　将新鲜肝穿标本立即放入带盖有冰块的塑料容器内(无固定液)，连同申请单在穿刺术后 30 min 内送达病理科，若有特殊情况不能及时送达，应先放在原穿刺标本的科室－20℃冰箱内保存，最后送至病理科。

3. 运送组织标本应注意　无论是肝穿、肺穿、淋巴结活检、组织活检及穿刺均应固定于10%甲醛溶液中，固定液的量不得少于标本体积的 5 倍。每一个标本都应与医生填写好的组织学病理申请单一起送验，送检前要认真核对申请单患者姓名、病区、住院号等，是否与标本相符、医生是否签字等，发现错误立即与相关科室医护人员联系；送检过程中勿打湿标本上的标签及污染申请单，要将申请单与标本分别放置，并保持标本瓶直立；标本放于相应固定位置，并与病理科人员交接无误并签字互认后方可离开。

4. 运送脱落细胞标本应注意　脱落细胞标本是指：胸腔积液、腹腔积液、痰液、宫颈涂片、阴道涂片、脑脊液、支气管灌洗液、食管刷片、液基涂片、尿液、乳腺渗出液、脓液，将其放于相应的容器内，细胞涂片要用 80%乙醇固定，管装一定带盖拧紧，要放于架子上，该标本取后应立即送验，否则 1～2 h 即引起标本中细胞蜕变坏死影响诊断。其余注意事项同组织标本。

（五）病理科标本取材

1. 戴手套　取材前先戴手套后接触患者标本，必要时戴双层手套或加厚手套。

2. 洗手　接触患者的血液、体液、分泌物、排泄物及其污染物品时，不论其是否戴手套，都必须洗手。

3. 戴眼罩或口罩　上述物质有可能发生喷溅时，应戴眼罩或口罩，必要时戴带眼罩的口罩或 N9 口罩，并穿防护衣或者围裙，以防止医护人员皮肤、黏膜和衣服的污染。如果血液溅入眼、鼻、口中可用蒸馏水冲洗。

4. 紧急处理　万一不慎被锐利的取材刀切伤手或手套或被血液、体液污染，应尽快挤压伤口让血液充分流出，即刻用消毒液(75%乙醇浸泡 15 min;)和清水反复冲洗伤口，再用 0.5%聚维酮碘消毒伤口。若被 HBV 和 HIV 阳性患者血液、体液污染的锐器刺伤时，最好在 24 h 内注射乙肝免疫高价球蛋白，同时进行血液乙肝标志物、HIV 病毒检查，并评估和确定暴露职业级别和病毒载量水平，分别进行预防性用药(2 h 内)和治疗方案。

5. 器械处理　被上述物质污染的医疗用品和仪器设备应及时处理，重复使用的医疗仪器设备应进行清洁和适当消毒(75%乙醇浸泡加 5%碳酸氢钠溶液。一次性器材和固体废弃物均应经焚化处理，液体废弃物和患者排泄物应在容器中与 5‰过氧乙酸溶液充分混合 30 min 后再倒入污水池)。

（六）病理废弃标本的处理

特殊感染的组织病理检查和尸体解剖检查的废弃物(破碎组织、废弃标本、纱布、脱脂棉等)应装入不漏水的专用医疗垃圾袋，密闭消毒后集中焚毁。细胞学检查废弃标本，如尿、胸腔积液、腹腔积液、脑脊液、唾液、胃液、关节腔液等，每 100 ml 加漂白粉 5 g，搅匀后作用 2～4 h 倒入厕所或化粪池内。痰、脓、血、粪及其他固形标本，焚烧或加 2 倍量漂白粉溶液，搅匀后作用 4～6 h 倒入厕所或化粪池内。

通过上述的各项特殊病理标本的管理与个人预防措施，使病理科医院感染和环境污染的危险因素得到控制，降低了病理科医技人员、护工及临床医护工作者的职业危害，提高了自我防范意识。

说明：本章节图片均由上海市公共卫生临床中心病理科提供。

（冯艳玲）

参考文献

1. Ball C A, Sherlock G, Parkinson H, et al. Standards for microarray data.Science, 2002, 298(5593): 539.
2. Kumaria R, Chakravarti A. Molecular detection and serotypic characterization of dengue viruses by single-tube multiplex reverse transcriptase - polymerase chain reaction[J]. Diagn Microbiol Infect Dis, 2005,524:311 - 316.
3. Pedro C J, Armando M V, Edison L D, et al. Digoxigenin - labeled probe for rabies virus nucleoprotein gene detection[J]. Rev Soc Bras Med Trop, 2006, 39(2):159 - 162.
4. 刘彤华.诊断病理学.第 2 版.北京：人民卫生出版社，2006.
5. Juan Rosai 著. 回允中译.阿克曼外科病理学.第 9 版.北京：北京大学医学出版社，2006.
6. Pan Y, Zhao L, Liang J, et al. Cellular prion protein promotes invasion and metastasis of gastric cancer[J]. FASEB J, 2006,20(11): 1886 - 1888.
7. 董婕，张红，刘运芝，等.中国大陆首例人感染高致病性禽流感病毒(H_5N_1)病例的实验室诊断[J].中华实验和临床病毒学杂志，2006,20(2): 14 - 16.
8. 蔡亮综述，杨秋林审校. 弓形虫病免疫学诊断研究进展[J].中国病原生物学杂志，2007,2(3):233 - 236.
9. 刘一典，肖和平. 结核抗体等 5 项检测指标不同联合对复治肺结核诊断价值的研究[J].中国防痨杂志，2008,30(5):411 - 414.

第四章

普通灭菌法不能灭活的感染

第一节 破 伤 风

破伤风是常和创伤相关联的一种特异性感染，除了可能发生在各种创伤后，还可能发生于不洁条件下分娩的产妇和新生儿。

一、病因

破伤风梭菌为专性厌氧菌，革兰染色阳性芽孢梭菌。平时存在于人畜的肠道，随粪便排出体外，以芽孢状态分布于自然界，尤以土壤中常见，对环境有很强的抵抗力，所以在创伤伤口的污染率很高，但破伤风发病率只占污染者的1%～2%，说明发病还需要其他条件。主要条件是组织缺氧。伤口窄而深，有泥土或异物污染；伤口局部坏死组织多，局部供血不足，造成局部缺血、缺氧的微环境，就形成了适合该菌生长繁殖的环境，如果同时伴有需氧菌感染，消耗伤口内残留的氧气，将加剧本病发生。

二、发病机制

在缺氧环境中，破伤风梭菌的芽孢发育为繁殖体，迅速繁殖并产生大量外毒素，外毒素有痉挛毒素和溶血毒素，前者以神经毒性为主，后者为组织毒性，但临床表现主要以神经毒性为主。所以，菌体本身及其外毒素在局部并不引起明显的改变，局部可无明显的炎症或感染迹象，但痉挛毒素可经血液或淋巴循环吸收、布散，到达脊髓前角灰质或脑干的运动神经核，结合于神经细胞的突触，抑制突触释放抑制性的传递介质。运动神经因失去中枢的抑制，兴奋性增强，表现为横纹肌的紧张收缩与阵发性痉挛。痉挛性毒素也因之得名。毒素可影响交感神经，引致大汗、血压波动和心率增快等。

三、临床表现

（一）潜伏期

长短不一，一般为 4～14 d，短者 24 h 之内，长者数月或数年不等。潜伏期的长短与创伤性质、部位和伤口的早期处理方式以及是否接受过预防注射因素有关。潜伏期越短，病情越严重，预后也越差，病死率也越高。

（二）前驱期

一般 1～2 d，患者常有头痛、头晕、乏力、多汗、烦躁不安、打哈欠，下颌微感紧张酸胀，咀嚼无力，张口略感不便；伤口往往干陷无脓，周围皮肤暗红，创口疼痛并有紧张牵制感。

（三）发作期

典型的发作症状是全身或局部肌肉强直性痉挛和阵发性抽搐。肌肉强直性痉挛首先从头面部开始，进而延展至躯干四肢。其顺序为咀嚼肌、面肌、颈项肌、背腹肌、四肢肌群、膈肌和肋间肌。患者开始时感到咀嚼不便，咀嚼肌紧张、疼痛，然后出现张口困难，牙关紧闭；面部肌群痉挛，形成苦笑面容；颈项肌痉挛时，颈项强直，头略向后仰，不能做点头动作；咽喉部肌肉痉挛，可引起吞咽和呼吸困难；背腹肌痉挛时，腰部前凸，头和足后屈，呈角弓反张状；膈肌和肋间肌痉挛可出现呼吸困难，甚至窒息；膀胱括约肌痉挛可引起排尿困难，甚至尿潴留。阵发性抽搐是在肌肉持续性痉挛的基础上发生的，轻微的刺激，如声音、光亮、震动、饮水、注射等均可诱发强烈的阵发性抽搐。每次发作可持续数秒、数分钟或数十分钟，发作时患者面色苍白，口唇发绀，呼吸急促，口吐白沫，流涎，磨牙，头频频后仰，四肢抽搐不止，全身大汗淋漓，表情非常痛苦。强烈的肌肉痉挛和抽搐有时可使肌肉断裂、出血，甚至发生骨折、脱位和舌咬伤等。发作间歇期长短不一，在间歇期，疼痛稍减，但肌肉仍不能完全松弛。可有发热，大便秘结，小便短赤或尿闭，舌红或红绛，苔黄或黄浊，脉弦数等。因喉头痉挛，呼吸道不畅，黏痰阻塞气管等，均可导致肺炎、肺不张，可出现高热，甚至可导致窒息，是患者死亡的主要原因。

（四）后期

因长期肌肉痉挛和频繁抽搐，大量体力消耗，水、电解质紊乱或酸中毒，可致全身衰竭而死亡。或因呼吸肌麻痹引起窒息、心肌麻痹甚至休克、心搏骤停而危及生命。病程一般 3～4 周，严重者可达 6 周以上。

四、疾病诊断

根据外伤感染史，较早出现的牙关紧闭，以及全身各部位骨骼肌发生痉挛所出现的颈项强直、角弓反张与呼吸困难等，作出破伤风的诊断应无困难。应与下列疾病鉴别：

（一）化脓性脑膜炎

其虽有“角弓反张”状和颈项强直等症状，但无阵发性痉挛，有剧烈头痛、高热、喷射性呕吐、神志有时不清；脑脊液检查有压力增高、白细胞计数增多等。

（二）狂犬病

狂犬病亦易与破伤风混淆，但狂犬病患者并无牙关紧闭，恐水和咽下困难是最突出的症状。此外在发作间歇期，肌肉可完全松弛，并且几乎均有被狂犬咬过的历史。

（三）其他

如颞下颌关节炎、子痫、癔病等。

五、预防

（一）清创

由于破伤风梭菌是厌氧菌，其生长繁殖必须有缺氧的环境。因此，创伤后早期彻底清创，改变局部循环，是预防破伤风发生的关键。

（二）人工免疫

1. 自动免疫 注射破伤风类毒素（TT），可使机体产生破伤风抗毒素（TAT），从而预防破伤风发病。一般在婴儿阶段注射的“三联”疫苗，就含有破伤风类毒素，共注射 3 次。为使免疫力保持持久。1 年后应强化注射 1 次，以后每隔 5 年强化注射 1 次。上述注射方法按国家规定的疫苗接种程序进行。总之，接受过全程预防注射者，一旦受伤，只需再注射一针破伤风类毒素就可起到免疫保护作用。如果未坚持强化注射，只是在婴儿阶段注射过，过了免疫年限，受伤后不采取措施仍然可能发生破伤风。

2. 被动免疫 对伤前未接受自动免疫的伤员，尽早皮下注射破伤风抗毒素（TAT）1 500～3 000 IU。因为破伤风的发病有一定的潜伏期，尽早注射有预防作用。但其作用短暂，有效期为 10 d 左右。对深部创伤、潜在厌氧菌感染可能的患者，可在 1 周后追加注射一次。抗毒素易发生过敏反应，注射前必须进行皮内敏感试验，取破伤风抗毒素 1 500 IU，抽取 0.1 ml 加生理盐水稀释至 1 ml 即成。取皮试液 0.1 ml 在前臂作皮内试验，15 min 后观察，局部红肿在 1 cm 以上为阳性。必要时应以生理盐水在另一前臂做对照试验。如过敏，应按脱敏法注射。脱敏法注射是将 1 ml 抗毒素用等渗盐水稀释 10 倍，分为 1 ml、2 ml、3 ml 和 4 ml，每半小时依次皮下注射一次。每次注射后，注意观察有无反应。如患者发生面苍白、软弱、荨麻疹或皮肤痛痒、打喷嚏、咳嗽、关节疼痛甚至休克者，应立即皮下注射麻黄素 50 mg 或肾上腺素 1 mg（成人剂量），并停止抗毒素注射。

六、治疗

破伤风是一种极为严重的疾病，病死率高，尤其是新生儿及吸毒者，为此应采取积极的综合治疗措施，包括清除毒素来源，中和游离毒素，控制和解除痉挛，保持呼吸道通畅和防治并发症等。

（一）消除毒素来源

凡能找到伤口，应在抗毒素使用后，在良好麻醉、控制痉挛下进行病灶清理，清除异物和不健康组织，敞开伤口、充分引流，局部可用3%过氧化氢溶液冲洗。有时伤口看上去已愈合，应注意痂下有无窦道或潜行死腔。

（二）中和游离毒素

抗毒素的应用，目的是中和游离毒素，所以只在早期有效。毒素已与神经组织结合，则难收效。一般用量是1万～6万IU，分别由肌内注射与静脉滴入。静脉滴入应稀释于5%葡萄糖溶液中，缓慢滴入。用药前应作皮内过敏试验。连续应用或加大剂量并无意义，且易致过敏反应和血清病。破伤风人免疫球蛋白在早期应用有效，剂量为3 000～6 000 U，一般只用一次。

（三）控制和解除痉挛

患者应住单人病室，环境应尽量安静，防止光声刺激。注意防止发生压疮。控制和解除痉挛是治疗过程中很重要的一环，如能做好，在极大程度上可防止窒息和肺部感染的发生，减少死亡。

1. 病情较轻者　使用镇静剂和安眠药物，以减少患者对外来刺激的敏感性。但忌用大剂量，以免造成患者深度昏迷。用地西泮（安定）10 mg静脉注射或肌内注射，每日3～4次，控制和解除痉挛，效果较好。也可用巴比妥钠（0.1～0.2 g，肌内注射）或10%水合氯醛（15 ml口服或20～40 ml直肠灌注，每日3次）。

2. 病情较重者　可用氯丙嗪50～100 mg，加入5%葡萄糖溶液250 ml从静脉缓慢滴入，每日4次。

3. 抽搐严重，甚至不能作治疗和护理者　可用硫喷妥钠0.5 g作肌内注射（要警惕发生喉头痉挛，用于已作气管切开的患者，比较安全），副醛2～4 ml，肌内注射（副醛有刺激呼吸道的不良反应，有肺部感染者不宜使用），或肌松弛剂，如氯化琥珀胆碱，氯化筒箭毒碱、戈拉碘铵、氨酰胆碱等（在气管切开及控制呼吸的条件下使用）。如并发高热、昏迷，可加用肾上腺皮质激素：泼尼松30 mg口服或氢化可的松200～400 mg，静脉滴注，每日1次。

（四）营养支持

补充水和电解质，以纠正强烈的肌痉挛、出汗及不能进食等所引起的水与电解质代谢失调，如缺水、酸中毒等。症状较轻的患者，争取在痉挛发作的间歇期间自己进食。对症状严重、不能进食或拒食者，应在抗痉挛药物的控制下或作气管切开术后，放置胃管进行管饲。也可作全胃肠外营养。

（五）抗生素应用

青霉素（160 万～240 万 U，肌内注射，每 6～8 h 1 次）可抑制破伤风梭菌，并有助于其他感染的预防，可及早使用。也可给甲硝唑 500 mg，静脉注射，8 h 1 次，持续 7～10 d。如伤口有混合感染，则选用相应的抗菌药物。

（六）并发症预防

主要并发症在呼吸道，如窒息、肺不张、肺部感染。此外要防发作性掉床、骨折、咬伤舌等。对严重患者，尽早进行气管切开，以便改善通气，清除呼吸道分泌物，必须时可进行机械辅助呼吸。气管切开患者应注意做好呼吸道管理，包括雾化、湿化、冲洗等。也要定时翻身、拍背，以利排痰，并预防压疮、专人护理；防止意外，严格无菌技术，防止交叉感染。

第二节 气 性 坏 疽

气性坏疽主要由于产气荚膜梭菌侵入伤口后引起的广泛性的肌肉坏死的一种迅速发展的严重性感染，伴随着肌肉广泛性坏死，可有气体或无气体产生，伴随着严重的毒血症。通常发生于开放性骨折、深层肌肉广泛性挫伤，伤口内有死腔和异物存在或伴有血管损伤以致局部组织血供不良的伤病员，偶也可发生于择期手术，尤其是下肢、结肠和胆囊手术后。

一、病因

气性坏疽主要致病菌是产气荚膜梭菌，为革兰染色阳性厌氧杆菌，有许多种，但往往以产气荚膜梭菌、恶性水肿梭状芽孢杆菌和腐败梭状芽孢杆菌为主，其次为产芽胞杆菌和溶组织梭菌等，通常是两种以上致病菌的混合感染。

二、病理生理

气性坏疽的病原菌主要在伤口内生长繁殖，并分泌多种外毒素和酶。有的酶通过脱氮、脱氨、发酵的作用而产生大量不溶性气体如硫化氢、氮等，寄居在组织间；有的酶如卵磷脂酶、透明质酸酶等，使细菌易于穿透组织间隙，快速扩散。病变一旦开始，可沿肌束或肌群向上下扩展，肌肉转为砖红色，外观如熟肉，失去弹性，如侵犯皮下组织，气肿、水肿和组织坏死可迅速沿筋膜扩散。有的酶能溶解组织蛋白，使组织细胞坏死、伸出，产生恶性水肿。由于气、水夹杂，急剧膨胀，局部张力迅速增加，皮肤表面可变得如“木板样”硬，筋膜下张力急剧增加，从而压迫微血管，进一步加剧组织缺血、缺氧与失活，更利于细菌繁殖生长。这种恶性循环使感染急剧扩散，组织进行性坏死，病情急剧恶化。

三、临床表现

创伤后并发症的时间最早为伤后 8～10 h，最迟为 5～6 d，通常在伤后 1～4 d。

（一）局部表现

最早的表现为伤部胀裂样剧痛，明显肿胀和剧烈的压痛。伤口周围皮肤水肿发亮，之后变为紫色、黑色，并出现含有紫红色液体的水疱，可自伤口流出恶臭的浆液性、血性液体，局部可查到捻发音和捻发感，伤口内肌肉坏死呈紫色、黑色，失去弹性，切割时不出血、不收缩，有的甚至整个肢体坏死。

（二）全身表现

高热可达 40℃以上，脉快，烦躁不安，呼吸急促，极度虚弱，贫血等中毒表现，严重的可发生昏迷和休克。

四、诊断与鉴别诊断

因病情发展急剧，重在早期诊断。早期诊断的重要依据是局部表现。伤口内分泌物图片检查有革兰阳性染色杆菌，X 线检查显示患处软组织间积气，有助于确诊。应与下列疾病鉴别：

（一）芽胞菌性蜂窝织炎

感染局限于皮下蜂窝组织，沿筋膜间隙迅速扩散，但不侵犯肌肉。一般起病较慢，潜伏期为 3～5 d。虽然也以伤口疼痛开始，伤口周围也有捻发音，但局部疼痛和全身症状较轻，皮肤很少变色，水肿也很轻。

（二）厌氧性链球菌性蜂窝织炎

发病较缓慢，往往在伤后 3 d 才出现症状。毒血症、疼痛、局部肿胀和皮肤改变均较轻。有气肿和捻发音出现，但气肿仅局限于皮下组织和筋膜。伤口周围有一般的炎性表现。渗出液呈浆液脓性，涂片检查有链球菌。

（三）大肠埃希菌性蜂窝织炎

可出现组织间气肿，且有高热和谵妄等毒血症状。但局部肿胀发展较慢，脓液具有大肠埃希菌感染的脓液特征，即脓液稀薄，呈浆液性。脓液涂片检查可发现革兰染色阴性杆菌。

五、预防

本病的发生有一定的规律性，对容易发生此类感染的创伤应特加注意。如开放性骨折合并大腿、臀部广泛肌肉损伤或挤压伤；有重要血管损伤或继发血管栓塞者；用止血带时间过长、石膏太紧或早期清创不彻底缝合的病史者。预防的关键是尽早彻底清创；包括清除失活、缺血的组织；尽可能彻底去除异物特别是非金属性异物，对深而不规则的伤口应充分敞开引流，避免死腔的存在；筋膜下张力增加者，应早期进行筋膜切开减压等，对伴有软组织广泛损伤的开放性骨折，清创后不宜早期缝合。此外，由于挫伤、压榨伤的软组织，在早期较难判定其活力，应密切观察。对腹腔穿透性损伤，特别是结肠、直肠、会阴部创伤，应警惕此类感染的发生。对上述患者早期使用大剂量青霉素或甲硝唑等有其指征。

六、治疗

一经诊断，需立即开始积极综合治疗。越早越好，不但可挽救患者生命，而且可以减少组织坏死或降低截肢率。

（一）急性清创

术前准备应包括静脉滴注大剂量抗生素（青霉素）、输血等，准备时间应尽量缩短，一般不要超过 30～45 min。由于深部病变往往超过表面显示的范围，故术中应充分暴露、探查，要彻底清除变色、不收缩、不出血的肌肉。因细菌扩散的范围常超过肉眼病变的范围，所以应整块切除肌肉，包括肌肉的起止点。如感染限于某一筋膜腔，应切除该筋膜腔的肌群。如整个肢体已广泛感染，为挽救生命，有时应果断截肢。如感染已部分超过关节或截肢平面，其上的筋膜腔应充分敞开，密切观察，必要时还要连续清创。

（二）大剂量应用抗生素

抗生素对这类感染有特殊的治疗作用，因这类感染属于急性扩散型的感染。厌氧菌培养及药敏试验时间上来不及。在实际工作中，可选用大剂量青霉素、甲硝唑或其他广谱抗生素。目前，随着泛耐药细菌的出现，氨基糖苷类抗生素（如卡那霉素、庆大霉素等），已产生耐药。

（三）高压氧治疗

目的是提高组织的含氧量，造成不适宜细菌生长繁殖的环境。有条件者，可争取进行高压氧治疗。

（四）全身支持疗法

包括输血、纠正酸中毒、营养支持及对症支持处理。

（五）污物处理

患者接触过的污物、敷料应单独收集或废弃或消毒。有芽孢细菌的煮沸消毒，需 1 h 以上。

第三节　朊　粒　病

朊粒病（prion diseases）又称传染性海绵状脑病，是一组可累及人和动物中枢神经系统的疾病。目前人类已识的有 5 种朊粒病：库鲁病（Kuru）、克-雅病（Creutzfeldt-Jakob disease，CJD）、新变异型克-雅病（new variant Creutzfeldt-Jakob disease，nvCJD）、格斯特曼综合征（Gerstmann-Straüssler-Scheinker syndrome，GSS）和致命性家族性失眠症（fatal familial insomnia，FFI）。牛海绵状脑病（bovine spongiform encephalopathy，BSE）俗称“疯牛病”，是动物感染羊瘙痒病朊粒蛋白后发生的一种疾病，其与人 nvCJD 的联系使得这一病原体引起广泛的社会关注。

朊粒是一种不同于细菌、病毒、真菌和寄生虫等病原微生物的缺乏核酸的蛋白质感染因子，它不需核酸复制而能自行增殖。朊粒的本质是蛋白质，对蛋白质强变性剂如苯酚、尿酸等的处理无耐受性，但却有不同于一般蛋白质的特征，即耐高温性和抗蛋白酶性。能使核酸失活的物理和化学方法均对其无影响。朊粒病是由细胞朊粒蛋白（PrP^{c}）结构改变形成的异常朊蛋白（PrP^{sc}），并在神经元内沉积所致的分子构象病。

一、病因

（一）传染源

感染朊毒体病的动物和人是本病的传染源。

（二）传播途径

本病的传播途径尚不十分清楚，但业已证明的途径如下：

1. 消化道传播　进食朊粒感染宿主或加工物可导致感染本病。如库鲁病就是由于巴布亚新几内亚东部高地的原住民部落有食用已故亲人的脏器以示怀念的传播习俗而致该病在当地传播；而牛海绵状脑病，又称疯牛病，是因使用加工不当的动物内脏作饲料而致该病在动物中传播。

2. 医源性传播　器官移植、注射尸体来源的人体激素等已被证明可引起克-雅病的医源性传播。

（三）人群易感染

人对本病普遍易感，尚未发现保护性免疫的产生。

二、发病机制

朊粒病的发病机制尚不十分清楚。目前认为朊粒本身可自体外进入或因遗传变异自发产生，对于传染性朊粒而言，朊粒可经口、注射或外科手术进入人体，进入人体后的朊粒侵入人脑组织的可能途径包括从感染部位直接经神经传递，先在单核-吞噬细胞系统复制，然后经神经脊髓扩散以及血源性等不同途径而致人发病。朊粒致病的始动环节是 PrP^{c}变构成 PrP^{sc}，使 PrP^{c}在中枢神经系统大量聚集。PrP^{sc}如何导致神经细胞损伤有待阐明，有关研究提示：PrP^{c}有神经细胞毒性，可引起神经细胞的凋亡；PrP^{c}是可溶性的，转化为不可溶的 PrP^{sc}后，于脑组织内沉淀样斑块导致损害；PrP^{c} 与铜原子结合形成的复合物具有类似超氧化物歧化酶（SOD）的活性，当 PrP^{c} 变构成 PrP^{sc}后导致 PrP^{c} 缺乏，使神经细胞 SOD 活性下降，从而对超氧化物等所造成的氧化损伤的敏感性增加，并可使神经细胞对高谷氨酸和高铜毒性的敏感增生、淀粉样斑块形成和神经细胞空泡变形，但几乎无白细胞浸润等炎症或免疫反应。病理损伤可出现在大脑皮质、豆状核、尾状核、丘脑、海马、脑干和脊髓等多个部位，这些空泡改变使得脑组织似海绵样，故而朊粒病亦称“传染性海绵状脑病”。

三、临床表现

目前已知的人类朊粒病，患者多在经历较长的潜伏期后，表现渐进性的神经精神症状，并最终死亡。各病的临床特点分述如下：

（一）克-雅病

本病是最常见的人类朊粒病，多呈散发，平均发病年龄在 65 岁左右，性别构成明显差异。医源性克-雅病的潜伏期 3～22 年。多数患者以痴呆、行为异常起病，且进展迅速。患者的另一突出表现是肌阵挛，常由惊吓引发，并渐进加重。病情继续发展，多会出现锥体外系及小脑损害表现，包括行动迟缓、肢体僵直、眼球及肢体震颤和共济失调。典型表现往往是先出现痴呆后有共济失调。约半数患者尚可出现皮质脊髓通路的功能异常，包括神经反射亢进、身体强直等。部分患者可以视觉异常，如视野缺损、皮质盲和视觉丧失等为主要表现。患者大多在起病 7～9 个月后死亡。新变异型克-雅病已于近年被发现报道。本病可能是疯牛病传播于人的表现，其特点是：发病年龄轻，多在 30 岁以下；病程较长，平均 1 个月左右；临床表现以感觉异常（如疼痛、感觉迟钝或麻木）和精神症状（如抑郁、焦虑及精神分裂）为主；与散发性克-雅病不同，肌电图及脑电图大多正常；神经病理表现为围绕以海绵状病变的、中心嗜酸性而周边苍白的广泛淀粉样斑块形成。

baumannii bacteremia in patients with colonization in the intensive care unit[J]. BMC Infectious Diseases, 2010, 10(1):1.

6. Garnacho - Montero J, Dimopoulos G, Poulakou G, et al. Task force on management and prevention of Acinetobacter baumannii infections in the ICU[J]. Intensive Care Medicine, 2015, 41(12):2057 - 2075.
7. Eliopoulos G M, Maragakis L L, Perl T M. Acinetobacter baumannii: epidemiology, antimicrobial resistance, and treatment options[J]. Clinical Infectious Diseases, 2008, 46(8):1254 - 1263.
8. Sorvillo F, Beall G, Turner P A, et al. Incidence and determinants of Pseudomonas aeruginosa infection among persons with HIV: association with hospital exposure[J]. American Journal of Infection Control, 2001, 29(2):79 - 84.
9. Cobos - Trigueros N, Rinaudo M, Solé M, et al. Acquisition of resistant microorganisms and infections in HIV - infected patients admitted to the ICU[J]. European Journal of Clinical Microbiology & Infectious Diseases, 2014, 33(4):611 - 620.
10. Harris A D, Jackson S S, Robinson G, et al. Pseudomonas aeruginosa Colonization in the Intensive Care Unit: Prevalence, Risk Factors, and Clinical Outcomes[J]. Infection Control and Hospital Epidemiology, 2016, 37(5):544 - 548.

第五章

多耐或泛耐药菌感染

第一节 多耐或泛耐药菌的定义与耐药机制

一、概念

多重耐药菌(multiple resistant bacteria)是指有多重耐药性的病原菌。其定义为一种微生物对三类(比如氨基糖苷类、红霉素、β内酰胺类)或三类以上抗生素同时耐药,而不是同一类三种同时耐药。泛耐药菌(pan - resisitence)是指对几乎所有类抗生素耐药。比如泛耐不动杆菌,对氨基糖苷类、青霉素、头孢菌素、碳氢酶系、四环素类、氟喹诺酮及磺胺类等耐药。

二、耐药菌株

多药耐药菌大多为条件致病菌,革兰阴性杆菌(GNR)占较大比例,如肠杆菌科中的肺炎杆菌、大肠埃希菌、阴沟肠杆菌、沙雷杆菌、枸橼酸菌属、志贺菌属、沙门菌属等,以及铜绿假单胞菌、不动杆菌属、流感杆菌等。革兰阳性菌中有耐甲氧西林金葡菌(MRS),尤以MRSA和MRSE为多;耐万古霉素肠球菌(VRE),近年来在重症监护室(ICU)中的发病率有明显增高;耐青霉素肺炎链球菌(PRSP),常引起肺炎、脑膜炎、菌血症和中耳炎等。此外尚有淋球菌、脑膜炎球菌、霍乱弧菌等。

多药耐药性(multidrug resistance, MDR)系指同时对多种常用抗微生物药物发生的耐药性,主要机制是外排膜泵基因突变,其次是外膜渗透性的改变和产生超广谱酶。最多见的是革兰阳性菌的MDR - TB和MDR - MRSA,以及常在ICU中出现的鲍曼不动杆菌和铜绿假单胞菌,仅对碳青霉烯类敏感;嗜麦芽窄食单胞菌几乎对复方新诺明以外的全部抗菌药耐药。MDR的出现决定了联合用药的必然;MDR菌株的高频率出现,意味着抗微生物药物时代即将结束。

三、耐药机制

微生物耐药率不断增加的原因主要是：不合理使用和滥用抗菌药物。细菌对抗菌药物的耐药机制可有多种，最重要者为灭活酶如β内酰胺酶、氨基糖苷钝化酶等的产生；其次为靶位改变如青霉素结合蛋白(PBPs)改变等；其他尚有胞膜通透性改变，使药物不易进入；细菌泵出系统增多、增强，可以排出已进入细菌内的药物；以及胞膜主动转运减少、建立新代谢途径、增加拮抗药物等，两种以上的机制常可同时启动。

细菌特别是条件致病菌，因经常有机会与各种抗菌药物接触，故在细菌细胞内的质粒、染色体、转座子、整合子等上可有耐药基因或多种耐药基因的积聚，并借结合、转导和转化而在不同种细菌、革兰阳性菌和革兰阴性菌间彼此频繁交换，耐药基因获得较长期存留。转座子和整合子(以及更小的DNA片段)由于分子质量小和活动自如，故在耐药基因转移和MDR形成中起主导作用。

在正常情况下由于染色体介导的耐药性，耐药菌往往带有一定缺陷，而质粒介导产生的耐药菌则与敏感菌一样，可迅速生长繁殖。但无论质粒或染色体介导的耐药性，一般只发生于少数细菌中，难以与占压倒优势的敏感菌竞争，故其危害性不大。只有当敏感菌因抗菌药物的选择性压力(selective pressure)而被大量杀灭后，耐药菌才得以迅速繁殖而成为优势菌，并导致各种感染的发生。因此，耐药菌及MDR的发生和发展是抗菌药物广泛应用，特别是无指征滥用的后果。

四、多耐药菌预防

1. 严格管理多重耐药感染患者(及带菌者)，辟专室、专区进行隔离。

2. 由训练有素的专职医护人员对多重耐药感染者进行医疗护理，发现为带菌者时暂调离工作岗位。

3. 检查每一病员前必须用消毒液洗净双手，并按需要更换口罩、白大衣或手套。

4. 每日严格进行病室的环境消毒。

5. 对医务人员进行“谨慎和合理使用抗菌药物”的再教育。

6. 国内外各地区进行统一操作规程的耐药菌及多重耐药监测。

7. 严格执行抗菌药物的管理制度，抗菌药物必须有合格医生的处方，万古霉素、广谱头孢菌素类、碳青霉烯类等必须经指定医生复签后方可发药。

8. 国内外感染病专业人员(包括管理人员)定期开会、讨论和合作。

第二节 耐药鲍曼不动杆菌感染

鲍曼不动杆菌为不动杆菌属中最常见的一种革兰阴性杆菌，广泛存在于自然界的水及土壤、医院环境及人体皮肤、呼吸道、消化道和泌尿生殖道中，为条件致病菌。该菌在医院环境中分布很广且可以长期存活，极易造成危重患者的感染。因此，常从被感染患者的血、尿、脓液及呼吸道分泌物等标本中分离出。

科室分布以 ICU 最多，其次为呼吸内科患者。感染者多是老年患者、危重疾病及机体抵抗力弱的患者，以及使用各种侵入性操作和长期使用广谱抗生素治疗的患者。又因为该菌对湿热紫外线及化学消毒剂有较强抵抗力，常规消毒只能抑制其生长而不能杀灭，而抵抗力弱或有创伤的患者可能被从医务人员的手或消毒不彻底的医疗器械所带有的细菌感染的机会较多。感染源可以是患者自身(内源性感染)，亦可以是不动杆菌感染者或带菌者，尤其是双手带菌的医务人员。传播途径有接触传播和空气传播。在医院里，污染的医疗器械及工作人员的手是重要的传播媒介。易感者为老年患者、早产儿和新生儿，手术创伤、严重烧伤、气管切开或插管、使用人工呼吸机、行静脉导管和腹膜透析者、广谱抗菌药物或免疫抑制剂应用者等。在使用呼吸机者中，肺炎发生率为 3%～5%。

一、临床表现

(一) 肺部感染

就感染来源而言，既有外源性感染，又有内源性感染。口咽部菌体的吸入，很可能是内源性感染的主要发病机制。常有发热、咳嗽、胸痛、气急及血性痰等表现。肺部可有细湿啰音。肺部影像常呈支气管肺炎的特点，亦可为大叶性或片状浸润阴影，偶有肺脓肿及渗出性胸膜炎表现。

(二) 伤口及皮肤感染

手术切口、烧伤及创伤的伤口，均易继发不动杆菌皮肤感染，或与其他细菌一起造成混合感染。临床特点与其他细菌所致感染并无明显不同，多无发热，偶可表现为蜂窝织炎。

(三) 泌尿生殖系统感染

不动杆菌可引起肾盂肾炎、膀胱炎、尿道炎、阴道炎等，亦可呈无症状性菌尿，但临床上无法与其他细菌所致感染区别，其诱因多为留置导尿、膀胱造瘘等。

（四）菌血症

菌血症为不动杆菌感染中最严重的临床类型，病死率达30%以上。多为继发于其他部位感染或静脉导管术后。少数原发于输液包括输注抗生素、糖皮质激素、抗肿瘤药物等之后。有发热、全身中毒症状、皮肤瘀点或瘀斑以及肝脾肿大等，重者有感染性休克。少数可与其他细菌形成复合菌菌血症。

（五）脑膜炎

脑膜炎多发于颅脑手术后。有发热、头痛、呕吐、颈强直、凯尔尼格征阳性等化脓性脑膜炎表现。实验室检查：白细胞总数正常或增多，中性粒细胞数增加。经防污染采样技术获得的痰标本诊断价值较大。痰涂片发现革兰阴性球、杆菌可作为诊断的重要线索。

二、细菌学及耐药机制

鲍曼不动杆菌具有从其他种类的细菌获得耐药基因的能力，并且其自身可存在耐药亚群，在抗生素压力筛选下可成为流行耐药株。鲍曼不动杆菌对于目前临床常用的抗菌药物呈现多重耐药，甚至泛耐药(pan drug resistant，PDR)现象。鲍曼不动杆菌的耐药机制主要有：产生水解酶(如β内酰胺酶)，以水解或非水解的方式破坏抗生素β内酰胺环，使抗生素失活；改变靶位蛋白(如降低青霉素结合蛋白的亲和力)，使抗生素失效；改变外膜通透性(如改变自身结构及孔蛋白数量)，减少抗生素进入；增强外排泵活性，使得抗生素在细菌内的浓度进一步下降。

碳青霉烯类抗生素是目前治疗鲍曼不动杆菌最有效的抗菌药物之一，但近年来由于该药物在临床的大量使用，碳青霉烯类耐药鲍曼不动杆菌(carbapenem-resistance acinetobacter baumannii，CRAB)也逐渐增高，给临床治疗带来极大困难。CRAB的耐药机制主要也为上述四点，其中产生碳青霉烯酶和外膜蛋白丢失共同作用是细菌耐药最重要的机制。获得性碳青霉烯酶的编码序列定位在质粒、整合子等可以转移的基因元件上，可以在细菌间横向传播，最主要的包括B类酶(金属β内酰胺酶)和D类酶(苯唑西林酶)。苯唑西林酶中OXA-23是我国CRAB最主要的碳青霉烯酶。

三、易感因素和临床特点

医院获得不动杆菌性肺炎(HAP)易感因素包括长期入住ICU病房，机械通气，气管切开，长期使用三代头孢菌素或者碳青霉烯类抗生素，与已感染不动杆菌的患者处于同一病房，工作人员疏于环境和手部清洁。

最近的一项研究显示耐多药不动杆菌感染的病死率高于敏感菌感染或者未感染的患者；进一步分析病情严重程度以及基础病后，两者的差别即为感染耐多药不动杆菌后住院时间和住ICU时间延长。

鲍曼不动杆菌导致社会获得性肺炎(CAP)的临床特点是病原体通常在口咽部有定植，肺炎进展迅速，病死率高，与酗酒和肿瘤的病史相关。鲍曼不动杆菌肺炎发生多在夏季，可能与高温和潮湿环境有关。

四、诊断

鲍曼不动杆菌肺炎临床诊断的困惑是：痰或者经气管吸引（TTA）的标本分离到的鲍曼不动杆菌是定植菌还是感染菌？有研究证实，住院患者咽拭子培养不动杆菌属阳性率7%～18%，而气管切开套管拭子高达45%。区别定植与感染对于抗生素合理使用非常重要，而这恰是呼吸道感染临床迄今没有解决的难题。就目前的认知水平，在呼吸道标本分离到不动杆菌的患者是否需要抗生素治疗应当参考以下几点：①与肺炎相符合的临床症状、体征和影像学上出现新的或持续的或加重的肺部渗出、浸润、实变；②宿主因素，如基础疾病、免疫状态、先期抗生素治疗、其他与发病相关的危险因素如机械通气时间等；③正在接受抗生素治疗的患者如果一度好转，复又加重，在时间上与不动杆菌的出现相符合；④从标本采集方法、标本质量、细菌浓度（定量或半定量培养）、涂片所见等，评价阳性培养结果的临床意义。

五、治疗

（一）鲍曼不动杆菌的抗生素治疗原则

1. 根据药敏试验结果，选用抗菌药物　鲍曼不动杆菌对大多数抗菌药的耐药率达50%或以上，经验性选用抗菌药物比较困难，故应根据药敏结果选用敏感药物。

2. 对耐碳青霉烯，尤其是极端耐药（extensive drug resistant，XDR）或PDR菌株感染，推荐以舒巴坦或含舒巴坦合剂为基础的联合治疗。

3. 通常需使用较大剂量、较长时间的疗程。

4. 呼吸道分泌物中培养到不动杆菌应该判断是寄殖还是感染，如果仅有培养结果而没有临床症状或者影像学依据可以暂时不需抗感染治疗。病情允许应该尽早拔除气管插管，必要时可以用无创呼吸机辅助呼吸。

5. 如果细菌培养无致病菌生长（真阴性）时，应降阶梯治疗或停用抗生素。

（二）常用于治疗鲍曼不动杆菌的抗菌药物特点

1. 舒巴坦及含舒巴坦的β内酰胺酶抑制剂合剂　2009年CHINET细菌耐药显示，目前国内临床使用抗菌药中，头孢哌酮/舒巴坦的耐药率最低。舒巴坦及舒巴坦合剂对不动杆菌属具良好的抗菌活性，目前国内尚无舒巴坦单独制剂，可以使用含有舒巴坦的合剂，多使用头孢哌酮/舒巴坦，也可使用氨苄西林/舒巴坦。

2. 碳青霉烯类　对不动杆菌敏感株的抗菌活性强，可用于多药耐药菌的感染。但近年来鲍曼不动杆菌对碳青霉烯类的耐药性上升迅速，全球范围内（包括中国）的耐药率在50%左右，常用亚胺培南或美罗培南。

3. 氨基糖苷类　多与其他抗菌药联合治疗敏感不动杆菌感染，目前我国鲍曼不动杆菌对阿米卡星的耐药率近50%。

4. 多黏菌素类 临床应用的多为多黏菌素E,鲍曼不动杆菌对其耐药率低。

5. 替加环素 是第一个获准上市的甘氨酰环素类抗生素,目前体外实验已发现对耐碳青霉烯类不动杆菌有良好的抑菌活性。但是临床应用经验不足,在小样本用于治疗VAP重症患者有取得良好疗效的报道,值得注意的是体外实验已发现耐药株出现,对于严重感染常需与其他抗菌药合用。

(三)鲍曼不动杆菌抗菌药物选择

1. 非多药耐药的鲍曼不动杆菌 可选用敏感的广谱头孢菌素,β内酰胺-β内酰胺酶抑制剂的复合制剂(特别是含有舒巴坦),或者碳青霉烯类药物。

2. MDR菌株宜选用含舒巴坦的β内酰胺类复合制剂,或者碳青霉烯类药物。

3. CRAB感染时多采用联合抗菌治疗方案,舒巴坦或含舒巴坦的β内酰胺类复合制剂、多黏菌素或替加环素。

六、预防

预防鲍曼不动杆菌肺炎最重要措施就是防止不动杆菌在医疗机构中暴发流行。例如,防止湿化器、吸引器和家具、血压袖带的污染,注意医疗工作人员手部清洁,对易感染患者床边隔离消毒,医疗侵袭性操作时注意清洁,筛查和去定植,抗生素管理等。

第三节 耐药铜绿假单胞菌感染

铜绿假单胞菌(P. Aeruginosa)原称绿脓杆菌。在自然界分布广泛,为土壤中存在的最常见的细菌之一。各种水、空气、正常人的皮肤、呼吸道和肠道等都有该菌存在。该菌存在的重要条件是潮湿的环境。该菌为条件致病菌,是医院内感染的主要病原菌之一。患代谢性疾病、血液病和恶性肿瘤的患者,以及术后或某些治疗后的患者易感染该菌。

铜绿假单胞菌是存在于人类中最常见的一种假单胞菌,它偶尔可在腋下和肛门生殖道周围的正常皮肤发现,但除非给服抗生素,在粪中甚为罕见。该菌通常伴随毒力较强的细菌存在于病灶中,但偶尔也可单独引起暴露于外部的组织感染。感染通常发生于医院内,洗涤槽、防腐溶液和贮尿容器中常可发现这种细菌。通过医护人员可将病菌传给患者,特别在灼伤和新生儿重症监护室。是重要的医院内病原菌。

铜绿假单胞菌引起的很多感染发生在衰弱或免疫受损的住院患者,它是重症监护室感染的第二位最常见的病原菌,是呼吸机相关性肺炎的常见原因。除医院内获得感染外,HIV感染者很容易在社区获得该菌的感染,而且一旦被铜绿假单胞菌感染,常可出现晚期HIV感染的体征。

铜绿假单胞菌感染可发生于很多解剖部位，包括皮肤、皮下组织、骨、耳、眼、尿路、瓣膜、肠道、呼吸道和脑膜。感染部位与细菌的入口及患者的易感性有关。烧伤时，焦痂下区域可成为大量细菌侵犯的场所，进而成为引起菌血症的病灶，而菌血症常是烧伤的致死性并发症。

该菌所致感染的临床表现取决于受累部位。在住院患者中，若口咽部有铜绿假单胞菌和其他革兰阴性杆菌共同繁殖，则气管插管、气管切开或间歇性正压呼吸可引起肺部感染。囊性纤维病的后期铜绿假单胞菌性支气管炎常见，分离得到的菌株有黏液状菌落的形态学特征。烧伤伴有恶性肿瘤的患者常见在其血液中分离出该菌株，临床表现为革兰阴性败血症，有时出现坏疽性深部脓疱，其特征为直径约 1 cm 的紫黑色病变，中央区溃疡，四周为红斑。这种病变最常见于腋下和肛门生殖器部位。

该菌还是尿路感染的常见病原菌，特别常见于有过泌尿科操作的患者，尿路梗阻的患者或接受广谱抗生素的患者。

热带气候条件下常见的外耳炎流脓是耳部铜绿假单胞菌感染最常见的临床类型。糖尿病患者可发生更为严重的恶性外耳炎，表现为严重耳痛常伴有单侧脑神经麻痹，需要肠外给药治疗。铜绿假单胞菌眼部感染一般表现为角膜溃疡，最多见于外伤之后，但有些患者也可因角膜接触镜片或镜片液体污染而感染。引流的窦道，特别在足部外伤或深部穿刺伤后，可发现该菌，引流物常有汗味和果味。这种穿刺伤有很多可引起铜绿假单胞菌性蜂窝织炎和骨髓炎，为此除抗生素外，还要早期外科扩创。

罕见情况下该菌可引起心内膜炎，通常发生于心脏直视手术所装的人工瓣膜或静脉吸毒者的自然瓣膜上。右侧心内膜炎用内科治疗，但为根治累及二尖瓣、主动脉瓣或人工瓣膜的感染，通常必须将感染的瓣膜切除。

一、耐药机制

该菌的耐药机制比较复杂，现在已经证明的主要耐药机制有以下几点：

（一）外膜通透性改变

铜绿假单胞菌外膜由微孔蛋白孔道组成，如 OprC、OprD2 和 OprE1，形成小孔道，仅允许分子质量小的糖类扩散。大通道数量较少，或仅存在小孔道，导致外膜通透性较低，使药物不易进入菌体。有研究证明，铜绿假单胞菌的外膜通透性低于大肠埃希菌，仅为大肠埃希菌的 1/8。

（二）外膜蛋白 OprD2 缺失

OprD2 蛋白对碳青霉烯类具有通透性，但能有效阻止其他 β 内酰胺类药物，亚胺培南耐药菌株均可发现 OprD2 缺失，OprD2 在亚胺培南存在时易于丢失。

（三）独特的药物主动外排系统

铜绿假单胞菌主要存在3种外排系统，其中MexAB，OprM是最重要的，属于野生有组成性的表达，能够对包括BLs、BL/BLI、FQs等抗菌药物产生耐药。另外两种外排系统主要是通过药物诱导后表达。但是不包括碳青霉烯类药物。

（四）细菌产生耐β内酰胺酶（ESBLs）、环腺苷酸（AmpC）酶等多种β内酰胺酶

产生ESBLs会对三、四代头孢菌素及单环内头孢耐药，产生AmpC酶对多数BL±BLI、头霉素类耐药，而产生MBLs酶则会对所有β内酰胺(包括CARB)耐药。

（五）产生氨基糖苷类钝化酶

导致细菌对氨基苷类药物耐药。

（六）抗菌药物靶位的改变

主要引起抗铜绿假单胞菌青霉素、FQs、磺胺类耐药。

（七）细菌形成生物被膜

妨碍抗生素渗入生物被膜底层菌细胞。

二、治疗

铜绿假单胞菌感染治疗药物主要有以下几大类。

（一）头孢菌素类

推荐治疗的药物有：头孢吡肟、头孢他啶、氨曲南、亚胺培南、美罗培南以及酶抑制剂哌拉西林/他唑巴坦、头孢哌酮/舒巴坦等。

（二）氟喹诺酮类药物

推荐治疗的药物主要有环丙沙星、左氧氟沙星、莫西沙星等。

（三）氨基糖苷类药物

推荐治疗的药物主要有：阿米卡星、奈替米星、妥布霉素、庆大霉素、异帕米星等。

（四）协同治疗药物

一些已经被证实与其他药物联合使用能够产生协同作用的药物，主要有阿奇霉素、克拉霉素、罗红霉素以及磷霉素、利福平等。

但是上述抗铜绿假单胞菌药物的合理使用，除了需要考虑患者的基础疾病、感染严重程

度、感染部位等条件和结合药敏实验结果以外，还需要考虑以下几点：

1. 首选使用低耐药可能性药物　目前对于铜绿假单胞菌感染高耐药可能性药物有庆大霉素、环丙沙星、头孢他啶及亚胺培南。高耐药可能性药物可诱导耐药菌株扩散，使高度抗菌活性药物失效，即使短期少量使用都可增加其耐药率，与其他药物联合不能消除铜绿假单胞菌对这些药物耐药。通常氨基糖苷类药物也不主张单独使用。

2. 需要考虑药物对细菌的稳定性　主要有两点：头孢吡肟比头孢他啶稳定；美罗培南比亚胺培南对铜绿假单胞菌稳定。

3. 药物的联合　现有的观点认为头孢菌素类联合喹诺酮类以及青霉素类联合头孢菌素类均具协同作用，对于有可能形成生物被膜的药物可以考虑联合使用大环类脂类药物。

4. 选用多黏菌素类　当细菌出现泛耐药无药可选时，可以考虑使用多黏菌素类。由于该类药物的毒性比较大，临床上已经不常用，但该药对革兰阴性菌包括铜绿假单胞菌、不动杆菌具有很好的活性，且耐药率相对较低。

第四节　耐甲氧西林金黄色葡萄球菌感染

金黄色葡萄球菌(staphy loco ccus aureus，SA)是引起医院感染的主要病原菌之一，也是引起社区获得性感染的主要病原菌之一，它主要引起肺炎、外科切口、创面等局部化脓性感染，骨髓炎、化脓性关节炎和深部脓肿等深部组织感染及败血症、心内膜炎等全身感染。20 世纪 60 年代初，当甲氧西林在临床应用不久，便出现了耐甲氧西林金黄色葡萄球菌(methicillin - resistant staphy - loco ccus aureus，MRSA)，最初，它仅局限于住院患者，但很快成为社区感染的重要病原菌之一。另外，MRSA 感染的数量不断增加，范围也遍及全球，已经引起世界各国研究者的广泛重视。

金黄色葡萄球菌也是引起下呼吸道感染的常见致病菌之一，近年来患病率明显增加，金黄色葡萄球菌占了导致医院获得性肺炎所有病原菌的 20%～30%，据美国国家医院感染监视系统(national nosocomial infectious surveillance system，NNISS)报道，耐甲氧西林金黄色葡萄球菌分离率超过 ICU 院内感染所有病原菌的 55%。与铜绿假单胞菌和不动杆菌一样，耐甲氧西林金黄色葡萄球菌也经常引起迟发性肺炎，特别是在机械通气的患者。医院内获得性肺炎(HAP)中，金黄色葡萄球菌肺炎的患病率仅次于铜绿假单胞菌肺炎，占第 2 位。金黄色葡萄球菌具有天然的耐青霉素的特性，近年来随着广谱抗生素的大量应用，产内酰胺酶的金黄色葡萄球菌株已达 90%以上，而且耐甲氧西林金黄色葡萄球菌的感染率也在迅速增加，耐甲氧西林金黄色葡萄球菌具有多重耐药性，仅对万古霉素等少数抗生素敏感，随着 MRSA 感染的迅速增加和万古霉素的用量加大，现在已经出现了对万古霉素产生耐药的耐甲氧西林金黄色葡萄球菌。因此应该重视金黄色葡萄球菌，特别是 MRSA 引起的肺部感染。

一、MRSA 的临床分类

MRSA 可以分为携带 SCCmecIV 的社区获得性耐甲氧西林金黄色葡萄球菌(community - acquir ed - MRSA，CA - MRSA)以及典型的医院获得性、地方性、对多种抗生素耐药的医疗保健相关耐甲氧西林金黄色葡萄球菌(healthcare - associated - MRSA，HA - MRSA)，两种细菌感染的区别为 HA - MRSA 是在住院 48 h 后才被证实，且曾在过去一年内有住院、手术、透析史，或曾长期住在养老院、持续留置导管或经皮装置、曾经培养出 MRSA。但 CA - MRSA 则没有以上特点。CA - MRSA 是社区感染的重要病原菌，它不但可引起皮肤、软组织的感染，还可引起重症肺部感染，包括肺炎及脓胸。此外，它还可以引起食物中毒。CA - MRSA 对非 β 内酰胺酶药物敏感性较高，对甲氧西林低度耐药，繁殖周期较短，有利于与其他细菌共生。

(一) CA - MRSA 易患人群

在人群中，其患病及发病无明显危险因素，故其多发生于健康青壮年及儿童。但近年来，它多在下列人群中暴发流行：①有身体接触的运动员(足球运动员、摔跤选手、剑术家等)；②犯人及监狱工作人员；③男性同性恋者；④新兵；⑤蒸汽浴者；⑥长期静脉注射患者；⑦护理人员。此外，CA - MRSA 感染具有地方性聚集性的特点，可以引起院内感染暴发流行。

(二) HA - MRSA 易患人群

多见于老年人，一般引起下呼吸道、皮肤、黏膜、外科手术伤口及泌尿道等部位感染，但下述情况也应考虑为 HA - MRSA 感染：坏死性肺炎、坏死性筋膜炎、严重的疖病、败血休克综合征。它感染的危险因素主要分为两类：患者自身因素以及医源性因素。老年人免疫力低下是高危易感者，并且常合并低蛋白血症，而且年龄越大，住院时间越长，越容易发生 MRSA 院内肺部感染。此外，MRSA 院内肺部感染与基础疾病也密切相关，基础疾病越严重，患者抵抗力越差，就越容易发生 MRSA 院内肺部感染。在基础疾病中，肿瘤占重要地位，而且病死率较高，其次为慢阻肺和严重肝肾疾病。长期使用广谱抗生素，也是 MRSA 院内感染率明显增高的主要原因之一。使用多种广谱抗生素治疗，容易合并真菌和(或)其他细菌感染，可以协同增加 MRSA 感染的病死率。由于接触传播是 MRSA 感染的主要传播途径，传染源通常是患者和携带者，通过工作人员手或污染的物品接触易感者得以传播。此外，它还与免疫功能低下(医源性因素)、某些有创性操作(如气管插管、留置胃管、尿管等)有关。与 CA - MRSA 不同，HA - MRSA 具有多重耐药性，仅对万古霉素等少数抗生素敏感。

根据两者的定义，有时 CA - MRSA 与 HA - MRSA 很难区分，因为 MRSA 可以携带多年。另外，CA - MRSA 也可引起院内暴发流行。有些国外学者报道，CA - MRSA 与 HA - MRSA 有相同的危险因素，如发病前也曾使用过抗生素、有与医护人员或其他 MRSA 携带者接触病史等，但 CA - MRSA 比 MSSA 和 HA - MRSA 产生更多毒素。因此，前者预后更差。

但另外一些学者则认为，只要具备这些危险因素者都是 HA - MRSA，此外还需检测 SCCmec 的具体类型来判断，这是目前多数学者支持的看法。MRSA 的主要耐药机制与细菌上外源性 DNA 有关。细菌染色体上编码产生青霉素结合蛋白 2a(PBP2a)的一段外源 DNA，称为 mec A 基因。该基因在葡萄球菌中广泛分布，它和细菌染色体上的一些辅助基因、调节基因通过某种机制影响细菌胞壁合成，使细菌表现出不均一耐药。MRSA 对内酰胺类抗生素的耐药性由染色体上的外源性基因 mec A 决定，但其耐药水平的高低则受到染色体上辅助基因的调控，现已研究证明的辅助基因 fem A、B、C、D、E 和 F 以及 agr、sar 等均是与细菌细胞壁结构合成有关的功能基因。fmt A 基因表达产物位于细菌胞壁，属非青霉素结合蛋白(NPBP)类，详尽功能不明，但其突变影响胞壁结构，与 MRSA 耐药有关，但 MRSA 的耐药表达是复杂的。mec A 基因的存在是耐药表达的前提条件，但具有 mec A 基因不一定能表达出耐药，调节基因 mec R 和正常染色体上的辅助基因都会影响细菌耐药水平。MRSA 的内在化，金黄色葡萄球菌虽然并非典型的胞内菌，但可黏附宿主细胞，通过与细胞表面受体的反应，激发宿主细胞跨膜信号传递，引起宿主细胞骨架重排，进入宿主细胞，并诱导细胞凋亡。MRSA 在住院患者和医务人员中的携带率都非常高，是院内交叉感染的重要传染源，并常可造成暴发性流行。MRSA 感染率有逐年上升的趋势。然而，由于它的多重耐药性，使得对 MRSA 感染的治疗受到了很大的限制，而内在的 MRSA 能够逃避细胞外抗生素和机体免疫系统的攻击，无疑更增加了治疗的难度。此外，耐万古霉素肠球菌常同时对氯霉素、红霉素、四环素等多种抗菌药物耐药，耐药基因通过质粒或转座子在不同菌种间转移。

二、MRSA 的治疗

目前，万古霉素及去甲万古霉素仍是治疗该细菌的主要抗生素，但万古霉素对肾和耳有一定的毒性。此外，随着万古霉素的用量增多，耐万古霉素的肠球菌等也日益增多，而且已经出现了 VISA。其次，可供选择的药物还有利福平和复方新诺明等抗生素，但它们单用时，MRSA 易产生耐药性，因此，须与万古霉素联合应用。近几年，利奈唑胺(Linezo lid)也是治疗 MRSA 肺炎的有效药物，它具有良好的肺组织穿透能力。最重要的是，临床上对肺部感染要注意做好菌种鉴定和药敏试验，并尽早合理使用抗生素特别是万古霉素，这是遏制 VISA 出现和蔓延的重要措施，也是挽救患者生命的关键。必要时联合应用抗生素，但应尽量避免使用高耐药性抗生素。

三、MRSA 的预防

尽量减少侵袭性治疗措施，正确应用医疗器械。严格消毒隔离制度，对携带或感染 MRSA 的患者严密隔离，医务人员接触患者应穿隔离衣，使用一次性卫生用品。加强环境、无菌物品、物表、医疗器械及医务人员手的卫生学监测和消毒。加强护理质量，严格无菌操作，缩短患者的住院日。基础疾病的严重性与 MRSA 感染有协同作用，可以增加 MRSA 的毒性，降低万古霉素等抗生素的疗效，有时会掩盖感染的症状，延误诊治。因此，加强支持疗法，增强患者的抵抗力和免疫力，积极诊治基础疾病。尽量减少侵袭性治疗措施，正确应用医疗器械。开展各种各类监测，及时发现病例，一旦发现 MRSA 感染的病例，及时隔离治疗，严格消毒隔离措施，改善病房环境等。虽然 MRSA 的传播途径广泛，但手是传播 MRSA 的关键性媒介，在 MRSA 感染流行的病房加强对手的消毒至关重要，因此特别提及接触患者前后应认真洗手，特别是接触免疫力低下的患者前。

第五节　耐万古霉素肠球菌感染

肠球菌广泛分布在自然界，常栖居人和动物的肠道以及女性泌尿生殖系统，是人类的正常菌群之一。近年来，由于抗菌药物的广泛应用，使原本就对 β 内酰胺类、氨基糖苷类抗菌药物具有内在抗药性的肠球菌耐药性进一步扩大，逐渐形成了多重耐药菌。在我国，耐万古霉素肠球菌(vancomycin res istant enterococc, VRE)感染的发生率呈逐年上升趋势，VRE 已成为医院感染的重要病原菌之一，它的产生对临床微生物学和流行病学提出了新的挑战。

一、耐万古霉素肠球菌的耐药机制

肠球菌在使用万古霉素治疗时，通过合成低亲和力的黏肽前体，使细菌的黏肽链末端成分发生改变，D-丙氨酰- D-乳酸(D - A la - D - lac)或 D-丙氨酸- D-丝氨酸(D - A la - D - Ser)代替了 D-丙氨酸- D-丙氨酸(D - A la - D - A la)，改变了万古霉素的作用位点，消除了与万古霉素结合的靶位，导致 VRE 的产生。VRE 可分为 Van A、Van B、Van C、Van D、Van E 和 Van G 不同表型和基因型，不同分型决定了对万古霉素和替考拉宁的不同耐药性。VRE 耐药基因可以转移给金黄色葡萄球菌等其他革兰阳性菌。

二、耐万古霉素肠球菌感染发生相关的危险因素

耐万古霉素肠球菌感染发生与下列相关危险因素有关：①严重疾病，长期住 ICU 病房的患者；②严重免疫抑制，如肿瘤患者；③外科胸腹腔大手术后的患者；④侵袭性操作，留置中心静脉导管的患者；⑤长期住院患者、有 VRE 定植的患者；⑥接受广谱抗菌药物治疗，曾口服或静脉接受万古霉素治疗的患者。

三、耐万古霉素肠球菌感染的治疗

耐万古霉素肠球菌(VRE)可在肠道内定植，严重的耐万古霉素肠球菌感染通常发生在抵抗力低下的患者，且常常有严重基础疾病，其有效的抗菌药物治疗显得尤为重要。通过检测细菌对抗菌药物(如氨苄西林、庆大霉素、万古霉素、红霉素、氯霉素、利福平、多西环素、米诺环素和喹诺酮类、利奈唑胺等)的敏感度，确定使用何种药物治疗。同时可使用抗菌机制不同的抗生素联合

使用，增加药物的敏感性。对 VRE 感染的患者，总的抗菌药物使用原则是：检测细菌对所有可能获得的抗菌药物的敏感度，根据药敏结果选择敏感的抗菌药物予以治疗。对于不同部位感染 VRE，综合抗菌药物敏感性及抗菌药物在该组织的聚集浓度，决定使用何种抗菌药物。

四、耐万古霉素肠球菌（VRE）感染的预防

医院各相关部门必须制定一个检测、预防、控制 VRE 感染和暴发流行的详细计划，计划应包括以下几个方面：

（一）合理掌握万古霉素使用适应证

在医院内应用万古霉素已确证是 VRE 产生和引起暴发流行的危险因素。因此，所有医院包括从未使用过万古霉素的医院和其他医疗机构，都应制订一个全面的抗菌药物使用计划。严格掌握万古霉素和相关糖肽类抗菌药物使用的适应证。

（二）对每一位医护人员进行 VRE 相关知识培训

医院应有一个针对全体医务人员（包括进修生、学生、实验室人员、药师等）的继续教育计划，内容应包含 VRE 感染流行的有关概念、VRE 感染对患者费用、疗效的潜在影响。由于 VRE 感染的发现和控制都需要所有医务人员高度警惕和高标准的操作方法，因此相应的专业知识和培训是必要的。

（三）提高临床微生物检验室在检测、报告和控制 VRE 感染中的作用

临床微生物检验室是预防 VRE 感染在医院流行的第一道防线，即时、准确地鉴定和测定肠球菌对万古霉素耐药的能力，对诊断 VRE 定植和感染、避免问题复杂化等方面都有极其重要的作用。因此，我们必须做好 VRE 实验室检测工作。

（四）消除 VRE 的传播

当 VRE 的定植或感染只发生在一个病房的某个患者时，要将 VRE 从医院彻底根除是很容易实现的。如果 VRE 感染已在一个病房发展成局部性流行或已扩散到了其他病房或社会时，要根除它就变得困难且费用又高。因此，必须尽最大努力减少以致消除 VRE 在患者之间的传播。

耐万古霉素肠球菌已成为医院感染的重要病原菌，该菌的传播流行给医院感染的控制和预防带来极大困难。我国对万古霉素的临床应用并非十分广泛，但也出现了耐药菌株。因此，必须严格控制万古霉素应用的适应证，以延缓耐药性的产生，积极研究和开发新的抗 VRE 的药物，应对医护人员等进行 VRE 感染流行的宣传教育及采取感染控制措施。实验室也应做到快速分离和鉴定 VRE，特别是要建立准确、快速、容易推广和普及的检测方法，以阻止 VRE 感染的传播和扩散，避免 VRE 感染引起严重的院内感染和多药耐药菌株的产生。

第六节　耐碳青霉烯类药物肠杆菌感染

肠杆菌科细菌是广泛存在于水、土壤和蔬菜中的革兰阴性杆菌，是人和动物肠道的正常菌丛，是医院感染中常见的条件致病菌，可引起肺炎、心内膜炎、皮肤软组织感染、腹腔感染、关节炎、骨髓炎、尿路感染和菌血症等。碳青霉烯类抗生素是治疗多药耐药革兰阴性杆菌的主要抗菌药物。碳青霉烯类抗菌药物对绝大多数由质粒或染色体介导的β内酰胺酶都有较高的稳定性，是目前使用的抗生素抗菌谱最广、抗菌活性最强，具有快速杀菌作用的一类抗生素，尤其是作为治疗产ESBLs肠杆菌科细菌感染的一线用药，随着碳青霉烯类抗生素的大量使用，导致革兰阴性杆菌对碳青霉烯类抗生素耐药也越来越多。

肠杆菌科细菌对碳青霉烯类抗菌药物的耐药机制如下。

一、水解碳青霉烯类抗菌药物的碳青霉烯酶

是指对亚胺培南或美罗培南等碳青霉烯类抗生素有较强水解作用的一类β内酰胺酶。现已发现的碳青霉烯酶属于Ambler分子分类中的A、B、D类。B类酶以锌离子为活性中心，因此又称为金属β内酰胺酶。A、D类为丝氨酸酶，A类碳青霉烯酶包括SME、NMC－A、IMI、KPC、GES、SFC和SHV等，A类碳青霉烯酶均为青霉素酶，对亚胺培南的水解活性强于对美罗培南，能引起对青霉素类、氨曲南及碳青霉烯类抗菌药物耐药，少部分不能水解三代头孢菌素，能被酶的抑制剂克拉维酸所抑制，而不被依地酸（EDTA）抑制；D类碳青霉烯酶有OXA，其主要见于不动杆菌属，引起肠杆菌科细菌耐药的D类酶主要为OXA－48。这两类酶对碳青霉烯类药物的水解活性一般较低，主要通过质粒及整合子在菌株之间播散。B类碳青霉烯酶（金属酶）包括IMP、VIM、SPM、GIM、SIM、SFO和NDM－Ⅱ等，金属酶基因通常位于染色体上或质粒上，大部分由Ⅰ类整合子介导传播，产金属酶的菌株表现为对碳青霉烯类抗菌药物耐药，而对氨曲南敏感，此酶不能被酶的抑制剂如克拉维酸、他唑巴坦、舒巴坦抑制，但能被EDTA、金属离子及某些巯基化合物等二价阳离子螯合剂所抑制。近年来，产金属酶的革兰阴性杆菌有逐年上升的趋势，且常有新基因被发现，尤其是2010年8月报道的在新德里发现的Ⅰ型新德里金属蛋白酶（NewDelhi metalloprotease Ⅰ，NDM－Ⅰ），受到全世界科学家和公众的关注，NDM－Ⅱ基因主要由质粒介导实现跨菌种之间传播，最初报道发现有产NDM－Ⅱ酶菌株的国家主要为印度、巴基斯坦、英国、孟加拉国，随后美国、澳大利亚、荷兰、法国、奥地利、德国、加拿大、日本、肯尼亚，以及中国香港、台湾及大陆地区也分离到携带blaNDM－Ⅱ的菌株。2010年10月26日中国CDC在通报会上通报检出2株产NDM－Ⅱ屎肠球菌，菌株分离自宁夏某县医院的2例新生儿粪便标本，屎肠球菌中发现NDM－Ⅱ酶在全球尚未见报告。产生NDM－Ⅱ的菌株通常对临床常用的绝大部分抗菌药物耐药，仅对多黏菌素和替加环素有较好的敏感性。

二、抗菌药物渗透障碍

外膜蛋白的缺失或数量的减少并伴有高表达β内酰胺酶的产生细菌产生耐药性的机制之一是抗菌药物渗透障碍，对革兰阴性菌而言，外膜通透性对药物进出菌体至关重要。膜上有亲水性的药物通过蛋白称外膜蛋白，主要有两种，分子量较大的为 OmpF，分子量较小的为 OmpC，外膜蛋白的缺失或数量的减少均可以导致细菌耐药性的发生。高产 AmpC 酶合并外膜蛋白缺失引起阴沟肠杆菌对碳青霉烯类药物的耐药已见报道。肌苷酸(IMP)联合外膜蛋白(OMP)的缺失也可导致阴沟肠杆菌对厄他培南耐药以及对亚胺培南和美罗培南敏感性的减低。

三、耐药基因的突变

频繁点突变和插入序列阻断编码序列导致过早翻译终止和在启动序列的点突变也可能影响转录，从而导致对碳青霉烯类抗生素耐药，如 pHRP317 含有 XSm/Sp 基因盒的 SmaⅠ-KpnⅠ基因片段被 pSHA4 含有亚碲酸钾耐药基因盒 TeR 的 NruⅠ-KpnⅠ基因片断所替代，最终产生 p317tel，p317tel 可以导致细菌耐药。

四、药物作用靶位的改变

碳青霉烯类抗生素对革兰阴性杆菌的作用主要是能与革兰阴性菌的 PBPl 和 PBP2 结合，从而导致细菌细胞的延长和溶解。如 PBP 结构发生改变以至碳青霉烯类抗生素不能与之结合或亲和能力下降，而产生耐药。如阴沟肠杆菌中由于碳青霉烯类抗菌药物与 PBP 的亲和性降低而致对碳青霉烯类抗生素耐药的报道。

五、多药外排泵的增多及高表达

外排泵属于 AcrAB-TolC 家族，在许多临床肠杆菌中被发现，也是其多药耐药表型的主要因素。外排泵可能和由于外膜孔蛋白缺失所引起的大量药物吸收减少同时发生，最终导致细菌对碳青霉烯类抗生素耐药。

第七节　难辨梭菌感染

一、难辨梭菌的特点

难辨梭菌是一种厌氧的革兰染色阳性梭状芽孢杆菌，广泛分布于自然环境及动物和人的粪便中。芽孢抵抗力较强，可在外界环境存活数周至数月。当患者肠道菌群失调出现难辨梭菌过度生长并释放毒素时，便引起难辨梭菌感染(clostridium *difficile* infection，CDI)的相关疾病。难辨梭菌一直是引起医源性腹泻的主要病原体。由于广谱抗生素的大量使用以及高毒力株 027/NAP1/BI(核酸分型为 O27,脉冲场凝胶电泳分型为 NAP1,限制性内切酶分型为 B1)的出现和流行潮,全球特别是欧洲和北美 CDI 的流行暴发迅速增多,严重病例数、复发率和病死率均明显上升,耐药菌株也在增多,给该病的临床诊断和治疗提出新的挑战。

难辨梭菌是由于服用抗生素后,打破了肠内菌群的平衡,从而导致难辨梭菌累积了大量的数量,产生大量的外毒素 A 和 B。外毒素 A 由肠道毒素和细胞毒素组成。外毒素可绑定黏膜细胞从而导致出血。而外毒素 B 是一种细胞毒素,在体内外毒素 B 不能与黏膜细胞直接绑定,因为外毒素 B 只能与破坏的细胞绑定,导致更大的破坏。大多数难辨梭菌种属都产生这两种毒素,从而在不同时期产生不同的作用,在初期外毒素 A 首先与黏膜细胞绑定,造成初级的破坏,然后外毒素 B 进而发挥更大的破坏。

(一) 伪膜性肠炎

临床表现为腹泻、腹痛、伴有全身中毒症状,症状突然开始,并伴随血压低,严重时能致死。通常还伴有发热、白细胞增多,之后可导致死亡,是很严重的一类疾病。

(二) 抗生素相关性腹泻

在体内的潜伏期为 5～10 d,之后导致大量的棕色或水状腹泻,持续 1 周左右。

除上述疾病外,难辨梭菌尚可引起肾盂肾炎、脑膜炎、腹腔及阴道感染、菌血症和气性坏疽等。近年来该菌已成为医院内感染的病原菌之一,日益被人们所重视。

二、治疗

治疗原则是先停用相关抗生素,给予液体和补充电解质等支持治疗。治疗方法包括应用抗难辨梭菌的抗生素、免疫调节治疗及用益生菌调节肠道菌群。

(一) 抗生素治疗

首选药物为口服甲硝唑或万古霉素。甲硝唑对轻、中度病情的患者有相似的效果,价廉,但孕妇及哺乳期妇女禁用。万古霉素对重症患者效果更好,缺点是费用高,且用后容易选择性地产生耐万古霉素的肠球菌。一般轻、中度病情的患者,首选口服甲硝唑,500 mg,3 次/d,疗程 10～14 d。重症患者(WBC 15×10^9/L 或肌酐升高 15 倍),口服万古霉素。125 mg,3 次/d,疗程 10～14 d。有严重合并症患者(中毒性巨结肠、肠梗阻、肠穿孔、血压过低),口服万古霉素,500 mg,4 次/d 和(或)静脉用甲硝唑,500～750 mg,1 次/8 h;对合并肠梗阻者,静脉用甲硝唑的同时,给予万古霉素灌肠。对复发患者常规不用甲硝唑,而用万古霉素。

(二) 其他抗生素

包括:

1. 雷莫拉宁 为糖肽类抗革兰阳性菌的抗生素,通过阻断肽聚糖合成而抗难辨梭菌。该药物优点是肠道药物浓度高,与万古霉素无交叉耐药,能减少毒素产生,有效杀死芽孢并防止其再生。用法为 200 mg 或 400 mg，2 次/d，疗程 10 d，疗效同万古霉素。

2. 利福昔明　通过抑制细菌 RNA 合成而发挥抗菌活性，安全性好，体外显示出较好的抗难辨梭菌活性，有报道临床应用 200 mg，3 次/d，疗程 10 d，患者痊愈，但尚缺乏大范围的临床病例观察。

3. 硝唑尼特　具有较强的体外活性，口服给药肠道内药物浓度高，适用于使用甲硝唑无效或复发者。

4. 多聚体药物　聚苯乙烯吸附剂（tolevamer）该药已进入Ⅲ期临床试验，这种非吸收型的药物可以结合并除去细菌所产生的毒素，并且可降低疾病的复发次数。Tolevamer 可抑制由毒素导致的液体积聚，从而迅速减少腹泻液量，可明显降低 qCDI 的病死率。

（三）菌群调节治疗

合适的益生菌应用可以预防抗生素相关性腹泻和治疗难辨梭菌感染，且安全性较好。通过应用非致病性酵母菌和多重乳酸发酵菌，如鼠李糖乳酸杆菌重建、平衡肠道菌群，可显著降低抗生素相关性腹泻危险，具有很好的预防效果。非致病性酵母菌还具有治疗作用，主要用于儿童。但两者用于免疫缺陷患者须慎重。有报道在应用万古霉素基础上，用正常人大便 150 g 加 300～400 ml 生理盐水稀释灌肠，恢复正常肠道菌群，治疗复发性难辨梭菌腹泻取得较好效果。

三、预防

预防的根本措施为合理应用广谱抗生素，避免肠道菌群失调。一旦发生 CDI，要及时阻断难辨梭菌的粪—口途径传播和减少危险因素。应将 CDI 患者隔离在单间并配以独立的便池，同时应重视环境消毒。由于难辨梭菌孢子对消毒剂有高度耐受性，所以生存期较长。含氯消毒剂如漂白粉对此病原有效，过氧化氢可以杀死环境中的孢子。接触者应用肥皂水洗手，着防护服与戴手套也是预防感染的重要方式。

第八节　嗜麦芽窄食单胞菌感染

嗜麦芽窄食单胞菌（stemotrophomonas maltophilia，sm）广泛存在于自然界，存在于各类液体塑料物质表面和患者的体表，也是医院中常见的条件致病菌，在侵入操作和患者免疫力下降后极易引起下呼吸道感染、心内膜炎、脑膜炎、皮肤组织感染、尿道感染等。随着抗生素的广泛应用，嗜麦芽窄食单胞菌成为具有易感因素患者院内感染的重要致病菌之一。

一、耐药机制

（一）膜屏障

嗜麦芽窄食单胞菌具有天然的低渗透性外膜对很多抗生素有天然耐药性。生物膜使嗜麦芽窄食单胞菌拥有动力特征，经过 2 h 的体外孵育菌落能快速黏附聚苯乙烯。有研究指出，嗜麦芽窄食单胞菌的膜孔蛋白直径与大肠埃希菌的一样，但由于膜孔蛋白拷贝数少，其通透性只有大肠埃希菌的 3%～5%；加上受到抗生素的刺激后菌体还可以通过改变膜孔蛋白的结构或者减少打开的数量，使通透性进一步降低，产生获得性耐药。

（二）抑制抗生素活性的各种酶类

1. β 内酰胺酶 嗜麦芽窄食单胞菌对 β 内酰胺类药物的耐药机制主要是表达 β 内酰胺酶，至少产生 2 种 β 内酰胺酶即 L1 和 L2 型金属 β 内酰胺酶(简称 L1 和 L2)。L1 是四聚体相对分子质量是 118×10^3，具有 2 个 Zn^{2+} 活性位点，能水解青霉素类、头孢菌素、β 内酰胺酶抑制剂和大多数碳青霉烯类；L2 是二聚体，相对分子质量是 57×10^3 具有丝氨酸的活性位点，主要水解头孢菌素和单环类抗生素。β 内酰胺酶属于染色体酶，其中 L1 有 5 个基因型，L2 有 4 个基因型，另外有研究者发现了携带编码 L2 基因的质粒。β 内酰胺酶基础表达量低的菌群对 β 内酰胺类抗生素的敏感性是最高的，而 β 内酰胺类抗生素的选择压力能使 L1 和 L2 基因快速进化。

2. 氨基糖苷类钝化酶 氨基糖苷类钝化酶主要是氨基糖苷类修饰酶、N－乙酰转移酶和 O－核苷酸转移酶。有研究发现，嗜麦芽窄食单胞菌染色体上存在 aac(6′)－Ⅰz 基因，并证实其编码的乙酰转移酶能将氨基糖苷类抗生素的游离氨基乙酰化，从而降低菌株对西索米星、青霉素和妥布霉素的敏感性。

（三）外排泵

多药外排系统是嗜麦芽窄食单胞菌天然多重耐药的最重要机制，可以使该菌耐受几乎所有类型的抗生素。已被发现的外排系统主要包括 SmeABC、SmeDEF、SmeJKL 和 SmeYZ 等.

（四）Qnr 决定簇与喹诺酮耐药

嗜麦芽窄食单胞菌对喹诺酮的耐药性主要与 smQnr 和 SmtcrA 有关。Sanchez 等首次报道染色体编码的 smQnr 能诱导喹诺酮作用的旋转酶和拓扑异构酶Ⅳ突变，从而使菌体耐受药物。通过研究基因修饰产生的耐药株，发现 smQnr 有以下规律：质粒编码的 smQnr 含量是高水平的，而且比染色体编码的高且不受菌体染色体上是否有 smQnr 基因存在的影响；smQnr 的表达水平可以通过抗生素的选择压力上调。

（五）I 类整合子与基因转移

整合子能使耐药基因在不同的细菌间高效快速传播，这种机制在临床革兰阴性菌中广泛存在。临床分离嗜麦芽窄食单胞菌的基因分析和药敏试验，发现Ⅰ类整合子的阳性率是 13.33%。已经有实验证实复方新诺明的耐药性是由 *sul* 基因编码或者通过基因漂移获得。整合子基因盒系统的可移动基因元件能获得和整合其他细菌的耐药基因提高了控制嗜麦芽窄食单胞菌感染的难度的耐药趋势。

二、临床感染的防治

作为条件致病菌，嗜麦芽窄食单胞菌已成为医院感染常见病原菌而受到重视，治疗难点在于其多药耐药机制。嗜麦芽窄食单胞菌毒性不强，在治疗原发病时往往被忽视，滥用广谱抗生素能使由创性开口侵入的菌株被诱导出强大的耐药性，导致预后不良。另外，有高龄、患有严重基础疾病、免疫缺陷、长期留住 ICU 等高危因素的患者极易并发包括嗜麦芽窄食单胞菌在内的多重感染，给治疗带来困难。针对嗜麦芽窄食单胞菌感染的复杂性应合理使用抗生素和重视医护工作中的无菌操作。

目前，复方新诺明仍然是治疗嗜麦芽窄食单胞菌感染的最有效药物。虽然过敏反应、逐渐上升的耐药性以及个体差异导致的药物耐受性差，使其临床使用受到限制。但值得一提的是，有报道表明脱敏后继续用复方新诺明仍能取得良好疗效。当复方新诺明耐药或者过敏时，可使用喹诺酮或带 β 内酰胺酶抑制剂的 β 内酰胺类抗生素，尤其对于分泌 L2 的菌株效果更佳。还有方案推荐使用环丙沙星、头孢他啶、替加西林/克拉维酸等单用或者与其他抗生素联合使用，也是很好的治疗方案。

总之针对嗜麦芽窄食单胞菌的感染，目前仍缺乏特异的抗生素指导用药，也缺乏标准化的敏感试验，以及在每一种抗生素使用过程中的临床指征。为了有效预防感染，应当定期针对高危患者进行细菌筛检，并且根据鉴别诊断指导临床用药。

第九节　多药耐药菌医院感染控制

一、定植监测

（一）样品收集

对于可疑患者使用抗生素前对相关部位标本送检。

（二）监测频率

对入院患者使用抗生素前采样一次，抗菌治疗结束至少 48 h 后采样一次，两次均为阴性者为阴性。入院检测为多药耐药菌阳性感染者出院时抗菌治疗结束至少 48 h 后需连续两次检测均为阴性方可认为阴性。

（三）报告管理

检验科在判断为多药耐药菌的报告单上进行醒目标记，可能的情况下提供一些用药建议。

二、隔离与消毒

（一）使用标准手部卫生措施

参见手卫生 SOP。

（二）患者的隔离

感染者尽可能置于单间，与其他患者分隔，条件不允许时做床边隔离，诊疗及操作如无特殊情况均置于最后进行。

1. 医务人员个人防护　医务人员应穿隔离服、戴口罩进入病房，对可能产生气溶胶或飞溅的病例使用一次性口罩和眼罩，这些一次性用品在离开病房前必须弃于病房内专用黄色医用垃圾桶内，并用双层感染性废物袋密闭包扎后处置，不得暂存于治疗室或其他病房。非一次性物品需及时浸泡或擦拭消毒，可选择使用75%乙醇或有效氯浓度为1 000 mg/L 的含氯溶液。

2. 患者病历记录应该放在房间外面。

3. 被单等非一次性物品放在双层袋中密闭后拿出房间。

4. 患者出院后房间须彻底清洁消毒。空气消毒用强度合格的紫外线灯进行照射，照射时间不少于 30 min。物体表面用 0.2%～0.4%(2 000～4 000 mg/L)过氧乙酸喷洒作用 30～60 min，或用含有效氯1 000 mg/L 的消毒液擦拭。

5. 当疑为定植菌导致感染时，根据药物敏感实验结果针对性用药。

6. 重视会诊及防止床边检查操作时的交叉感染，以防科室间耐药菌传播，床位医师应告知会诊专家该患者有多药耐药菌感染情况。

7. 检出耐药菌部位隔天连续 2 次培养无耐药菌出现且临床感染症状消除 1 周以上时，由床位医师判定解除耐药菌隔离措施，并告知护士。

8. 该患者如去其他部门检查，应有工作人员陪同，病区提供清洁大单作为铺垫，检查结束后送回患者同时送回大单(回收并消毒清洗)，并向接收方说明须使用接触传播预防措施，用后的器械设备须清洗消毒并记录。

9. 一般医疗器械如听诊器、体温表、血压计等应专用，不能专用的物品如轮椅等应每次使用后消毒。

10. 尽量限制探视人群，并嘱探视者执行严格的消毒隔离措施。

三、管理

入院检测多药耐药菌阳性者须上报感染控制科，并且记录病史，应尽量减少转院以降低传播危险。如必须转院或转科，接收医院或科室应该清楚患者菌落定植/感染情况。

凡发现多药耐药菌阳性者，须在患者的病床及病历做明显警示标识。

同一病区不同患者短时间内出现 3 例同种同源耐药菌感染时，在加强消毒隔离同时立即报本部门负责人，由本部门负责人核实后上报感染控制科，如为传染病，还需同时报告流行病学部。

四、附件

多药耐药菌感染控制流程：

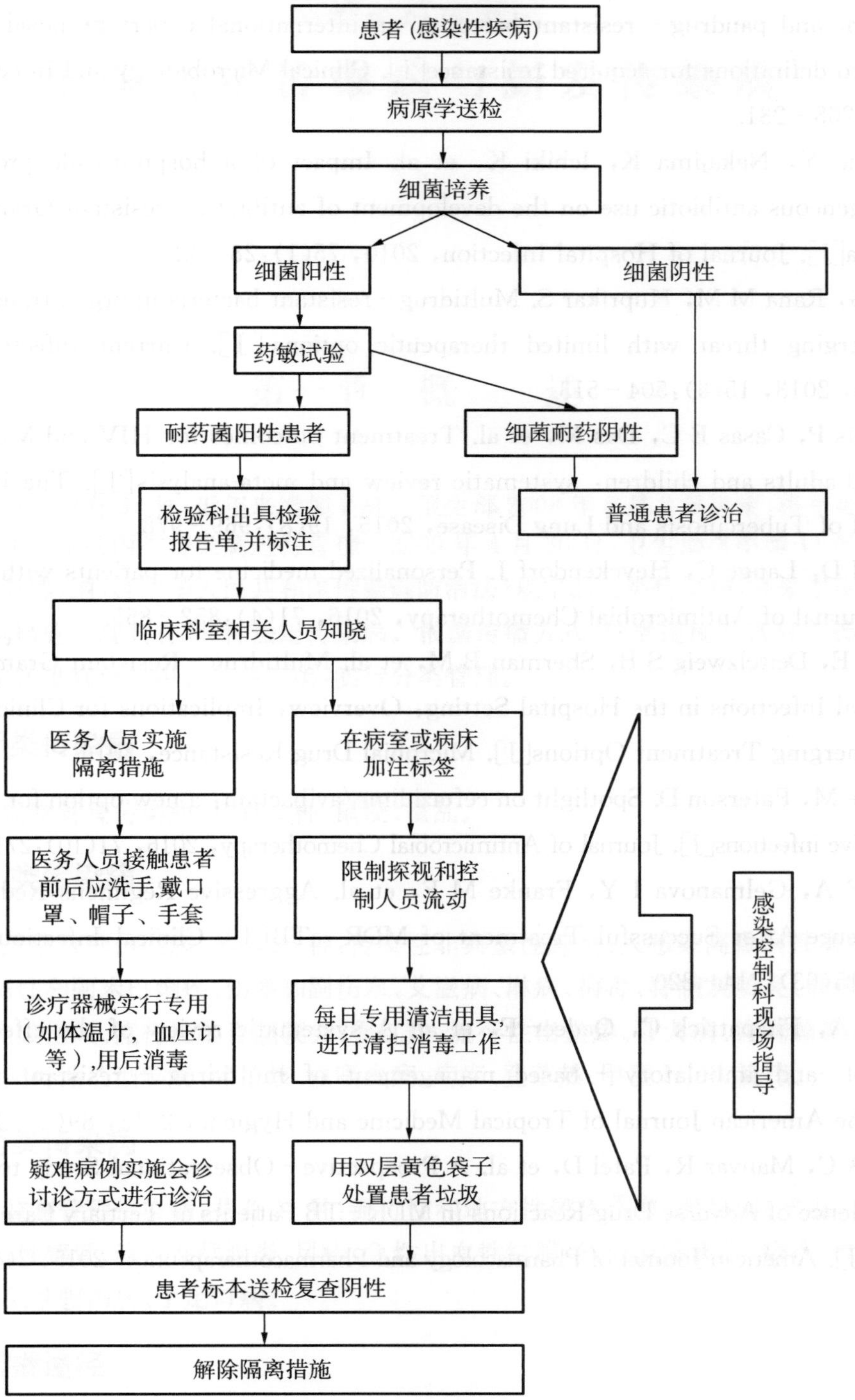

（李　垒）

传染病的传播途径可以是单一的，也可以是多个的。传播途径可分为水平传播和垂直传播两类。

由于生物性的致病原在人体外存活时间不一，在人体内的位置、活动方式也不同，这些因素都可影响一个感染性疾病的传染过程。为了生存和繁衍，这类病原微生物必须具备可传染的性质，每一种传染性病原体通常都有特定的传播方式。例如，透过呼吸道的路径，某些细菌或病毒可以引起宿主呼吸道表面黏膜层的形态变化，刺激神经反射而引起咳嗽或喷嚏等症状，借此重回空气中等待下一个宿主将其吸入。但也有部分微生物是引起消化系统异常，像腹泻或呕吐，并随着排出物散布在各处。通过这些方式，复制的病原体随患者的活动范围可被大量传播。

五、易感人群

是指对某种疾病或传染病缺乏免疫力的人群（见国标医院隔离技术规范）。新生人口增加、易感者的集中或进入疫区，部队的新兵入伍等，导致易感人群增加，易引起传染病流行。病后获得免疫、人群隐性感染、人工免疫技术等均可使人群易感性降低，传染病不易流行或被终止流行。

六、传染病的传播方式

（一）空气传播

有些病原体在空气中可以自由散布，直径通常为 5 μm，能够长时间浮游于空气中，做长距离的移动，主要借由呼吸系统感染，有时亦与飞沫传播混称。

（二）飞沫传播

飞沫传播是许多感染原的主要传播途径，经过患者咳嗽、打喷嚏、说话的时候，喷出温暖而潮湿的液体，病原体附在其上，随空气扰动飘散，短时间、短距离地在风中飘浮，下一位宿主因呼吸、张口或偶然碰触到眼睛表面时黏附，造成新的宿主受到感染。例如：细菌性脑膜炎、水痘、普通感冒、流行性感冒、腮腺炎、结核、麻疹、德国麻疹、百日咳等等。由于飞沫质、量均小，难以承载较重的病原体，因此寄生虫感染几乎不经此途径传染给其他个体。

（三）粪—口传播

常见于发展中国家卫生防疫系统尚未健全、教育培训不够的情况之下，未处理的废水或受病原体染染物质直接排放于环境中，可能污损饮水、食物或碰触口、鼻黏膜的器具，以及如厕后清洁不完全，经过饮食过程可导致食入者被感染，在发达国家也可能发生。主要病原体可为病毒、细菌、寄生虫，如霍乱弧菌、A 型肝炎病毒、脊髓灰质炎病毒、轮状病毒和弓形虫等。有时，某些生物因体表组织构造不能保护个体，可能因接触患者的排泄物而受到感染，正常情况下在人类族群中不会发生这种特例。

（四）接触传播

经由直接碰触而传播的方式称为接触传染，这类疾病除了直接触摸、亲吻患者，也可以通过共享牙刷、毛巾、刮胡刀、餐具、衣物等贴身器材，或是因患者接触后，在环境留下病原体而达到传播的目的。因此，此类传染病较常发生在学校、军队等物品可能不慎共享的场所。例如：真菌感染的香港脚、细菌感染的脓包病(impetigo)、病毒在表皮引起增生的疣。而梅毒的情况特殊，通常是健康个体接触感染者的硬下疳(chancre)所致。

（五）性传播

性传播疾病包含任何可以通过性行为传染的疾病，因此属于接触传染的一种，但因艾滋病在全球流行状况甚为严重，在医学领域有时会被独立探讨研究。通常主要传染原为细菌或病毒，通过直接接触生殖器的黏膜组织、精液、阴道分泌物或直肠所携带的病原菌，传递至性伴侣导致感染。若这些部位存有伤口，则病原菌可能随血液感染至全身各处。

（六）垂直传播

垂直传播专指胎儿由母体得到的疾病。拉丁文以“in utero”表示“在子宫”的一种传染形式，通过此种传染方式感染胎儿的疾病病原体，多以病毒和活动力强的小型寄生虫为主。可以经由血液输送，或是具备穿过组织或细胞的能力，因此可以透过胎盘在母子体内传染例如AIDS和乙型肝炎。细菌虽较罕见于垂直传播感染，但是梅毒可在分娩过程中，由于胎儿的黏膜部位或眼睛接触到母体阴道受感染的黏膜组织而染病；且有少数情况是在哺乳时透过乳汁分泌感染新生儿。后两种路径也都属于垂直感染范畴。

（七）血液传播

主要是通过血液或血制品将疾病传递至另一个个体的过程即血液传播。常见于医疗使用注射器材、输血技术疏漏与过失，因此许多医疗机构和医院要求相关医疗操作的施行，必须经过多方、多人确认以免损害患者，献血、输血时，也针对献血者和受血者进一步检验相关生理状况，减低此类感染的风险，但由于毒品的使用，共享针头的情况可造成难以预防的感染，尤其对于艾滋病的防范更加困难。

第二节　呼吸道传播的疾病

一、概念

呼吸道传播的疾病是指病原体从人体的鼻腔、咽喉、气管和支气管等部位侵入后引起的有传染性的疾病。经呼吸道传播的疾病主要有肺鼠疫、SARS、人感染高致病性禽流感、麻疹、肺炭疽、肺结核、流行性脑脊髓膜炎、百日咳、白喉、猩红热、流行性感冒、流行性腮腺炎、风疹等法定管理的传染病，以及军团菌病、普通感冒、腺病毒、呼吸道合胞病毒感染、水痘等非法定管理的但较为常见的传染病，上述传染病在某种情况下均可导致呼吸道传染病的流行，引起突发公共卫生事件。

二、呼吸道传染病主要传播模式

（一）通过飞沫直接接触传播

传播距离一般在 1 m 以内。通过这种方式传播的病原微生物主要有流感病毒、鼻病毒、腺病毒、呼吸道合胞病毒等。

（二）飞沫在空气中干燥后经直接接触或经空气传播

飞沫可长时间悬浮在空气中并在一定距离内传播。通过此种方式传播的病原微生物主要有结核分枝杆菌、水痘病毒、麻疹病毒、天花病毒、链球菌、真菌孢子等。

三、常见呼吸道传染病

（一）流行性感冒（流感）

是由流感病毒引起的急性呼吸道传染病，传染性极强。传染源是流感患者。流感主要在人多拥挤的密闭环境中经空气或飞沫传播，亦可通过直接接触患者的分泌物而传播。人群普遍易感。潜伏期短，通常为 1～3 d。流感流行具有一定的季节性，我国北方地区的流行一般均发生在冬春季节，南方四季都有病例发生，发病高峰在夏季和冬季。主要临床表现为发热、头痛、肌痛、乏力、鼻炎、咽痛和咳嗽，还可出现肠胃不适。

（二）流行性腮腺炎

是由腮腺炎病毒所引起的急性呼吸道传染病，传染源是腮腺炎患者和病毒携带者。流行性腮腺炎可经直接接触患者的唾液或飞沫传播，患者在腮腺明显肿胀前六七天至肿胀后 9 d 期间具有传染性。易感人群为 1 岁以上的儿童和青少年。潜伏期为 12～25 d，通常为 18 d。感染后一般可获得持久免疫力。流行性腮腺炎全年均有发病，但以冬春季为主。主要临床表现：前驱症状可出现发热、头痛、无力、食欲不振等，发病一二日后出现颧骨弓或耳部疼痛，然后出现唾液腺肿大，通常可见一侧或双侧腮腺肿大，除腮腺肿胀外，还可引起脑膜炎、脑膜脑炎、睾丸炎、卵巢炎、胰腺炎等。

（三）水痘

是由水痘-带状疱疹病毒引起的一种急性呼吸道传染病，传染源是水痘患者。水痘通过患者咳嗽产生的飞沫或散布在空气中的鼻咽喉分泌物传播，也可经人与人接触直接传播或接触到水痘痘浆污染的物品而间接传播。人群普遍易感，但发病主要是儿童。潜伏期为10～24 d，通常为14～16 d。病后可获终身免疫。主要临床表现：患者从出现皮疹前2 d至出疹后6 d具有传染性。患病初期出现轻微发热、疲倦和软弱无力；斑疹出现后数小时即转化为丘疹、疱疹。皮疹分布呈向心性，即躯干、头部较多，四肢处较少。一般典型水疱皮疹历时1～6 d，由于皮疹先后，分批出现，因此在出疹第二三天内，在患者身上同一部位可见到各阶段的皮疹（即斑疹、丘疹、疱疹及结痂）同时存在。大部分情况下，患者症状都是轻微的，可不治而愈。

（四）麻疹

是由麻疹病毒引起的急性呼吸道传染病。传染源是麻疹患者。麻疹主要是通过飞沫或直接接触患者的鼻咽喉分泌物传播，人群普遍易感。没有麻疹疫苗前，麻疹是一种普遍发生的儿童传染病。相关疫苗发明后，麻疹的发病率已经大大降低。麻疹的潜伏期为7～18 d，通常为14 d。病愈后有持久免疫力。麻疹发病季节以冬春季为多，但全年均可发生。其主要临床表现：感染初期出现咳嗽、流涕、发热、眼红及口腔内出现白点——柯氏斑；3～7 d后皮肤会出现斑丘疹，通常由面部扩散到全身，维持4～7 d，亦可能长达3周，留下褐色斑痕或出现脱屑；病重者的呼吸系统、消化系统及脑部会受影响，导致严重后果，甚至死亡。

四、综合防护措施

（一）标准预防

用于预防血液、体液、分泌物、排泄物（不含汗液）通过破损皮肤或黏膜而感染的防护，目的是降低院内明确和未明确的传染源引起感染的危险性。要求：戴手套前和摘手套后立即洗手，近距离接触（小于1 m）时加穿防护衣、戴护眼罩和个人呼吸器等。按传播途径，防护分3种基本型：气溶胶、飞沫和接触防护。气溶胶防护：N95口罩、外科口罩或特殊要求的气流管理和通风。飞沫防护：不需特殊气流管理，加强通风即可，距患者0～9 m内戴口罩。接触防护：进病室时戴手套，接触患者或到其居留环境时穿隔离衣，不共用诊疗设备，出病室时要进行手卫生。

（二）一般防护措施

1. 保持室内空气流通，并进行空气消毒 因患者打喷嚏或咳嗽及呼吸所排出的病毒可以在空气中悬浮十几个小以上，病毒可以在无生命物体上生存3 h，经常开窗通风和空气消毒，可以有效减少和消除致病微生物。

2. 戴口罩 口罩是针对空气、飞沫传播的最主要措施。工作人员在接触一般呼吸道传染病患者时戴医用外科口罩，接触需空气隔离或烈性传染病的患者时戴医用防护口罩，必要时戴防护面具。

3. 规范执行手卫生 传染病主要是经飞沫传播、空气传播和接触传播，在工作中无意用手触摸被污染的物体会沾上病原菌，并在不经意间用手摸自己的鼻子或眼睛，就很可能被感染，所以严格按照规范执行手卫生是非常重要的防护措施。戴口罩、手卫生，这些看来简易的习惯，却是防范呼吸道传染病的根本之道。

4. 多喝水 特别在冬春季节，气候干燥，空气中尘埃含量高，人体鼻黏膜容易受损，要多喝水，让鼻黏膜保持湿润，能有效抵御病毒的入侵，还有利于体内毒素排泄，净化体内环境。

5. 养成良好的卫生习惯 不要随地吐痰。在咳嗽、打喷嚏时要用手帕或纸巾掩住口鼻。吐痰时要避开别人吐在痰缸、纸巾或塑料袋里，及时消毒处理，以切断传播途径。患者如需外出，必须戴口罩，并定时更换。要坚持体育锻炼，适当增加户外活动，促进身体的血液循环，增强心肺功能；生活有规律，保证睡眠，保持均衡饮食，注意劳逸结合。并注意保暖防止感冒，提高自身免疫力。

（三）预防接种和药物预防

1. 接种疫苗 这是现阶段预防和控制传染病最经济最有效的手段，大多数呼吸道传染病具有人群普遍易感和15岁以下儿童高发的流行特点，接种疫苗，提高人群免疫水平、形成免疫屏障、切断传播途径更显得至关重要。病毒疫苗有流感、流行性腮腺炎、麻疹、风疹、水痘疫苗，对相应的病毒传染病可起到预防作用。细菌疫苗有A和C两群脑膜炎球菌多糖菌苗预防流行性脑脊髓膜炎；有计划地接种白百破联合疫苗可有效预防白喉和百日咳；对新生儿及婴幼儿接种卡介苗可有效地预防肺结核，对结核菌素反应阴性者还需补种。对可能接触炭疽的人，皮肤划痕接种炭疽减毒活疫苗。

2. 药物预防 使用金刚烷胺、金刚乙胺、利巴韦林及中药等，对一些病毒性传染病可起到预防作用。对流行性脑脊髓膜炎，可用磺胺嘧啶预防。红霉素对百日咳、支原体肺炎、衣原体肺炎有预防作用，结核菌素试验阳性者（包括儿童）可口服异烟肼6～12个月以防发病。对可能接触炭疽的人，口服四环素6 d、肌内注射青霉素6 d或环丙沙星4周，隔离观察8 d。医务人员可适当进行预防用药或接种有关疫苗。医务人员在无防护或防护不到位的情况下密切接触患者或者疑似患者后，应当及时使用抗病毒或抗菌药物。

（四）建立应急机制

做好应急储备工作，建立有效的应急机制，制定各项应急预案，落实医疗救治人员及医疗防护物品和设施；配置符合国家标准的防护用品，严把医用防护用品质量关，并按需要储备一定的基数，熟练掌握各种防护物品的使用方法，保证防护效果。克服对消毒隔离的麻痹思想，自觉遵守消毒隔离制度，养成安全防护习惯和相互监督的风气；医院各类人员必须正确掌握标准预防。采用多种形式宣传呼吸道传染病的防治知识，提高自我防护意识，有效预防和控制呼吸道传染病的发生。

第三节　消化道传播的疾病

一、诊断病史及流行病学资料

常见消化道传染病菌痢患者经常有食用腐败变质的不洁饮食病史。细菌性食物中毒则以共餐者集体发病为主(如学校或工厂等单位)。霍乱应注意流行病学资料及疫区情况、职业(如餐饮服务、旅游行业及经常外出及出入境人员)等。

二、临床表现

1. 菌痢　腹痛以左下腹痛伴里急后重感为主,多伴发热、腹泻黏液脓血便、而中毒型菌痢则表现为持续高热、迅速出现循环或呼吸衰竭,而腹痛腹泻可轻可重甚至尚未出现。

2. 细菌性食物中毒　因致病菌不同而表现各异,如沙门菌属所致食物中毒腹泻多伴腹痛、发热、粪便具有腥臭味;金黄色葡萄球菌食物中毒则伴剧烈呕吐、严重者呕吐物呈胆汁样;大肠埃希菌食物中毒粪便可呈血性。

3. 典型霍乱　按病程发展分为三期:

(1) 泻吐期　患者突然剧烈腹泻、但无腹痛和里急后重、大便初为黄色稀便、继而排出泔水样大便,无臭、量大。每天大便数次,多者数十次。呕吐常发生于数次腹泻后、无恶心、呈喷射状。呕吐物初为胃内容物,后为米泔水样。病程数小时至 3 d。

(2) 失水期　剧烈泻吐后患者呈不同程度的失水。轻者仅表现皮肤弹性差、口唇干燥、眼窝凹陷等;重者可出现“霍乱面容”(即眼球下陷、两颊内凹、声嘶及表情呆滞等)。因大量失水、电解质紊乱及代谢性酸中毒、可引起腹肌及腓肠肌痉挛及循环衰竭。如不及时抢救可在数小时内死亡。病程 4～6 d。

(3) 恢复期和反应期　泻吐停止,大多数患者进入恢复期,但是少数患者出现反应性发热。体温升高为 38～39℃,还有少数患者在反应期出现急性肾功能不全。重者因尿毒症而死亡。

三、实验室检查

(一) 一般检查

血尿便常规检查,末梢血象中以白细胞升高为主,特别是中性粒细胞明显升高。霍乱因严重脱水、血液浓缩、红细胞及血红蛋白均可升高。便常规在镜下可见脓细胞及红细胞,以菌痢为明显。

第四节 血液传播的疾病

献血和输血在当今社会是很普通的事情，每天都有数以千计的人在献血和接受输血，但是，每天都有人在献血和输血过程中受到了感染。轻者，感染了其他不易治疗的疾病；重者，将为此付出生命的代价。除血液制备和使用过程中污染使受血者感染外，献血者血中带有病原体亦可使受血者感染，目前很难避免，只能尽量减少，除最有威胁性的乙型和丙型肝炎（血源感染甲型肝炎者少），艾滋病、梅毒、疟疾等外，巨细胞病毒、单纯疱疹病毒、EB 病毒、人 T 细胞淋巴瘤病毒（HTLV，我国人群阳性者占 0.08%，福建 0.96%），人类微小病毒、麻疹、斑疹伤寒、沙门菌病、布氏菌病、雅司病等病原体也可使体弱者（如婴儿、老年人、化疗患者等）发生严重疾病。

一、肝炎病毒

肝炎是严重威胁人类健康的常见传染病之一，一般分为五种，即甲型肝炎（HA）、乙型肝炎（HB）、丙型肝炎（HC）、丁型肝炎（HD）和戊型肝炎（HE）。

近年我国对 30 个省的人群调查结果显示：乙型肝炎的流行率为 9.75%；丙型肝炎的流行率为 3.2%；丁型肝炎的流行率为 1.15%；戊型肝炎的流行率为 17.2%；偶尔也可见到由其他病毒如巨细胞病毒（CMV）、EB 病毒（EBV）等病毒引起的肝炎。

1993 年前输血后肝炎（PTH）发生率为 2.4%～27.3%，我国为 7.6%～19.7%，美国、日本等国家输血后乙型肝炎在输血后肝炎中所占比例已由 20 世纪 70 年代的 20%～50%降至近年的 5%～10%，而输血后丙型肝炎相对上升至 90%～95%；我国人群中乙型肝炎（HB）感染率为 10%左右，输血后乙型肝炎较多，近年经严格筛选供血员等措施，其感染率已明显下降，我国人群丙型肝炎（HC）感染率为 0.2%～3.2%，但部分地区供血员 HCV 抗体阳性率高达 15.14%～67.61%，个别地区达 70%～90%，某次调查 621 例 HBsAg（－）供浆者 HCV（＋）占 84%，而 354 例非供血者 HCV（＋）仅 0.85%，故输血后丙型肝炎可能也不少，1994 年起从献血员开始筛测 HCV 抗体以来，经采血或输血感染丙型肝炎的概率已很低。

甲型肝炎于输血后 15～40 d，乙型肝炎于输血后 60～120 d，丙型肝炎于输血后 14～84 d 发病，输血后乙型肝炎和输血后丙型肝炎起病均较缓慢，临床症状多较轻，但经数年后有 40%～50%转变为慢性肝炎，10%～25%转变为肝硬化，少数发展为肝癌。日本报道 231 例输血后丙型肝炎，其中慢性肝炎 41.56%，肝硬化 35.06%，肝癌 23.38%；输血后肝炎 125 例，其中慢性肝炎 50 例，肝硬化 46 例，肝癌 29 例，输血至诊断为慢性肝炎、肝硬化、肝癌的时间分别为 10 年、21.2 年、29 年。

输血感染甲型肝炎机会少，但 20 世纪 90 年代后，意大利报告 41 例，德国 13 例，美国 2

例。输血后非甲、非乙型肝炎中的 60%～85%是由丙型肝炎病毒引起，血友病患者 HCV(+)者高达 50%～90%；丁型肝炎与乙型肝炎关系密切，HBsAg(+)者中 20%～30% HDV(+)，乙型肝炎患者中 30%～90%抗 HDV(+)；戊型肝炎我国也较多，输血后肝炎中 10%～30%不是由甲、乙、丙、丁、戊型肝炎病毒引起，现已发现 F，G，GB 等肝炎病毒，已证明 HGV 有 26%的氨基酸序列与 HCV 相同，HGBV 的氨基酸序列 90%与 HGV 相同。

最后，值得着重提到的是：虽经现代技术正规检测的血液，仍不能完全避免经输血传播病毒性肝炎等疾病的可能性，如 Yei 报告：抗 HCV(+)血浆含 HCV RNA 1.4×10^5 Iu/ml，阴性血浆含 1.6×10^3 Iu/ml，两者混合后含以 1×10^4 Iu/ml。Biwas 用 2 778 袋 HCV(−)的血浆混合后输给大猩猩，其中 2/3 发生丙型肝炎。

二、人类免疫缺陷病毒（HIV）

自 1981 年在美国洛杉矶发现首例艾滋病以来，现在该疾病正以成倍增长的趋势流行扩大，威胁着人类社会。据 2016 年 7 月《柳叶刀》报道，全球每年大约有 250 万人感染艾滋病病毒，1997 年感染人数达 330 万。目前全球约有 3 880 万艾滋病患者，而在 2000 年是 2 800 万。其中 90%在发展中国家，1991 年我国公布人类免疫缺陷病毒（HIV）感染者为 708 例，但实际上要严重得多。云南边境地区调查自然村居民中有 6%～18% HIV 阳性，静脉吸毒者 64%阳性。目前，我国艾滋病流行正处于快速增长期，每年 HIV 感染者以 30%的速度上升。据世界卫生组织（WHO）2015 年全球结核控制报告，2014 年全球有 40 万 HIV 感染者/AIDS 患者死于结核病。HIV 主要在辅助 T 细胞（T_h）细胞内大量增殖，使细胞破坏，T_h 下降，免疫功能衰竭，其潜伏期 2～10 年，输全血、红细胞、白细胞、血小板、血浆、凝血因子等均可传播 HIV，其感染机会与输血量（次数）呈正相关。美国有报道，输血所致艾滋病占总病例数的 1.7%，但小儿输血艾滋病占 17.9%，血友病 HIV 感染率达 35%～70%，有的国家 1993 年前的血友病患者 100%抗 HIV 阳性，所以现在已从供血者起常规做抗 HIV 检测，淘汰阳性者。

三、巨细胞病毒

我国部分地区人群巨细胞病毒（CMV）感染率高达 90%以上，CMV 感染者一般临床症状轻，无症状的输血后 CMV 感染可达 3%～67%，但新生儿、器官移植者、免疫缺陷者、老年体弱者可发生严重全身巨细胞病毒感染，如巨细胞病毒肝炎、脑炎、肺炎、肾炎、关节炎等，对这部分患者的用血应做 CMV 检查，对患者可用更昔洛韦（gancidovir）治疗。

四、细菌

人体和其周围环境都充满了微生物，有学者报道：健康成人全身寄居微生物总质量为 1 271 g（90%为正常菌群），约 100 万亿个（人体生理细胞仅 10 万亿个），分布在肠道 1 000 g，皮肤 200 g，口腔 20 g，阴道 20 g，肺 20 g，鼻 10 g，眼 1 g，故在采血过程中很容易污染，国外采血细菌污染率为 1%，采用冷藏可使其降低。输入细菌污染血，视其毒力情况，多数患者病情严重，高热、寒战，白细胞数和中性粒细胞显著升高，核左移或中毒性休克，虽经用大量有效抗生素等治疗抢救，但多于数天内死亡。污染细菌多为革兰阴性菌，如荧光假单胞菌(G^-)，这种细菌在22℃增殖最快，故春天发生细菌污染的输血反应较多见，另外能在低温下生长的耶尔森肠炎菌和肠杆菌也易致输血败血症，故对怀疑污染血样应在37℃和4℃下同时进行病原体培养与鉴定。

五、寄生虫

疟原虫、丝虫病、锥虫病、弓形虫病、阿米巴病等均可经输血传播。疟疾于输血后1～60 d发病，A型受血者发病较多(95.6%)，供血员献血后发病者占86%。

第五节　性传播的疾病

一、性传播疾病的概念

性传播疾病简称STD，是指以性行为为传播途径的一些传染病，常称性病。性交、皮肤的接触、口唇和舌的接触均可以传播性疾病。性传播疾病包括下列疾病：梅毒、淋病、非淋菌性尿道炎、软下疳、性病性淋巴肉芽肿、生殖器疱疹、尖锐湿疣、生殖器假丝酵母菌病、传染性软疣、滴虫性阴道炎、疥疮、阴虱病、嗜血杆菌阴道炎、巨细胞病毒感染等。最近证实乙型肝炎和艾滋病患者的血液、精液或唾液中也有病毒，也能通过性行为传播，因而也被列入性传播疾病。经典性病全部纳入性传播疾病，包括梅毒、淋病、软下疳、性病性淋巴肉芽肿。

二、性传播疾病的特点

（一）性传播疾病的病原体

有细菌、真菌、螺旋体、衣原体、支原体、病毒、寄生虫七大类。

（二）传播途径

以性行为为主，其中主要是性交传染。

（三）不受自然因素的干扰

完全是皮肤黏膜在特定的腔内接触造成传播的。

（四）具有隐蔽性

患者常常隐瞒自己的性乱关系，讳疾忌医，从而失去有利的治疗时机。

（五）传播速度快

性传播疾病中淋病和非淋菌性尿道炎等疾病潜伏期很短，感染后很快发病。

（六）流行范围广

从世界范围来看，性传播疾病在所有的国家都有发生和流行，经典性病的流行危害更大。性病的流行与国际交往的增加、旅游事业的发展、人口流动有密切关系。

（七）有明确的高危人群

只要有性乱行为就有遭受性病的危险。

（八）具有隐性病程和复发可能

有的性病如梅毒可由于治疗不当或自身免疫力改变而变为隐性梅毒。

（九）可经血源和胎盘传播

二期梅毒血液中有大量的螺旋体，如果梅毒患者作为供血者，受血者接受血液可直接发生二期梅毒，艾滋病也可通过血液传染，用患有艾滋病病毒的血液制做的血液制品也可以传染他人，有这两种疾病的孕妇均可以把病原体通过胎盘传给胎儿，分娩后的新生儿可以患先天性梅毒和艾滋病。

三、性行为传播

（一）性交是性病的主要传播方式

占95%以上。传统的性行为是指阴茎与阴道直接接触。但西方式的性行为则多样化，例如口交（是指口与外生殖器接触）、肛交（是指男性阴茎与同性或异性肛门接触），还有接吻、手淫、触摸及同性恋等，更增加了性病的传播机会。

（二）间接接触传播

通过接触污染的衣服或共用浴具等传播。性病在儿童中主要通过非性接触传播，如幼儿通常和父母共寝、洗浴或公用毛巾、牙刷等家庭用具；同时幼儿常有用手玩弄阴部的不良习惯，因此可通过公共便盆或经手和生殖器的途径在幼儿园中传播，如梅毒、淋病、假丝酵母菌病等。

（三）器官移植、人工受精传播

如艾滋病。

（四）血液和血制品传播

梅毒和人类免疫缺陷病毒可通过输血和血制品传播。

（五）医源性传播

污染的体温计（口表或肛表）如果不注意消毒可传播淋病，使用带菌医疗器械作各种创伤性检查，如静脉穿刺、各种导管检查、肌内注射。

（六）胎盘、产道和母乳传播

孕妇可通过胎盘将梅毒螺旋体、衣原体、支原体、人类免疫缺陷病毒等传染给胎儿。阴道感染的产妇可在分娩时将病菌传染给新生儿。

（七）职业性传播

医生、护士、防疫人员如防护不严，助产接生人员手指污染上病菌；医务人员误将污染人类免疫缺陷病毒的针头和手术刀刺伤自己的皮肤；亦有因护理艾滋病患儿而被感染的病例报道。

四、性传播疾病的全身表现

（一）发热

对于发热的性传播疾病患者应予以重视，它意味着疾病在活动或发生了播散性感染。

（二）乏力

无力和发热往往同时存在，由于病原体和病毒所致。

（三）关节疼痛

当有高热时常伴有关节疼痛。

（四）消瘦

主要见于梅毒、淋病的急性活动期、乙型肝炎、假丝酵母菌病、性病淋巴肉芽肿。

五、皮肤表现

（一）疼痛

产生疼痛的性传播疾病主要是急性炎症性疾病和疱疹性疾病。

（二）瘙痒

有些性传播疾病的皮疹是瘙痒的，如疥疮、传染性软疣、假丝酵母菌病、阴虱病等。

（三）感觉异常

病变部位可出现麻木感、蚁行感、紧板感，是由于病变侵犯位于真皮层的感觉神经或中枢神经产生的。

六、性病的防治策略

性病防治策略主要有：①患者及其性伴侣同时治疗。②推广使用安全套是预防性传播的有效措施。③娱乐场所制定体检制度，防控性相关疾病的传播。④高效疫苗的发明。

第六节　虫媒传播的疾病

虫媒传染病是指以节肢动物为媒介所引起的传染病，也称血液传染病。目前我国法定报道的传染病中有 13 种虫媒传染病。近年，全球虫媒传染病呈上升趋势，新的病种陆续被发现，原有疾病的流行区域不断扩展，疾病流行的频度不断增强。无论是从病死率的统计（例如，每年有 100 万～200 万患者死于疟疾，其中大部分为 5 岁以下的儿童），还是从发病率的统计，抑或从类似人群焦虑等不易量化的因素统计（例如，某地区东方马脑炎病例出现，导致其周围运动场所和学校的室外活动取消等），虫媒传染性疾病都给人类带来了沉重的负担。导致人类虫媒传染病的关键因素是病原微生物（病毒、细菌和寄生虫）、媒介生物（蚊子、壁虱和蝇类）和寄生宿主（媒介生物通过叮咬宿主而感染）。只有阐明媒介生物和宿主间的复杂互动以及媒介生物和宿主生活环境交叉引起人类感染方式，方能采取对这些疾病的控制策略。控制虫媒传染病的传统方法主要有两种：对高危人群接种疫苗和杀灭媒介生物。接种疫苗已经在预防某些虫媒传染病上取得了成功，如黄热病和日本脑炎。然而，对于一些重要的虫媒传染病如疟疾和登革热，接种疫苗效果仍不理想。对于那些去疟疾流行地区旅游的游客使用抗疟疾药预防是有效的，但对于当地的居民并没有疗效，反而可能导致产生耐药。

第七节　接触性传染病

病原体通过手、媒介物直接或间接接触导致的传播。根据直接接触和间接接触分为如下两大类。

一、直接接触传播

直接接触传播指病原体从传染源直接传播至易感者合适的侵入门户。有专家提出此类传播不仅包括接吻和性交,也包括经飞沫传播。

特指的直接接触是性传播疾病,除传统的性病(梅毒、淋病、性病性淋巴肉芽肿、软下疳、腹股沟肉芽肿)外,现已公认的其他性传播疾病包括沙眼衣原体、阴道毛滴虫和单纯疱疹病毒Ⅰ型和Ⅱ型等引起的感染,艾滋病也属于此类。

二、间接接触传播

间接接触传播指间接接触了被污染的物品所造成的传播。如手及日常生活用品(床上用品、玩具、食具、衣物等)被传染源的排泄物或分泌物污染后,可起到传播病原体的作用,此类传播又称日常生活接触传播。许多肠道传染病、体表传染病和某些人兽共患病均可经此途径传播,如肝炎。

间接接触传播传染病的流行特征:①病例一般呈散发,可在家庭或同住者之间传播,呈现家庭续发率高;②个人卫生习惯不良和卫生条件差的地区,发病较多;③流行过程缓慢,全年均可发生病例,无明显季节性高峰;④加强传染源管理,严格消毒制度,注意个人卫生,可以减少此类传播。

三、经食物传播

所有肠道传染病、某些寄生虫病、个别呼吸道传染病(白喉、结核病)及少数人畜共患病(炭疽病)均可经食物传播。经食物传播可分两类:

(一)食物本身含有病原体

感染绦虫的牛、猪、患炭疽的牛、羊,其肉类含有病原体。患结核病的乳牛所分泌的乳汁可含有结核分枝杆菌。感染沙门菌家畜的肉及家禽的蛋可含有沙门菌。当人们食用后可被感染。

(二)食物在各种条件下被病原体污染

食物在生产、加工、运输、贮存与销售的各个环节均可被污染。水果、蔬菜等只是机械地携带病原体,其数量不再增多。在另一些食品,如牛奶、肉馅等在适宜的温度下病原体可大量繁殖,人们食用后可感染而发病。

(三)经食物传播传染病流行特征

(1) 患者有食用某种污染食品史,不食者不发病。

(2) 易形成暴发,累及人数与食用污染食品的人数有关。

（3）多发生于夏秋季，一般不形成慢性流行。

（4）停止供应污染食品暴发即平息。

四、受感染的动物作为传染病的传染源

（一）人畜共患疾病

按病原、储存宿主、性质可分四类：

（1）在人人之间一般不引起传播，例如钩端螺旋体病、森林脑炎等。

（2）以人为主的人畜共患病：疾病一般在人群中传播，动物感染是偶然的，例如人型结核。

（3）人畜并重的人畜共患病：人畜均可作为传染源，例如血吸虫病。人感染以动物作为传染源的疾病称人畜共患病。

（4）真正人畜共患病：病原体必须以人和动物分别作为终宿主和中间宿主，例如牛、猪肉绦虫病等。以动物为主的人畜共患病：病原体主要在动物中保持延续，在一定条件下能传给人。

（二）作为传染源的动物

家畜、野生哺乳动物、家禽及野禽均可传播一些疾病。

动物作为传染源的流行病学意义，主要取决于人与动物的接触机会与密切程度，且与动物的种类和密度有关。

（李洪伟　郑江花）

参考文献

1. Laaser U, Brand H. Global health in the 21st century[J]. Glob Health Action, 2014, 7:23694.
2. 张斯钰，罗普泉，高立冬.中国重点新发传染病的流行现状与应对策略[J].中华疾病控制杂志，2012，16(10)：892 - 896.
3. Hernandez S, Busso C, Walvekar R R. Parotitis and Sialendoscopy of the Parotid Gland [J]. Otolaryngol Clin North Am, 2016,49(2):381 - 393.
4. De Paschale M, Clerici P. Microbiology laboratory and the management of mother - child varicella - zoster virus infection[J]. World J Virol, 2016,5(3):97 - 124.
5. Laksono B M, de Vries R D, McQuaid S, et al. Measles Virus Host Invasion and Pathogenesis[J]. Viruses, 2016,8(8).
6. Wong G L, Wong V W. Eliminating hepatitis B virus as a global health threat[J]. Lancet Infect Dis, 2016, 16(12):1313 - 1314.
7. Engler K, Lessard D, Lebouche B. A Review of HIV - Specific Patient-Reported Outcome

Measures[J]. Patient, 2016, 10(2):187 - 202.

8. Wolf A J, Liu G Y, Underhill D M. Inflammatory properties of antibiotic-treated bacteria [J]. J Leukoc Biol, 2016, 101(1):127 - 134.
9. Candel F J, Garcia - Garcia A B, Penuelas M, et al. Update in Infectious Diseases 2016 [J]. Rev Esp Quimioter, 2016,29 Suppl 1:1 - 5.
10. Hrnjakovic C I, Cvjetkovic D, Patic A, et al. TICK - BORNE ENCEPHALITIS VIRUS INFECTION IN HUMANS[J]. Med Pregl, 2016,69(3 - 4):93 - 98.

第七章
消毒灭菌技术

第一节 无 菌 术

无菌术(aseptic technique)是临床医学的一项基本操作规范。我们周围环境及自身普遍存在各种微生物,当我们做各种手术及诊疗操作时必须采取严格措施,防止微生物通过各种途径侵入创面或组织,否则将引起感染。微生物普遍存在于人体和周围环境。在手术、穿刺、注射、插管、换药等过程中,如不采取一定措施,微生物即可通过直接接触、飞沫和空气进入伤口,引起感染。无菌术即是针对这些感染来源所采取的一种预防措施,由灭菌法、抗菌法和一定的操作规则及管理制度所组成。

一百多年前,伤口感染曾是外科医生所面临的最大难题之一。1867 年英国外科医生李斯特(BavonJoseph Lister)奠定了抗菌技术的基本原则,被公认为抗菌外科创始人。1877 年德国 Bergmann 发明了高压蒸汽灭菌法,建立了现代外科学中的无菌技术。1889 年德国 Furbringer 提出手臂消毒;1890 年德国 Halsted 提议戴橡胶手套,从而使无菌技术趋于完善,建立了现代外科学中的无菌技术。

无菌术就是针对微生物及其感染途径采取的一系列预防措施。无菌术的范畴不仅是单纯的消毒和灭菌,已扩展到有关的临床工作程序和医院管理,即要求工作人员树立无菌观念,在一切诊疗工作中要贯彻无菌术原则。它的内容包括灭菌、消毒法、操作规则及管理制度。

消毒即用物理或化学的方法,杀死病原微生物和其他有害微生物,而并非清除或杀灭所有微生物(如芽孢等),只是达到无害化的目的。灭菌是指杀灭一切活的微生物。消毒和灭菌共同点就是必须杀灭所有病原微生物及其他有害微生物,达到无菌术的要求。无菌术中的操作规则和管理制度则是为了防止已经灭菌和消毒的物品、已行无菌准备的手术人员或手术区不再被污染所采取的措施。无菌术不仅仅只是洗手、穿手术衣、戴手套、手术区皮肤消毒及铺单等操作中的过程,更重要的是贯穿于整个手术全过程的无菌观念。

一、无菌术的基本概念

（一）无菌术

应用消毒和灭菌等方法，抑制或杀灭一切达到手术区域或伤口的病原微生物，以防止感染发生的综合预防性技术。

（二）消毒（抗菌术）

应用适当的化学消毒剂消灭细菌或抑制其繁殖活动，其范围包括手术场地、手术者、手术部位等。

（三）灭菌（灭菌术）

通常是指用物理学的方法（尤其是热力学方法）完全彻底杀灭一切微生物和芽孢（如高压蒸汽灭菌、煮沸灭菌等）。

二、常用灭菌法

（一）高温灭菌法

利用高温使微生物的蛋白质及酶发生凝固或变性而死亡。这是应用最广泛而有效的灭菌方法，主要用于手术器械和物品的灭菌。包含高压蒸汽法、煮沸法及火烧法。

1. 高压蒸汽法 应用最为普遍，效果最好。高压蒸汽灭菌器可分为下排气式和预真空式两类，目前国内应用最多的为下排气式，由一个具有两层壁的耐高压锅炉构成，蒸汽进入消毒室内，压力升高，炉内温度随之升高，蒸汽压力达 104～137 kPa 时，温度可达到 121～126℃，维持 30 min，能杀灭包括细菌芽胞在内的一切微生物，达到灭菌目的。预真空式高压蒸汽灭菌器其特点是先抽吸灭菌器内的空气使其呈真空状态，然后由中心供气室经管道将蒸汽直接输入灭菌器，这样可以保证灭菌器内的蒸汽分布均匀，整个灭菌所需的时间也缩短，对灭菌物品的损害也更轻微。压力为 170 kPa，消毒室内温度 133℃，4～6 min 达到灭菌效果，但整个过程要 20～30 min。该方法虽然较贵但效果佳，已经逐渐被推广。

使用高压灭菌器时的注意事项：①需要灭菌的各种包裹不应过大、过紧，一般应小于 55 cm×33 cm×22 cm；②放入灭菌器内的包裹，不要排得太密，以免妨碍蒸气透入，影响灭菌效果；③包内和包外各贴一条灭菌指示带（长 6～8 cm），如压力达到后 15 min 时，指示纸带上即出现黑色条纹，表示已达灭菌的要求。包内放入用纸包好的升华硫磺粉物，用以检测温度，因为所用的硫磺品种不同，多数的熔点为 114～116℃，故结果有时并不可靠；④易燃和易爆炸物品如碘仿、苯类等，禁用高压蒸汽灭菌法；锐利器械如刀、剪不宜用此法灭菌，以免变钝；⑤瓶装液体灭菌时，要用玻璃纸和纱布包扎瓶口，如用橡皮塞的，应插入针头排气；⑥已灭菌的物品应做记号，以便识别，并需与未灭菌的物品分开放置，以免弄错；⑦要有专人负责，每次灭菌前，应检查安全阀的性能是否良好，以防锅内压力过高，发生爆炸。灭菌后的物品一般可保留 2 周。

2. 煮沸灭菌法　有专门的煮沸灭菌器，但一般的铝锅或不锈钢锅去油脂后也可使用。适用于耐热耐湿的物品，如金属器械、玻璃制品及橡胶类的灭菌。在水中煮沸至 100℃，持续 15～20 min，能杀灭一般细菌，超过 1 h 才能杀灭芽胞。高原地区气压低，沸点低，海拔每增高 300 m，灭菌时间应延长 2 min。为节省时间和保证灭菌质量，宜用压力锅煮沸灭菌，蒸汽压力一般为 127.5 kPa，温度可达 124℃左右，10 min 即可灭菌。用于金属器械、玻璃、橡胶类物品。

注意事项：①物品必须完全浸没在水中，才能达到灭菌目的；②橡胶和丝线类应于水煮沸后放入，持续煮沸 15 min 即可取出，以免煮沸过久影响质量；③玻璃类物品要用纱布包好，放入冷水中煮，以免骤热而破裂；如为注射器，应拔出其内芯，用纱布包好针筒、内芯；④灭菌时间应从水煮沸后算起，如果中途加入其他物品，应重新计算时间；⑤煮沸器的锅盖应严密关闭，以保持沸水温度。

3. 火烧法　在紧急情况下，金属器械的灭菌可用此法。将器械放在搪瓷或金属盆中，倒入 95%乙醇少许，点火直接燃烧。但此法常使锐利器械变钝，又能使器械失去光泽，一般不宜应用。

（二）气体灭菌法

包括环氧乙烷灭菌法、臭氧和负离子等气体消毒灭菌法。

（三）电离辐射灭菌法

属工业灭菌法，适用于所用的医疗器械、大规模应用的一次性物品。

三、消毒方法

（一）药液浸泡消毒

适用于锐利器械、内镜、特殊材料制成的导管等消毒，目前常用的化学消毒剂有下列几种：2%戊二醛碱性异丙醇水溶液、75%乙醇溶液、1∶1 000 氯己定溶液、0.5%过氧乙酸溶液。

（1）1∶1 000 苯扎溴铵溶液，浸泡时间为 30 min，常用于刀片、剪刀、缝针的消毒。1 000 ml 中加医用亚硝酸钠 5 g，配成“防锈苯扎溴铵溶液”，有防止金属器械生锈的作用。药液宜每周更换 1 次。

（2）70%乙醇，浸泡 30 min，用途与苯扎溴铵溶液相同。乙醇应每周过滤，并核对浓度 1 次。

（3）10%甲醛溶液，浸泡时间为 30 min，适用于输尿管导管、塑料类、有机玻璃的消毒。

（4）2%戊二醛碱性异丙醇水溶液，浸泡 10～30 min，用途与苯扎溴铵溶液相同，但灭菌效果更好。

（5）1∶1 000 氯己定溶液，抗菌作用较苯扎溴铵强。浸泡时间为 30 min。

注意事项：①浸泡前，要擦净器械上的油脂；②要消毒的物品必须全部浸入溶液中；③有轴节的器械（如剪刀），轴节应张开；管瓶类物品的内外均应浸泡在消毒液中；④使用前，需用灭菌盐水将药液冲洗干净，以免组织受到药液的损害。

（二）甲醛溶液熏蒸消毒法

甲醛溶液有强烈的刺激作用，此种消毒方法已逐渐淘汰。用 24 cm 有蒸格的铝锅，蒸格下放一量杯，加入高锰酸钾 2.5 g，再加入 40%甲醛溶液（福尔马林）5 ml，蒸格上放丝线，熏蒸1 h，即可达消毒目的，丝线不会变脆。

（三）清洁、保管和处理

一切器械、敷料和用具在使用后，都必须经过一定的处理，才能重新进行消毒，供下次手术使用。其处理方法随物品种类、污染性质和程度而不同。凡金属器械、玻璃、搪瓷等物，在使用后都需用清水洗净，特别需注意沟、槽、轴节等处的去污，金属器械还须擦油防锈；各种橡胶管还需注意冲洗内腔，然后擦干。曾接触过脓液或 HBsAg 阳性，尤其是 HBeAg 阳性患者的血液的手术用品，应另作处理。然后用清水冲洗干净，擦干或晾干。

（四）化脓性感染手术后

1∶1 000 苯扎溴铵溶液浸泡 1～2 h，1∶1 000 苯扎溴铵溶液清洗后，煮沸 10 min。锐利器械可浸泡 1～2 h。

（五）铜绿假单胞菌感染手术后

1∶1 000 苯扎溴铵溶液浸泡 2～3 h，1∶1 000 苯扎溴铵溶液浸泡 1～2 h，煮沸 10 min。锐利器械可浸泡 2 h。

（六）破伤风、气性坏疽手术后

1∶1 000 苯扎溴铵溶液浸泡 4 h。

（七）乙肝表面抗原阳性患者手术后

2%戊二醛碱性异丙醇水溶液或 0.2%过氧乙酸溶液浸泡 1 h。

（八）紫外线消毒法

紫外线表面作用强，可杀灭悬浮在空气、水中和附于物体表面的细菌、支原体和病毒等。多用于室内空气和物品表面消毒。

第二节　手术人员和患者手术区域的准备

一、手术人员的术前准备

（一）一般准备

手术人员进手术室后，先要换穿手术室准备的清洁鞋和衣裤，戴好帽子和口罩。帽子要盖住全部头发，口罩要盖住鼻孔。剪短指甲，并去除甲缘下的积垢。手或臂部皮肤有破损或有化脓性感染时，不能参加手术。

（二）手臂消毒法

手术人员的外科洗手消毒是控制医院感染最重要的环节之一。在皮肤皱纹内和皮肤深层如毛囊、皮脂腺等处都藏有细菌。但是手臂消毒法仅能清除皮肤表面的细菌，不能清除皮肤深处的细菌。在手术过程中，这些深藏的细菌可能移至皮肤表面，所以消毒后务必穿无菌衣及戴手套。一般认为，刷手比用洗水方法对细菌清除率要高，目前仍是采用机械手刷刷手与化学消毒剂结合的传统手臂消毒方法。肥皂刷手法已经逐渐被淘汰。刷手的消毒剂分为含碘和不含碘的两类。碘剂是使用最广泛的皮肤抗菌剂，其在有效浓度内极少引起皮肤反应，并且与皮肤作用后还具有后效功能。

（三）灭菌王消毒法

用流动水润湿双手臂至肘上 10 cm。用一个无菌毛刷沾“灭菌王”溶液 3～5 ml，从指尖到肘上 10 cm 处行交替揉搓 3 min。揉搓时要注意去除甲缘、甲沟处污秽，并用清水冲去污沫。用无菌巾拭干手臂。用吸足“灭菌王”溶液的纱布球涂抹手臂一遍(从手指尖到肘上 6 cm 处)，让其自然干燥，即可穿无菌手术衣和戴无菌手套，无须浸泡手臂。

洗手完毕后，应保持手姿势，手臂不应下垂，更不应接触未消毒物品，否则需要重新洗手消毒。当第一台是无菌手术、手套未破及需要连续施行另一台手术时，不需重新刷手，可用灭菌王涂擦手和前臂，再穿无菌手术衣和戴手套。具体方法如下：先将手术衣自背部向前反折脱去，使手套的腕部随之翻转手上，然后用右手扯下左手手套至手掌部，再以左手指脱去右手手套，然后用右手掌推下左手手套。若前一次为污染手术，需要重新洗手。

（四）穿无菌手术衣和戴手套的方法

穿无菌衣时将手术衣轻轻抖开，提起衣领两角，双手提起手术衣两肩袖口注意勿将衣服面对自己或触碰到其他物品或地面。到较开阔空间，轻轻上抛手术衣，同时两手顺势插入衣袖内，两臂前伸，不要上抬超过双肩。让别人协助穿上。最后双臂交叉提起腰带向后递，由别人在身后将带系紧。戴手套用左手自手套夹内捏住手套套口翻折部，将手套取出。先用右手插入右手手套内，注意勿触及手套外面；再用已戴好手套的右手指插入左手手套的翻折部，帮助左手插入手套内。已戴手套的右手不可触碰左手皮肤。将手套翻折部翻回盖住手术衣袖口。

二、患者手术区的准备

目的是消灭拟作切口处及其周围皮肤上的细菌。如皮肤上有较多油脂或胶布粘贴的残迹，可先用汽油或松节油拭去。然后用2.5%～3%碘酊涂擦皮肤，待碘酊干后，以70%乙醇涂擦两遍，将碘酊擦净。另一种消毒方法是用0.5%碘尔康溶液或1∶1 000苯扎溴铵溶液涂擦两遍。对婴儿、面部皮肤、口腔、肛门、外生殖器等部位，可选用刺激性小、作用较持久的0.75%吡咯烷酮碘消毒。在植皮时，供皮区的消毒可用70%乙醇涂擦2～3次。

注意事项：①涂擦上述药液时，应由手术区中心部向四周涂擦。如为感染伤口，或为肛门区手术，则应自手术区外周涂向感染伤口或会阴、肛门处。已经接触污染部位的药液纱布，不应再返擦清洁处；②手术区皮肤消毒范围要包括手术切口周围15 cm的区域。如手术有延长切口的可能，则应事先相应扩大皮肤消毒范围。不同手术部位的皮肤消毒范围可参见配套教材《外科实习医师手册》(第3版)相关章节的图示说明。

手术区消毒后，铺无菌布单。其目的是除显露手术切口所必需的最小皮肤区以外，其他部位均需予以遮盖，以避免和尽量减少手术中的污染。在手术区的皮肤粘贴无菌塑料薄膜的方法也很常用，皮肤切开后薄膜仍黏附在伤口边缘，可防止皮肤上尚存的细菌在术中进入伤口。小手术仅盖一块孔巾即可，对较大手术，须铺盖无菌巾和其他必要的布单。原则是除手术野外，至少要有两层无菌布单遮盖。一般的铺巾方法如下：用四块无菌巾，每块的一边双折少许，在切口每侧铺盖一块无菌巾，盖住手术切口周围。通常先铺操作者的对面，或铺相对不洁区(如下腹部、会阴部)，最后铺靠近操作者的一侧，并用布巾钳将交角处夹住，以防止移动。无菌巾铺下后，不可随便移动，如果位置不准确，只能由手术区向外移，而不应向内移动。然后，根据手术部位的具体情况，再铺中单或大单。大单布的头端应盖过麻醉架，两侧和足端部应垂下超过手术台边30 cm。上、下肢手术，在皮肤消毒后应先在肢体下铺双层无菌中单布。肢体近端手术常用双层无菌巾将手(足)部包裹。手(足)部手术需在其肢体近端用无菌巾包绕。

三、手术进行中的无菌原则

在手术过程中，虽然器械和物品都已灭菌、消毒，手术人员也已洗手、消毒、穿戴无菌手术衣和手套，患者手术区又已消毒和铺盖无菌布单，为手术已提供了一个无菌操作的环境。但是，在手术进行中，如果没有一定的规章来保持这种无菌环境，则已经灭菌和消毒的物品或手术区域仍有受到污染和引起伤口感染的可能。有时可因此而使手术失败，甚至影响患者的生命。这种所有参加手术的人员必须认真执行的规章，即称为无菌操作规则。若发现有人违反，必须予以立即纠正。无菌操作规则包括：

(1) 手术人员穿无菌手术衣和戴无菌手套之后,手不能接触背部、腰部以下和肩部以上部位,这些区域属于有菌地带。同样,也不要接触手术台边缘以下的布单。

(2) 不可在手术人员的背后传递手术器械及用品。坠落到无菌巾或手术台边以外的器械物品,不准拾回再用。

(3) 手术中如手套破损或接触到有菌地方,应更换无菌手套。如前臂或肘部触碰有菌地方,应更换无菌手术衣或加套无菌袖套。如无菌巾、布单等物已被湿透,其无菌隔离作用不再完整,应加盖干的无菌布单。

(4) 在手术过程中,同侧手术人员如需调换位置,一人应先退后一步,背对背地转身到达另一位置,以防触及对方背部不洁区。

(5) 手术开始前要清点器械、敷料;手术结束时,检查胸、腹等体腔,待核对器械、敷料数无误后,才能关闭切口,以免异物遗留腔内,产生严重后果。

(6) 切口边缘应以无菌大纱布垫或手术巾遮盖,并用巾钳或缝线固定,仅显露手术切口。术前手术区粘贴无菌塑料薄膜可达到相同目的。

(7) 作皮肤切口以及缝合皮肤之前,需用70%乙醇再涂擦消毒皮肤一次。

(8) 切开空腔脏器前,要先用纱布垫保护周围组织,以防止或减少污染。

(9) 参观手术者不可太靠近手术人员或站得太高,也不可经常在室内走动,以减少污染的机会。

(10) 手术进行时不应开窗通风或用电扇,室内空调机风口也不能吹向手术台,以免扬起尘埃,污染手术室内空气。

有文献表明,洁净室内发菌量情况,静止:每人10～300个/min;躯体一般活动:每人150～1 000个/min;快步行走:每人900～2 500个/min;咳嗽一次:每人70～700个/min;喷嚏一次:每人4 000～60 000个/min;穿普通衣服:每人3 300～62 000个/min;戴口罩发菌量∶不戴口罩发菌量=1∶7～1∶14。因此,我们须将"慎独"修养及精神贯彻于无菌术中。学习无菌技术除了学习常规的操作技术外,更重要的是要树立牢固的无菌观念和遵守无菌原则,这对于医学生后期课程的学习,乃至毕业后临床医疗工作的水平和质量均有至关重要的影响。无菌术不但是一些操作技术,还包含一些管理及规章制度,各环节紧密相扣,缺一不可。

第三节　净化层流正负压切换手术室

层流手术室是采用空气洁净技术对微生物污染采取程度不同的控制,以达到控制空间环境中空气洁净度适于各类手术之要求;并提供适宜的温、湿度,创造一个清新、洁净、舒适、细菌数低的手术空间环境,使患者在手术时组织受到尽可能少的损伤,并大大降低感染率,尤其是颅内手术和烧伤手术,保证患者术后能更快更好地恢复。所谓负压手术室是指在特殊的装置之下，手术室内的气压低于手术室外的气压，这样从空气的流通来讲，就只能是外面的新鲜空气可以流进病房，病房内被患者污染过的空气就不会泄露出去，而是通过专门的排风净化装置通道排放。排风箱装有高效率高效过滤器，前后设有紫外线杀菌灯杀菌。这样手术室外的地方就不会被污染，从而减少了医务人员被大量感染的机会，这种手术室适合传染性非典型性肺炎、结核病等呼吸道传染性疾病患者的手术。

一、净化层流

层流手术室不仅要求高度洁净的空气(进入手术室的空气首先须经高效过滤器净化)，而且要求能控制气流的流通方向(即采用层流超净装置)，手术室内形成正压环境，使气流从洁净度高的手术区域流向洁净度低的区域，一股细小、薄层的气流，以均匀的流速向同一方向输送，并带走和排出气流中的尘埃颗粒(尘粒)和细菌。目前，层流手术室分为垂直层流式和水平层流式两种。垂直层流式高效过滤器装在手术病床的正上方，气流垂直吹送，回风口设在墙面的四角，确保手术台洁净度达标，一般多采用垂直层流式效果较好。正是采用的这种垂直的层流式，在手术室内的顶部还设置了一个吊塔式的负压吸引系统，将医生在手术时呼出的空气吸出塔外，进一步保证手术室的洁净和无菌，降低手术的感染率。各手术室空气净化系统在手术室墙面四角、净化机组、天花板、走廊、新风机、排风机都设有不同级别的过滤器，并对其进行定期清洁、维修和更换，严格保证室内空气的无菌。另外，层流手术室的卫生管理工作除了日常清洁工作和过去一样，不能有丝毫放松，还对室内的清洁工作有特殊的要求，室内墙角全部为弧形结构设计，找不到任何一个 90°的墙角，使细菌无处藏身，避免了清除不尽的死角，并且室内无须使用物理或化学方法进行消毒，这样既节省劳动力又防止外来污染的进入。

二、单通道流向

医院在层流手术室与消毒柜之间制作了一堵墙，并设立进、出单通道，需消毒的物品经过“输出”通道直接从手术室转移到消毒柜，消毒后经过“输入”通道转移到手术室，这样避免了消毒物品在转移的过程中二次污染。层流手术室的空气压力根据其不同区域(如手术间、无菌准备间、刷手间、麻醉间和周围干净区域等)洁净度不同要求而不同。不同级别的层流手术室其空气洁净度标准不同，例如，美国联邦标准 1 000 级为每立方英尺空气中≥0.5 μm 的尘粒数，≤1 000 颗；或每升空气中≤35 颗。10 000 级层流手术室的标准为每立方英尺空气中≥0.5 μm 的尘粒数≤10 000 颗或每升空气中≤350 颗。依次类推。

(一) 层流洁净手术室的工作流程管理

1. 严格着装管理 进入手术室人员务必按规定穿高压灭菌的手术衣，戴一次性无菌口罩、帽子，离开时衣裤、鞋、帽、口罩放在指定位置，患者均穿清洁的病员服，用交换车接送，戴隔离帽。

2. 空气净化系统的开关及清洁 每日早晨由夜班护士提前 1 h 开启手术间空调系统，并将温度按需调至 22～25℃，湿度控制在 40%～60%。每日手术结束后，有清洁工用标志明确、分区使用的卫生洁具将手术间打扫干净，关闭电动门，经 1 h 层流后关闭空调系统。急诊手术间不关闭空调系统。连台手术在前一台手术完成后立即进行室内湿式清洁，并关闭 30 min 后进行下一台手术。

3. 手术床的放置　手术床放于手术间净化区域的中心。头面部手术时将手术床向患者脚部适当移动，下肢手术时将手术床略向头部移动，以保证手术区域和器械台完全处于净化区内。

4. 保持手术间的正压　手术中保持电动门处于关闭状态，尽量减少开关次数，严禁开门手术。因为手术室的环境是一个密闭的洁净环境，门关闭时室内的气压大于室外的气压，从而保证手术室内的洁净空气只能向室外流动，室外的空气不会进入室内，开门后就破坏了压差系统，手术间的净化质量也将受到影响。

5. 污物处理流程　手术完毕后，污染敷料和器械由洗手护士从传递窗向外走廊传送，迅速关闭传递窗内门，取出物品后立即关闭传递窗外门。外走廊有清洁工及时处理，污染物扎紧袋子后运送指定处存放。

（二）层流洁净手术室的维护

1. 专人维护，定期监测　整个空调系统应有专人负责，定期检查、维修、保养，对过滤网及时清洗。每个月对手术室空气、手术室人员的手及手术室无菌物品表面采样进行细菌培养，检查净化效果，发现不合格及时找出原因，并采取有效措施。

2. 回风口及地面的清洁维护　每日早晨用湿布抹擦所有物体表面及回风口，每周彻底清洗回风口、天花板的回风纱窗。地面每日用专用的清洁剂拖擦，再用清水拖净，如有血迹及其他污染物污染时，应及时用消毒剂擦洗。搬运重物时应在地面上垫其他物品，以免在地面上划痕。

3. 中央控制面板的维护　中央控制面板包括时钟、计时钟、温湿度控制器、照明、空调机组、对讲系统等。护士操作时要掌握要领，正确操作，轻轻触摸开关即可，无须用力敲打。

4. 电动门的维护　电动门开关方式包括电动、感应、手动 3 种。电动开关只需用手或肘部轻轻按压即可，切忌重压或长时间按压。使用感应时只需膝部或脚接近感应窗口，门便自动开启。如果出现故障时需关闭电源，利用手动，切忌强行拖拉。工作人员合理安排工作程序，避免增加不必要的开门次数。

手术室需要有良好的管理制度以保证手术室的洁净环境。当一个手术室需连续作数个手术时，应先作无菌手术，后作污染或感染手术。每次手术完毕后和每天工作结束时，都应彻底擦拭地面，清除污液、敷料和杂物等。每周应彻底大扫除一次。手术室内应定期进行空气消毒。通常采用乳酸消毒法。在一般清洁工作完成之后，打开窗户通风 1 h。100 m^3 空间可用 80%乳酸 12 ml，倒入锅内（或再加等量的水），置于三角架上，架下点一酒精灯，待蒸发完后将火熄灭，紧闭门窗 30 min 后再打开通风。也可用中药苍术的酒精浸剂（每立方米空间用苍术1g及酒精2ml,浸24h后用)替代乳酸,同上法烟薰,封闭4h。此法在薰蒸时呈清香味,且对物品几乎没有腐蚀作用。在铜绿假单胞菌感染手术后,则先用乳酸进行空气消毒,1～2h后进行扫除,用1∶1 000苯扎溴铵溶液揩洗室内物品后,开窗通风1h。在破伤风、气性坏疽手术后,可用40%甲醛溶液消毒手术室。按每立方米空间用甲醛溶液2ml和高锰酸钾1g,即能产生蒸气,12h后打开窗户通风。在HBsAg阳性,尤其是HBeAg阳性的患者手术后,地面和手术台等可撒布0.1%次氯酸钠水溶液,30min后清扫和清拭。或可用5%聚维酮碘清拭。也有采用紫外线消毒手术室空气的方法。通常以每平方米地面面积使用紫外线电功率1～2W计算,照射2h,照射距离不超过2m。

第四节　手卫生与感染控制

随着现代医疗技术的不断引进,医院感染问题也日益突出,已成为一个严重的、急需解决的公共卫生问题。1940年青霉素等抗生素应用于临床,曾一度有效地降低了医院感染的发生率。但是,不久医院感染又有所回升,查其原因,医务人员忽视洗手是其主要原因之一。美国曾做过统计,每年约有200万例医院内感染发生,有1/3是可以预防的,而手部卫生在其中至关重要。所以,手卫生是预防和控制医院感染散发和流行暴发非常重要的因素。为规范医院感染管理,卫生部颁发的《医院感染管理办法》对医护人员手消毒的标准作了详细规定。可见,洗手正引起医务人员及其主管部门的高度重视。目前要快速提高手卫生的依从性和正确率,主要可从下述方面入手。可在不同的层面、针对不同的人群和需求、采取不同的培训方式,来提高广大医院管理者和医务人员对手卫生工作重要性的认识。手部卫生是否有效已不再成为问题,问题在于如何使医务人员能长期遵守这一规定。行为习惯的长期转变需要依靠所有的医务人员,特别是高年资人员,应使手部卫生成为日常临床医学文化的一部分。

手卫生需要多少成本?能够降低多少医院感染的发生?能给医院带来多少成本效益和成本效果?又对医院的形象有何影响?对医务人员又有哪些好处?我国目前尚缺乏这些方面的科学数据,而这些数据对于医院感染管理者进行决策和对医务人员进行宣传培训都起着非常重要的作用。

推广速干手消毒剂的使用:速干手消毒剂具有作用快速、杀菌效果好、使用方便、具有护肤功能、可以节约医务人员大量的工作时间,提高工作效率等优点,同时速干手消毒剂还不受水源、水池、场所等的限制,非常方便医务人员的使用,当手没有受到患者血液、体液等有机物明显污染时,可以使用速干手消毒剂消毒双手来代替洗手。因此在我国目前情况下,大力推广速干手消毒剂的使用,是直接提高医务人员卫生依从性的好方法,尤其是在缺水地区、洗手池数量少的医疗机构、接诊患者数量多、医务人员特别忙的部门,使用速干手消毒剂具有洗手无可比拟的优势。洗手是阻断因医务人员操作而传播疾病的关键环节,对降低医院感染起着重要的作用。注意手部卫生可降低手上的细菌量尤其是致病菌数量，从而降低通过手传播疾病的可能性，最终达到降低医院感染发生率的目的。手部卫生是否有效已不再成为问题，问题在于如何使医务人员能长期遵守这一规定。我们建议通过行为测试及教育干预来达到此目的。诚然，反馈可能比教育干预更为有效，而且高年资医务人员的影响可能更为关键。一项最近的研究显示，应用反馈及鼓励使用酒精擦手的办法，使医务人员的服从性增加了 20%。下一步我们应该如何做呢？首先，所有的医务工作者都必须了解最新的、支持国家新准则的证据和我们自己的回顾资料。最近已提出将有效的手卫生纳入险情处理的临床管理，有否院内获得性感染应是关键的业绩指标之一，因为它是治疗和护理患者质量的重要标志。行为习惯的长期转变需要依靠所有的医务人员，特别是高年资人员，应使手部卫生成为日常临床医学文化的一部分。洗手是控制医院感染最基础也是最有效的手段，因为 30%～80%的医院感染都与医护人员的手传播有关。卫生部颁布的《医务人员手卫生规范》将成为医疗机构开展手卫生管理的重要依据。医院将增加必要的洗手设施，有计划地开展医务人员手卫生培训，采取必要的干预措施以提高医务人员洗手的主动性，有效降低感染，从而保证患者安全。此外，要求医务人员从思想上重视医院感染控制，形成以患者安全为中心的医院文化。控制医院感染，关爱生命安全。从我们的双手开始！健康由我“掌”控！

（张宝善　刘启领　朱益军）

参考文献

1. Harris A D, Jackson S S, Robinson G, et al. Pseudomonas aeruginosa Colonization in the Intensive Care Unit: Prevalence, Risk Factors, and Clinical Outcomes [J]. Infection Control and Hospital Epidemiology, 2016, 37(5):544 - 548.
2. Venier A G, Leroyer C, Slekovec C, et al. Risk factors for Pseudomonas aeruginosa acquisition in intensive care units: a prospective multicentre study[J]. Journal of Hospital Infection, 2014, 88(2):103 - 108.
3. Jamal M A, Rosenblatt J S, Hachem R Y, et al. Prevention of Gram - negative bacterial biofilm on minocycline/rifampin impregnated catheters sequentially coated with chlorhexidine[J]. Antimicrobial Agents and Chemotherapy, 2013, AAC. 01959 - 13.
4. Bilavsky E, Peffer I, Tarabeia J, et al. Outbreak of multidrug - resistant Pseudomonas aeruginosa infection following urodynamic studies traced to contaminated transducer [J]. Journal of Hospital Infection, 2013, 83(4):344 - 346.
5. Tascini C, Gemignani G, Palumbo F, et al. Clinical and microbiological efficacy of colistin therapy alone or in combination as treatment for multidrug resistant Pseudomonas aeruginosa diabetic foot infections with or without osteomyelitis[J]. Journal of Chemotherapy, 2013.

厚的脑膜。

（三）CT 血管造影及 CT 灌注成像

CT 血管造影(CTA)可显示血管炎症所致的血管狭窄、边缘毛糙，以及血管阻塞。但位于颅底、脑干、小脑区的较小病变和脊髓病变，由于颅底和脊柱骨骼伪影较多，CT 检查时易漏诊，此时薄层扫描可提高病灶的检出率。CT 灌注成像(CTPI)可显示炎症病变区血液灌流的降低、缺损，区分坏死无活性组织和缺血存活组织，并根据病变区域血液动力学的变化评价治疗效果。

（四）磁共振成像

由于磁共振成像(MRI)对显示骨骼不敏感，没有颅底和脊椎伪影，因而是颅底和脊髓病变理想的检查方法。MRI 常规 T_2WI 可清楚显示脑组织水肿、炎症、脓肿、肉芽肿等不同成分的病理学变化，T_1WI 主要显示组织结构的改变，液体衰减反转恢复(FLAIR)、弥散加权成像(DWI)可发现炎症早期病灶，磁共振波谱(MRS)可发现不同组织成分的代谢情况，区分坏死和缺血组织。增强扫描可显示环形强化的脓肿壁或单环、多环强化的肉芽肿。

（五）磁共振血管造影

磁共振血管造影(MRA)可显示血管炎症所致的血管狭窄、边缘毛糙、血管阻塞，以及血管炎症性动脉瘘、静脉或动脉瘤等，对比剂增强 MRA 可减少血流所致的伪影，提高病变诊断的准确性。与 CTA 一样，新一代的 64 层以上多排 CT 和高场强 MRI 可诊断 2 mm 以上的血管病变，已替代常规血管造影。MRI 灌注成像可显示炎症病变区血液灌注的降低、缺损，区分坏死无活性组织和缺血存活组织，并根据靶区血流变化评价治疗的效果。

与 CT 相比，MRI 对骨质改变不敏感，但对脑及骨髓病变敏感。中枢神经系统感染性病变检查应首选 MRI，CT 也是较好的检查方法，X 线平片和血管造影原则上不采用。

二、呼吸系统检查

呼吸系统的传染性疾病主要表现为肺炎、脓肿、胸腔积液、气胸、肺囊肿。

（一）X 线检查

由于存在良好的自然对比，因此呼吸系统的检查仍以普通 X 线平片为首选的检查方法。随着数字化摄片技术的不断改进和临床应用，目前已能显示 1 cm 以下的病变。但由于存在前后重叠和一些隐匿病灶的缺点，因而如欲了解病变的内部结构、成分，以及肺尖、心后、膈肌邻近区域的隐匿病灶，进一步 CT 检查很有必要。值得注意的是，床边摄片往往不能很好显示少量胸腔积液、气胸及液平，加摄平卧的侧位 X 线平片能发现这些病变。

（二）CT、CTA 和 MRI 检查

可准确地显示肺炎、脓肿、气胸、胸腔积液、肺内微小钙化，高分辨 CT(HRCT)可显示肺小

叶性炎症、结节、小叶间隔增厚、支气管扩张、肺大疱、肺囊性变等。增强 CT 可清楚显示肿大的肺门淋巴结、肺炎病灶中的正常血管和典型的脓肿壁，从而与肿瘤鉴别。CTA 可发现肺梗死、血管瘤等并发症。CT 三维气道图像重组结合横断面图像可以直观显示气道内炎性阻塞、炎症性狭窄和变形。深吸气、深呼气 CT 成像以及 MRI 气道灌注成像可以评价肺功能。

三、循环系统检查

影像学在循环系统诊断方面的进步是影像诊断发展最明显的领域之一。

（一）胸部 X 线平片

主要用于观察肺循环和心脏形态，只作为次要的检查方法。

（二）MRI

影像图像良好、无需对比剂等成像特点，以及心肌解剖、心肌血液灌流、心肌运动功能成像和冠状动脉造影的一体成像模式，使 MRI 相比 CT 优势明显，易为广大患者接受。

（三）多层螺旋 CT

虽然 64 层以上的 CT（目前最先进为 320 排 CT）可显示心脏和任何部位血管的解剖与功能，但不如 MRI 方便、经济。

（四）彩色多普勒超声

显示局部血管病变价值较大，但尚不能完整显示血管全貌。对心脏病变，彩色多普勒超声为首选的检查方法，在心脏瓣膜疾病和心包疾病的诊断上均有较高的应用价值。经济、方便、实用是超声检查的优势。

循环系统的感染病变主要为心包积液、瓣膜炎、心肌炎、血管炎、血管栓塞、炎症性血管瘤等。心包积液和瓣膜炎检查选择顺序为心脏超声、MRI、增强 CT、X 线平片；心肌炎的检查选择顺序为 MRI、心脏超声、增强 CT、X 线透视或电影；血管性疾病检查选择顺序为 MRA、CTA 和 DSA。

四、消化系统检查

消化系统的传染性疾病主要有胃肠炎、坏死性肠炎、肠穿孔、腹膜炎、麻痹性肠梗阻、肠粘连、腹腔脓肿以及实质器官的炎症和脓肿。

（一）X 线检查

腹部平片可用于肠穿孔和肠梗阻的诊断，X 线造影是消化道检查的首选方法，良好的 X 线造影能基本满足疾病诊断的需要。X 线造影由于痛苦小，易为患者接受，但仅能提供影像诊断结果为其缺点。

（二）内镜检查

能直接观察病变形态并可获取活组织病理和病原学诊断，有利于早期明确诊断，因而对原因不明的胃肠道疾病或临床怀疑有肿瘤疾患的患者，应做内镜检查。由于检查有一定痛苦或不适，因此可作为次选检查手段。对于处于急性炎症的患者，X 线造影和内镜检查应慎用。X 线造影和内镜检查均为消化道腔内检查，不能观察消化道腔外和邻近组织的情况。

（三）CT 和 MRI 检查

低密度或其他中低密度对比剂做 CT 检查，低密度对比剂 MRI 检查，可明确显示消化道腔内外病灶，准确显示肠壁增厚、水肿，此时结合 CTA 可明确坏死性肠炎、肠粘连的诊断。常规 CT 和 MRI 可有效诊断肠管外的炎症病变。

超声为肝、胆、胰脏器疾病的首选检查方法，尤其对胆囊、胆管结石和炎症敏感，已替代 X 线检查。超声检查对病灶内囊性成分、包膜的诊断价值较大。彩色多普勒超声可观察病灶的血供，对病灶良、恶性鉴别有较大价值。CT、MRI 主要通过显示病灶形态、内部结构、包膜、血供特点和邻近组织、脏器变化来诊断肝、脾、胰炎症性病变，是临床明确诊断的主要手段。MRI 对识别病灶成分有一定价值。CT、MRI 双期或三期扫描，MRI 多序列成像、脂肪抑制和 CT、MRI 灌注扫描对显示炎症病灶的影像特征有较大价值，便于与肿瘤性病变进行鉴别。CT、MRI 胆管成像可显示胆道炎症较具特点的表现，如对称性移行性狭窄、胆管内积气和胆管粗细不均等，其价值不亚于内镜逆行胰胆管造影（ERCP）和经皮穿刺胆管造影（PTC）。磁共振胰胆管造影（MRCP）、PTC 对排除胆道肿瘤的诊断有重要价值，但具有创伤性，为待选方法。综上所述，肠道病变的检查选择顺序为胃肠道造影、胃镜、CT、MRI、超声；肠外病变的检查选择顺序为 CT、MRI、超声；胆道病变的检查选择顺序为超声、MRCP、CT 造影；实质脏器的检查选择顺序为超声、CT、MRI。

五、泌尿生殖系统检查

泌尿生殖系统传染性疾病的主要表现为炎症、脓肿、积水、钙化等。

（一）MRI

由于 MRI 能清晰显示解剖结构和炎性病灶，因而是肾和生殖系统炎症、脓肿的首选的检查方法，并能监测疗效。

（二）超声

对子宫、附件、前列腺疾病诊断价值较大，且检查简单、易行，因此它的应用仅次于 MRI。

（三）增强 CT

同样也是较为准确的检查方法。超声、CT 对检出泌尿系钙化、结石敏感，因而是主要的诊断手段。

（四）X 线造影

肾盂、输尿管、膀胱的 X 线造影检查能显示泌尿系统形态，目前仍是常规检查方法，能较好地显示肾盂和输尿管积水、膀胱挛缩等形态学改变。

（五）尿路造影

（1）MR 尿路造影（MRU）也能较好地显示其形态，是一种较好的替代方法，但价格较贵，不宜作为常规检查手段。

（2）CT 尿路造影（CTU）也是另一种替代临床诊断方法。

（3）逆行输尿管造影与活检是确诊的检查手段，但有创伤性，仅选择性使用。

六、肌肉骨骼系统检查

肌肉骨骼系统传染性疾病主要为炎症、脓肿、血管炎、血管栓塞。肌肉骨骼大多位于体表部位，体格检查是发现病变的重要方法。

（一）X 线平片

仍是骨骼疾病诊断的主要方法，对肌肉区域病变 X 线能发现病变钙化、软组织隆起阴影等。

（二）CT

对骨骼病变内液化、钙化、骨化、脂肪成分等识别有较大价值，对病变范围估计，尤其是对软组织侵犯估计明显高于 X 线。近年研究发现增强 CT 动态曲线分析有助于与恶性肿瘤的鉴别。

（三）MRI

软组织对比度好，因而能清楚地显示炎性病灶的位置、大小、形态，对病变范围估计准确，对骨髓早期浸润的敏感性明显高于 CT。

（四）CTA 和 MRA

可显示血管炎和血管阻塞。对软组织病变的检查选用顺序为 MRI、CT、X 线；对骨病变检查选用顺序为 X 线、CT、MRI。

七、检查设备与诊断准确性

疾病诊断的准确性直接关系到广大患者的利益，所以在检查疾病时，应注意以下几点：①设备的档次：一般而言，设备好、功能全、图像清晰，其诊断准确性高。就目前市场而言，通常进口产品优于国产产品，合资产品优于国内企业产品。设备的价格往往在一定程度上反映设备性能和质量的一个较好的指标；②操作人员的水平：操作人员的水平和经验是决定疾病诊断准确性的关键。规范的检查程序和灵活应用不同的检查方法是全面显示病变特征的前提，对较为疑难的疾病，不同的医师，有不同的诊断。因此，不同的疾病，应寻找不同的专业医师就诊。

第二节　头颅感染性疾病的影像学检查

一、脑脓肿

（一）概述

脑脓肿是化脓性病原体侵入脑组织引起的局限性化脓性炎症，继而形成脑脓肿。脑脓肿以耳源性常见，多发于颞叶和小脑；其次为血源性、鼻源性、外伤性和隐源性等。感染病原体可分为化脓性细菌、真菌或原虫。病理上分为急性炎症期、化脓坏死期和脓肿形成期。急性期伴发全身症状。

（二）影像学表现

1. CT

（1）急性炎症期（脑炎期）　平扫可正常，或皮质下、皮髓质交界区局限性不规则边界模糊的低密度影，或为低等混杂密度影，占位效应较明显。增强后无强化，或不规则斑点状或脑回状强化。

（2）化脓坏死期　病灶呈低密度影，密度不均，增强可见不规则、不完全的环状强化，延迟扫描中央低密度区造影剂充填。周围脑组织水肿和占位效应明显，邻近结构受压、移位。

（3）脓肿形成期　早期平扫见规则或不规则的等或略高密度环，增强后脓肿壁轻度强化，强化壁厚薄不均或均匀，壁外缘模糊，周围水肿明显；中期脓肿壁完整、厚薄均匀，强化明显，周围水肿；晚期壁厚，环形强化，周围水肿明显减轻或消失。

2. MRI　急性炎症期 T_2WI 为较高或高信号，T_1WI 等或低信号，DWI 呈略高信号，增强无强化或斑片状不均匀强化；化脓期中心脓肿区 T_1WI 低信号，T_2WI 高信号，脓肿壁环状强化，周围水肿。脓肿期脓肿壁 T_1WI 等或略高信号，T_2WI 相对低信号，增强明显环状强化，中心脓腔和周围水肿区 T_1WI 低信号，T_2WI 高信号(图 8-1)。

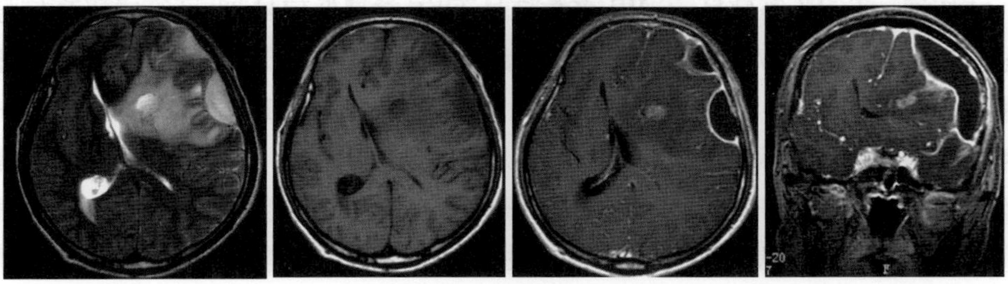

(a) (b) (c) (d)

图 8-1 脑脓肿及硬膜下脓肿

(a)和(b)为横断位 T_1WI、T_2WI 成像：左侧基底节区类圆形病灶，左侧额颞部颅板下方新月形病灶，均为长 T_1 长 T_2 信号，周围脑实质水肿明显，病灶占位效应明显，中线结构右偏；(c)和(d)为增强后横断位及冠状位成像：脓腔为低信号，脓肿壁环状强化。

二、脑结核

(一) 概述

脑结核是继发性病变，常发生于婴幼儿和老年人，前者病变多位于幕下，后者多见于幕上。结核性脑膜脑炎是结核分枝杆菌引起的脑膜弥漫性炎性反应，并波及脑实质，好发于脑底池。脑实质结核从发展过程来看主要表现为结核性脑炎、结核瘤和结核性脑脓肿。基本病变为肉芽肿性炎症反应，可合并脑梗死和脑积水。

(二) 影像学表现

1. CT

(1) 结核性脑膜炎 CT 早期可无异常发现，脑底池有大量炎性物渗出时，其密度增高，失去正常低密度；增强扫描脑膜广泛强化，形态不规则。

(2) 结核性脑炎 平扫低或等密度，灶周水肿，也可弥漫性水肿。增强可见环状、结节状或不规则强化。

(3) 结核瘤 成熟的结核瘤平扫可呈单个或多个的等、高或低等混杂密度病灶，可见钙化灶，周围轻度水肿，有占位效应，可呈环状或结节状强化，有时见靶征。多个结核球融合时，可出现不规则团块状、环形或串珠状强化。

(4) 结核性脑脓肿 平扫为单发或多发圆形或卵圆形低密度灶，水肿明显，增强环形强化，占位效应明显。CT 检查快速易行，是诊断颅内结核的精确工具，可观察结核球的不同阶段及其疗效，应作为诊断颅内结核的常规检查。

2. MRI 表现

(1) 结核性脑膜炎 脑底池结构不清，T_1WI 信号增高，T_2WI 信号更高，液体衰减反转恢复序列由于可抵制脑液信号，使病变的形态、范围显示得更清楚，呈高信号。

CT)、脑电图及脑组织活检等资料综合考虑(图 8－4)。

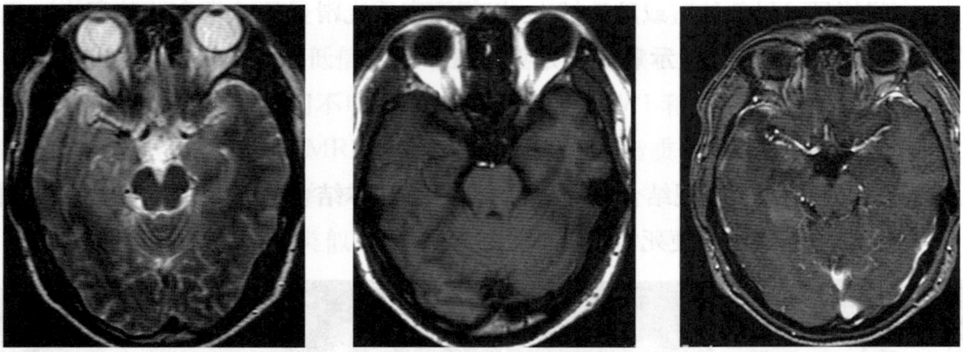

(a)　　(b)　　(c)

图 8－4　单纯疱疹病毒性脑炎

(a)和(b)为横断位 T_1WI、T_2WI 成像：双侧颞叶前端不对称异常信号，T_1WI 呈略低信号区，周围环绕线状略高信号；T_2WI 呈高信号，T_1WI 呈略低信号区，周围环绕线状略高信号，T_2WI 呈高信号，并逐渐向岛叶扩散，(c)为增强后显示不规则强化。

五、脑弓形虫病

(一) 概述

由弓形虫原虫感染引起。分先天和获得性感染。先天性脑炎病灶主要是脑室周围的炎症、坏死，也可脑实质内粟粒性肉芽肿，伴脑膜炎、脑积水、血栓与钙化。获得性主要表现为凝固性坏死和肉芽肿。

(二) 影像学表现

先天性脑弓形虫病表现为脑积水、两侧脉络膜视网膜炎和脑内钙化。脉络膜视网膜炎在 CT 和 MRI 上显示为视网膜下积液，CT 呈双凸透镜形高密度，MRI 呈液性信号。脑内皮质钙化为多发片状、基底节呈线状或粒状，实质内成弥漫点状，CT 高密度，MRI 低信号。

获得性脑弓形虫 CT 平扫呈片状低密度区，常见于基底节和皮、髓质交接区，周围脑水肿。增强扫描后，病灶呈环状、结节状或靶征样强化。病灶强化是由于血-脑屏障的破坏以及边缘与炎症有关的新生血管形成。使用双倍剂量延迟扫描，能发现更多病灶。血管性水肿通常出现在中央半卵圆区和间脑的白质通道。治疗后可发生钙化，CT 比 MRI 更易发现。

MRI 比 CT 能发现更多的病灶，在 T_2WI 图像上病灶为高信号，中心偶可呈等或低信号，在 T_1WI 图像上为等或低信号，强化表现同 CT。偶然病灶内可发生出血。

经乙胺嘧啶和磺胺嘧啶或螺旋霉素治疗，大部分患者在放射学征象和临床症状方面有明显好转。

(三) 诊断和鉴别诊断

AIDS 颅内病变的鉴别诊断包括两个方面：一方面是 HIV 颅内感染 3 种形式的鉴别，即弓形虫感染、进行性多灶性白质脑病(PML)和亚急性脑病之间的鉴别。前者为免疫功能不全时继发的原虫感染,以病灶环形强化伴水肿为其特征。病灶往往位于皮质下,不对称,很少侵犯基底节区,占位效应轻微。进行性多灶性白质脑病和亚急性脑病均为 HIV 直接感染所致。进行性多灶性白质脑病的病理基础是白质的脱髓病变,多位于基底节区和皮质下,基本对称,一般不强化。亚急性脑病主要以广泛的全脑萎缩为特征,病变往往从双侧脑室枕角开始。另一方面的鉴别是 AIDS 颅内病变与其他类别脑病及脑肿瘤鉴别。许多疾病均能引起白质脱髓鞘改变和脑萎缩,尽管病因不同,但 MRI 并无特异性。值得重视的是弓形虫感染与转移性肿瘤和淋巴瘤的鉴别。对 AIDS 患者,转移瘤和淋巴瘤均为好发肿瘤。一般认为,转移瘤多伴有广泛的指状白质水肿,占位效应明显。而淋巴瘤多位于中线旁结构,对激素治疗敏感。值得指出,AIDS 为全身系统性疾患,中枢神经系统病变只为其组成部分,AIDS 中枢神经病变的诊断应密切结合临床表现和实验室检查(图 8-5)。

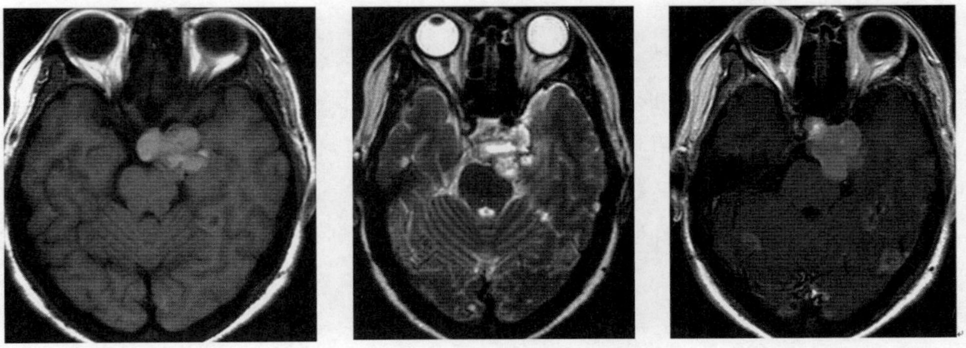

(a)　(b)　(c)

图 8-5　获得性脑弓形虫病 MRI 图像

患者有猫、狗密切接触史,因"间歇性针刺样头痛、左眼酸胀、视力下降、右上半躯体麻木"入院。头颅 MRI 显示颅内多发病灶,鞍上池脑膜结节状、块状异常信号,T_1WI 呈等信号,T_2WI 呈高信号,增强呈结节状强化。

六、新型隐球菌脑病

(一) 概述

新型隐球菌脑病(cryptococcal disease)的主要病理改变是脑膜炎、脑膜脑炎、肉芽肿和血管炎等。其中脑膜炎最常见,可伴有脑组织充血、水肿及颅压增高等表现。有学者等将新型隐球菌脑膜脑炎分为三期:

1. 急性期　早期病原菌侵入脑实质形成弥漫性脑炎,在 CT 及 MRI 主要表现为脑水肿。

2. 亚急性期　随病变进展,隐球菌沿血管周围间隙(VRS)繁殖、蓄积并向脑深部侵入,在深穿支分布区域的两侧大脑半球深部白质、基底节区、丘脑及中脑被盖等处形成多灶胶状假囊。

3. 慢性期　隐球菌肉芽肿形成。新型隐球菌脑病也可按照发病部位不同分为四型:脑膜型、脑膜脑型、脑型、脑室型。

（二）影像学表现

1. 脑膜强化 大脑底部、大脑镰、小脑幕及大脑表面等部位CT、MRI脑膜强化。免疫力正常患者，强化程度高于免疫功能不全患者。

2. 脑实质改变

（1）脑水肿 弥漫性脑水肿多见于急性期，局限性脑水肿多见于免疫力正常患者。CT表现为片状低密度影，MRIT_1WI低信号，T_2WI高信号。

（2）血管周围间隙的扩大和胶样假囊 主要位于基底节、丘脑、胼胝体、大脑皮质下或中脑等部位。在CT上主要表现为斑点状及小圆形低密度影，无明显特异性，与腔隙性梗死难以鉴别，且检出率低。MRI检出敏感性明显高于CT，T_1WI低信号或等信号，T_2WI呈高信号，可聚集成簇状囊肿，呈肥皂泡状。

（3）肉芽肿 MRI表现为大小为1～4 mm，多见于深部灰质，T_1WI呈略高信号，T_2WI呈高信号，增强后脑内病灶呈环形或结节状明显强化，周围脑组织可见水肿。

免疫力低下合并新型隐球菌脑病者由于缺乏炎症反应，少见强化的肉芽肿。

（4）颅内钙化 脑实质内钙化灶少见，无特征性。

（5）脑积水 轻度脑积水时见第三脑室扩大，张力增高，随着病程发展或可逐渐加重，脑积水明显时CT或MRI可见室周水肿。当脑实质内隐球菌瘤压迫脑脊液流出通道时，可出现梗阻性脑积水。

（6）脑萎缩 CT或MRI绝大部分表现为广泛性脑萎缩（图8-6）。

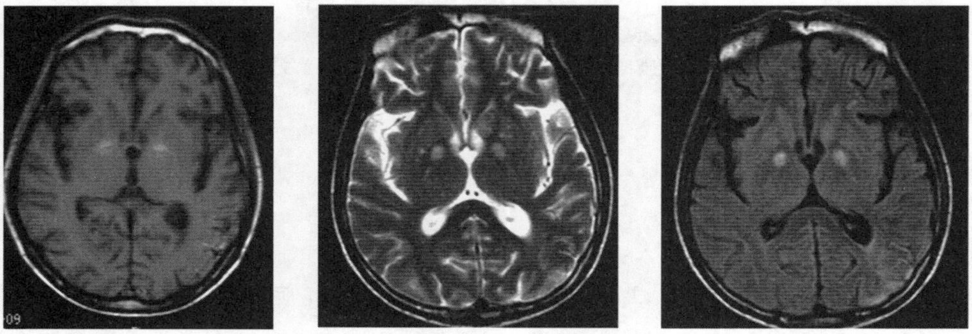

(a) (b) (c)

图8-6 新型隐球菌脑病MRI图像

(a)双侧基底节区及左侧枕叶异常信号。(b)T_1WI低信号或稍高信号。(c)T_2WI及液体衰减反转恢复者呈高信号。

第三节 胸部感染性疾病的影像学检查

一、严重急性呼吸综合征

(一)概述

传染性非典型性肺炎(infectious atypical pneumonia)是由一种新型冠状病毒引起的急性呼吸系统传染病,世界卫生组织(WHO)和美国疾病预防和控制中心称为严重急性呼吸综合征(severe acute respiratory syndrome, SARS)。病理上双肺明显膨胀,肺水肿及透明膜形成,主要表现为弥漫性肺泡损伤;发病 3 周后出现肺泡内机化及肺间质纤维化,可造成肺泡纤维闭塞。可见小血管内微血栓和肺出血,散在的小叶性肺炎,肺泡上皮脱落、增生等病变。肺门淋巴结多充血、出血及淋巴组织减少。

(二)影像学表现

绝大部分患者在起病早期即有 X 线检查异常,多呈斑片状或网状改变。起病初期常呈单灶性改变,短期内病灶迅速增多,常累及双肺和单肺多叶。部分患者进展迅速,呈大片状阴影。双肺周边区域累及较为常见,而胸腔积液、空洞形成以及肺门淋巴结增大等表现则较少见。对于胸片无病变而临床怀疑本病的患者,1～2 d 内要复查胸部 X 线检查。胸部 CT 检查以玻璃样改变最多见。肺部阴影吸收、消散较慢,阴影改变与临床症状、体征有时可不一致。

二、肺结核

(一)概述

肺结核(pulmonary tuberculosis)是由结核分枝杆菌引起的慢性肺部反复性传染性疾病。临床以低热、盗汗、乏力等为常见全身症状,咳嗽、咯血、胸痛等为常见的呼吸系统症状。渗出、增生、干酪样坏死是肺结核的基本病理改变,肺结核好转的病理改变可以是吸收、纤维化、钙化,恶化进展的病理改变可以是液化、空洞形成、血行或支气管播散。但 AIDS、糖尿病等免疫抑制患者并发肺结核常有不典型的临床与影像表现。

(二)影像学表现

1. 原发性肺结核 常见于儿童和青少年,典型表现为原发综合征(primary complex),具有三个典型征象:①斑片状或大片实变:多位于中上肺野,邻近胸膜,常呈云絮状,边缘模糊,为结核分枝杆菌引起的肺泡炎,病理改变以渗出为主,是原发病灶;②肺门、纵隔淋巴结肿大,为结核性淋巴结炎,CT 增强呈环状强化;③不规则条索影:位于斑片状实变与肺门之间,较难见到，为结核性淋巴管炎。有时肺内病灶很轻微或吸收后仅表现为淋巴结肿大。成人原发性结核与儿童不同，主要表现为肺内病灶，主要或仅累及肺上野或下野，很少伴有淋巴结肿大。

2. 血行播散型肺结核 指结核分枝杆菌经肺动脉、支气管动脉、体静脉系统血行播散的肺结核。分为急性和亚急性、慢性血行播散型肺结核。急性播散型肺结核表现为双肺弥漫性粟粒样（1～3 mm）结节，结节分布均匀、大小均匀、密度均匀。病理改变为干酪样病灶伴周围炎。亚急性、慢性血行播散型肺结核常分布不均（多见于上中肺野）、大小不等、密度不均（软组织密度与钙化均可见）的双肺结节，有时可见纤维索条、胸膜增厚。HRCT 可见增厚的小叶间隔和纤细的小叶内网状结构。

3. 继发性肺结核

（1）浸润性肺结核　X 线与 CT 表现多种多样，可以多种征象并存。根据影像学征象可以初步判定浸润性肺结核是否具有活动性。好发于上叶尖后段、下叶背段斑片状实变，肺段或肺叶实变内可见支气管充气征和（或）空洞，其他常见表现为边缘不清的结节和线样阴影。结核性空洞以及支气管播散（沿支气管分布的斑点、斑片实变，病变可融合）是活动的浸润性肺结核常见征象。常排列成“花瓣样”的间质结节及结核球（病灶内常见钙化、裂隙样或新月样空洞，周围可见卫星灶）是稳定的浸润性肺结核常见征象。若在随访中出现形态、大小、密度的变化，从影像学诊断角度视病灶为活动的征象。钙化和纤维索条为结核病灶愈合的征象。

（2）慢性纤维空洞性肺结核　表现为纤维空洞，多位于上、中肺野，空洞内壁较光整，周围有大量纤维索条、斑片状实变、小结节和钙化；病变肺叶萎缩，肺门上移，后前位 X 线胸片示肺纹理呈垂柳样；患侧胸膜增厚粘连；临近胸廓塌陷，肋间隙变窄；健侧代偿性肺气肿，支气管播散（图 8－7）。

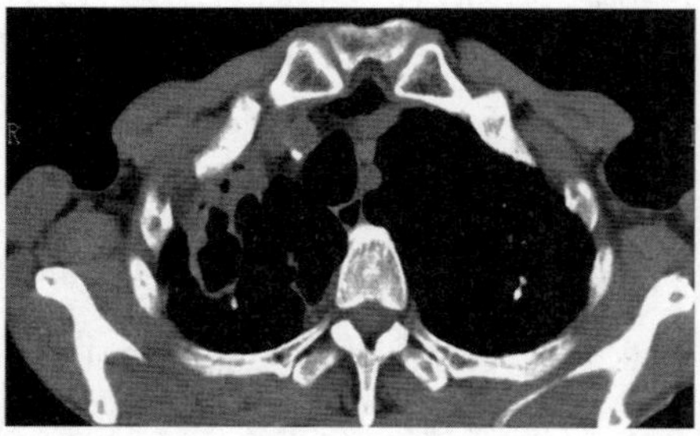

(a)

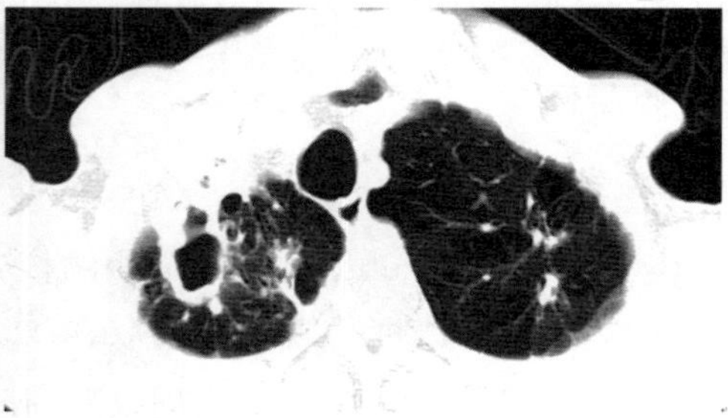

(b)

图 8－7　继发性肺结核

(a)多种征象并存，双肺上叶可见斑点状、小片状高密度模糊影。(b)并见纤维条索及钙化，右肺上叶见空洞。

4. 结核性胸膜炎 分为干性胸膜炎和渗出性胸膜炎。前者胸片无异常表现或仅表现为肋膈角变钝，膈肌活动受限，CT 表现为胸膜增厚，边缘模糊。后者表现为胸腔积液，胸膜增厚，可有钙化。

HIV 合并肺结核的影像表现与免疫抑制程度关系密切，轻度免疫抑制（CD4 细胞＞

200/mm)类似非 HIV 感染者的继发性结核,病灶主要累及上叶尖后段,表现为局灶性实变和结节性阴影。20%患者有空洞,10%患者有淋巴结增大。严重免疫抑制(CD4 细胞<200/mm)类似原发性结核,主要表现为肺门和(或)纵隔淋巴结增大和气腔实变。淋巴结肿大在静脉增强 CT 上的典型表现是中心坏死引起的低密度和边缘环形强化。AIDS 伴有结核与非免疫减低的患者,其胸片表现相似,但 HRCT 显示前者纵隔淋巴结增大和粟粒样播散多见,而空洞、支气管播散和实变少见。

与鸟型结核分枝杆菌综合征相关的肺部疾病患者,大约 20%胸片是正常的。最常见的表现是纵隔或肺门淋巴结肿大,肺部异常表现为两侧弥漫性网织结节浸润、小结节及与肺结核相似的局灶性或广泛性的肺泡病变,但粟粒型病变不多见,空洞更少见。胸腔积液比肺结核多见。

三、卡氏肺孢菌肺炎

(一) 概述

卡氏肺孢菌肺炎(pneumocystis jiroveci pneumonia, PJP)是 AIDS 最常见的呼吸道感染疾病。肺孢子菌属真菌。AIDS 患者在 CD4 细胞计数低于 100 个/μl 时极易合并卡氏肺孢菌肺炎。其发病率在整个机会性感染中占 65%~85%,居各种机会性感染之首。早期病理改变使肺泡壁毛细血管基底膜通透性增加,液体渗漏到肺泡腔内,随着大量繁殖与黏附,Ⅰ型肺泡上皮变性,基底膜剥脱,肺泡腔内充满肺孢子菌和泡末样渗出物,由于Ⅰ型肺泡上皮破坏,表面活性物质减少,肺顺应性下降,弥散功能下降,导致进行性的血气交换障碍。临床以气促、进行性呼吸困难及低氧血症为主要特征。

(二) 影像学表现

卡氏肺孢菌肺炎放射学表现多样。胸部 X 线表现为双肺毛玻璃样或网格样浸润病灶,在肺门周围更显著,病程进展可融合成片状、棉絮状高密度影。CT 典型的表现为肺门周围对称性的毛玻璃样浸润,通常呈地图样分布。可弥漫性分布但主要累及肺门周围或中下肺野。HRCT 显示两侧肺门周围弥漫毛玻璃影、对称性粗细不均(细到中等大小)的网状或网织结节状影。几日后,可见更多均匀的实变影,但在肺野外围仍有网状影。随着预防性雾化吸入喷他脒(pentamidine)的应用,发生在上肺野的病变更加明显。非典型性病变包括酷似化脓性肺炎的局部气囊性病变,空洞性结节,肺门和(或)纵隔淋巴结肿大及胸腔积液。

薄壁囊肿有 10%可在 X 线胸片上表现出来,而在 CT 上则达 40%。这些薄壁囊肿常常多发,也可相互融合,具有不同形态。出现厚壁空洞,通常提示合并继发感染,特别是曲霉菌感染。大多数囊肿的形成是因为肺实质破坏。许多囊肿大小不一,与部分阻塞及活瓣机制有关。在接受预防性雾化吸入喷他脒的患者,囊肿可以增多。胸膜下囊肿导致气胸发生率增高。HIV 感染患者出现囊肿或气胸常提示 PJP。PJP 吸收不良可导致轻度或重度的间质纤维化,在 CT 上表现为不规则线样阴影、牵拉性支气管或细支气管扩张(图 8-8)。

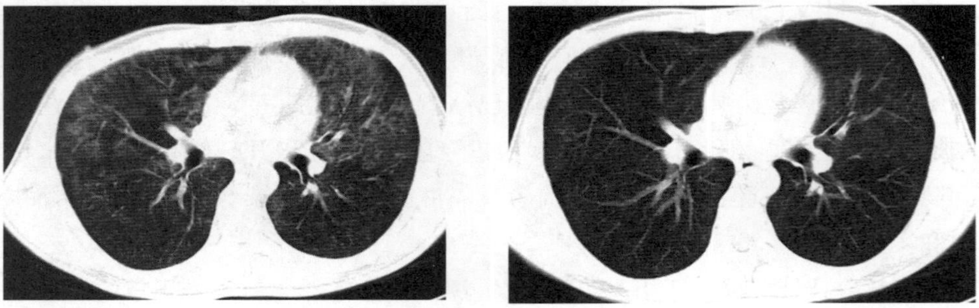

(a) (b)

图 8-8 卡氏肺孢子菌肺炎

两肺弥漫分布的对称性的毛玻璃样浸润，治疗后渗出灶可以吸收。

四、真菌感染

近年来由于艾滋病发病率上升、器官移植增多、免疫抑制剂的大量使用及慢性消耗性疾病患者增多，肺部真菌感染（fungal infections）发病有上升的趋势，有时免疫力正常者也可发生肺部真菌感染。真菌感染是艾滋病常见的并发症。最常见的真菌感染有隐球菌病、组织胞浆菌病和球孢子菌病。组织胞浆菌病和球孢子菌病在地方性流行病区中十分常见。曲霉病较少见，但发病率在增加。

（一）肺隐球菌病

病理改变多为隐球菌肉芽肿，主要沿支气管周围分布。根据病变的进程，一般早期形成胶样病灶，晚期为肉芽肿病灶或者纤维结缔组织病灶，各期均可在病变组织中查见隐球菌病原体，最常见的 X 线片表现有弥散性结节或肺泡浸润和（或）淋巴结病变。单个小结节或肿块、伴有或无空洞或局限性实变是少见的表现，容易与恶性病变相混淆。CT 表现多种多样，常见表现为网状或网织结节样间质病变，其他不常见表现为磨玻璃样影、气腔实变和粟粒样结节。当表现为孤立结节、团块影时，需与周围型肺癌鉴别，后者分叶、毛刺征多见且更明显，而肺隐球菌病边缘多见“晕征”，但伴有毛刺及胸膜凹陷征的孤立性病变较难与肺癌鉴别，常需要 CT 引导下经皮肺穿刺活检予以明确。当表现为多发结节时，需与多发性肺转移瘤鉴别，一般肺转移瘤结节大小差别不大，边缘光滑，密度均匀，而前者病灶常聚集分布，大小不等，密度不均，且边缘可见“晕征”。当肺隐球菌病表现为斑片状影时，需与肺炎鉴别，肺隐球菌病胸部 CT 表现明显而临床症状轻，可见磨玻璃样改变，而肺炎多急性起病，临床症状较明显，有发热。当肺隐球菌病表现为粟粒型小结节病变时，多为双肺散在小结节影，呈小叶中央性分布，边界模糊，需与粟粒型肺结核鉴别，后者表现为两肺弥漫性小结节，结节境界较清晰。当肺隐球菌病表现为混合型时，需与肺结核鉴别。前者病变形态以结节、肿块为主，而肺结核则以斑片、斑点、条索为主，多位于两上肺及下叶背段，同时可伴有支气管播散（图 8-9）。

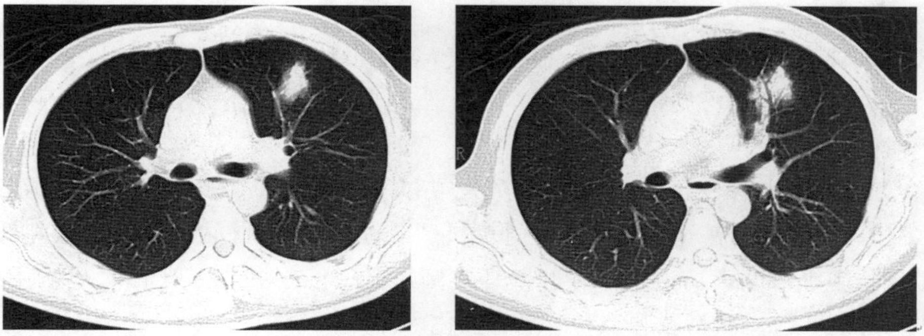

(a)　　　　　　　　　　(b)

图 8-9　肺隐球菌病 CT 表现

左肺上叶前段结节状高密度影，内可见充气支气管征象，周边见晕症。

（二）组织胞浆菌病

约 40%有肺播散性组织胞浆菌病的艾滋病患者胸部 X 线片表现是正常的，弥漫间质浸润是最常见的表现，粟粒型病变、局灶性浸润和肺门及纵隔淋巴结肿大较少见。

（三）球孢子菌病

仅有 30%的患者 X 线片有异常表现。弥漫结节浸润最常见，偶可见局部实变空洞和淋巴结肿大。

（四）曲霉病

在各种不同类型的曲霉病中最典型的 X 线片表现是上叶厚壁空洞。一个已有的囊性病变进行性增大和壁增厚是高度怀疑曲霉病的征象。空洞可以多发，亦可见腔内肿块。其他表现有胸膜下有结节、实变和胸腔积液。

第四节　腹部感染性疾病的影像表现

一、肝脓肿

（一）概述

肝脓肿分细菌性和阿米巴性两类，主要由细菌和溶组织内阿米巴引起。前者革兰阴性菌多于革兰阳性菌，脓汁培养 20%～50%有大肠埃希菌、葡萄球菌或链球菌生长，后者粪便检查 40%～60%可查到溶组织内阿米巴。

（二）影像学表现

1. X 线表现 部分病例可见肝大，肝内积气，多发小脓肿呈蜂窝状低密度表现；较大脓腔可见气液平；胆源性脓肿可见胆系分支充气。肝外改变可有膈肌上升、膈下脓肿、胸水、肺部感染及肠道淤张、腹膜炎等 X 线表现。

2. CT 表现 肝脏体积可增大，肝实质单发或多发低密度区。多为圆形或椭圆形，境界清楚，大小不一，可见气体，甚至液气平，增强扫描呈“晕征”。典型肝脓肿表现为脓腔低密度影，脓肿壁呈环状中等密度影，有强化，脓肿壁外类圆形低密度水肿带。吸收期肝脓肿水肿带消失，脓腔呈分隔状或蜂窝状，脓肿壁和分隔有强化。

3. MRI 表现 脓腔 T_1WI 为稍低信号，T_2WI 为高信号，急性期周围水肿带 T_2WI 为高信号，治疗后水肿带吸收，脓肿壁在 T_1WI 上稍低信号，T_2WI 上为较高或高低混杂信号，有强化，从而形成以脓肿为中心的同心圆环状的不同信号影，此为脓肿的典型表现（图 8－10）。

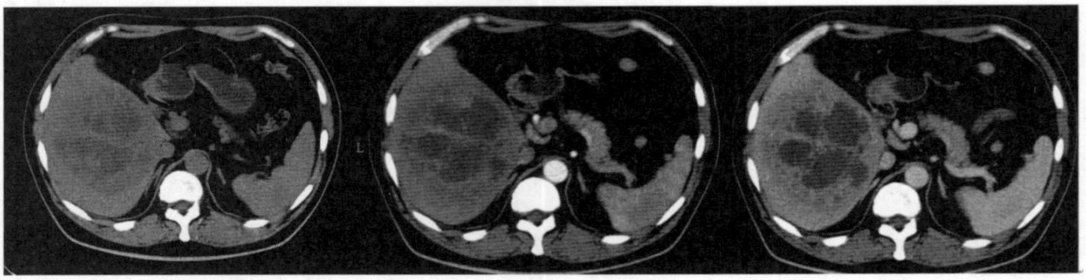

(a) (b) (c)

图 8－10 肝脓肿

CT 平扫显示肝右叶低密度占位灶，内部可见更低密度影，可见分隔，增强后脓肿壁及分隔强化，脓腔低密度影未强化灶。

二、肝结核

由结核分枝杆菌感染引起。以血型播散的粟粒性结核和结核球多见。影像表现可有肝脾肿大。结核干酪坏死可形成结核性肝脓肿。易钙化。CT 扫描结核肉芽组织为点状或圆形低密度灶，有轻度强化，可有钙化（图 8－11）。结核性肉芽肿在不同的时期，可以表现为干酪样坏死、液化坏死、纤维化和钙化等。MRI 可以反映其病理成分的变化，结合 CT 的钙化，对病灶的定性诊断有较大帮助。

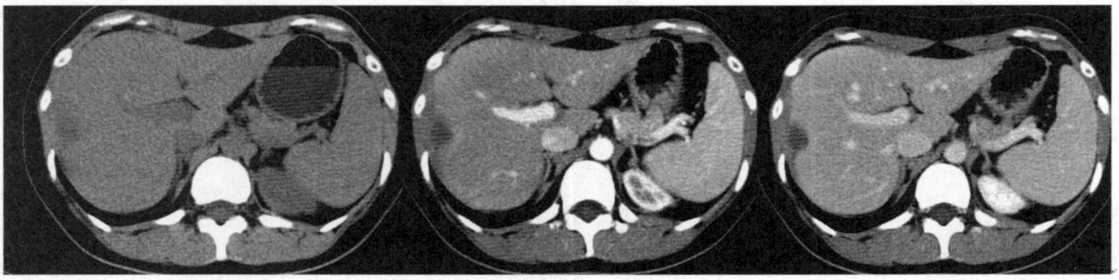

(a) (b) (c)

图 8－11 肝结核

CT 平扫显示肝右叶包膜下低密度灶，增强后环形强化。

三、肝梅毒

肝脏是梅毒常侵犯的器官，病理上呈肝梅毒瘤，亦称肝树胶样肿。CT 和 MRI 可见肝脏结节性增大，治疗后瘢痕组织形成，可形成一种叫“分叶肝”的肝硬化表现。CT 上肝梅毒瘤常表现为多个大小不等的类圆形低密度灶，可有钙化，肝包膜下见低密度凹陷瘢痕组织。MRI 上有相应表现。

四、肝真菌病

以白假丝酵母菌多见，亦可见曲霉、隐球菌等。好发于白血病患者，肝脾常同时受累。可见肝脾多个圆形低密度，边界不清，增强后无明显强化；部分病灶可为多发高密度钙化，可累及门脉周围区域。体弱或免疫功能低下的人可发生真菌性肝脓肿，表现为肝内多发小脓肿，大小较一致，可分布全肝。CT 扫描可见分布均匀的小低密度灶，中间可见点状高密度，形成“靶征”。穿刺吸引涂片可见白假丝酵母菌。组织胞浆菌感染也可有相似表现。

肝曲霉病较少见，多为单发病灶，CT 上表现为边界不清的低密度灶。MRI 上病灶中央为低信号，周围高信号水肿带。

五、肝寄生虫病

（一）肝血吸虫病

日本血吸虫病　CT 平扫可见肝包膜钙化和（或）分隔状钙化，呈“龟背状”。增强后有分隔、包膜强化和无定型强化三种表现。

曼氏血吸虫肝病主要引起门静脉周围纤维化，CT 表现为遍布全肝的门管区周围低密度，增强扫描可见强化，CT 横切面门管区及门静脉周围纤维化呈圆形，纵切面可表现为伴有分枝的线状或带线状影。

（二）肝片吸虫病

CT 平扫可见肝包膜下肝内低密度结节病灶，代表微小脓肿形成，常集结呈丛状，增强扫描可见病灶边缘强化，病灶内呈迂曲的线索状。

（三）肝华支睾吸虫病

华支睾吸虫有 1～2 cm 大小，T 管造影、内镜逆行胰胆管造影（ERCP）或磁共振胰胆管造影（MRCP）可直接显示成虫的部位和数量，扩张的胆管中可见小的弧形或半月形充盈缺损，或新月状小丘黏附于胆管壁。

（四）肝包虫病

又名肝细粒棘球蚴病、肝囊虫病。分囊型包虫病和泡型包虫病。CT 表现：囊型主要表现为单发或多发大小不等的类圆形囊肿，密度均匀，囊壁薄而光滑，增强后无强化；母囊内出现数目不等的子囊，呈蜂窝状或车轮状排列，既囊内囊，为肝包虫病的特征性表现；囊内壁部分破裂，囊液进入内外壁之间，形成“双壁征”或“双球征”，内壁与外壁完全分离，内囊悬于囊液中呈“水中百合花征”或“飘带征”，统称为囊膜分离征；囊壁及囊内容物可发生钙化；包虫侵犯胆道，引起胆道肿块及肿块以上部位胆管扩张。

泡型主要表现为肝内低密度浸润灶，形态极不规则，密度不均匀，边界不清晰，内可见钙化，边缘不规则，并有蟹爪样伪足深入肝实质，周边可见“晕影”，病灶中心易缺血坏死呈低密度腔；病灶血供少，无明显强化。

MRI 表现：囊壁分三层，T_1WI、T_2WI 均为低信号，囊液 T_1WI 为低信号，T_2WI 为高信号，子囊的信号要低于母囊。

（五）肝蠕虫蚴移行症

CT 平扫可无异常，增强扫描可见以门脉分支为单位的多发性融合性低密度灶。MRI 表现：T_1WI 为边界清楚或不清的低信号病灶，病灶外壁中等厚度、边界清楚，略高于肝实质信号；T_2WI 上呈“同心圆”状表现，最外层为中等信号，次外层为低信号，最内部分为混杂信号，次内层则为低信号或高信号。

六、急性胆囊炎

主要由胆道梗阻和感染引起。感染病原体主要为大肠埃希菌、产气杆菌等肠道革兰阴性菌及厌氧菌。CT 主要表现为胆囊扩大，胆囊壁增厚，胆囊周围积液。

七、急性气肿性胆囊炎

又称坏疽性或坏死性胆囊炎，是产气荚膜杆菌或产气性肠道杆菌感染所致。腹部 X 线平片可见右上腹呈胆囊形态的气体贮留，立位投照可见气液平。超声和 CT 可见胆囊腔和胆囊壁内的气体影。

八、化脓性胆管炎

主要由梗阻或急性细菌感染引起。大肠埃希菌感染最为多见，约占 50%。ERCP 或 MRCP 可见肝内胆管呈串珠样改变，胆管树呈“枯树枝”征。肝内可并发脓肿。

九、与 AIDS 相关的胆管变化

Farman 等报道了 26 例胆道感染后的改变，包括隐孢子虫属、巨细胞病毒、微孢子虫等孢子球虫感染。主要表现有以下几种：肝内胆管狭窄、不规则，沿管壁及管内的充盈缺损；肝内外胆管扩张，胆总管及肝总管壁不光整，充盈缺损广泛；胆总管下段狭窄，肝外胆管扩张，但肝内胆管正常；胰管头部狭窄，体尾部扩张。

十、脾脏脓肿

较少见，多因沙门菌、葡萄球菌、链球菌及其他革兰阴性菌的血行感染所致。CT 平扫可见低密度病变，密度不均匀，边缘不规则，可见少量气体，或气液平。

十一、肾结核

最常见于肺结核血行播散，往往为单侧性、不对称，且多趋向肾极。CT 表现：①单个或多个肾盏变形，伴肾实质内囊状低密度影；②肾内多个低密度影，围绕肾盂排列，肾盂不扩张；③局部或整个肾皮质变薄；④肾盂和输尿管壁增厚；⑤肾内多发不规则或壳状钙化或弥漫性钙化。

十二、肾盂肾炎

致病菌多为革兰阴性菌。X 线表现：急性期可无明显变化或仅为肾影轻度增大，静脉尿路造影则多见肾盂、肾盏及输尿管轻度扩张；慢性期，X 线平片显示肾外形变小，边缘不规则，尿路造影显示肾实质及肾盂肾盏显影延迟，肾影缩小，向中线移位，皮质变薄；肾盂肾盏扭曲变形。MRI 检查：急、慢性肾盂肾炎 T_1WI 均表现为肾脏皮髓交界处消失；慢性肾盂肾炎 T_1WI 还可见肾挛缩、边缘不整、信号减低。

十三、肾皮质脓肿

多由金黄色葡萄球菌经血行感染所致。静脉尿路造影，脓肿较大时肾盏因脓肿压迫而变形移位。CT 表现正常肾实质明显强化，炎性病灶强化程度低于正常肾实质，两者对比明显。小病灶可以融合成大病灶，边界较清，病灶内或被膜下可以出现气体。

十四、肾周脓肿

CT 增强扫描表现为肾周感染区低密度灶，肾脏受压。有时可见肾实质内密度较低且不均匀的脓肿灶，并与肾周感染相连。

第五节 骨骼肌肉系统感染性疾病的影像学检查

骨、关节系统及软组织感染是一种常见的疾病。临床表现多样，可表现为表层蜂窝织炎、坏死或非坏死筋膜炎、肌炎、软组织脓肿、骨髓炎或关节炎。由于骨、关节系统及软组织感染的临床检查指标缺乏特异性和敏感性，影像学检查(特别是 X 线、CT 及 MRI)能发现局部形态学异常，鉴别各种感染性病变，指导临床治疗，所以在诊断骨、关节系统及软组织感染方面起着重要的作用。X 线、CT 及 MR 的成像原理不一样，各有优缺点：X 线平片简单易行，适合于观察骨骼形态轮廓改变，但其密度分辨力不理想，不适合于软组织病变；CT 有良好密度分辨力及三维重建成像能力，对骨质病变敏感，尤其适合检测复杂解剖部位的病变，以及周围软组织病变；MR 软组织分辨率高，能提供很好的局部骨骼肌肉解剖信息，在发现软组织异常和急性骨髓炎方面优于 CT，对于软组织感染的患者，MR 是最有效的检查方法，但检查时间较长；CT 或 MR 能指导外科进行坏死性筋膜炎清创术；在 CT 定位下进行脓肿经皮穿刺引流。

静脉吸毒患者易发生软组织感染；HIV 感染人群易发生骨髓炎和化脓性骨关节炎；镰状细胞病患者、糖尿病患者、四周血管性疾病和患有免疫缺陷的患者易发生骨骼肌肉感染。

一、蜂窝织炎

（一）概述

蜂窝织炎是指由金黄色葡萄球菌、溶血性链球菌或腐生菌引起的真皮和皮下组织广泛性、弥漫性、化脓性炎症，毛囊、皮脂腺、汗腺皆被破坏，后期有肉芽肿形成。临床表现为局部红、肿、热、痛。蜂窝织炎继发于皮肤的破损，且被微生物侵入。患有糖尿病或周围血管性疾病的患者，更易发生这种感染，即使是足部或脚趾皮肤稍微的损伤或破口都可能导致软组织感染，其余易发生蜂窝织炎的患者包括体内异物存留如静脉导管和矫形外科植入物穿破皮肤等。

（二）影像学表现

CT、MR 扫描能准确区分表浅和深部蜂窝织炎。单纯性蜂窝织炎 CT、MRI 表现为皮肤增厚，皮下脂肪层分隔状改变和皮下筋膜增厚。而心衰引起的轻度水肿或静脉瘀血也可能产生相似的表现，需要结合临床进行区别。X 线平片及 CT 能发现部分软组织蜂窝织炎患者体内的不透光异物。假如感染扩散到更深部的组织，会导致深部蜂窝织炎、肌炎、坏死性筋膜炎或骨髓炎、软组织脓肿。老年体弱的患者发生下肢蜂窝织炎可伴发血栓性静脉炎，增强 CT 能帮助判定血栓的范围（图 8－12，图 8－13）。

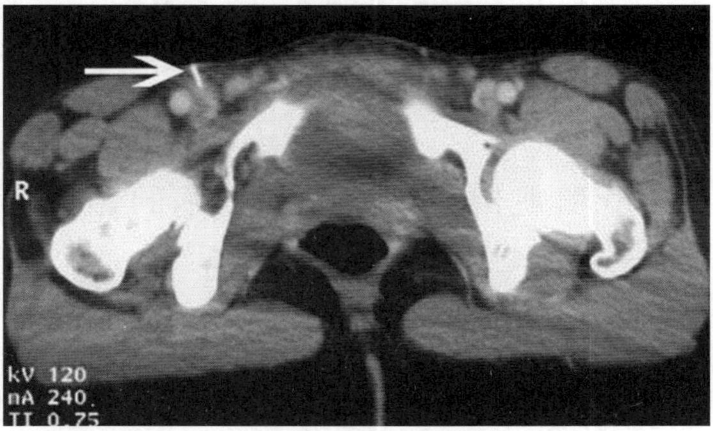

图 8－12　蜂窝织炎 CT 表现

31 岁女性，有 HIV 感染和静脉吸毒史，症状为右侧腹股沟皮肤的感染。CT 显示在右侧腹股沟区一枚断针（箭头），伴有相应区域皮肤轻度增厚。

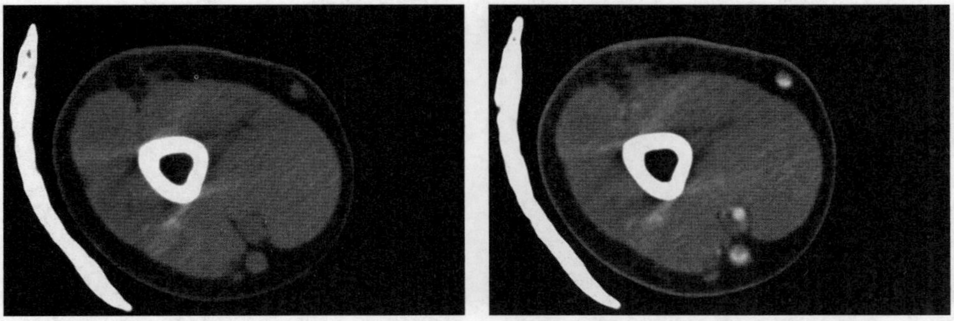

图 8－13 蜂窝织炎 CT 表现

33 岁男性，HIV 感染。CT 平扫显示左肱骨旁皮下软组织内呈蜂窝状，周围脂肪间隙模糊、渗出，增强后不均匀强化。

二、坏死性筋膜炎

（一）概述

坏死性筋膜炎是一种进展迅速、快速蔓延的深筋膜感染，继发皮下组织的坏死，感染扩散的速度直接与皮下组织层的厚度呈正相关。坏死性筋膜炎相对少见，常伴有基础疾病，如 HIV 感染免疫受抑制患者、糖尿病、酒精中毒、局部血供不良、器官移植等。可以继发于外伤和体内异物存留，也可以是原发的感染，如阴囊或阴茎的坏死性筋膜炎。常见产气厌氧菌感染，也可合并革兰阳性菌感染。

（二）影像学表现

坏死性筋膜炎的影像学表现和软组织蜂窝织炎相似，但更严重，累及深部结构。特异性征象是产气厌氧菌所致皮下组织的积气，X 线及 CT 表现为肌肉间隙逐渐扩大，呈泡状或条带状。其他的影像学征像包括：感染筋膜增厚，深筋膜鞘积液，肌肉和肌肉间隙的广泛水肿。增强 CT、MR 扫描示筋膜无明显的强化，提示组织坏死，能与非坏死性筋膜炎鉴别。非坏死性筋膜炎不需要急诊外科手术，但必须密切观察。坏死性筋膜炎的治疗包括外科手术清创和抗生素治疗。CT、MR 在提示早期坏死性筋膜炎的临床诊断方面具有重要的作用。

三、软组织脓肿

（一）概述

尽管大多数软组织细菌感染都比较局限，对于免疫功能抑制的患者，易于形成脓肿。软组织感染中最常见的病原体是金黄色葡萄球菌。

（二）影像学表现

在 CT、MR 图像上表现为边界清楚的液体聚集区，四周有伪包膜，呈环形强化，这是脓肿的特点

(图 8-14),也是与单纯蜂窝织炎和筋膜炎的鉴别点。可在 CT 定位指导下经皮穿刺引流脓肿。

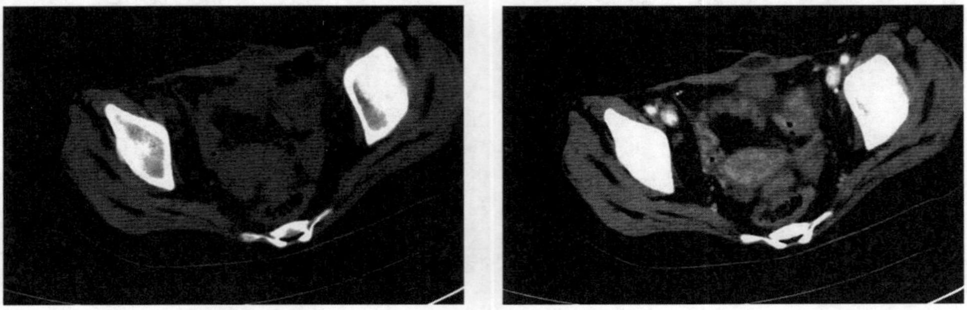

(a)　　　　　　　　(b)

图 8-14　软组织脓肿 CT 表现

21 岁女性。CT 平扫显示左中下腹壁见液性密度影,呈包裹性改变,增强后环形强化。

四、感染性肌炎

(一) 概述

感染性肌炎是一种急性,亚急性或慢性骨骼肌的感染,常见于青年人。虽然细菌(包括分枝杆菌)、病毒、真菌和寄生虫均可以引起肌炎,但最常见的病原微生物仍然是细菌,金黄色葡萄球菌占 70%。HIV 感染、重体力劳动或横纹肌溶解症和肌肉外伤、昆虫叮咬感染、静脉注射违禁药品和严重的糖尿病均可以导致化脓性肌炎。原发性化脓性肌炎可发生于全身任何部位的肌肉群。化脓性肌炎典型表现为一块单一肌肉受感染,尽管 11%～43%的患者发生多部位肌肉累及。最常见的感染部位是股四头肌,其次是臀大肌和髂腰肌,上肢肌肉受累较少见。髂腰肌化脓性肌炎通常继发于胃肠道或尿路的感染,也可伴有脊椎结核。化脓性肌炎特征性地表现为三期:①浸润期,细菌感染的肌肉发生水肿而导致局部疼痛;②化脓期,发热,如不治疗,形成脓肿;③晚期,病情危重,威胁生命,可致毒血症和脓毒血症。

(二) 影像学表现

在 CT 图像上受感染肌肉密度减低,伴周围脂肪层的消失。肌肉群与皮下组织受累程度不相当是肌炎与原发性蜂窝织炎相鉴别的要点。

五、化脓性骨髓炎

(一) 概述

化脓性骨髓炎是化脓菌引起骨组织的炎症。好发于童年,男性较多。易感的基础疾病主要是:免疫抑制、糖尿病、镰状细胞病、静脉吸毒和酒精中毒。最常见的病原体是金黄色葡萄球菌,其次为乙型链球菌、白色葡萄球菌,偶尔为大肠埃希菌、肺炎球菌、铜绿假单胞菌、流感嗜血杆菌等。感染途径有血源性、蔓延性及外伤性。化脓性骨髓炎以病程长短分为急性和慢性两种,急性骨髓炎以骨质吸收、破坏为主。慢性骨髓炎以死骨形成和新生骨形成为主。

（二）影像学表现

1. 急性化脓性骨髓炎　早期以软组织炎症为主，2周以后才有骨质破坏；MRI在显示早期病变及病变范围方面明显优于X线、CT。主要影像学表现：

（1）软组织感染24 h：①软组织密度增高；②肌间脂肪间隙模糊、消失；③皮下组织与肌间界线不清；④皮下脂肪因水肿而增厚，有条网状结构；无特征性。

（2）早期骨髓炎　MRI T_1WI低或稍低信号，T_2WI高信号，不均匀强化。

（3）骨破坏　骨质疏松，骨小梁变细、中断、消失，局部骨质溶解吸收形成骨破坏，呈穿凿样、虫蚀状或不规则状，可伴病理性骨折。

（4）骨外膜与骨质　层状骨外膜反应与骨质增生。

（5）死骨形成碎片状或沿长轴形成长方形高密度影，界线清楚，与周围骨质分离。

（6）窦道形成。

2. 慢性化脓性骨髓炎　以修复为主，在破坏周围有骨质增生硬化，骨外膜新生骨增厚，并同骨密质融合，骨干增粗，轮廓不规则，骨髓腔狭窄以致闭塞，可见死骨；窦道通过处有骨密质缺损；周围软组织在急性发作期以炎性渗出为主，软组织呈局限性肿胀，在慢性期以增生修复为主，呈限局性软组织肿块。愈合期表现为无骨质破坏与死骨存在、脓腔消失、增生硬化逐步吸收。

3. 脊椎化脓性骨髓炎　可发生椎体骨质破坏，椎间隙变窄，椎旁脓肿；与脊柱结核相似。但前者临床发病急，骨质破坏迅速，骨质增生出现早，影像随访变化大（图8-15）。

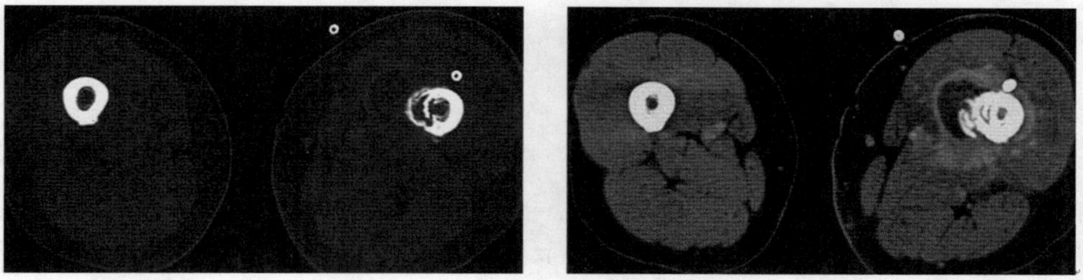

(a)　　　　(b)

图8-15　慢性骨髓炎

该患者有HIV感染史，静脉吸毒史，糖尿病和心内膜炎病史；CT显示左股骨骨质破坏区相应的骨外膜下脓肿，骨外膜反应和邻近软组织脓肿。

六、骨结核

（一）概述

骨结核，多发生于儿童和青年，大多数继发于肺结核。

（二）影像学表现

1. 骨骺、干骺结核　骨骺结核多为中心型，干骺结核可分为边缘型或中心型。骨骺和干骺结核通常为单发。中心型病灶早期为局限性骨质疏松，随后弥散点状骨质吸收区，并扩大融合形成不规则破坏区。病灶边缘多锐利，可有小死骨。破坏区常横跨骺线为特征性表现，边缘可部分硬化，多没有骨外膜反应；骨脓肿中可有钙化点。边缘型，多见干骺端。早期为局部骨质糜烂。病灶进展，可形成"海湾状"的骨缺损，伴有薄层硬化边缘。

2. 骨干结核 多为单个圆形或椭圆形骨质破坏区，其长径与骨干纵轴一致，有硬化表现。骨外膜反应多较轻微，儿童患者或机体反应力强患者骨外膜增生明显，骨质硬化。死骨少见。

3. 脊椎结核 占全身结核的首位，以腰椎最多。根据发病部位可分中心型、边缘型、骨外膜下型和附件型四型。其中以边缘型最多，附件型最少。主要表现：①骨质破坏；②椎间隙变窄及消失；③椎体塌陷，楔形变形，脊椎成角畸形；④椎旁脓肿，也称寒性脓肿；⑤其他表现：骨赘及骨桥形成、死骨(图 8－16)。

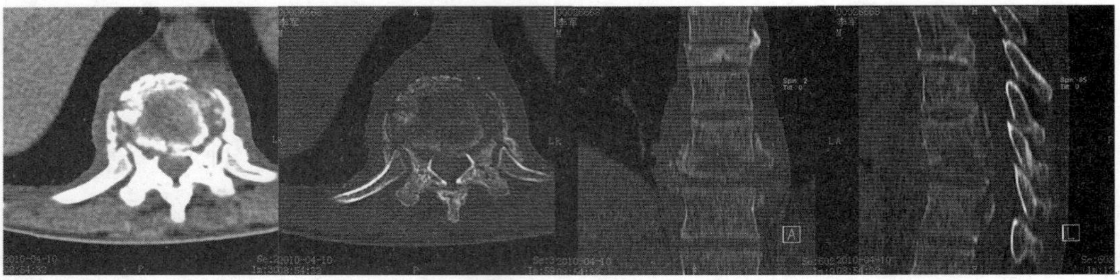

(a) (b) (c) (d)

图 8－16 椎体结核

椎体骨质不规则破坏，椎体变扁，可楔形变，周围软组织明显肿胀、增厚。

七、关节结核

(一) 概述

关节结核是一种较常见的慢性进行性炎性疾病，好发于髋膝等关节，多见青少年和儿童，关节结核分滑膜型和骨型两种，以滑膜型多见；单纯滑膜结核一般进展缓慢，若治疗及时，效果较好，若发展成全关节结核，关节软骨及软骨下骨质均破坏，则易形成窦道。临床起病慢，低热，淋巴细胞略高。

(二) 影像学表现

1. 滑膜型关节结核 病变只侵犯关节滑膜而无骨质破坏，结核分枝杆菌随血流进入滑膜，引起滑膜的充血肿胀、增厚，形成结核性肉芽肿，引起关节积液，关节间隙增宽或正常，骨端骨质疏松，周围软组织肿胀。

2. 骨型关节结核 滑膜结核的晚期，在滑膜附着的骨端，即关节持重轻、接触面较小的关节面边缘出现边缘模糊的骨质破坏或小囊状骨质破坏区，上下关节多对称性受累，关节渗出液中因缺少蛋白溶解酶，关节软骨破坏较晚，因此关节间隙变窄较晚，这与化脓性关节炎不同。当关节软骨破坏到一定程度后，关节间隙变窄，骨性关节面破坏呈虫蚀状，并可出现小死骨，此时发展成全关节结核。骨骺、干骺结核破坏关节软骨进入关节，也形成全关节结核。骨质破坏进展造成关节脱位或半脱位畸形，干酪样物质穿破皮肤形成瘘。修复期后关节破坏严重的病例出现纤维强直,甚至钙化(图 8-17)。

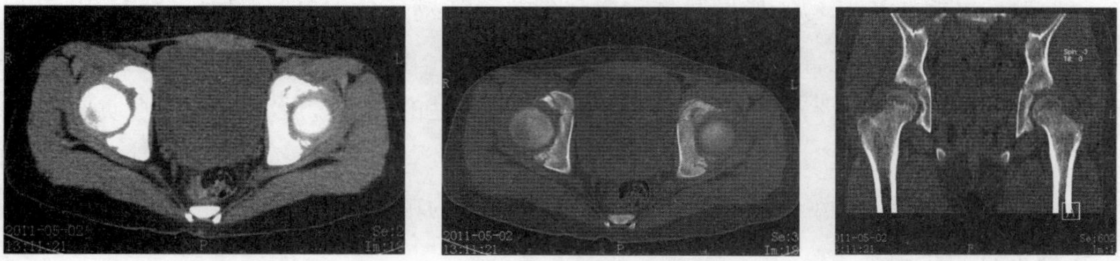

(a)　　(b)　　(c)

图 8-17　髋关节结核

两侧髋臼和股骨头见散在骨质破坏区,局部呈虫蚀状破坏,关节面毛糙,关节间隙变窄;周围软组织稍肿胀。

八、化脓性关节炎

(一) 概述

主要通过血行感染,多为金黄色葡萄球菌,多见四肢持重关节,如髋关节、膝关节。静脉吸毒者经常是胸锁关节受感染,而原因不明。本病可发生于任何年龄,但以婴儿和儿童多见。临床起病急促,高热、关节周围红肿、热痛,有波动感,肢体运动障碍。白细胞数增多。

(二) 影像学表现

急性期表现为关节软组织肿胀及关节积液,关节囊膨隆和关节间隙增宽,骨质疏松。关节囊及韧带受到破坏引起关节的半脱位及脱位。随病情进展,关节软骨破坏又可使关节间隙变窄,骨性关节面破坏常从承重大关节的中心部位开始,这与关节结核的起病慢、骨破坏起始于关节面周边不同。骨端破坏严重时又可继发关节脱位,愈合期骨破坏停止而出现修复,骨质增生硬化,如关节软骨与骨性关节面破坏不严重,关节间隙可保持,保留部分功能,破坏严重者可导致骨性强直。脂液平是非外伤性化脓性关节炎的一个特异性征象。

九、特殊骨关节感染

(一) 骨梅毒

1. 早发先天性骨梅毒

(1) 概述　是指出生后至 4 岁这一时期内出现病症者,多骨受累,且病变好侵犯生长较快的骨骼,病变累及干骺端与骨干,骨化中心不受累。梅毒螺旋体进入干骺和骨干后常以梅毒性肉芽组织侵入,破坏骨,形成软骨炎、骨炎、骨外膜炎、骨髓炎,以干骺端的软骨炎为主。

(2) 影像学表现　典型的干骺端破坏发生在胫骨近端和股骨远端内侧,形成 Wimberger 征,易发生病理性骨折,使骺板和骨骺分离。干骺端预备钙化带增宽,密度增高,其骨干侧出现密度减低的横带。骨干受累时出现大小不等的透亮区,髓腔增宽,骨干膨大,骨膜下新生骨。在四肢骨中干骺炎病灶常累及多骨,并有对称波及的趋势。骨膜炎的出现很像化脓性骨髓炎,但不出现大块死骨。

2. 晚发先天性骨梅毒

（1）概述　是由原始侵入胎儿骨骼内潜伏感染再活动所致，一般发生在5～15岁。

（2）影像学表现　长骨均可受累，但以胫骨最常见。出现层状骨外膜下新生骨及骨密质增厚，在骨外膜新生骨与骨密质融合前可呈现一界限清楚的骨壳。胫骨前缘骨密质增厚，形成军刀状畸形，称为“军刀腿”。额骨与顶骨有时甚似骨髓炎，呈不同程度骨质硬化伴有破坏和死骨形成。长骨上局限性病变呈多发的小透亮区，常被称为橡胶肿。

3. 后天性骨梅毒

（1）概述　因输入梅毒患者血而致病者，在输血6周后即可出现急性骨外膜炎和严重的骨髓炎。患者受累部位有骨刺痛，于休息和睡眠时加重，且有明显压痛。

（2）影像学表现　全身骨骼均可以受累，以长骨及颅骨为常见，突出表现使骨硬化。早期出现骨外膜反应，随后新骨生成，骨密质内外缘均有增厚，髓腔变窄，死骨少见。颅骨多见于额顶骨，内外板均可受累，初为多发小透亮区，融合成大片骨破坏，继而出现骨质增生，可见死骨。

（二）雅司病

1. 概述　雅司病是雅司螺旋体所致的接触性传染病，在临床症状和血清学方面的化验与梅毒相似，本病是经皮肤接触传染，病原体进入皮肤、肌肉、骨骼，不侵犯内脏。

2. 影像学表现　第一期，初疮，不损及骨骼，无明显影像学表现；第二期，雅司疮，主要为骨外膜炎，呈骨外膜反应及骨质疏松；第三期，出现骨外膜炎症状，多发生在胫骨、额骨，局部红肿、剧痛。此时骨骼改变明显，除骨质增生外，还见树胶肿形成及骨破坏，其骨破坏多在骨外层，呈圆形结节状骨缺损。晚期可出现骨骼变形扭曲，骨密质增厚，髓腔变小。

（三）麻风病

1. 概述　麻风病15％～29％侵犯关节。病理上分为瘤型和结核样型。瘤型主要在松质骨内形成肉芽肿。最多见的骨骼病变是由于神经血管损害所引起的继发性改变，在两型内均可见到，以末梢神经受影响最显著，大多数累及短管骨。在感觉及营养障碍的基础上，又可附加外伤及继发感染，使病变更加复杂。

2. 影像学表现

（1）直接改变　①骨囊性变化，多见于短管状骨的骨端，呈边缘清楚、空泡状透亮区，可相互融合，周边有硬化征象。②骨膨胀，病骨骨小梁稀疏，髓腔扩张，骨密质变薄，骨干外形膨胀增粗，但无骨质增生。③特异性骨外膜炎及骨炎，常见于下肢，是机体对麻风感染的一种应急性反应。

（2）继发改变　①骨营养孔增大。②骨吸收。③手畸形。④骨干变细。⑤广泛性骨质吸收。⑥继发感染，可引起骨髓炎、骨炎、骨外膜炎等。⑦关节改变，表现为关节面模糊、破坏或骨质增生硬化，关节间隙变窄或发生骨性强直。多发生在小关节，趾跖关节多见，大关节可受累，呈夏科关节样改变。

（四）布鲁菌骨关节感染

1. 概述　布鲁菌病又称马尔他热或波浪热，是布鲁杆菌引起的急性或慢性传染病。是一种家畜及人共患的地区性流行病。病菌进入人体，淋巴结及骨髓出现炎性反应，随后关节囊韧带附近或关节软骨下及骨髓内形成感染灶，呈上皮样结节。镜下见病灶周围有上皮样细胞和淋巴细胞、浆细胞浸润。椎体可发生组织坏死和化脓，形成死骨。椎间盘亦可破坏，甚至相邻椎体骨性融合。亦可出现周围神经炎等。

2. 影像学表现　布鲁菌性关节炎、骨髓炎与化脓性或结核性感染有相似处。急性期，四肢大关节周围软组织肿胀，骨质疏松，随后关节间隙狭窄，关节软骨下囊状破坏，关节附着处有小的骨质侵蚀。晚期，关节面硬化，凹凸不平，骨质增生，可发生关节部分骨性融合。骶髂关节亦可发生破坏、增生硬化。脊椎布鲁菌性骨髓炎可见椎体骨质破坏、椎间隙变窄、椎旁脓肿。晚期，破坏周围骨质增生硬化及韧带骨化。

（五）伤寒及其他沙门菌属骨关节感染

1. 概述　成人沙门菌属骨关节感染多自幼发病。骨内感染病变常有脓液、坏死、周围有上皮样细胞、淋巴细胞及单核细胞浸润。临床表现不一致，有急性胃肠炎型及菌血症、败血症型。发病 10 d 后可发生四肢多发关节肿胀、疼痛甚至溃疡，脊椎受累可引起腰背痛。消肿后四肢关节可出现变形、僵直及功能障碍。骨关节感染可长期潜伏骨内，数年后仍可以反复发作。

2. 影像学表现　表现不同于血源性骨髓炎及化脓性关节炎：①病变累及广泛，四肢长骨与关节、手足诸骨与关节及脊椎骨和椎间盘均可同时受累。②骨髓炎，骨髓内多发脓肿，较少发生大片死骨，无骨包壳形成。③骨内小脓肿最初表现为多发斑片状骨破坏，修复期见破坏区周围骨质增生。发生于手足骨端可呈穿凿性骨破坏或形成窦道。④关节炎更易侵犯手、足、腕、踝部。初期，关节软骨广泛破坏、关节狭窄。晚期，可发生软骨融合，以致关节变形或发生脱位，骨性关节面破坏、硬化及不光整。⑤脊椎炎病变可以很广泛，累及多个椎体、椎间隙狭窄、椎旁脓肿，可出现多个椎体融合。

（六）骨包囊虫病

1. 概述　骨包囊虫病约占全部包囊虫病的 1%，其中以脊柱、骨盆最多见，次为长骨。骨包囊虫病可单独发生，但常伴发肝、肺包囊虫病。骨包囊虫病进展缓慢，患者常在幼年受感染，而在成年才出现症状。除有患肢局部肿胀、疼痛或麻木外，无明显全身症状。脊椎、骶骨等处的囊肿可压迫脊髓神经根或马尾，产生神经症状，甚至截瘫。血液包囊虫补体结合试验及包囊虫液皮肤试验可呈阳性。

2. 影像学表现　病变早期骨松质内出现局限性不规则骨质疏松区，继而出现小囊状骨质缺损，多个相连，看似成串的葡萄，其间存在比较粗乱的骨小梁。病变区边缘锐利，周围无骨质增生或骨外膜反应。骨密质完整，骨外形无改变。病变进展可多个大小不等的囊状溶骨性膨胀性骨质缺损，病变区内无正常骨组织。脊椎受累可见椎体囊性破坏，被压缩而成楔形，椎弓及椎板可受累，病灶内可有死骨，椎体可有骨质增生，可见假性椎旁脓肿影像，是因包囊向两侧椎旁软组织中突出所致。一般椎间盘不被侵犯。此点可用于和脊椎结核相鉴别。

（七）皮下及肌肉囊尾蚴病

1. 概述 皮下及肌肉囊尾蚴病在感染轻时可无症状，寄生数量多时，可自觉肌肉酸痛无力、发胀、麻木或呈假性肌肥大症等。

2. 影像学表现 四肢囊尾蚴易钙化，表现为椭圆形致密影，其长轴与肌纤维束方向一致，长约 15 mm，宽 3 mm。

（单 飞 施裕新 宋凤祥 周 粟）

参考文献

1. Bertrand A, Leclercq D, Martinez-Almoyna L, et al.MR imaging of adult acute infectious encephalitis[J]. Med Mal Infect, 2017, 47(3):195－205.
2. Bongers MN, Bier G, Ditt H, et al. Improved CT Detection of Acute Herpes Simplex Virus Type 1 Encephalitis Based on a Frequency-Selective Nonlinear Blending: Comparison With MRI[J]. AJR Am J Roentgenol, 2016, 207(5):1082－1088.
3. Sharon C. -A. Chen, Wieland Meyer, Tania C. Cryptococcus gattii Infections Sorrell [J]. Clin Microbiol Rev, 2014, 27(4):980－1024.
4. Narendran Gopalan, Padmapriyadarsini Chandrasekaran, Soumya Swaminathan, et al. Current trends and intricacies in the management of HIV-associated pulmonary tuberculosis[J]. AIDS Res Ther, 2016, 13:34.
5. Chung-Wei Chou, Heng-Sheng Chao, Fang-Chi Lin. Clinical Usefulness of HRCT in Assessing the Severity of *Pneumocystis jirovecii* Pneumonia: A Cross-sectional Study [J].Medicine (Baltimore),2015, 94(16):e768.
6. S Ahmad Sarji, WA Wan Abdullah, ML Wastie.Imaging features of fungal infection in immuno-suppressed patients in a local ward outbreak[J]. Biomed Imaging Interv J, 2006, 2(2):e21.

第九章

感染性疾病的麻醉

手术室一向给人以一种洁净无菌的印象，而实际上，手术室却是充斥着大量的病原体，可以说是一个巨大的感染源，同时，手术室内的环境相对封闭，患者又处于暴露状态，极易受到感染的威胁。麻醉医师为了做好生命支持，往往将注意力集中于心血管和呼吸系统等迫切需要解决的事关生命安全的方面，对围手术期的感染问题可能经常无暇顾及。其实，无论是日常工作环境、方式还是在各类患者的诊治过程中，麻醉医师都时刻会面临与感染相关的问题，麻醉医师的工作对感染的预防和感染性疾病的救治有着深远的影响和作用。同基本的生命支持和手术安全一样，改善患者的长期预后也是麻醉医师工作的目标，感染性疾病的防治就是其中的任务之一。

本章我们将从以下几个方面来讨论感染与麻醉之间的关系，包括本身需要麻醉医师参与救治的感染性疾病，对合并感染者进行手术麻醉时麻醉医师必须面对和处理的问题，麻醉操作和管理过程中的医院感染预防，麻醉过程和感染性疾病防治之间的相互联系等。

第一节　感染性疾病与手术麻醉

一、需要手术治疗的感染性疾病

其实，每个麻醉医师从业后所经治的病例中，有相当大的一部分都与感染有关，很多感染性疾病本身就需要手术治疗，从最常见的阑尾炎、急性化脓性胆管炎等，还有些可能继发严重的感染，例如创伤、肠梗阻等，甚至发生最为严重的状况——脓毒症，并且在这种情况下，手术治疗可能是唯一挽救生命的治疗方法，麻醉医师的生命支持往往成为手术成败的关键。

这类疾病手术的主要目的是为了清除感染灶，减少感染的全身传播，最终治愈感染性疾病。一般而言，感染仅限于局部且对全身的影响不大的话，对麻醉的要求一般也不太高，但是一旦重要脏器患了疾病（例如肝脓肿等）或者引起了全身性的损害，甚至于感染性休克，那就必须小心对待了。尤其对于一些特殊的感染，例如气性坏疽等，如果不得到及时和妥善的控制和治疗，可能会不断发展而危及生命。麻醉将从抗感染、防扩散、内环境调控、生命支持和手术配合等多方面予以综合考虑和支持。这里仅以气性坏疽为例，作为由梭状芽胞杆菌所引起的一种严重急性特异性感染，根据病变范围的不同可分为芽胞菌性肌坏死和和芽胞菌性蜂窝织炎两类，通常所说的气性坏疽即芽胞菌性肌坏死，主要发生在肌组织广泛损伤的患者，少数发生在腹部或会阴部手术后的伤口处。气性坏疽的发展速度快，全身毒性强，如不及时手术清创，很可能快速进展甚至危及生命。对此，应果断采用全身麻醉，术中给予较高的氧浓度，并予补液输血和抗生素治疗，限制病菌的生存和发展，为手术创造良好的条件，对此类手术当然绝不能使用止血带。

除了上述急性感染外，慢性感染性疾病也是非常常见的，其中以肝炎、结核和艾滋病等为典型。每一种慢性的长期的感染除了本身造成的脏器病变，最后都会造成为全身性病变，给手术麻醉带来一定的困难。这些疾病本身可能需要手术治疗，例如肝硬化的脾脏切除和门静脉分流术，肺结核的手术治疗等，由于这些重要脏器的功能严重受损，麻醉难度显而易见，特别是晚期肝病唯一的治疗手段——肝移植的麻醉等，对麻醉提出了更高的要求，必须要麻醉医师予以充分重视和认真对待。

二、手术合并感染对麻醉的要求

无论急性或者慢性感染性疾病对全身状况产生的影响，还是患者在接受手术治疗的同时已经合并有其他的感染，麻醉医师都必须有较为全面的认识和考虑。即便感染并不是一定手术治疗的目的，但如何降低感染所带来的病理生理影响，或者令机体免疫功能处于较为良好的状态以应对病原体的损伤，对麻醉医师提出了更高的要求，当感染可能存在危及生命的状况时就更急需麻醉医师在手术麻醉期间提供必要的生命支持。

（一）对急性感染引发的全身功能障碍的生命支持

急性感染对机体影响一方面是某些重要脏器的急性感染造成脏器功能损害需要全身支持，手术本身即是治疗的手段，可以清除感染灶，或者加以引流等；另一方面是细菌或者毒素随血液播散全身，造成脓毒症和感染性休克；有时候起病并非感染。例如，创伤、肠梗阻、肾上腺功能不全等，在病情发展中继发感染，并引起全身性病理生理改变。无论哪种对于机体的影响都非常大，需要麻醉医师在围手术期进行精密调控和支持。其实，在临床急诊手术中，或多或少存在着感染甚至脓毒症的影子，随时考验着麻醉医师的救治能力。

重要脏器的急性感染必然造成相应脏器功能的损害，对全身影响在所难免。以急性肝炎为例，肝脏是体内最大的代谢器官，生理作用十分广泛，一旦损伤，糖类、脂肪和蛋白质，以及药物和毒素的代谢将受到影响，白蛋白和大多数凝血因子产生减少，在这种情况下进行手术，首先必须尽力维持身体内环境的稳定，同时予以必要的支持治疗。例如，监控水电解质平衡、输注欠缺的白蛋白、凝血因子等，为手术创造条件。再者，肝脏功能的损害，也会影响到药物代谢等，麻醉期间使用的药物选择也必然要考虑与肝脏间的相互作用，尽可能使用非肝脏代谢、对肝脏毒性小的药物，氟烷等肝脏毒性较大的药物绝对不能使用。

脓毒症是一个临床中非常常见也颇为棘手的问题。美国胸科协会(ACCA)和危重症监护医学学会(SCCM)于2001年针对细菌入血造成的各种感染赋予了定义。其中，脓毒症的定义包括：有明确或怀疑感染，并具备表9-1中的部分临床症状或炎症体征，而严重脓毒症是在脓毒症的基础上并发脏器功能衰竭，见表9-2和表9-3。脓毒症生存运动(surviving sepsis campaign, SCC)是一个发起于2002年的针对脓毒症等诊治和教育的国际性组织，于2004年制定了最早的指南，2008年和2012年分别进行了更新，为感染危重症诊治提供了标准化的治疗方案，其核心在于对抗感染造成的炎性反应，改善循环灌注，维持脏器功能。

表9-1　脓毒症的相关概念

病理名称	英文名	定义
菌血症	bacteremia	血液中出现细菌
败血症	septicemia	血液中出现大量细菌，常伴有全身症状和体征，例如发热、寒战和头痛
全身炎性反应综合征	SIRS	达到以下两个或以上标准即可诊断： ① 体温>38℃或低于36℃ ② 心率>90次/分 ③ 呼吸频率>20次/分或者 $PaCO_2$<4.3 kPa ④ 白细胞<4×10^9/L或者>12×10^9/L或者其中有>10%的不成熟细胞
脓毒症	sepsis	SIRS伴有感染临床证据
重症脓毒症	severe sepsis	脓毒症伴有器官功能衰竭、低血压或者低灌注异常
感染性休克	septic shock	脓毒症引起的低血压，尽管经过液体复苏，以及低灌注异常
脓毒症性低血压	sepsis-induced hypotension	在没有其他低血压原因的情况下，动脉压<90 mmHg或者较基础值降低>40 mmHg

表9-2　脓毒症的诊断指标

具有明确或者怀疑的感染，并包含部分下列指标	
指标分类	内　容
一般指标	① 发热(>38.8℃) ② 低体温(中心体温<36℃) ③ 心动过速(>90次/分或>年龄正常值2倍标准差) ④ 呼吸急促 ⑤ 精神症状 ⑥ 明显的水肿或液体正平衡(24 h>20 ml/kg) ⑦ 非糖尿病患者高血糖(>7.7 mmol/L)

（续表）

指标分类	内　容
炎症指标	① 白细胞<4×10⁹/L 或者>12×10⁹/L ② 白细胞计数有>10%的不成熟细胞 ③ C 反应蛋白>2 倍的正常值标准差 ④ 血浆降钙素原>2 倍的正常值标准差
血流动力学指标	动脉低血压（SBP＜90 mmHg，MAP＜70 mmHg 或成年人 SBP 下降＞40 mmHg 或低于年龄正常值标准差 2 倍）
器官功能指标	① 动脉低氧血症（PaO_2/FIO_2<300） ② 急性少尿（在正确液体复苏至少 2 h 后每小时<0.5 ml/kg） ③ 肌苷增加（>44.2 μmol/L 或 0.5 mg/dl） ④ 凝血病（INR>1.5 或 aPTT>60 s） ⑤ 肠梗阻（无肠鸣音） ⑥ 血小板减少（血小板计数<100×10⁹/L） ⑦ 高胆红素血症（总胆红素>70 μmol/L 或 4 mg/L）
组织低灌注指标	① 高乳酸血症（>3 mmol/L） ② 毛细血管充盈减低或皮肤花斑

表 9－3　严重脓毒症的诊断指标

定义为脓毒症引发的组织低灌注或器官功能不全（考虑因感染引起的以下任一点）
脓毒症引发的低血压
乳酸大于正常值上限
尿量在正确液体复苏至少 2 h 后每小时<0.5 ml/kg
在没有肺炎为感染源时，急性肺损伤 PaO_2/FIO_2<250
在没有肺炎为感染源时，急性肺损伤 PaO_2/FIO_2<200
肌苷 2.0 mg/dl（176.8 μmol/L）
胆红素>2 mg/dl（34.2 μmol/L）
血小板计数<100×10⁹/L
凝血病（INR>1.5）

严重脓毒症不仅有包括中枢神经系统感染、心血管系统感染、呼吸系统感染、肾脏感染、胃肠道系统感染、皮肤软组织感染和骨关节感染等感染性疾病原因，许多非感染性因素例如严重创伤、出血、外科并发症、主动脉瘤并发症、心肌梗死、肺栓塞、心脏压塞、蛛网膜下隙出血、烧伤、急性胰腺炎、药物过量或中毒、糖尿病酮症酸中毒、肾上腺功能不全和过敏等也可能引起。对于局部感染性疾病的手术治疗而言，基本目的在于清除感染灶或坏死组织，脓肿引流，并加以有效的抗生素治疗，早期有效地干预可大大减少脏器功能衰竭的发生。重要脏器的感染则需要积极准确的抗感染治疗，并给予必要的支持治疗，防止感染进一步扩散和脏器功能的持续损伤。在非感染性疾病，积极控制原发病的病情发展，可以减少或减轻感染的发生和发展，而

恰当的抗感染和支持则对预后也有着至关重要的作用。

无论脓毒症或者感染性休克，首要的工作是尽快找到病原体采取相应的抗生素治疗，但是在实际工作中往往救治过程不容等待，或者由于技术时机等各种原因，来不及获得满意的诊断，可先给予经验性治疗刻不容缓，在此基础上，同时进行支持治疗。在给予抗生素治疗之前，尽可能取得感染灶样本和(或)血液进行培养，以明确病原体和合适的抗生素，经验性抗生素的选择通常根据病史、体征以及感染发生的部位等因素，选取相对广谱的、易于渗透入感染灶的药物，必要时可能还要兼顾抗真菌治疗。

脓毒症涵盖了炎症、凝血、代谢、免疫、神经功能，以及组织生长等多个方面，与机体几乎所有的脏器都有着密切的关联。针对脓毒症的全身作用，除了及时诊断和抗生素治疗外，麻醉医师将主要关注于全身炎性反应的严重程度，液体治疗，血液动力学的稳定以及多脏器功能的保护，其中血液动力学复苏是工作的重心。感染性休克的特点往往被描述为高动力循环，有时因合并创伤等其他问题而更加复杂。目标导向治疗(Goal-directed therapy)可以给我们一个比较简单明确的治疗方向：①中心静脉压在 8～12 mmHg(自主呼吸时≥8 mmHg，机械通气时≥12 mmHg)；②平均动脉压在 65～90 mmHg；③中心静脉氧饱和度(S_{CVO_2})≥70 mmHg，或混合静脉血氧饱和度(S_{VO_2})≥65 mmHg；④每小时尿量≥0.5 ml/kg；⑤红细胞压积≥30%；⑥乳酸＜2 mmol/L。由于中心静脉血氧饱和度较混合静脉血氧饱和度的监测简便得多，临床上往往以前者替代作为指导依据。可以想象在治疗脓毒症的过程中，中心静脉和动脉置管将提供最为完善和关键的监控指标，同时也是积极治疗所依赖的生命通道。如果高度怀疑心肺功能损害，肺动脉导管可以提供更多的病理生理信息，以指导临床的治疗。

在严密的监护下进行积极的液体复苏，时间愈早愈好，所谓的黄金时间(golden hours)指的就是诊断脓毒症后的最初 6 h。3 h 内完成乳酸测定、给予抗生素前获取血液培养、使用广谱抗生素，以及在乳酸＞4 mmol/L 或低血压时给予 30 ml/kg 的晶体液。6 h 内做到：液体复苏无效持续低血压给予血管收缩剂以保持 MAP＞65 mmHg，低血压对容量复苏无反应或最初乳酸＞4 mmol/L(36 mg/dl)时测定中心静脉压(CVP)和中心静脉氧饱和度(S_{CVO_2})，重复测定乳酸含量，目标为 CVP≥8 mmHg，S_{CVO_2}≥70 mmHg，乳酸恢复正常。

对于晶体液和胶体液的选择上一直有所争论，比较明确的是虽然治疗效果相似，但胶体液的肾功能损害等可能需要考虑。在达到有效循环血量可以满意时，血管收缩药是必不可少的，尤其在感染性休克。去甲肾上腺素是目前认为的首选升压药物，而辅以小剂量的血管加压素(0.03 u/min)，则可以减少前者的剂量。当有证据表明心脏充盈和液体负荷已经满足的情况下仍出现低心排量，则需要加入正性肌力药物，以多巴酚丁胺为首选，也可直接使用肾上腺素等。

中枢神经、肺、肾等重要脏器感染，除了针对其敏感菌种的抗感染治疗外，包括镇静和机械通气等在内的支持治疗不可或缺。尤其当发生脓毒症时，肺部的感染或者损伤往往是灾难性的，一旦出现进行性的呼吸衰竭征象和低氧血症，并出现神志障碍，尽早的气管插管并机械通气将改善氧合和预后。如果仍然难以缓解低氧血症，则必须考虑其他因素，例如气胸等。由于感染性休克时血流动力学往往极不稳定，且多为急诊手术，抗休克治疗应贯穿在整个围手术麻醉期。麻醉可以在抗休克的基础上或者同时进行，常用麻醉药氯胺酮、依托咪酯或者丙泊酚一般均可，辅以阿片类和肌松药，关键原则是小剂量的缓慢滴定，根据临床反应进行调整，达到所需的麻醉程度。大多数静脉或者吸入麻醉药都是扩张血管或影响心肌收缩力的，阿片类药物的使用可以减少麻醉药的用量，其中瑞芬太尼由于其优良的可控性和代谢特性，可能在脓毒症的麻醉诱导和维持中具有独特的优势。肌松药尽可能使用非组胺释放类的，避免加重低血压。

（二）慢性感染引起的全身功能障碍对手术麻醉的影响

一些慢性的感染，例如艾滋病、结核、病毒性肝炎等，长期迁延造成对特定或者全身多器官组织的损害，慢性感染在治疗过程中的不良反应或者与围手术用药产生相互作用，各种因素都可能对手术麻醉过程产生影响。

慢性病毒性肝炎是我国常见的传染病之一，病毒携带率高达近 10%，其引发的原发性肝细胞癌和肝硬化居中国最常见的 10 种死亡原因之列。众所周知，肝脏是机体最重要的代谢器官，它参与糖蛋白和脂类的合成和代谢、生成白蛋白和大多数的凝血因子、对药物和毒素进行代谢等。因此，肝脏功能的健全与否对于手术麻醉而言无疑是至关重要的。肝脏病患者除了常见的一般外科疾病外，本身引发的门静脉高压、肝癌等也是手术治疗的指征，而末期可能进行肝移植治疗则更是对手术麻醉的一大挑战。肝脏功能衰竭在多个方面影响手术麻醉的管理，首当其冲的是药物的代谢，由于肝脏代谢功能的下降，经由肝脏代谢的药物代谢速度和代谢率势必降低，在同等剂量时，药物的作用强度和时间可能增加和延长；其次，肝脏产生的白蛋白等降低，药物在血液中与之结合的量减少，游离药物增多，作用可能增强。再者肝病时凝血功能的紊乱对手术麻醉更是一种挑战，围手术期的凝血功能调整和治疗直接影响了手术的过程和预后；其他还有肝病患者的全身状况差，对手术麻醉的耐受力下降，以及肝肾综合征、肝性脑病等各种并发症等都是麻醉医师面临的棘手问题。

我国结核病年发病人数约为 130 万人，因结核病死亡人数每年达 13 万人，超过其他传染病死亡人数的总和。我国是全球 22 个结核病流行严重的国家之一，同时也是全球 27 个耐多药结核病流行严重的国家之一。肺是最常见的患病部位，占各器官结核病总数的 80%～90%，然而，结核也可累及全身多器官、系统，包括肝、肾、脑、骨、淋巴结等。结核病主要传播途径是经呼吸道传播，包括咳嗽飞沫或咳痰中的结核分枝杆菌传播，也可能经消化道、皮肤和子宫传播。结核虽常见，但由于分类和部位等原因，有时也容易与其他疾病混淆，需要进行鉴别，如果鉴别不当，也可能引起不良后果。目前已极少单纯因为肺部结核而行手术，但有时因与肿瘤或其他感染等难以鉴别，在手术中才发现结核。结核造成的冷脓肿等有时也需要进行手术治疗，麻醉医师应视感染部位和一般情况而选择恰当的麻醉方式。对于麻醉医师而言，在下肢手术麻醉中，如果忽视椎体结核病变而误诊，采用了椎管内麻醉，则可能引起结核感染扩散，严重的甚至引起结核性脑膜炎，后果不堪设想。全身麻醉也要注意颈椎和呼吸道的感染，术中给予适当的处理和支持，例如选择尽量采用全静脉复合麻醉等。如果是结核球或者非开放性结核，一般医务人员被感染的风险较小，但如果是开放性的，那就必须做好必要的防范。

自从1983年首次发现人类免疫缺陷病毒（HIV）以来，艾滋病已成为严重威胁世界人民健康的公共卫生问题，近年来我国的发病率也逐年上升。由于抗HIV治疗高效抗反转录病毒疗法（highly active antiretroviral therapy，HAART）的采用和推广，目前艾滋病已经从一种致死性疾病变为一种可控的慢性病。作为一种以免疫系统为攻击对象的疾病，免疫缺陷后并发一系列机会性感染及肿瘤为其特征，其中也有许多并发症需要手术治疗。艾滋病患者的全身损害往往与其他疾病有很大的不同，例如，肺孢菌肺炎在健康人中极为罕见，而在艾滋病患者中的发病高达80%～90%。卡氏肺孢菌引起Ⅰ型上皮脱屑性肺泡炎，肺泡间隔为浆细胞、单核细胞浸润，肺泡上皮增生、增厚，肺泡腔内充满嗜酸性泡沫样物质和蛋白样渗出物，从而影响呼吸功能，如不及时治疗病死率极高。结核也是艾滋病常见的合并感染，且治疗远较单纯结核为难。因此，对这类患者进行手术麻醉时，如果不能及时识别和处理所并发的机会性感染等问题，预后将十分凶险。虽然HAART治疗可以挽救和延长患者的生命，但是抗病毒药物的不良反应较大，有不少患者由于耐受力差而中断治疗。而且抗病毒药物与麻醉药物之间存在着一定的相互作用，共同的代谢途径如肝微粒体细胞色素氧化酶系，使两类药物在合用时可能都需要进行剂量的调整。

更为棘手的是，艾滋病与麻醉药之间又有着千丝万缕的联系：包括麻醉药物在内的各种成瘾性药物在艾滋病的传播中起着推波助澜的作用。其中，不仅有海洛因等阿片类可以共用注射器静脉注射传播，还有氯胺酮、麻黄碱等兴奋乱交而性传播。同时，长期使用成瘾性药物不仅增加了罹患各种传染病的可能，也给机体带来了各种隐患、药物耐受、心血管功能的紊乱等。因此，对高度怀疑药物滥用成瘾者，不仅要做好各种防范，在临床处理中也必须十分小心，以防治各种潜在并发症。

总体而言，慢性感染如果手术允许，最好是在采取必要的抗感染和支持治疗，待控制病情进展后再行手术，不仅手术麻醉的安全性将大为提高，也可以大大降低职业暴露的危险。如急诊手术或条件不允许，也要选择适当的麻醉方法，采取必要的支持和替代治疗，以保障手术麻醉过程的安全。慢性感染者往往体质虚弱，术中容易出现体温降低等现象，麻醉管理中对于液体补充、体温保护等都应有必要的考虑。此外，慢性感染如果具有传染性，手术麻醉者必须采取必要的防护措施。

（三）气道感染的影响

气道控制和保护是麻醉的一项基本工作，呼吸道感染对气道管理的影响是不言而喻的。呼吸道一旦发生感染，一则可能影响气道的通畅，二则可能进一步扩散，不仅给麻醉带来困难，更可能危及生命。扁桃体、增殖体、急性会厌炎或喉炎等上呼吸道感染，可能直接阻塞气道，此时气道的控制对于所有麻醉医师而言都不啻是一个挑战。建议由五官科和麻醉科共同评估气管插管的可行性，及时的气管切开可能是最佳的处理方式，会厌炎和喉炎尤其如此。

呼吸道感染不仅在于本身可能造成呼吸道黏膜水肿、分泌物增多等，更重要的是其对气道操作、气道分泌和某些吸入麻醉气体等激惹产生的支气管收缩，化学介质和神经反射在其中起着重要的作用。相关的病理生理改变与麻醉处理休戚相关。根据流体力学泊肃叶定律所示，流量与管路直径的四次方成反比，也就是说，当气道肿胀、分泌物充塞时，气流将大大减少，影响通气，这在气道本身就相对狭小的小儿气道更为严重。小儿纤细的气道一旦发生水肿，对通气的影响非常大，进一步表现为肺功能的异常，包括用力肺活量、1 秒用力呼气量（FEV_1）和呼气峰速的降低，甚至可能会导致致命的严重后果。因此，上呼吸道感染的小儿接受麻醉的风险明显较成年人增加，小儿在麻醉期间发生呼吸系统并发症的风险明显增高，包括喉痉挛、支气管痉挛、肺不张和低氧血症等，不能不慎重对待，如果手术允许当然尽可能延迟，但如果手术必须进行，那就需按照特定的策略进行。

三、麻醉方法与感染的关系

麻醉方法主要分为两大类：全身麻醉与局部麻醉。前者是利用全身麻醉药使患者处于类似睡眠的镇静状态，患者对手术麻醉过程毫无知晓；后者是使用局部麻醉药注射到脊髓或者外周神经，阻断神经的传导，提供无痛的手术条件；但如果不给予镇静药物，患者将处于清醒状态。无论是全身麻醉还是局部麻醉，都有可能因麻醉的操作原因或者麻醉所造成的自我保护缺失状态而带来潜在的感染风险。

（一）局部麻醉

这里所说的局部麻醉是广义的局部麻醉，包括椎管内麻醉、神经阻滞麻醉、区域阻滞麻醉、局部浸润麻醉和表面麻醉等所有利用局部麻醉药进行的麻醉方法。从麻醉方法本身也可以看到，此类麻醉除了表面麻醉外，都需要进行药物的注射，那么，任何的药物污染或者操作时的无菌术执行不严都可能给麻醉操作带来感染风险。除此以外，皮肤表面的感染或者具有菌血症、病毒血症是否可能带来的感染扩散，甚至因椎管内麻醉操作引发中枢神经系统感染也是必须考虑的问题，对麻醉方法选择和麻醉操作提出了挑战。

一般认为，如果拟进行麻醉注射的部位存在感染，那么局部麻醉都将成为禁忌。但是如果是菌血症或者病毒血症时，进行椎管内麻醉是否会引起中枢神经系统的感染呢？文献提示存在这种可能。一项对感染的髋或者膝关节假体取出手术中采用神经轴麻醉的研究中发现，474 例麻醉有 3 例发生了相关感染，发生率为 0.6%。也有报道，在全身性感染中，也可能播散至硬膜外等处形成脓肿。在某些免疫力低下者，如糖尿病等情况下，患者感染的发生率更高，且更为严重。在有关伤寒等菌血症麻醉方式的研究中也有类似的结论。硬膜外脓肿或者中枢神经系统的感染发生虽然极少，但后果往往是非常严重，甚至可以致命。硬膜外与椎体间的组织较为疏松，在感染时，容易波及数个节段，引起广泛的神经根症状，腰段或胸段比颈段更易扩散。颅内感染往往引起颅内高压表现，症状明显，后果严重。因此，对于菌血症的局部麻醉，尤其是椎管内麻醉，一般公认在有效的抗菌药物作用下可以采用，不然则列为禁忌，以防止在操作中穿刺针将含菌血液带入硬膜外腔或者脑脊液中引起中枢感染。

水痘是由水痘带状疱疹病毒引起的急性传染病，常发于婴幼儿，也有成人患病，发热及成批出现的周身性红色斑丘疹、疱疹、痂疹为其特征，接触或飞沫均可传染，并可累及肺部甚至中枢神经系统。对于患有水痘的产妇进行剖宫产，就有可能必须在局部麻醉和全身麻醉间进行权衡。产科麻醉一般以椎管内麻醉为首选，但是由于水痘的皮疹和囊泡内液具有传染性，且水痘病毒如果进入中枢神经系统可能会造成水痘性脑炎，这就使麻醉医师必须检查产妇的背部是否有皮疹，有感染者就不宜进行椎管内麻醉操作，即便要操作也应避开皮疹。有文献认为选用笔形穿刺针可能更安全。但也有人认为只要处于病毒血症期都不宜局部麻醉。而全身麻醉对于此类患者则应注意另外一个问题，未经治疗的产妇有 65%可能并发水痘性肺炎，且病死率较高，抗病毒治疗可以大大降低肺炎发生率和严重性。因此，在此类患者不仅要权衡麻醉方法，选择合适的手术时机，同时进行积极的抗病毒治疗也是手术麻醉成功重要的一环。

表面麻醉看上去好像没有注射，好像不会对局部组织带来损害，但是还是有两种情况需要麻醉医师的注意：第一是表面麻醉的清洁消毒；第二是表面麻醉后局部黏膜丧失保护可能引发的损伤或者保护机制丧失。前一个问题我们将在后续的医院感染中具体阐述，本节着重探讨后者。清醒气管插管时对咽喉部和气管内进行表面麻醉是麻醉医师经常采用的方法，可以减少插管时的呛咳反应和心血管应激反应。然而，吞咽和呛咳作为气道重要的保护性反射，一旦被阻滞，就有可能带来反流误吸的风险，如果插管不顺利或者拔出气管导管时仍未恢复，返流物或者分泌物极有可能被吸入肺中造成肺炎，这是麻醉医师所不愿意见到的。为了减少反流误吸的发生，麻醉医师必须提高自身的技术水平，尽快将气管导管插入气道，防止误吸。在拔管时，先充分吸除咽部的分泌物等保持局部干燥，令患者清醒后再行拔管，或者拔管后将患者处于半卧位或侧卧位以利引流，严密观察及时处理，最大限度减少返流误吸的可能。

另一个值得注意的问题是，在向感染部位及其周边注射局部麻醉药时，麻醉药物的作用可能会减弱，其中的原因很简单，就是酸碱中和。我们使用的局部麻醉药不管是酰胺类还是酯类都是一种碱性基团，在碱性的环境下才有更多的游离药物发挥作用，而在局部感染时，由于细菌或局部的代谢，以及机体的免疫作用，感染灶的 pH 往往呈酸性，在这种情况下，所注射的局麻药物更倾向于与酸根或酸性基团结合，不能形成有药理效能的游离状态，所以，可能造成局麻作用减弱，由此加大剂量而引起毒性反应。因此在局部感染手术时，我们选择局部麻醉方法应尽可能远离局部感染灶，以避免效果不佳或者局麻药不良反应的发生。

（二）全身麻醉

广义的全身麻醉包括气管插管麻醉和未行气管插管的静脉麻醉，其中气道控制和保护是麻醉的基本工作。气管插管控制呼吸的全身麻醉几乎适用于所有的手术，也可能是最后的办法，尤其在休克发生时。只有上呼吸道本身发生感染、气道难以控制的情况下，唯有气管切开才能挽救生命。目前喉罩等气道控制装置也越来越多地得到应用。各种装置的使用各有利弊，对呼吸道的保护作用也各不相同，应因人而异妥善应用。

气管插管虽然可以提供良好的机械通气管路，但其毕竟跳过了鼻腔等自身组织结构的各种保护机制，包括加温加湿，纤毛毯排痰等，并给外来物直接进入下呼吸道提供了便利，造成了呼吸机相关性肺炎的发生。气管切开更是如此，且还可能增添颈部的切口感染。喉罩虽然属于声门上装置，但反流误吸始终是潜在的顾虑，并且也有造成咽喉部运动失调的可能。其实无论何种方式来控制或辅助气道功能，返流误吸也都可能是潜在的危害。咽喉部的保护性反射，包括吞咽反射和呛咳反射是十分重要的机体自我保护机制，完整的反射可以防止反流误吸的发生。在正常情况下，麻醉诱导和维持期间，保护性反射应该被完全抑制，以利于机械通气和手术配合。但在清醒插管、深麻醉下拔管等特殊状态下，一方面需要防止反射对操作造成的不利影响，另一方面如何保护气道需有充分的准备，包括吸引装置、口咽通气道、呼吸装置等。

四、麻醉与治疗药物间的相互作用

药物相互作用的类型主要有药理学相互作用和药代学相互作用，抗菌和抗病毒药物与麻醉用药之间也不外如此。例如，临床上常见的肌肉松弛药与抗生素之间的药效学影响，以及麻醉药与抗生素之间共同代谢途径，如肝微粒体氧化酶系细胞色素 P_{450}（CYP_{450}）作用而导致的药效增强或者降低。临床上，整个手术麻醉期间的干扰因素很多，加上包括禁食禁饮、出血应激等的各种病理生理因素，使得药物之间的相互作用非常复杂。因此，除了掌握必要的药理学知识，更重要的是必须仔细观察用药后的生命体征和各种表现，及时处理药物相关的各种不良反应。

许多抗生素能产生肌松作用，作用机制各有不同。氨基糖苷类抗生素中以新霉素和链霉素抑制神经肌肉传导功能最强，庆大霉素、丁胺卡那霉素均可增强去极化与非去极化两类肌松药作用，其增强作用有接头前和接头后的双重作用，包括具有类似镁离子和产生Ⅰ相阻滞的作用，可抑制接头前膜乙酰胆碱释放，并降低接头后膜受体的敏感性。此外，氨基糖苷类还可加强右旋筒箭毒碱和泮库溴铵的非去极化阻滞以及琥珀胆碱的去极化阻滞作用，其增强作用可被镁离子加强，而被钙离子几乎完全拮抗，但抗胆碱酯酶药只能部分拮抗之。多黏菌素类对神经接头的作用最强，主要作用于接头后膜，降低最小终板电位的幅度和频率，其中尤以多黏菌素 B 作用最强，除本身具有肌松作用外，还可加强非去极化和去极化肌松药的作用，且对其的拮抗十分棘手，钙剂无效，依酚氯铵仅能部分拮抗，而新斯的明反可增强其阻滞作用。林可霉素和克林霉素增强非去极化肌松药，而不增强去极化肌松药。万古霉素对骨骼肌也具有抑制神经肌接头作用，临床上也发现其延长维库溴铵的肌松作用。青霉素和头孢菌素类在临床剂量范围无明显增强肌松药作用。

抗结核药物对麻醉的影响有：异烟肼与阿芬太尼（alfentanil）合用时，由于异烟肼为肝药酶抑制剂，可延长阿芬太尼的作用；与双硫仑（disulfiram）合用可增强其中枢神经系统作用，产生眩晕、动作不协调、易激惹、失眠等；与恩氟烷合用可增加具有肾毒性的无机氟代谢物的形成。因为异烟肼是单胺氧化酶抑制药，可以使儿茶酚胺的灭活受到抑制，服用此药后，如果术中伍用拟交感药物时加压反应会增强多倍，甚至出现高血压危象。而且异烟肼还具有肝药酶抑制作用，合用相应的药物时都会增加毒性，比如伍用常规剂量的哌替啶时就可以出现激动、高热、呼吸抑制、惊厥、血压升降不稳，这也与哌替啶促进儿茶酚胺释放，但是由于肝药酶受抑制而不能迅速灭活有关。

抗病毒治疗，包括治疗艾滋病的高效抗反转录疗法（highly active anti-retroviral therapy，HAART）是传染病领域的重大进展。除了正在接受抗病毒治疗的乙型肝炎、HIV 等病毒感染者手术时需要接触麻醉药物，另有一个人群与麻醉药物有着特殊的关系，那就是药物滥用和成瘾者。许多麻醉药品，例如包括吗啡、杜冷丁、氯胺酮等，也是常见的毒品或者软性毒品（recreational drugs），其导致的兴奋和致幻作用为一些人追索并因此而成瘾，共用针筒注射或者药物作用后引发的滥交等行为同时也是 HIV 等疾病传播的重要原因。由此，抗病毒药与麻醉药间的相互作用也逐渐受到关注。国内目前用于治疗的药物主要有核苷类反转录酶抑制剂（nucleoside reverse transcriptase inhibitors，NRTI）、非核苷类反转录酶抑制剂（non-nucleoside reverse transcriptase inhibitors，NNRTI）和蛋白酶抑制剂（protease inhibitor，PI）等。其中，NNRTI 或 PI 等对 CYP_{450} 代谢有不同程度的影响，从而可能与其他依赖此酶的药物发生相互作用。在应用 NNRTI 或 PI 类药物长期治疗的患者，当使用苯二氮䓬类和阿片类药物或氯胺酮麻醉时，会造成后者的血药浓度增高，因此使用麻醉药的剂量应减少，或采用滴定给药，并仔细监测以避免药物过量引起的不良反应。药物合用时的相互作用是复杂和多元的，麻醉期间不仅需要调整麻醉药的使用剂量，也应注意麻醉药对抗病毒治疗药物可能的影响，防治后者作用的变化。例如，氯胺酮与 NNRTI 类药物依法韦伦（efavirenz，EFV）合用时，可能抑制代谢酶 CYP_{2B6} 和 CYP_{3A4}，可以提高后者的血药浓度，可能会增加其不良反应。

第二节　麻醉与医院感染

手术室内的医院感染一直是一个受到重视的问题，然而，虽然麻醉医师每天在手术室内工作，但是也未必了解医院感染的相关问题，有一些长久以来的不良工作习惯也很有可能带来医院感染的潜在风险。比如，接触患者时戴手套等。不仅是局部操作，还要从全身情况来考虑。例如，血氧含量、血压和组织循环灌注等。因此，重新审视自身的工作，在实践中树立起医院感染的概念，是每一个麻醉人员必须养成的习惯和掌握的技能。

一、麻醉操作与感染

穿刺和放置动静脉内各种导管、脊髓或硬膜外麻醉导管，或配制及注射静脉内使用药物等。这些有创性的操作无疑也可能为细菌的传播和移位提供了载体和途径，都有造成潜在感染的可能。不仅是操作本身的损伤，操作所应用物品等的因素也都是潜在的感染源。不久前还有报道，被铜绿假单胞菌污染的超声耦合剂造成了心脏手术中受经食管超声检查患者的感染流行。因此，不仅是严格执行无菌原则，使用规范消毒合格的器械和药品，还有如何掌握有创操作的指征、减少相关并发症，都是麻醉医师决策和操作中必须掌握的知识和技能。

（一）气管插管

进行气管内插管是临床麻醉和复苏急救中的基本技术之一。然而，气管内插管在提供一个相对安全的气道用于机械通气的同时，也带来了许多不利因素。由于气管插管跳过了许多自然的呼吸道防御功能，为细菌直接进入下呼吸道提供了便利途径，发生肺部感染的可能性增加。经鼻气管插管虽然有较好的耐受性，但长期留置可造成鼻窦引流不畅而导致感染。口腔、鼻咽部或伤口感染，以及呼吸机相关性肺炎（ventilator-associated pneumonia，VAP）发生是长期气管导管留置或者气管切开的重要并发症。

VAP最重要的感染因素有三：反流误吸、使用污染的器材设备和呼吸道的细菌定植。为此，应从医疗器材、插管及护理，以及患者本身状态评估等多个方面来控制和降低气管内插管引起呼吸道感染的发生：首先，在术前访视患者情况时，仔细判断患者的插管条件，以减少不必要的反复插管尝试；了解呼吸道状况，排除上、下呼吸道的既有或潜在感染，必要时适量予以抗生素等手段预防。其次，作为麻醉医师而言，插管过程如何减少细菌的污染和侵入是避免呼吸道感染的第一个环节。与患者直接接触的气管插管相关的麻醉器械或装置，如喉镜片和麻醉回路等，条件允许的话使用一次性物品，不然每个患者使用后及时进行消毒处理；已有大量的研究表明，在麻醉机的气体输出输入端和回路内均有细菌和（或）真菌孳生，因此在气管导管和Y型接口处加装一次性细菌过滤器可以在保护患者的同时也保护麻醉机的内部回路不易受到污染，对不易拆卸消毒的设备等应定期进行清洁消毒。再者，麻醉维持过程中，控制适当的麻醉深度，或者使用抑制痰液分泌的药物，如阿托品、格隆溴胺等。反流误吸是造成VAP的主要原因，尤其气管导管气囊上部的积痰常会漏入气道造成感染。研究发现，气管导管的气囊压力也与VAP有着密切的联系，正确的压力（20～30 cm H_2O）既可以防止病原体漏入下呼吸道，也可以保障气管内皮毛细血管的血供。现代的气管导管气囊均属于低压气囊，只要囊内压力控制正常，一般不需要定期释放来防止气管黏膜受压缺血损伤。当拔管时，应充分吸净呼吸道内的分泌物和（或）血液，并在肌松作用完全消退、保护性反射（尤其是吞咽反射）完全恢复后再拔除气管导管。在手术麻醉结束予以充分镇痛、鼓励患者早期运动、自主咳嗽排痰，也是减少术后肺部感染的重要因素。另外，如果适应证允许，可以使用喉罩替代气管插管，减少不必要的创伤性操作。

总之，尽可能减少呼吸机使用的时间，做好排痰，是防治呼吸机相关性肺炎最为基本和重要的工作，而针对病原体选择有效的抗生素只是治疗的一部分。当然，提高麻醉医师的防范意识和操作水平也是重要的环节。

（二）局部麻醉和椎管内穿刺

椎管内脓肿的发生率虽然很低，但是往往可能造成较为严重的后果。其原因主要有以下四个方面：污染的药品或器材、雾化的微生物、患者皮肤细菌和污染的术者手。有研究发现，硬脊膜穿刺后脑膜炎（postdural puncture meningitis，PDPM）常见的病原体来自口腔和上呼吸道（如草绿色链球菌），而硬膜外脓肿更多地与皮肤的微生物（例如头癣葡萄球菌、表皮葡萄球菌、金黄色葡萄球菌）有关。感染发生与穿刺的节段没有关系。

PDPM 通常表现在硬脑膜穿刺后 6～36 h，并且伴随严重的后遗症。原因往往是蛛网膜下隙在诊断性腰椎穿刺、脊髓造影、脊髓麻醉和硬膜外阻滞穿刺时误入等被侵入造成，大多数都是发生在脊髓麻醉后。虽然没有确切数据，一般认为发生率在 1∶53 000～1∶10 000，而有一组数据表明，PDPM 如持续发展，病死率可达 33%。

硬膜外脓肿多发生于硬膜外阻滞和硬膜外导管放置后，自导管插入到最先出现症状（如发热、腰酸、神经症状）之间的时间间隔可能 2～35 d。一旦发生必须紧急进行医疗救治，如果不及时治疗，将导致不可逆的神经损害。目前，硬膜外导管放置硬膜外感染的真实发病率无从知晓，伴有硬膜外导管放置的中枢神经系统感染估计范围为 0～0.7%，其中与麻醉相关的硬膜外脓肿持续发展，出现严重神经功能损害或不可逆转的瘫痪者为 4%～22%。

在所有椎管内麻醉操作中始终遵循细致的无菌技术是避免感染最基本最重要的手段。无菌的预防措施，包括去除饰品（手表、戒指）、针穿刺部位周围的皮肤准备和无菌覆盖、戴帽子和口罩、彻底洗手、使用无菌手套等。对于免疫力下降患者，尤其是糖尿病患者，应予以积极治疗，以减少围手术期各种感染的发生。

（三）动静脉穿刺

每一台手术麻醉都会进行静脉穿刺置管，随着手术的需要还可能进行深部静脉或动脉的穿刺置管，此外大多数的麻醉医师还担负着为病房住院患者进行深部静脉留置的任务，由于导管直接入血，发生感染的严重性不言而喻。

导管相关的感染（catheter-related infections，CRI）分为：①导管病原菌定植（catheter colonization）是指导管头部、皮下部分或导管接头处定量或半定量培养，确认有微生物生长，即菌落形成单位（clonal formation unit，CFU）＞15 个。②出口部位感染（exit - site infection）指出口部位 2cm 内的红斑、硬结和（或）触痛；或导管出口部位的渗出物培养出微生物，可伴有其他感染征象和症状，伴或不伴有血行感染。③隧道感染（tunnel infection）指导管出口部位，沿导管隧道的触痛、红斑和（或）＞2 cm 的硬结，伴或不伴有血行感染。④皮下囊感染（pocket infection）指完全植入血管内装置皮下囊内有感染性积液；常有表面皮肤组织触痛、红斑和（或）硬结；自发的破裂或引流，或表面皮肤的坏死。可伴或不伴有血行感染。⑤导管相关血行感染（catheter related blood stream infection，CRBSI）指留置血管内装置的患者出现菌血症，经外周静脉抽取血液培养至少 1 次结果阳性，同时伴有感染的临床表现，且除导管外无其他明确的血行感染源。

CRI 的发生与血管的类型、穿刺的部位、使用导管的种类等都有着密切的关系，应用场所在 ICU 略高于病房。一般而言感染发生的危险性从小到大排列为：动脉、外周静脉、锁骨下静脉、颈内静脉、股静脉，其中动脉的发生率显著低于静脉，然而与静脉一样，股动脉是一个相对危险的部位，现有的动脉感染报道也大多发生在股动脉，而长期的桡动脉或者足背动脉留置导管感染发生较低且相似。此外，右侧颈内静脉的细菌定植发生率低于左侧(右侧 31%，左侧 53%)，锁骨下静脉细菌定植发生率右侧高于左侧(右侧 27%，左侧 15%)，因此危重患者锁骨下静脉穿刺点的选择更具有优势。感染的发生率和留置的时间密切相关，动脉导管 5 d 以上和中心静脉导管留置 24 d 以上的感染率将有所增加，然而预期长期留置的导管如果没有明显的感染迹象，也不应常规反复更换，因为这样反而会增加感染机会。

目前认为感染的发生与导管外表面细菌的定植和迁移、操作和护理过程中的污染、导管内面的血源性污染以及输注液体污染等有关。对于麻醉医师而言，预防感染的主要环节在于穿刺置管操作过程，包括血管选择、导管选择、手卫生、消毒、无菌操作规范等。选择静脉通路时，应当充分考虑置管的安全性和适用性，最大限度地避免置管感染、损伤等相关并发症的发生。应根据手术的需要和患者的情况，除非手术中可能大量补液和(或)进行中心静脉压监测等需要，条件允许尽可能使用外周静脉导管。外周导管中，下肢外周静脉穿刺点发生感染的危险高于上肢血管，手部发生静脉炎危险小于腕部和前臂血管，因此上肢远端静脉是首选。如果拟行深部静脉导管置入尽可能避免选择股静脉，最好选用锁骨下静脉，后者除了感染发生率低外，还有位置固定不易塌陷等优点，规范操作时发生需要处理的气胸危险并不高。为了减少 CRI 的发生，已经研制出了各种导管，包括有抗菌涂层导管、经外周穿刺中心静脉导管(peripherally inserted central catheter，PICC)、外周静脉导管(peripheral venous catheter，PVC)和静脉泵等，但对于手术麻醉而言，主要还是用于快速大量补液和监测，PICC 和静脉泵等显然不适合。无论选择哪条血管和何种导管，手卫生和无菌操作规范是防止感染的根本，却又是最容易被忽视的，尤其对于本身有严重疾病的患者，例如糖尿病、药物滥用史、激素或免疫抑制剂治疗、恶性疾病、孕期、HIV 感染、酗酒和肝病等，既有静脉留置的需求又有感染的高危因素，这类患者对于操作和护理过程的无菌概念要求更高，术者应如同手术一般洗手和穿着手术衣，并相应扩大的无菌覆盖，更为严格的区域消毒。对于操作者而言，提高操作的熟练程度，也可降低相关的感染，而使用超声引导等可减少置管困难、体表定位盲穿或者操作者技能生疏而造成的操作时间过长等感染因素。

二、输血导致的感染

输血感染是指患者在医疗过程当中被输入了带有病毒或者细菌(诸如艾滋病、各种病毒性肝炎、败血症、痢疾、肺结核、梅毒等传染性病毒或者细菌)的血液或者血制品，给身体带来了巨大的损害。血制品从采集、保存到输注的任何过程如有污染，均可引起感染。输注污染血制品将直接引起菌血症或者病毒血症，感染往往明确而严重。有关供血中的病原体检测始终存在四个问题：一是永远都可能存在未知的病原体；二是不可能将所有可能的病原体都做检查；三是受病原体侵入过程和检测方法的限制，总会存在一定的窗口期，即便有污染也可能无法查出来；四是消毒灭毒方法的限制。不同血制品引起感染的机会主要与其保存方式有关，血小板由于常温振荡保存，所以致感染的概率最大，红细胞居次，血浆再次，白蛋白则相对最为安全。造成感染与污染的程度有关，病原体的数量愈多则感染的机会愈大。当然，患者的免疫状况也是获得感染的重要因素。因此，严格掌握输血指征，减少异体血的输入是避免输血感染的根本措施。

目前所采用的血液保护措施大都可以减少对输异体血的需求，无论采用等容血液稀释，或者术前采集自身血保存，还是术中收集失血的方式，都应严格无菌操作，避免血液在体外受到污染。然而对于尚未控制的感染患者，由于菌血症的存在，自体血回输也可能成为禁忌。总之，对于临床医师而言，充分应用现有的血液保护策略，严格把握输血指征，尽可能减少异体血的输入，是防止输血引发感染的最有效方式。

第三节　手术麻醉中的感染预防

一、传染要素与职业暴露风险

感染性疾病虽然是由各种病原体引起，但并非都是传染病，只有具备能在人与人、动物与动物或人与动物之间相互传播的才可称之为传染病。传染病的病原体本身具有可传播的特征，但也必须具备传染的三大要素：分别为传染源、传染途径和易感人群，才可能发生传染，而这三者在传染过程中缺一不可。传染源一般是指在体内有病原体生长繁殖，并可将病原体排出的人和动物，即患传染病或携带病原体的人和动物，也包括其体液、排泄物或者被污染的物体。传播途径指病原体自传染源排出后，在传染给另一易感者之前在外界环境中所行经的途径，包括空气、飞沫、粪—口、接触、血液和垂直等；一种传染病的传播途径可以是单一的，也可以是多个的。易感人群是指该人群对某种传染病病原体的易感程度或免疫水平。

无论急诊的未知状态，还是择期手术已经做过各种检查，都难以避免存在病原体及其传播的风险，因为首先检测所有的病原体是不现实的，当然还有未知的病原体；其次检测方法存在窗口期，即使感染也不能及时发现。手术麻醉过程中，无论是患者呛咳、呼吸道喷雾、手术野血液飞溅，还是麻醉医师进行气管插管、静脉穿刺操作，都会直接或间接地接触各种体液、呕吐或排泄物，医务人员处于职业暴露的威胁之中，更有手术各种锐器造成的皮肤或黏膜损伤，令所有人员感到芒刺在背。正因为医护人员随时可能接触到患者的各种体液和排泄物等潜在的传染源，在任何工作中，医务人员都必须掌握和采用基本或者标准的防护措施，以避免常见病原体的传播。如果围术期对感染性疾病患者所患有疾病的种类、病程和传播方式具有较为详尽的了解的话，更需要采取相应的特殊防护手段，以防止绝大多数可预见疾病的传播。

一般来说，手术室内的传播途径主要为：接触传染、血源性感染和空气传播。其中，最为被忽视且最难以防范的是通过呼吸道传播，例如结核分枝杆菌，与手术室环境、防护措施和操作方法等密切相关。人体吸入含有结核分枝杆菌的飞沫是否患病主要与吸入结核分枝杆菌的数量、毒力、人体的抵抗力等多种因素有关(表 9-4)。最常见的是接触或者针刺(即血液)传播,包括很多的疾病,例如,芽生菌病、疟疾、乙肝、丙肝、布鲁菌病、分枝杆菌病、疱疹、隐球菌病、组织胞浆菌病、人类免疫缺陷病毒、白喉、落基山斑疹热、细螺旋体病、埃博拉热、恙虫病、梅毒、淋病、葡萄球菌病、弓形虫病等(表 9-5)。

表 9-4 手术室内的传播途径

传染源	传染途径	易感人群	操作	防范
病患呼吸道	空气、飞沫	所有人	气管插管	非喷雾、远距离操作、防护口罩等
病患血液和(或)其他体液	飞溅、针刺或刀割	有伤口者	动静脉穿刺	手套、隔离衣、操作方法等
被污染的敷料、器械等	接触、锐器伤	有伤口者	清理物品等	手套、隔离衣、操作方法等

表 9-5 传染危险性

单次暴露	特点	感染率
HIV 阳性血液	皮肤	0.3%
	黏膜	0.09%
HCV 抗体阳性血液		1.8%(平均,范围 0~7%)
皮肤暴露(未接种疫苗者)	HBeAg 阳性	30%
	HBeAg 阴性	<6%

二、防护要素

关于职业暴露的防护工作,是一个系统工程,需要从制度、流程、培训,以及环境、装备等多个环节进行综合考虑,而绝非单一方法即可解决的,总结起来可以归纳为以下几个特点。

(一) 过程防护

即防护贯穿于整个工作的过程之中,从对患者的术前访视了解患者的病史,到手术麻醉过程中的防护,一直到手术结束后医疗废物的处理,任何一个环节都存在职业暴露的可能,或者产生相互的关联。例如,术前访视如果忽视了患者所患有的感染性疾病或者对患者患病病程状态不了解,就难以在后续工作中做好相应的防护,造成职业暴露。

(二) 整体防护

防护工作是一种集体行为,人人有责,必须向所有在手术室内工作的人员,无论医师护士还是技师工人解释清楚,共同保护环境的清洁才是保护每个人自己的最佳方式,任何一个人的工作失当都可能造成短板效应,使防护工作功亏一篑。很难想象一个人自己戴着已经被污染的手套到处触碰本应保持清洁的物品,表面上好像他防护到位了,但是实际上已经使别人和他自己都处于潜在被感染的危险之中了。再比如,手术结束后仅是一枚针未按照要求放置到相应容器而扎伤工友,或者将污染的隔离防护服随手扔在清洁地带,等等。

(三)双向防护

也就是医患间交叉感染可能,我们可能较为关注的是患者作为传染源,然而容易被忽视的是患病的医务人员在手术室内也是一个传染源,而此时的患者可能就成为了易感人群。也就是说,如果医务人员患病没有及时发现和正确治疗,他给患者或周围同事带来的可能就是灾难,尤其在患者处于严重创伤等免疫力低下的时刻。因此,医务人员的健康也是保护患者的重要因素。

第四节 麻醉与免疫

围手术期手术创伤、输血、高血糖、术后疼痛以及各种麻醉药物能够直接调节免疫细胞功能,或者活化下丘脑—垂体—肾上腺轴(hypothalamo - pituitary - adrenal - axis, HPAA)和自主神经系统,通过神经内分泌调节免疫系统,从而影响机体的免疫功能。外科手术创伤应激反应引起的机体神经内分泌系统的改变以及麻醉药物对免疫细胞的直接抑制效应是围手术期免疫炎症反应抑制的主要原因。围手术期对于外科手术患者的远期预后至关重要,麻醉药物对免疫细胞的直接抑制作用是一把双刃剑,对不同患者利弊不一。免疫抑制效应可以增加肿瘤患者术后转移和术后感染风险。相反,抗炎反应有利于保护组织免于缺血再灌注损伤和SIRS引起的损伤,改善患者预后。因此,未来麻醉医生有必要依据外科手术患者本身的免疫状态选择合适的麻醉方式和麻醉药物,从而最大程度地利于外科手术患者的远期预后。

一、麻醉对免疫的作用

(一)麻醉对非特异性免疫的作用

麻醉有非特异性防御以及适应性和非适应性免疫反应均有不利的影响。例如,麻醉药物诱导的呼吸道纤毛活动力下降,气管导管放置可以减少气管纤毛流对抗原的清除,这些都有可能促进微生物蔓延到下呼吸道,从而引起肺部的感染。而全麻期间的间歇性正压通气(IPPV),由于增加肺血管阻力,可能会导致肺中性粒细胞浸润,已为成人麻醉通气1 h后收集的支气管灌流液中性粒细胞计数明显增加所证实,且与使用吸入或全凭静脉麻醉技术无关。

研究证实,许多麻醉剂会影响白细胞功能,包括使白细胞数量减少,骨髓抑制和抑制白细胞的吞噬功能,和中性粒细胞趋化作用减弱等。氟烷、恩氟烷、氧化亚氮和高浓度的异氟烷抑制中性粒细胞超氧化物的生成,而较低浓度的异氟烷则可以增加超氧化物形成。矛盾的是,虽然麻醉抑制由中性粒细胞的超氧化物产生,内皮细胞靶点对氧化剂的敏感性在麻醉药物暴露期间会增加，其结果是氟烷或异氟烷麻醉时，活化的中性粒细胞对内皮细胞的细胞毒作用增加。现已证明，氟烷和异氟烷麻醉抑制干扰素刺激的自然杀伤细胞(NK 细胞)细胞毒性达 14 d。静脉注射剂也有相似的抑制 NK 细胞细胞毒的作用。例如，大剂量的吗啡(30 mg/kg)、芬太尼(0.3 mg/kg)或苏芬太尼(0.06 mg/kg)均可降低 NK 细胞活性长达 12 h，这种效应可以被阿片类拮抗剂纳络酮所阻断。实验发现，长期运用吗啡可造成小鼠免疫功能低下。已经观察到吗啡显著并以剂量依赖的方式降低干扰素 α 和干扰素 β 的产生，其效果也可由纳络酮逆转。因此，有大量的证据表明阿片类药物和内源性阿片样肽参与了免疫功能的调节。

（二）麻醉对特异性免疫的作用

Suttmann 等观察到术中和术后的 IgM，IgG 和 IgA 抗体的水平下降。在全身麻醉诱导期后，免疫球蛋白的水平已经略有下降，这也短暂持续到术后时期，其确切机制仍然原因不明。可能部分与血液稀释有关，也可能部分原因是由于免疫复合物形成。这同时也可以解释观察围手术期的补体水平降低。

有研究证明，七氟烷吸入麻醉后 T 细胞总数显著减少，其中主要以辅助性或诱导性 T 细胞下降为主，静脉麻醉药中治疗量的硫喷妥钠、吗啡以及大剂量或长期使用乙咪酯、氯胺酮、丙泊酚可抑制淋巴细胞的转化功能(包括淋巴细胞的转化指数、IL-2R 表达及诱生 IL-2 能力)显著下降。

（三）不同麻醉方法对免疫的影响

全身麻醉使用的麻醉药、镇静药和镇痛药等，可以直接影响免疫效应细胞功能和调节炎症介质的表达和分泌，抑制机体细胞和神经体液免疫。对机体的影响非常复杂，虽然对体内的关联和可能的机制还很不清楚，但是抑制作用是明显的。

虽然实验发现利多卡因和布比卡因在体外实验中能够抑制免疫球蛋白的产生，但是发生在长时间暴露在溶液中，其浓度大大超过局部麻醉时的血药浓度，在体内的浓度不会发生。相反局麻药甚至被观察到在体外实验高浓度下有杀菌作用。不管怎么样，包括椎管内麻醉在内的广义局部麻醉对全身的影响比全身麻醉小，对免疫等的作用也较小。

二、麻醉对免疫异常者的影响

吗啡已被证明可重新激活或刺激艾滋病毒在体外培养的人肝巨噬细胞或外周血单核细胞增生。吗啡也可能激活 HIV－Ⅰ感染的培养人神经原细胞。阿片类药物可能会激活潜伏的中枢神经系统感染艾滋病毒。然而，吗啡的体外效果不能被纳络酮所拮抗。在体内动物模型还表明，阿片类激动剂抑制体液免疫和细胞介导的免疫反应。阿片类药物成瘾者感染的易感性增加，已被证明是病毒造成的免疫紊乱的结果。在对产科患者进行硬膜外麻醉时使用阿片类药物与口唇单纯疱疹反应有相关性。一组研究已建议在局部麻醉技术可行的情况下应避免全身麻醉，因为艾滋病患者全身麻醉后的细胞免疫明显降低。大多数研究表明，阿片类药物的免疫和病毒的重新激活需要长期使用高剂量的阿片类药物。临床数据不出现足以证明，由于免疫抑制剂的不良反应，阿片受体激动剂避免作为麻醉管理艾滋病毒感染的一部分的患者。因此，麻醉医生在麻醉的实施过程中必须全面结合外科手术患者本身免疫功能状态和麻醉药物对免疫功能的影响。

（一）应激反应的心理神经免疫作用

心理神经免疫学是一个相对较新的学科，其中涉及中枢神经系统和免疫系统的相互作用，中枢神经系统对免疫系统的影响，或者更具体地说，思维和情感是否以及如何影响免疫功能。已有证据表明，行为、神经系统及神经内分泌对应激的反应由下丘脑促肾上腺皮质激素释放因子(corticotropin releasing factor，CRF)介导，作用于交感神经系统和下丘脑—垂体—肾上腺轴(hypothalamic pituitary adrenal axis，HPAA)，导致糖皮质激素、儿茶酚胺和某些阿片类物质的水平增高，造成普遍的免疫抑制。生长激素和催乳素这些免疫增强作用的激素在应激反应早期浓度升高，但后来被抑制。因此，这将更有助于进一步理解应激反应造成的免疫抑制。尽管其他一些神经递质也可能被环节应激，但各种急性应激的净效应是下调免疫功能。

（二）其他问题

围手术期内，预防性使用抗生素过程中，抗生素的过敏反应也常常是令麻醉医师烦恼的问题。尤其在麻醉诱导期，大量麻醉药物应用后心血管系统受到抑制，而此时同时应用抗生素的不良反应则容易混淆难以区分。预防性抗感染治疗需要在手术切皮时血药浓度达到应有的抑菌或杀菌水平，用药时间有一定的要求，如何平衡之间的关系对麻醉医师提出了新的要求。麻醉医师除了要学习本专业知识，对于抗生素的药理学也应有相应的了解，包括抗生素的抗菌谱、药代学特点等，以更好地实施围手术期的抗感染治疗。实际工作中，抗生素的应用尽可能与诱导或者其他药物使用的时间错开，避免短时间内大量药物混合使用，等各项生理指标平稳后再使用另一种药。事实上，真正的过敏反应，尤其是Ⅰ型过敏反应的发生并不多见，往往与药物的其他不良反应相混淆，麻醉医师对此应有足够的鉴别能力。同时，过敏反应也可能发生于其他药物，有时难以认定某种特定的药物，在对症治疗的同时，尽可能脱离各种药物，对可能的原因一一检查排除。术前的青霉素过敏试验等只能提供部分的参考，一些药物之间有可能发生交叉过敏，这些在使用时都应加以警惕。

（唐 俊）

参考文献

1. Ziakas P D, Zacharioudakis I M, Zervou F N, et al. Methicillin - resistant Staphylococcus aureus prevention strategies in the ICU: a clinical decision analysis[J]. Critical Care Medicine, 2015, 43(2): 382 - 393.

表 10-1　患者护理(PC)和实验室或尸体解剖(LA)过程中锐器伤所致感染

传染性疾病	PC	LA	传染性疾病	PC	LA
芽生菌病	—	√	钩端螺旋体病	—	√
隐球菌病	—	√	疟疾	√	—
白喉	—	√	结核病	√	√
埃博拉出血热	—	√	落基山斑疹热	—	√
淋病	—	√	斑疹热	—	—
乙型肝炎	√	√	恙虫病	—	√
丙型肝炎	√	√	化脓性链球菌感染	—	√
艾滋病	√	√	梅毒	—	—
疱疹	√	—			

外科医生手术多，术中使用刀、剪、针、钩等锐利器械也较多，极易损伤自己或误伤他人。针刺越深，针头带入的血液越多。手术过程中造成手套破损致意外针刺伤或锐器伤机会也会增加。术中对不能直视的部位，还需要用手指去探查，从而增加传染疾病的危险性。

特殊感染外科绝大多数以乙肝、丙肝、梅毒、艾滋病、结核等传染病患者为收治对象，医务人员职业感染的危险程度取决于人群中血源性传播疾病的流行率。所以，了解各种传染病的暴露危害，掌握其预防措施，一旦发生职业暴露，做到第一时间正确保护自身及规避他人就有着非常重要的意义。

二、针刺及其他锐器伤的流行病学研究

（一）危险人群

护士遭受经皮损伤的数量最多，其他医务人员（如医师、技师）、实验室及后勤人员（如清洁整顿人员）也存在经皮损伤风险（图 10-1）。

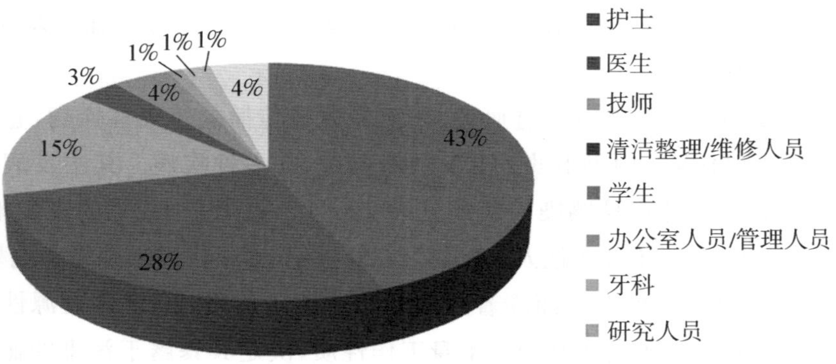

图 10-1　医护人员发生血液、体液职业接触的职业分布

（二）易造成经皮损伤的锐器类型

虽然许多医疗锐器都可能对医护人员造成伤害，但研究数据表明，有 6 类器械所造成的伤害几乎占所有损伤的 80%（空心针具 56% 中含皮下注射器 30%，有翼钢针 12%，静脉注射导管探针 5%，静脉切开术用针 3%，其他空心针具 6%）（图 10－2）。

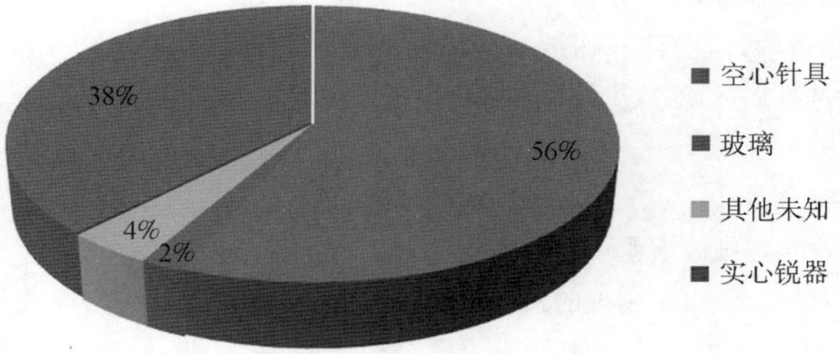

图 10－2　导致医护人员发生经皮损伤的锐器分布

手术室的锐器伤：除了住院病房外，最常发生锐器伤的工作场所是手术室，占损伤总数的 27%，但手术室锐器伤的流行病学特点与医院其他场所不同。对手术过程观察性研究记录显示：7%～50%的医护人员发生过职业性血液接触，其中 2%～15%的接触是经皮损伤所致，而这些损伤常由缝合针引起。9 家医院手术室医护人员锐器伤的汇总数据也反映了缝合针刺伤的重要性，手术室缝合针刺伤占锐器伤总数的 43%。

三、血源性传播疾病分类

常见的血源性传播疾病有病毒性肝炎、艾滋病、梅毒、输血传染的病毒（TTV）、菌血症等，这些疾病的病原可以通过感染这些病原献血者的血液输入受血者体内，也可通过输血过程包括输血器材被这些病原污染而使受血者感染，后者还可感染供血者和输血科（血库）工作人员。

（一）病毒性肝炎

我国是肝炎高发区，自然人群中各类病毒性肝炎感染率超过 60%，乙型肝炎和丙型肝炎是较为常见的血源性传播疾病。据美国 CDC 估计，美国 1985 年医护人员中约发生了 12 000 例 HBV 感染病例，此后 HBV 感染病例数稳步下降，至 1997 年估计被感染数量已下降至 500 例。职业性 HBV 感染病例的发生率下降了 95%以上，最主要原因是对医护人员广泛进行免疫接种，但易感医护人员仍存在因锐器伤接触 HBV 阳性源患者血液而发生感染的风险。如果不采取接触后预防措施，则易感医护人员接触 HBV 阳性源患者血液后被感染的风险仍有 6%～30%。由于 HBV 是一种高变异病毒，可在慢性持续性感染的过程中自然变异，其 S 区基因发生变异，使 AA145 由甘氨酸变为精氨酸，引起乙肝病毒表面抗原（HBsAg）“a”决定簇的抗原性和免疫原性发生改变，使变异发生前产生的抗 HBs 不能中和变异的 HBsAg，导致免疫逃逸现象。可引起患者血清中同时出现 HBsAg 和抗 HBs，也可出现常规诊断试剂不能检出 HBsAg，造成漏诊。另外，HBV 感染者"窗口期"也是造成献血员漏诊的主要原因之一。

输血后肝炎(post transfusion hepatitis，PTH)最多见的是丙型肝炎(HCV)，占 PTH 的 90%以上，输血和注射血制品是丙型肝炎主要传播途径。我国人群中 HCV 携带率为 2%，职业卖血者中抗 HCV 阳性率为 8%～13%，流动卖血者中可达 40%。输血是传播 HCV 的重要途径之一，丙肝患者大都伴有肝功能异常，为此可以通过检测丙肝抗体、ALT、AST、GGT 等肝功能指标来筛选献血员，对减少输血传播丙肝的发生起重要作用。

(二) 艾滋病

艾滋病由人类免疫缺陷病毒(HIV)感染引起，又称获得性免疫缺陷综合征(AIDS)，1981 年首先在美国发现，是 20 世纪发现的最严重的一种疾病，病死率极高，2 年内可达 70%以上。有关血源性感染 HIV 的事件，国内外均有报道，最突出的是法国输血案，即在 1984 年前后，当时的法国未实行献血者 HIV 抗体检测，因而造成数千人由于接受含 HIV 的血液而感染 HIV，目前死亡近千人，引起世界震惊。美国从 1981 年发现艾滋病至 1985 年实行献血者 HIV 抗体检测前，1.5 万血友病患者中 70%的甲型血友病患者、35%的乙型血友病患者因使用被 HIV 污染的凝血因子而感染了艾滋病。

目前，我国报告的感染者和患者人数日益增加，2006 年初，卫生部、联合国艾滋病规划署和世界卫生组织联合宣布，估计 2005 年底我国有艾滋病病毒感染者约 65 万，2017 年 4 月中国疾病预防与控制中心报告全国艾滋病病毒感染者约 70 万。我国目前的艾滋病感染主要是性传播和血液传播，控制由输血传播 HIV 感染显得尤其重要。

(三) 梅毒

梅毒是一种性传播疾病，由苍白密螺旋体引起。早期梅毒患者的皮肤和黏膜损害处有大量螺旋体，进入血液后即可经血液及胎盘传播。苍白密螺旋体长 6～15 nm，6～12 个螺旋，体外抵抗力差。血中螺旋体在 4℃可生存 3～6 d，低温－70℃下可存活数年。梅毒潜伏期 2～3 周，可无临床症状，先天(胎传)梅毒也可无明显症状，一期梅毒经 3～6 周症状可自行消失，但血液中仍有梅毒螺旋体，当其成为供血者时即可传给受血者。输血后梅毒潜伏期为 1～5 个月，平均 9～10 周，感染者通常表现为典型的 2 期梅毒。

其余还有寄生虫、细小病毒、B19 和 TTV 等。

四、血源性疾病传播特点

(一) 需要的血量非常少

如感染乙肝只需 0.4 ml，每毫升感染乙肝病毒的血液中含有 1 亿个乙肝病毒微粒；每毫升感染艾滋病病毒的血液中含有成千上万的 HIV 病毒微粒。乙肝病毒在干燥环境中可存活 1 周，而艾滋病病毒仅存活 10 min。

（二）感染经血液传播疾病的途径

皮肤刺伤、皮肤接触、黏膜接触。

（三）发生暴露后感染概率

发生暴露后感染 HBV 的概率为 6%～30%，HCV 的概率为 3%～10%；HIV 的概率为 0.2%～0.5%。

五、血源性传染病风险控制

血源性传染病的控制应遵循职业病防治的优先等级原则。首先是消除风险，其次是过程控制、管理措施和行为控制，第三是个人防护和接触后预防措施（表 10－2）。

表 10－2 血源性传染病风险控制效果一览表

控制方法	控制措施效能
消除危害 应当尽可能优先采用消除危害因素的措施，如将锐器和针具全部转移到工作场所之外，消除所有不必要的注射，用喷射注射器来替代注射或针具，清除不必要的锐器，如手巾钩和采用无针静脉注射系统	研究表明，使用无针系统静脉注射能将针刺伤害降低 78.7%
工程控制 通过工程控制措施控制或转移工作场所的危害，如使用锐器处置容器（也称为安全盒）或者立即回收、插套或钝化使用后的针具（也称为安全针具装置或有防伤害装置的锐器）	使用锐器容器可将伤害减少 2/3。调查表明，安全针装置可将伤害减少 23%～100%，平均能减少 71%
管理控制 制定政策限制接触危害如采取普通预防策略，包括组建劳动者卫生安全委员会和针刺伤害预防委员会，制定职业接触风险控制计划，移走所有的不安全装置，持续培训安全装置的使用方法	安全意识薄弱和减员将会增加近 50%的针刺伤害
操作规程控制 通过改变劳动者的行为减少对血源性病原体的职业接触，如消除针具的重复使用，将锐器容器放在视线水平且在手臂所能及的范围内，在锐器容器装满之前将其清空，在开始一项医疗程序之前，建立安全处理和处置锐器的设施方法	消除针具的重复使用可将针刺伤害减少 2/3

六、对外科手术风险的辨识

（一）使用双层手套

在手术室或接生过程中大多数的皮肤伤害是由锐利的缝合针所引起，已发现皮肤伤害的风险与外科手术的类型及其持续时间，以及在缝合时用手指而不是用工具来握住组织有关。手套穿孔是职业接触的常见原因，并且时常被忽视。由于水化作用，手术延长时橡胶手套也会穿孔渗水。尽管双层手套不能“防止”锐器伤害，但是可将里层手套被穿透的风险减少至 1/6，由于双层手套的分流作用还可减少血液渗透量。

（二）使用钝化针具

能进一步减少手套的刺破和皮肤的损害。尽管这类针具不适用于缝合皮肤和肠道，但可适用于腹部的其他缝合。皮肤和腹部缝合时，用U形针来代替锐利的缝合针更为安全。

（三）避免皮肤表面不完整

如果医护人员的皮肤表面不完整，其皮肤直接接触血液就有血源性病原体传播的风险。外科手术人员还可能会因为频繁擦洗而患皮炎或在其他活动中切割和磨损，导致皮肤不完整。

（四）制定预防控制措施

为了将伤害的风险减小到最低，应当将外科队伍中每位人员的工作任务要点列出，识别每位人员可能的职业接触风险并根据风险提出预防控制措施。定期进行风险识别和风险控制效果的评审。

七、降低皮肤职业接触风险的方法、程序

（一）降低皮肤接触风险的措施

1. 除非是手术安全和手术成功所必需，否则任何时候在开放伤口或体腔进行操作者不要超过1名。

2. 采用“免用手”技术，因为任何锐器不能同时由两个人触摸；避免手术中经手手传递锐器。

3. 保证锐器或针具在传递过程中能经过一个“过渡区域”安全传递；将锐器放置到过渡区域时要通知。过渡区域可以是一个盘子、腰盘或手术区的指定区域。

4. 确保解剖刀和锐利针具不被遗落在手术区域，但负责擦洗的护士应迅速将手术人员及其助理堆放在“过渡区域”的物品清走。

5. 在缝合时尽可能使用工具而不是手指来牵引或握持组织。

6. 使用器械处理针具和转移手术刀。

7. 要求非利手或助手远离针具和锐器。

8. 在缝合前移走锐器；缝合时使用工具而不用手指来打结。

（二）采用替代设备与程序降低皮肤接触的风险

1. 消除不必要的锐器和针具　如使用适宜的电灼器、钝化针具和U形针具等。

2. 如果有行之有效的替代方法，尽量采用创伤较小的外科手术。

3. 使用带有刀片回缩处理装置的或带有刀片废弃一体化装置的手术刀，以避免装、卸刀片时被手术刀划伤。

4. 外科手术的手术单上避免使用锐利的夹子；带有自粘性手术膜的一次性手术单可配有钝性夹子。

5. 考虑使用内层较大的双层手套，以增加舒适性。

（三）降低血液与皮肤直接接触风险的措施

1. 如果怀疑或确认手套被刺破，如可能则擦洗，一旦安全容许应尽快更换手套。

2. 外科手术延长时，即使没有怀疑或确认手套被刺穿，手术人员及其助理也应定期更换手套。

3. 应保护身体、眼睛和面部，免受职业接触的风险。

4. 认为有血液直接接触并造成“穿透”的风险时，例如预测手术中会大出血，则应选用袖口与袖子防水、内衬塑料围裙的手术衣。

5. 如果腿或脚有可能被污染，则应确保用防渗透的手术衣或围裙将腿覆盖，穿防渗透鞋，尽量选用高腰套靴，在手术单上提供“收集袋”，以降低腿和脚被污染的风险。

6. 配戴头盔和外科面罩。男性医护人员戴面罩比戴帽子更好，以保护刚刮过胡子的脸颊和颈部。

7. 手术结束后，在患者离开手术室之前，确保彻底清洁患者皮肤上的血迹。

8. 离开污染区时，脱下所有的防护服，包括防渗透鞋。所有被污染的、能重复使用的防护服，包括防渗透鞋，都应当进行清洁和消毒或灭菌处理，在处理过程中应当遵循普遍防护的原则。防渗透鞋在使用之后应当充分去污。

（四）减少眼睛和其他面部接触的措施

1. 使用护目镜保护眼睛黏膜免受污染。护目镜可以防止溅洒伤害（包括侧面溅洒）而不造成视力损失和不适。如果手术过程中存在血液溅洒的风险，包括气溶胶或其他潜在的传染性物质时，应当考虑使用面罩。也可选用同时保护眼睛和面部的个人防护用品。

2. 应当准备洗眼站，以备发生事故时使用，在洗眼之前应取下隐形眼镜。

第二节　病毒性肝炎职业暴露风险与防护

一、病毒性肝炎分类

病毒性肝炎是由肝炎病毒引起的疾病，其传染性极强，对人体造成极大的危害和痛苦。引起肝炎的病毒有 6 种类型，分别是甲型肝炎病毒（HAV）、乙型肝炎病毒（HBV）、丙型肝炎病毒（HCV）、丁型肝炎病毒（HDV）、戊型肝炎病毒（HEV）和庚型肝炎病毒。

针对特殊感染外科的工作特点，本节着重介绍经血源性传播引起的病毒性肝炎，即乙型肝炎和丙型肝炎。

（二）尽早注射乙肝免疫球蛋白

医务人员有职业接触感染乙肝危险时应尽早注射乙肝免疫球蛋白，提供暂时性的被动保护作用。乙型肝炎免疫球蛋白（HBIG）是由含乙肝表面抗体的人血清浓缩纯化制成，每毫升含 200 IU（国际单位）以上产品称高效价乙肝免疫球蛋白，用于某些接触后人群的紧急预防，若已知接触源为 HBsAg 阳性者，则接触后应在 24 h 内注射，注射 HBIG 剂量为 0.06 ml/kg 体重。

（三）接种乙肝疫苗

医务人员接种乙肝疫苗是预防 HBV 感染的有效措施，有效率可达 90％以上。

1. 若未接种乙肝疫苗　对于暴露源不明，应在 24 h 内注射高效价免疫球蛋白，同时接种乙肝疫苗。对于暴露源 HBsAg(＋)，在 24 h 内肌内注射高效价免疫球蛋白，完成乙肝疫苗的接种，对医务人员进行血清学跟踪，并观察乙肝感染的症状和体征。对于暴露源 HBsAg(－)，则完成乙肝疫苗的接种，并对医务人员进行血清学跟踪。

2. 血清学跟踪　医务人员已接种乙肝疫苗，近一年内抗 HBs≥10 mIU/ml，只需对医务人员进行血清学跟踪。

3. 医务人员已接种乙肝疫苗，检查无抗 HBs 反应，或在 1 年以前抗 HBs≥10 mIU/ml。

（1）暴露源不明时，检查医务人员抗 HBs，如果抗 HBs≤10 mIU/ml，需加强接种乙肝疫苗。

（2）若暴露源 HBsAg(＋)，在 24 h 内肌内注射高效价免疫球蛋白，完成乙肝疫苗的接种，并对医务人员进行血清学跟踪，医务人员如果抗 HBs≤10 mIU/ml，需加强接种乙肝疫苗。

（3）暴露源 HBsAg(－)，对医务人员进行血清学跟踪。

（4）监测。对接种乙型肝炎疫苗的接触者开展跟踪检测，在最后一剂疫苗接种 1～2 个月进行病毒抗体追踪检测。如果 3～4 个月前注射过乙肝免疫球蛋白，则抗原抗体反应不能确定为接种疫苗后产生的免疫反应。

第三节　丙型肝炎的职业暴露风险与防护

一、丙肝的流行特点

丙型肝炎病毒（hepatitis C virus，HCV）是引起人类丙型肝炎的病原体，是一种常见的病毒性肝炎，感染常导致急性和慢性肝炎。目前，世界上有 HCV 感染人数约 1.7 亿，是欧、美、日本等国家导致肝硬化和肝癌的最主要的病因。中国是丙型肝炎的高发区之一，约 2％的人口，也是我国输血后肝炎的主要病因。

每年 HCV 的新发病例为 300 万～400 万人，≥30 万人死于 HCV。全国血清流行病学调查资料显示，我国一般人群抗 HCV 阳性率为 3.2%。

二、丙肝的传播途径

HCV 在医院内传播的主要途径有血制品的输注、不安全注射、锐器伤、血液透析等，医务人员被 HCV 污染的锐器刺伤而感染的概率为 1.2%～10%。

（一）不安全注射与锐器伤

安全注射是指对接受注射者无害，实施注射操作的医护人员不暴露不可避免的危险，注射的废弃物不对他人造成危害。1990 年以后，由于血制品筛查工作及无偿献血政策的实施，不安全注射成为 HCV 感染的重要途径。不安全注射是对接受注射者、医护人员和公共环境不安全的注射方式，具体包括重复使用一次性注射器、无菌操作缺失、共用针头和废弃物处理不当等。

（二）血制品的输注

1990 年我国首次报道丙型肝炎在单采血浆人群中发生流行，随后发现丙型肝炎流行地区，输血后 HCV 感染率高达 53.26%；1993～1994 年，北京协和医院及几所大学协作完成了输血后丙型肝炎的前瞻性研究，发现输血后丙型肝炎发病率为 13.19%(12/91)。据报道，1995 年上海市医院手术输血患者中 HCV 感染率为 9.5%。近 10 年来，由于采、供血机构对献血员 HBV、HCV、HIV 进行了严格筛检，使经输血传播的病毒感染率明显下降。但因病毒基因型的变异、病毒感染的"窗口期"、检测试剂的敏感性等问题，血源性医院感染仍有发生。

（三）血液透析

血液透析也是院内 HCV 感染的重要途径，在全世界透析患者中有 1%～47%为丙肝患者，美国透析患者中有 8%～36%为丙肝患者。在美国 1992 年以前，在输血过程中，可能由于使用未经规范消毒的血液透析仪器，或者共用仪器，估计有 20%～30%血液透析的患者感染 HCV。据美国疾病预防控制中心(CDC)统计，在美国 1995 年 2 647 家血透中心的统计，抗 HCV 阳性患者占 10.4%；1997 年，3 077 家血透中心的统计，抗 HCV 阳性者为 9.3%。据研究，随着透析时间的延长，感染率有增加的趋势。

三、丙肝院内感染的预防

（一）预防针刺伤、做好职业防护

锐器伤是医务人员乙肝院内感染的主要原因，所以如何做好自身的职业防护，防止锐器伤的发生是至关重要的。应加强锐器的管理，注意锐器盒的使用。医务人员应减少发生锐器伤的危险行为，如使用后的注射器严禁复帽，形成良好的行为习惯，发生锐器伤后，要做好暴露后的预防工作。

（二）安全注射，尽量减少不必要的注射、输血和输液的机会

安全注射无论是用于免疫、预防还是用于治疗，在任何时候、任何地方、对任何人都应是安全无害的，也就是说真正做到了全面、彻底的安全注射。不是疾病必需，不使用注射疗法，能够口服的，尽量不用注射给药。医务人员作为医院感染的管理者、控制者及实施者，应从患者的角度出发，尽量减少不必要的注射、输血和输液的机会，从而减少因为不安全注射而引起的HCV的感染。

（三）严格执行标准预防措施

标准预防措施是预防丙型肝炎医院感染的基本措施。标准预防即假定所有人的血液、体液都有潜在的传染性，而处理血液、体液时要采取视所有患者的血液、体液为传染源，直接接触时必须采取防护措施，如戴手套、口罩、穿隔离衣等。在操作期间，如果身体或衣服有可能被污染，应穿戴塑料围裙。当处理有喷溅污物可能的情况时，为防止污染操作者的皮肤和黏膜，应戴面部防护用具。

（四）严格执行消毒隔离制度

保证医务人员的手卫生、诊疗环境卫生、无菌操作技术和职业安全防护工作，降低医院感染的危险因素。严格执行隔离技术规范，根据病原体传播途径，采取相应的隔离措施。医疗机构应当建立医院感染病例诊断、登记、报告制度，及时发现医院感染病例，分析感染源、感染途径，采取控制措施，积极治疗患者。

（五）加强重点科室的管理

对血液透析中心、供应室、手术室、导管室、内镜室、口腔室、输血室、产房、换药室、治疗室等重点科室要加强管理，定时进行各类物品、环境空气、物体表面等处的消毒和灭菌工作；对感染性的物品、器械加强消毒管理，进行不定期采样监测，防止交叉感染。

四、暴露后治疗与监测

（一）暴露后治疗

暴露于HCV感染的体液时，目前尚没有疫苗来预防感染，只能强调加强局部伤口的处理，定期随访。接触后马上进行基线测定，查HCV抗体。4～6周后复查，在接触后的4～6个月做HCV RNA来监测HCV感染的可能性，一旦出现肝炎症状，应马上寻医治疗。

（二）监测

接触4～6个月之后进行丙型肝炎抗体和丙氨酸氨基转移酶基线检测和追踪检测。如想

早期诊断丙型肝炎病毒感染，应在接触 4～6 周后检测丙型肝炎病毒 RNA。通过补充检测，反复确认丙型肝炎病毒抗体酶免疫(Elas)水平。

第四节　艾滋病职业暴露风险与防护

一、HIV 职业暴露定义

HIV 职业暴露是指医务人员从事诊疗、护理等工作过程中意外被 HIV 感染者或者 AIDS 患者的血液、体液污染了皮肤或者黏膜，或者被含有 HIV 感染的血液、体液污染了的针头及其他锐器刺破皮肤，有可能被 HIV 感染的情况。

二、流行病学及 HIV 职业暴露的高危人群

HIV 主要存在于感染者和患者的血液、精液、阴道分泌物、胸腔积液、腹腔积液、脑脊液和乳汁中，经以下三种途径传播：性接触(包括同性、异性和双性性接触)、血液及血制品(包括共用针具静脉注射毒品、介入性医疗操作、文身等)和母婴传播(包括经胎盘、分娩时和哺乳传播)。握手拥抱、礼节性亲吻、同吃同饮等日常生活接触不会传播 HIV。HIV 的高危人群有：男同性恋者、静脉注射毒品依赖者、与 HIV 感染者经常有性接触者。

HIV 暴露的高危人群：①外科、口腔科、妇产科医生；②护理 HIV 感染者和患者的工作人员；③血库、化验室和血液透析室的工作人员；④尸检人员。

三、感染概率及影响因素

一般而言，针刺的平均血量为 1.4 μl，一次针头刺伤感染 HIV 的概率为 0.33%。黏膜表层暴露后感染的概率为 0.09%，2 712 例无破损皮肤暴露者无感染发生。美国曾调查 HIV 职业暴露的危险概率约为 6.4/10 万人，显著低于暴露于乙型肝炎病毒 19%的感染概率。

四、危险性评估

发生艾滋病病毒职业暴露后，应对暴露级别和暴露源病毒载量水平进行评估确定。

（一）暴露级别

根据暴露源(含有 AIDS 的体液、血液或者含有体液、血液的医疗器械、物品)的不同接触方式，将艾滋病病毒职业暴露级别分为三级。

1. 一级暴露　暴露源沾染了有损伤的皮肤或黏膜，暴露量小且暴露时间较短。

2. 二级暴露　暴露源沾染了有损伤的皮肤或黏膜，暴露量大且暴露时间较长；或暴露类

迟不得超过 24 h;超过 24 h 的,也应当实施预防性用药。

2. 用药原则 发生一级暴露且暴露源病毒载量水平为轻度时,可以不使用预防性用药;发生一级暴露但暴露源病毒载量水平为重度或者发生二级暴露但暴露源病毒载量水平为轻度时,使用基本用药程序。

发生二级暴露且暴露源病毒载量水平为重度,发生三级暴露且暴露源病毒载量水平为轻度或重度时,使用强化用药程序。

暴露源病毒载量水平不明时,可使用基本用药程序。

3. HIV 暴露后预防性抗反转录病毒治疗

(1) 治疗方案 推荐方案为:TDF+FTC(3TC)+LPV/r 或 RAL。

(2) 开始治疗的时间及疗程 在发生 HIV 暴露后尽可能在最短的时间(2 h)内进行预防性用药,最好不超过 24 h。即使超过 24 h,也建议实施预防性用药。用药方案的疗程为连续 28 d。

(3) 预防治疗的适应证 ①当 HIV 感染状态不明或暴露源不明时,一级暴露后通常不进行预防用药。②HIV 感染状态不明时,二级或三级暴露后通常不进行预防。③暴露源不明时,通常不进行预防。如暴露源来源于 HIV 高危者则采取预防用药。④对于有可能暴露于 HIV 感染者时采取预防用药。

(4) HIV 暴露后的监测 发生 HIV 暴露后立即、4 周、8 周、12 周和 6 个月后检测 HIV 抗体。一般不推荐进行 HIVp24 抗原测定。

八、暴露后工作流程

(一) 事故登记

发生事故的单位应建立事故登记制度,对事故情况按要求填写艾滋病职业暴露人员个案登记表(附件 1),记录事故发生的时间、地点及经过,暴露方式,损伤的具体部位、程度,接触物种类(培养液、血液或其他体液)和 HIV 载量水平,处理方法及处理经过(包括赴现场专家或领导活动),是否采用暴露后预防药物(详细记录用药情况、首次用药时间、药物不良反应情况、肝肾功能化验结果、用药依从性状况等)。

(二) 事故报告

小型事故(存在任何一种小的损伤或一级暴露)可在紧急处理后立即将事故情况和处理措施报告本单位主管领导。

重大事故(存在严重损伤或二级及以上暴露)在紧急处理的同时,向本单位主管领导报告。主管领导要立即派专家到现场具体指导处理,并在 1 h 内向所在地的区、县(市)卫生局和疾病预防控制中心报告。区、县(市)卫生局及疾病预防控制中心,立即分别向市卫生局及市疾病预防控制中心报告。

每年 6 月 30 日和 12 月 31 日前,各事故处理单位将上半年和下半年艾滋病职业暴露人员个案登记表汇总报市疾病预防控制中心。

每年1月15日和7月15日前，市疾病预防控制中心分别汇总上年度及本年度上半年全市艾滋病病毒职业暴露事故及处理情况，报市卫生局和省疾病预防控制中心。

（三）监测

对重大事故中的暴露源和暴露人员，应立即检测HIV抗体，其血清留样备用。

暴露人员在暴露后的一年内应定期检测HIV抗体，即分别在暴露后6周、12周、6个月、12个月进行检测。

（四）保密

无论重大事故或小型事故，在处理的全过程中，单位和个人对事故涉及的职业暴露人员均应严格做好保密工作。

第五节 医院内获得性结核病的职业暴露与防护

结核病是一种严重危害人类健康的慢性传染病，据世界卫生组织（WHO）估计，目前全世界约17亿人感染了结核分枝杆菌，占全球人口的1/4。每年新发患者数达800万，每年死于结核患者数比其他任何一种病原体所引起的死亡都多。我国结核病疫情严重，据调查，我国约有3.3亿人感染结核菌，约600万肺结核病患者，其中150万人具有传染性，每年死于结核病的高达25万人。

一、院内人员获得性结核病特点

其结核病具有空洞发生率高、菌阳率高、难治、复治率高的特点。

二、医院内获得性结核病风险因素

（一）持续暴露时间长，吸入分枝杆菌数量多

（二）个人免疫系统的抵抗力

世界卫生组估计，1/4的世界人口感染结核杆菌。一般情况下，感染了结核分枝杆菌的人，在其一生中有大约10％的危险发展成活动性结核病，这与其个人健康状态有关，特别是与免疫系统的抵抗力有关。

（三）防护意识淡薄，标准预防措施落实不到位

如医护人员在进行介入性操作时，接触可能喷溅的血液、体液，不戴防护面罩或防护眼镜，不穿隔离衣。进病房时不戴口罩、帽子；操作后洗手不规范；受伤后不能正确处置；不会选择或没有合适的防护用品。甚至一些人存在一种侥幸心理，认为即使被患者的血液、体液污染，患传染病的概率也很小。再有就是全神贯注投入危重患者的抢救中，往往忽略了自身的防护，对职业暴露危险性认识不足导致职业暴露的发生。

（四）医院设施不完备及通风不良导致结核感染的高危险性

（五）年平均发现涂阳结核患者越多，工作人员结核的发病危险越大

三、医疗防范

（一）加强职业暴露的安全管理，严格遵守标准预防原则

医务工作者极易受到结核病职业暴露，引发结核病。传染源是排菌的肺结核患者，患者随地吐痰，痰液干燥后随尘土飞扬，健康人吸入，引起结核病感染。所以实施呼吸道隔离、切断传播途径、控制传染源是结核病职业防护的重要措施。具体如下：

（1）在进行侵入性操作时，防止被针头、刀片等锐器刺伤。对可能喷溅的应戴防护眼镜或防护面罩，穿隔离衣等。医务人员在操作时如手上有伤口，需带双层手套，在处理痰标本后严格执行洗手程序，认真执行手卫生，严格遵守标准预防原则。

（2）密切监测消毒的灭菌质量，保证各种器械的严密消毒，尽可能使用一次性医疗用品。

（3）对潜在病例保持警惕并隔离，有疑似症状的患者，直到活动性结核病诊断被排除，活动性的结核患者是最具有传染性的。最初治疗的 2 周内被隔离，经过 2 周治疗后，大多数结核患者不再具有传染性。如果是耐药患者，应该被隔离一直到痰涂片阴转为止。持续地坚持隔离防护措施，可以大大降低结核病传播风险。因此，患者、医务人员、来访者应理解并遵守隔离制度。

（二）加强结核病患者的管理

咳嗽、咳痰、咯血的危重患者，是主要传染源，应加强管理。同时教育患者“安全咳嗽”，如在咳嗽时扭头并用布或纸掩住口、鼻；进出医护办公室自觉戴口罩，不互串病房。病区污染的空气，患者的生活用品，用过的医疗器械等，亦可形成传播媒介，应加强消毒。

对病情较重年龄较大的肺结核患者，在有条件的情况下应与其他患者分室安排或住单独病房，以减少呼吸道感染病原菌的传播。夏天加强防蚊灭蝇工作，病室安装纱窗。保持室内环境的清洁，空气新鲜，每日病室消毒，并限制陪护探视人员。

（三）合理有序安排工作

职业暴露与工作忙乱有关，故应需合理安排人力资源，减轻职工的工作压力和心理压力，缓解其紧张情绪，保证足够的睡眠和休息，合理补充营养，增强人体免疫力；鼓励医护人员积极参加体育锻炼，学会自我放松，自我调节，必要时给予心理支持和安慰，以积极健康的心态对待职业暴露给自己带来的伤害。

综上所述，根据结核病传染的风险因素和职业暴露的特点，采取合理有效的干预措施，以期达到降低结核病职业暴露发病率的目的。

（四）监测医务人员的结核感染情况

应从以下几个方面监测医务人员的结核情况：①新职工建立健康档案。②每年定期体检。③严密观察职工中的呼吸道感染患者，作必要的查痰、拍片。④凡对已患结核病的医护人员，合理化疗是最主要的结核控制措施，也是防止院内感染和发病的首要对策，并临时调离原工作岗位，以确保其抗结核治疗和恢复。

（张伟伟）

参考文献

1. Panlilio A L, Orelien J G, Srivastava P U, et al. The NaSH Surveillance Group; the EPINet Data Sharing Network. Estimate of the annual number of percutaneous injuries among hospital-based healthcare workers in the United States, 1997－1998. Infect Control Hosp Epidemiol, 2004, 25(7):556－562
2. Roy E, Robillard P. Underreporting of blood and body fluid exposures in health care settings: an alarming issue. In: Proceedings of the International Social Security Association Conference on Bloodborne Infections: Occupational Risks and Prevention. Paris, France, June 8－9, 1995:341.
3. 中华医学会感染病分会艾滋病学组.艾滋病诊疗指南[J].中华传染病杂志，2011，29(10)：629－640.
4. 中国疾病预防控制中心.全国艾滋病检测技术规范(2009年修订版)[S/OL].[2015－09－04].
5. Janine J. Blood and Body Fluid Exposures to Skin and Mucous Membranes. Preventing Exposures to Bloodborne Pathogens. University of Virginia: International Healthcare Worker Safety Center，2004，24－30.
6. 卫生部.医务人员艾滋病病毒职业暴露防护工作指导原则(试行).2004，04.
7. 王焕强，张敏，李涛，等.我国医疗卫生机构血源性病原体职业防护情况调查分析.工业卫生与职业病，2006，32(1)：18－23.

8. 张敏.《血源性病原体职业接触防护导则》及其解读[J].中国护理管理，2010，10(7)：10－12.DOI：10.3969/j.issn.1672－1756.2010.07.002.

9. 张敏.血源性病原体职业危害风险及其预防控制策略[J].中国护理管理，2010，10(7)：5－10.DOI：10.3969/j.issn.1672－1756.2010.07.001.

10. White M C，Lynch P. Blood contacts in the operating room after hospital－specific data analysis and action. Am J Infect Control，1997，25:209－214.

第十一章

创伤合并感染的救治

第一节　概　　述

创伤是指物理、化学和生物等各种致伤因素作用于机体，造成组织结构完整性损害或功能障碍。创伤是人类生活中最常发生的事件，是威胁人类生存的最主要的杀手之一。人类在自然环境中的活动，在人类的自相争斗和战争中经受了创伤磨难、获得了创伤知识和创伤救治经验。随着现代社会科学技术的发展，人们交往前所未有的频繁，交通运输的多样化和日趋繁忙，各种交通意外伤害、工伤意外事故急剧增多。全世界每年死于各种意外伤害约 350 万人，受伤及致残人数为死亡人数的 100～500 倍。仅交通事故全世界每年死亡人数约 70 万人。我国每年仅道路交通事故死亡约 10 万人，占世界各国交通事故死亡人数的第一位。创伤已经成为现代社会的第一公害。

人类渴求社会安定，向往健康长寿。国家提高了对创伤急救工作的重视，加大了创伤急救体系建设的投入，促进了创伤医学快速地发展。创伤医学是当代医学领域中一门新兴的，融综合性、高度协作性为一体的、跨专业新学科。虽然被广大医学界同行和专家们承认为独立专科的时间不长，但发展十分迅速。它之所以成为一门新兴学科是医学科学发展和社会发展的必然趋势，它的重要性也受到社会上更为广泛和充分的理解。目前，国内外对这门学科予以高度的重视，把它视为医院医疗工作的前哨，视为提高医疗质量，提高伤病员存活率及减少伤残率的首要环节。创伤急救医疗体系的健全与否，急救效率和质量的高低，不仅反映一个国家、一个地区或一个医院的管理水平，也是反映其医疗技术水平的重要标志。

当今，临床医学各专科都在向纵深发展，并高度趋向专业化。专业分工越来越细固然促进了本专业的进步，但也不可避免地限制了向专科以外发展的能力，造成了对统一的有机整体的分割。创伤可累及全身多个系统和器官，在发病过程中经常会出现多个器官和系统，甚至全身深刻的危及生命的病理生理变化，这就涉及多个学科的知识和技能。面对这种情况，仅精通于本专业的专科医生往往会感到力不从心。现代创伤医学是跨多学科的新兴的综合性医学，大

易并发 MOF？这是近年来急危重病医学研究的一个热点。许多研究证实，严重创伤后机体免疫功能发生紊乱，多种细胞因子和炎性介质如 IL－1、IL－2、IL－6、IL－8、IL－10、肿瘤坏死因子（TNF）、血小板活化因子（PAF）、氧自由基、白三烯、血栓烷、前列腺素等在 SIRS 中起着重要作用。大量炎性介质和细胞因子使机体的凝血机制、白细胞活化与黏附机制以及凋亡机制均发生激活，构成了 SIRS 向多器官功能障碍综合征（MODS）乃至多器官功能衰竭（MOF）发展的病理基础。

（二）诊断技术与实验室检查

多发伤患者经过初次评估，医师对患者的全身情况和主要损伤有了较全面的了解。在情况紧急时，医师可以直接根据评价结果决定确定性治疗方案。在伤情允许时，可以选择辅助性诊断技术。如临床穿刺、诊断性腹腔灌洗、X 线、B 超、CT、MRI、血管造影、内镜技术均对多发伤的进一步确诊提供了非常重要的资料。选择辅助诊断技术应考虑患者的全身情况以及诊断技术对治疗决策的影响。

（1）穿刺　简单、快速、经济、安全，准确率达 90%，可反复进行。临床有时可出现假阳性、假阴性。对腹膜外血肿准确性差。可作为胸腹创伤首选方法。

（2）诊断性腹腔灌洗　简单、方便，可在床边进行，阳性率达 95%，可反复进行。可有假阳性，腹膜外血肿准确性差，可造成医源性损伤。用于腹部创伤。

（3）X 线　简单、方便、无创、费用低。有些部位准确性不高，孕妇应用有潜在危害。为骨关节伤的首选方法，也常用于其他部位伤。

（4）B 超　简单、方便，可在床边进行，可反复进行。对腹腔积血、实质性脏器损伤和心脏压塞准确性高。空腔脏器和腹膜后损伤准确性差。主要用于腹部创伤。

（5）CT　实质性脏器损伤可以定性，血肿准确性高。颅脑、胸腹创伤意义较大。但费用高、费时。用于血流动力学稳定患者。

（6）MRI　多角度、多层面成像，软组织分辨率极高。但操作复杂、费用高、金属异物影响检查。主要用于脑脊髓伤。

（7）血管造影　可以同时进行诊断和治疗，能够判定出血来源。但费用昂贵、费时。在特定情况下有意义，用于腹部盆腔创伤。

（8）内镜技术　可以同时进行诊断和治疗。费用昂贵、费时。在特定情况下有意义，用于胸腹创伤。

（三）多发伤的再评估

多发伤是一种变幻莫测的动态损伤。某些隐蔽的深部损伤初期未能表现出来，发生继发性损伤及并发症。因此，初期全身检查得出的结论是不全面的，必须进行动态观察。再评估的重点：腹膜后脏器损伤，如十二指肠破裂、胰腺损伤，隐性大出血，继发颅内、胸内、腹内出血等。

四、多发伤的救治原则

（一）生命支持

在急诊抢救室对多发伤伤员首先进行生命支持，由一组训练有素和协调一致的医护人员进行诊治。

1. 呼吸道管理　口鼻、咽、喉、气管等为呼吸时气体进出的通路。颅脑损伤后昏迷，舌根可下坠堵住喉的入口；颈部、面颊部伤；血凝块和移位肿胀的软组织可堵塞气道；喉或气管的软骨骨折可引起气道狭窄；痰、呕吐物、泥土、假牙可阻塞气道。上述情况均可导致窒息，如不及时解除，会立即致死。因此，急救时应迅速除去堵塞气道的各种因素，保持气道通畅。昏迷患者可放置口咽通气管，紧急情况下可先行环甲膜穿刺术，然后行气管切开术。在急诊科，建立人工气道最可靠的方法是气管插管，它能完全控制气道、防止误吸、保证供氧及便于给药。

2. 心肺脑复苏　心肺脑复苏另有一章专述。对多发伤患者如伴有胸骨骨折、多发肋骨骨折、血气胸、心脏压塞、心肌破裂，可开胸行胸内心脏挤压。

3. 抗休克治疗　多发伤患者到急诊科时大多伴有低血容量性休克。应根据血压、脉搏、皮温、面色判断休克程度，并控制外出血。迅速建立两条以上静脉通路，可行深静脉穿刺置管术，便于输液和监测。立即用乳酸林格液或5%葡萄糖生理盐液1 000～2 000 ml在15～20 min内输完。小剂量高张液（7.5%氯化钠200 ml）能迅速扩张血浆容量，直接扩张血管，改善心血管功能，在休克早期有较好的复苏效果。输全血是抗休克最好的胶体液，可提供红细胞、白细胞、白蛋白及其他血浆蛋白和抗体。其他胶体液如血浆、白蛋白、右旋糖酐等均可使用。晶体∶胶体比例一般为2∶1，严重大出血时可为1∶1。当血容量基本补足后可使用血管活性药，扩张小动、静脉，降低外周阻力，可用小剂量多巴胺（每分钟＜10 μg/kg）或酚妥拉明等。如休克时间较长，可使用小剂量碱性药物（5%碳酸氢钠）。

（二）急救

多发伤治疗与诊断同时进行，不可等诊断结束后才开始治疗。严重多发伤威胁患者生命的主要是失血和颅脑损伤。以颅脑损伤为主的患者则应首先输入甘露醇溶液以降低颅压，然后再进行各项检查。以失血为主的患者，如实质性脏器破裂、血管损伤、骨盆或长骨骨折等，要立即快速输液。将各部位的创伤视为一个整体，根据伤情的需要从全局的观点制定抢救措施、手术顺序及器官功能的监测与支持，切不可将各部位的损伤孤立地隔离开来。因此，需成立一个由急诊科牵头、全院范围内的创伤中心，负责多发伤的全过程的抢救和治疗。

（三）进一步处理

多发伤患者在得到初步的复苏和生命支持后，生命体征相对趋于平稳，可进行进一步的检查，并根据检查结果进行相应的处理。但需注意的是，有小部分多发伤患者，创伤特别严重，即使在快速输液输血的前提下，生命体征仍持续恶化。或快速输液输血，血压可相对稳定，但输液速度放慢,血压便不能维持。此时应当机立断,在急诊科进行手术探查止血,以争取时间,尽可能挽救生命。

(四)多发伤的手术处理顺序及一期手术治疗

多发伤患者一般具有两个以上需要手术的部位,顺序选择合理与否是抢救成功的关键。应成立一个创伤抢救小组,由高年资急诊科医师或创伤外科医师组织协调脑外科、心胸外科、普外科、骨科等专科医师,根据对患者生命威胁程度决定手术顺序。

1. 颅脑伤 伴有其他脏器损伤双重型:分组同时进行,以免延误抢救时机;颅脑伤重、合并伤轻:先颅脑伤,合并伤简单处理;合并伤重、颅脑伤轻:积极先治疗合并伤,颅脑伤暂保守治疗。

2. 胸腹联合伤 可同台分组行剖胸及剖腹探查术。多数情况下,胸腔内虽无大出血,但有肺组织损伤及漏气,可先作胸腔闭式引流,再行剖腹探查术。

3. 腹部伤伴其他脏器伤 腹腔内实质性脏器及大血管伤,优先抗休克同时进行剖腹手术;伴有躯干其他部位损伤,只要这些伤不危及生命,应先处理腹部伤。

4. 四肢开放性骨折 需急诊手术处理,但须在剖腹剖胸术结束时进行,闭合性骨折可择期处理。

5. 头、胸、腹内脏损伤伴四肢骨折 在对头、胸、腹危及生命的损伤优先处理的原则下,当前认为越是严重的多发伤,越应争取时间尽早施行骨折复位及内固定术。

多发伤抢救手术的原则是在充分复苏的前提下,用最简单的手术方式,最快的速度修补损伤的脏器,减轻伤员的负担,降低手术危险性,挽救伤员生命。

(五)营养支持

创伤后机体处于高代谢状态,能量消耗增加,大量蛋白质分解,负氮平衡,如不能及时纠正,患者易发生感染和多器官功能衰竭。因此,创伤后的营养支持是一个非常重要的问题。一般来说,消化道功能正常者,以口服为主;昏迷患者或不愿进食的患者,可用鼻饲或造瘘;不能从消化道进食者,可采用短期全胃肠外营养。

(六)防止感染

多发伤感染的渠道是多方面的,既可来源于开放的创口,也可以来自各种导管使用消毒不当造成的院内感染,还来自肠道的细菌移位以及长期使用广谱抗生素发生二重感染。而感染是 SIRS 发展为 MODS、MOF 的重要因素,是创伤后期死亡最主要原因。因此,感染的防治是降低多发伤病死率的一个重要环节。

1. 彻底清创 对于开放性创口,关键在于早期彻底清创,这是任何抗生素都无法替代的。清创是应彻底去除异物、坏死组织,逐层缝合,消灭死腔,较深的创口应留置引流管。

2. 预防院内感染 多发伤患者留置的导管比较多,如导尿管、引流管、深静脉置管、气管插管等，护理时应注意定期消毒、无菌操作，完善消毒隔离制度，增强医务人员的无菌观念。

3. 合理应用抗菌药物　目前抗生素滥用的情况比较普遍，尤其在ICU内，二重感染、耐药菌感染、真菌感染的情况比较严重，合理使用抗生素的重要性日益突出。要根据培养结果及药敏情况合理选择针对性的抗生素。

（七）并发症的治疗

多发伤患者由于休克和感染易发生多器官功能衰竭。多器官功能衰竭一旦发生，病死率极高，关键在于预防。早期进行抗休克及防止感染可预防多器官功能衰竭的发生，发生后应积极支持已衰竭的器官，阻断炎症介质，尽量减少衰竭器官的数目。

五、多发伤的救治案例

案例1　患者，男，22岁。在工作中不小心右上肢和腹部衣服连腹壁皮肤和肌肉一起被卷进机器，造成右手粉碎性挤压伤，腹部大面积皮肤、肌肉组织缺损，开放性腹部损伤。受伤后被迅速送到附近医院救治。当地医院初步查看伤情后，对腹部和右上肢创面进行包扎后转送到郑州大学第一附属医院急诊科(图11－1，见彩页)。检查：表情淡漠，四肢湿冷，BP110/86 mmHg，P110次/分，R 26次/分。腹壁大面积缺损，上从右乳头部下到会阴部，右侧从腋后线到左侧胸骨旁线皮肤肌肉缺损，仅留一层腹膜，正中腹部全层腹壁缺损，肠外露(图11－2，见彩页)。横结肠有一直径1.5 cm穿孔和结肠系膜挫伤，腹腔有粪便和棉纱污染。腹腔内其他器官无明显损伤。右手严重压挫伤，指掌骨粉碎骨折，右前臂和肘关节严重挫伤(图11－3，见彩页)。初步诊断：开放性腹部损伤，大面积腹壁缺损，右上肢严重挤压伤并创伤性休克。

在完成必要的术前检查后笔者带领急诊科医生急诊手术，腹部探查发现横结肠破裂并且肠系膜有挫伤，腹腔其他脏器无明显损伤。做肠破裂部分切除吻合，在中腹部有部分腹膜缺损，但是仍然可以缝合关闭腹腔。缝合腹膜时将结肠吻合部位外置。上至右侧乳头下，外至右腋后线，下至耻骨联合，内至左侧锁骨中线的大片皮肤、肌肉不规则缺损。术中没有可以修复腹壁缺损的材料。查看右上肢严重挤压伤，右手粉碎骨折无法修复。决定行右上肢肱骨中下1/3处截断，保留右上肢全厚皮瓣。做右上肢皮瓣移植覆盖腹壁缺损(图11－4，见彩页)。

手术后静脉补液、抗感染、营养支持等治疗。术后4 d肠道功能恢复后拔除胃肠减压，逐步恢复饮食。术后2周，局部麻醉下将外置的结肠修补部分放置回腹腔。4周后，右上肢移植覆盖在腹壁的全厚皮瓣成活，局部麻醉下断开右上肢与腹部转移皮瓣的连接。准予出院。电话指导患者随访。1年后患者到医院随访，查看腹部伤口和右上肢伤口愈合良好(图11－5，见彩页)。准备右上肢安装假肢。

如果按照一般的手术原则，肠穿孔和挫伤需要部分肠切除由普通外科医生完成，大面积皮肤缺损需要整形外科作皮瓣移植，严重手外伤需要骨科医生处理。但是对这样的多发伤怎样能保全生命，然后才是尽可能保留正常功能。如果仅有专科知识，处理严重多发伤往往力不从心。根据救命第一的原则，急诊科医生需要有较全面的创伤急救知识，能综合、果断地采取有效的救治方法。

案例 2 患者,男,39 岁。车祸致严重颌面部创伤。急救车送到急诊科后,先请口腔科、耳鼻喉科、眼科、神经外科值班医生急会诊,发现粉碎性左眼眶骨折、颅底骨折并脑脊液经耳鼻创面外漏、鼻骨骨折、上颌和下颌骨骨折、外耳道骨折,各专科医生提出治疗意见,但是都不能提出整体的救治方案。最后由笔者带领急诊科医生手术,包括先进行局麻下气管切开,经气管切开插管全麻后行彻底清创,整复固定下颌骨、上颌骨,整复鼻骨、筛骨、颧骨,修复眼眶和断裂的外耳道,颌面部整容。术后在急诊重症监护病房继续支持治疗和控制感染。结果术后伤口一期愈合(图 11-6～图 11-9,见彩页)。

第四节 损伤控制技术

损伤控制外科技术(DCS)是近年来倡用的一种方法,指对脏器毁损严重、全身情况差不能耐受较大手术者可先采用暂时性止血及控制污染等措施,待患者一般情况改善后再施行确定性手术。损伤控制外科技术的原则是控制出血、预防污染、避免进一步损伤。

一、控制出血

控制出血是 DCS 的首要任务,进腹后立即开始腹腔填塞,填塞腹腔四个象限,先右上腹、再左上腹然后左、右下腹。

(一) 控制主动脉

在横膈裂孔用手指钝性分离,并压迫,然后钳夹。严重低血容量患者分离主动脉可能较困难,可分离右膈脚显露主动脉。

(二) 探查血肿

仔细检查腹部的四个象限,腹部检查必须彻底,采用内脏的旋转松解腹膜后结构。所有腹内及大部分腹膜后血肿需要探查并清除,不论是由于钝性伤或贯通伤引起的搏动性、膨胀性或稳定性血肿均应探查。非搏动性肾周的血肿、肝后血肿或钝性盆腔血肿不应探查,可用腹腔填塞处理,随后采用血管造影栓塞术。

(三) 腹腔填塞

最早用于肝脏创伤,目前临床工作中几乎已经用于所有的腹腔内脏及腹膜后组织器官,如肝、胰腺、肾、脾、肠道、胆道系统、膀胱及输尿管、骨盆、腹膜后血管等器官、组织创伤引起的各种出血,包括动脉、静脉出血及创面渗血。可吸收材料及自体材料多用于实质脏器裂伤创面内填塞，无需再次手术拔除；手术巾、单及敷料是最常用的填塞材料。实质性组织、器官如肝脏、骨盆贯通伤弹道出血或其他难以接近的部位可以采用球囊导管或三腔二囊管止血。将带球囊的导骨插入上述部位，向球囊内充气或液体，使其膨胀从而达到止血目的；肝脏贯通伤弹道出血时将三腔二囊管插入弹道，先充盈胃囊，将导管固定于肝脏后面、防止脱落。再充盈食管囊，以压迫弹道止血。导管可经皮肤引出腹腔外面，48～72 h 后打开阀门，拔除导管，无需再次手术。

二、控制污染

控制污染是 DCS 的第二个主要目的，一旦出血得到控制，重点应转向肠内容物溢出引起的污染。小的胃或肠切开术可用单层连续缝合快速关闭。有结肠损伤或多发小肠损伤时，切除失活的肠管，关闭末端，留于腹腔待二期吻合，避免常规切除吻合。不行回肠造口术或结肠造口术，因为在腹部开放的情况下，几乎不可能控制肠内容物的溢出。十二指肠、胆管、胰腺损伤可置管外引流，并加填塞。胆总管可以结扎，胆道经胆囊造口引流。乳头部创伤并严重出血，填塞不能止血时，可行胰十二指肠切除，但不重建，即使在再次手术时，消化道重建仍然不包括胰腺空肠吻合，因为此时手术，吻合口漏的概率太大。输尿管损伤不宜直接缝合，代以插管引流，导管近端直达肾脏，远端经腹壁另戳口引出。完全离断的输尿管远端无需结扎，因为膀胱壁内输尿管段可以防止尿液反流。膀胱损伤也推荐置管引流，经尿道或耻骨上均可。膀胱广泛损伤时，行双侧输尿管插管，使原液改道。再次手术时修补膀胱。

三、复苏

上述简化手术完成后，将患者送入急诊重症监护病房继续复苏和监护，复苏的重点应着眼于迅速恢复体温、纠正凝血障碍和酸中毒，还要包括循环、呼吸、胃肠黏膜功能的保护、阻断脓毒症发生的级联反应等多方面的生命支持。逐渐稳定病情。

四、再手术

损伤控制外科技术控制了威胁生命的损伤，但患者需要进一步手术移去填塞物和(或)决定性地完成修复。第二次手术可在术后 24～48 h 进行。72 h 后多器官功能障碍、特别是成人呼吸窘迫综合征(ARDS)及心血管衰竭可造成不能再手术。

第五节　创伤合并 HIV 感染患者的急救及围手术期治疗

创伤是人类生活中最常发生的事件，是威胁人类生存的主要杀手之一。随着现代交通和现代工业的快速发展，交通事故和各种机械性创伤已经成为现代社会的第一公害。艾滋病是

创伤救治的基本知识和技术外，还需要掌握有关消毒隔离的基本技术和传染病救治的基本知识。做好自我防护，一旦发生职业暴露需要及时的暴露后处理。对有明显免疫功能损伤的HIV感染患者，围手术期应用抗反转录病毒治疗，控制机会性感染，及时处理各种并发症。

HIV感染者创伤手术后发生感染并发症是一个复杂的临床问题，涉及多个环节及多因素的影响。在综合医院缺少有关传染病治疗的专业技术，在传染病专科医院缺少综合救治能力。由于创伤感染控制不是单因素环节，临床上应强调综合医院医护人员掌握有关职业暴露防护及传染病治疗的专业技术，传染病专科医院发展综合救治能力或提供可以开展多学科手术平台。目前，临床对HIV感染者创伤后发生感染并发症的控制还不尽人意，需要进一步的探索以期取得更好的治疗效果。

（刘保池　郭常军）

参考文献

1. 刘保池，王盟，李垒，等.传染性疾病免疫功能损伤与围手术期脓毒症相关性研究[J].中华医院感染学杂志，2012，22(13)：2748－22751.
2. 裴辉，刘永福，罗志毅，等.持续负压封闭引流在急诊四肢Ⅱ类手术创面中的临床应用研究[J].中华临床医师杂志，2012，6(16)：12－16.
3. 刘保池.特殊感染脓毒症的救治[J].中国全科医学，2012，15(8B)：2721－2725.
4. 刘保池，张磊，李垒，等.围手术期HIV感染者的抗感染治疗[J].中华普通外科学文献，2012，6(4)：285－289.
5. 刘保池，赵中辛，刘中民.突发公共事件与灾难医学救援[J].上海医学，2012，35(7)：625－626.
6. Jinsong Su, Andy Tsun, Lei Zhang, et al. Preoperative Risk Factors Influencing the Incidence of Postoperative Sepsis in Human Immunodeficiency Virus-Infected Patients：A Retrospective Cohort Study[J]. World J Surg，2013，DOI.
7. 刘保池，张磊. 外科手术部位感染的防治[J].国际外科学杂志，2013，40(1)：70－72.
8. 刘保池，张磊，苏锦松，等.HIV感染者围手术期脓毒症风险因素分析及其抗生素合理应用[J].中华卫生应急，2013，2(1)：52－55.
9. 周文俊，刘保池.骨伤患者的治疗进展与展望[J].国际外科学杂志，2013，40(11)：726－729.

第十二章

抗菌药物的合理应用

抗菌药物主要用于治疗或者预防各种细菌性感染性疾病，临床上应用极为广泛。抗菌治疗是治疗细菌感染性疾病的主要措施，尽早明确病原体并确定其对抗菌药物的敏感性，而后再根据病情结合药物的药代动力学（PK）/药效学（PD）参数选择相应药物，这是抗菌治疗最为理想的用药原则和方法。在临床实践中，应把握安全、有效和经济的原则，还应考虑到抗菌药物的附加损害。2004 年我国开始施行《抗菌药物临床应用指导原则》，这是临床使用抗菌药物的基本指导原则，2015 年发布了修订后的《抗菌药物临床应用指导原则》（2015 版）。2012 年《抗菌药物临床应用管理办法》正式颁布实施，标志着我国抗菌药物的使用和管理进入法制化轨道，这是抗菌药物应用和管理应该遵循的法律规范，也是临床应用抗菌药物的重要原则。

第一节　抗菌药物的基本概念

抗微生物药物是用来杀灭或者抑制微生物生长或繁殖的药物，包括抗病毒药、抗菌药、抗结核药、抗真菌药和抗原虫寄生虫药。抗微生物药物加上杀蠕虫的抗寄生虫药就基本包括所有的抗感染药物（anti-infective agents）。抗菌药物是抗细菌感染为主的药物，对细菌、立克次体、支原体、衣原体、螺旋体等病原体具杀灭或者抑制作用，是目前使用最为广泛的一类抗微生物药物。抗菌药物主要包括具抗菌效能的抗生素以及化学合成类药物两大类。具抗菌效能的抗生素是抗菌药物中最大的一类药物，是真菌或其他微生物在生长过程中所产生的具有抗病原体活性的物质。抗生素主要包括以下种类：

一、β 内酰胺类抗生素

包括青霉素类、头孢菌素类、β 内酰胺类与酶抑制剂复合制剂、碳青霉素烯类、头孢霉素类、氧头孢烯类、单环类等种类。这些 β 内酰胺类抗生素的分子结构中含有 β 内酰胺环，作用于细菌细胞壁，是最为常用、安全的杀菌剂。

二、氨基糖苷类

本类药物一直是临床上重要的抗感染药物，近年来其发展不如β内酰胺类快，但仍是治疗革兰阴性菌严重感染和结核病的重要药物，与β内酰胺类抗生素联合呈协同作用。

三、四环素类

包括四环素、多西环素、米诺环素等。

四、氯霉素类

五、大环内酯类

临床常用的有红霉素、乙酰螺旋霉素、麦迪霉素、阿奇霉素、克拉霉素等。

六、林可霉素类

如林可霉素、克林霉素。

七、多肽类

万古霉素、去甲万古霉素、多黏菌素等。

八、利福霉素类

利福平、利福布汀、利福喷丁等。

九、合成化学类抗菌药物

主要包括磺胺药、呋喃类、喹诺酮类、硝基咪唑类、夫西地酸、噁唑烷酮类等其他抗菌药物。此外，还有黄连素、大蒜素等少数中草药。

《抗菌药物临床应用管理办法》中将抗菌药物定义为：治疗细菌、支原体、衣原体、立克次体、螺旋体、真菌等病原微生物所致感染性疾病病原的药物，不包括治疗结核病、寄生虫病和各种病毒所致感染性疾病的药物以及具有抗菌作用的中药制剂。临床上所说的抗菌药物与此定义类似。需要注意的是，有些药物可杀灭多种微生物，如目前临床应用最多的抗菌药物中很多品种同时还具有抗衣原体、支原体、螺旋体、立克次体、放线菌等微生物的作用。根据抗菌性质，抗菌药物可分为抑菌药和杀菌药；也可根据抗菌范围，分为广谱抗菌药和窄谱抗菌药。抗菌治疗的疗效是抗菌药物、机体和病原体三者之间相互影响、相互作用的结果。

第二节　抗感染药物应用的基本原则

根据我国《抗菌药物临床应用指导原则》的要求，抗菌药物使用应遵循以下基本原则。根据病情和药物特点来选择最适合的抗菌药，做到安全、有效而又经济。

一、掌握抗菌药物应用的指征

根据临床表现和辅助检查，确诊或考虑为细菌性感染性疾病方有治疗指征应用抗菌药物，具体来说诊断为细菌、真菌、结核分枝杆菌、非结核分枝杆菌、支原体、衣原体、螺旋体、立克次体及部分原虫感染才可使用抗菌药物治疗，而病毒感染本身无需应用抗菌药物。

临床上应注意发热、炎症并不等同感染，很多非感染性疾病如肿瘤、机体组织疾病等可出现发热，一些疾病可出现非感染性炎症，因此，发热和伴有炎症的患者并非需要使用抗感染药物。白细胞升高也未必一定是感染所致。

临床实践中一些病毒感染性疾病如流感、埃博拉病毒病等治疗中，部分医生常常使用抗菌药物，此时并非针对病毒感染本身，而是因为此类患者易于继发细菌感染而经验使用抗菌药物以降低败血症等感染的发生率和病死率，但并不意味着对病毒感染性疾病常规使用抗菌药物。

二、尽快查明感染病原体

针对不同的病原菌选用相应安全有效的药物是合理应用抗菌药物最基本的原则。正确的病原诊断是保证疗效的前提，临床上应尽早进行病原学检测来明确诊断，在使用抗菌药物之前应规范留取相关标本进行检测，尤其应重视血培养在感染性疾病尤其是败血症诊断中的重要价值，血标本的采集应在使用抗菌药物之前采集，标本量应足，有时需要反复多次送检标本，注意防污染，标本应尽快送检，必要时还需同时作厌氧菌培养。根据感染涉及的范围可进行各种穿刺如骨髓穿刺、肺穿刺、胸水、腹水、脑积液等送检测、涂片染色镜检和培养，同时应根据病情进行影像学等辅助检查。基层医院无条件获知病原菌及药敏结果前，可根据患者的发病情况、发病地点、原发病灶、基础疾病等推断最可能的病原菌，并结合当地疾病流行状况以及细菌耐药状况先给予抗菌药物经验治疗，而后根据病原检测结果和疗效来调整治疗方案。应注意根据某些病原引起临床表现的特点可判断致病原的性质与可能的种类。需要强调的是，经验治疗也是建立在一定循证学依据基础之上的，经验治疗并非随意或“想当然”地进行治疗，也不用成为不合理应用抗菌药物的“借口”。另外，经验用药方案在不同时期、人群等条件下会有所变化，并非一成不变。有条件的应进行药敏检测。

三、结合病情、病原体和抗菌药物特点制订治疗方案

根据病原菌、感染部位、感染严重程度和患者的生理、病理情况制订抗菌药物治疗方案，包括抗菌药物的选用品种、剂量、给药次数、给药途径、疗程及联合用药等。

（一）熟悉不同抗感染药物的抗菌谱、主要适应证及不良反应

充分认识不同药物的药理学特性，注意药物在体内吸收、分布、代谢和排泄的特点。抗感染药物根据其PK/PD特性可简单分为两大类：时间依赖性和浓度依赖性抗菌药物，对于前一类药物（如青霉素类、头孢菌素类和其他β内酰胺类、红霉素、克林霉素等），药物浓度超过致病菌最低抑菌浓度的时间越长则抗菌效能越强，故通常一日剂量分次给药；对于后者浓度依赖性抗菌药物（氟喹诺酮类、氨基糖苷类）则通常一日剂量一次给药，因药物的浓度越高，抗菌效能越强，除非重症感染时可分二次给药。每种抗菌药均有其抗菌谱和主要适应证，严格来说药物没有最好和最差之分，但临床上必须针对致病菌种类选择适合病情、感染部位和患者生理与病理状况的药物。

（二）注意给药途径的选择

轻症感染可接受口服给药者，应选用口服吸收完全的抗菌药物，重症感染、全身性感染患者初始治疗应予静脉给药，病情好转能口服时应及早转为口服给药。能口服的尽量不要静脉给药，应注意控制静脉给药。尽量避免局部给药，青霉素类、头孢菌素类等易产生过敏反应的药物不可局部应用。氨基糖苷类等耳毒性抗菌药物避免长期局部滴耳。

（三）剂量合适，有效而安全

治疗重症感染（如败血症、感染性心内膜炎等）和抗菌药物不易达到的感染部位（如中枢神经系统感染等），抗菌药物可按治疗剂量范围的上限给药；治疗单纯性下尿路感染时多数药物尿药浓度高于血药浓度，则抗菌药物可按治疗剂量范围的下限给药。肝肾功能不全的患者更应根据药物代谢的变化调整给药剂量和间期。

（四）注意药物的组织分布

不同的药物组织分布存在明显差异。在骨组织中能达到有效浓度的药物主要有：克林霉素、林可霉素、磷霉素、环丙沙星、依诺沙星等。在前列腺中浓度较高的药物主要包括：氟喹诺酮类、红霉素、磺胺药、四环素等。抗菌药通过血脑屏障的能力差异很大，临床可大致分为以下四大类型：①不论脑膜有无炎症，均很容易透过血脑屏障的药物有氯霉素、磺胺类药物、甲硝唑、氧氟沙星、拉氧头孢、氟康唑、氟胞嘧啶、异烟肼、吡嗪酰胺和利福平等；②较易透过血脑屏障，在脑膜存在炎症时能透过血脑屏障、在脑脊液中达有效浓度的有多数青霉素类药物（如青霉素、氨苄西林、美洛西林、哌拉西林），头孢菌素类（如头孢呋辛、头孢曲松、头孢他啶、头孢唑

肟、头孢噻肟、头孢西丁)、美罗培南、环丙沙星、氨曲南、万古霉素类和阿米卡星等;③不论脑膜有无炎症,药物均难以通过血脑屏障,在脑脊液中的药物浓度低于有效治疗水平的有氨基糖苷类、苯唑西林、两性霉素 B、酮康唑和红霉素等;④不论脑膜有无炎症,药物均不能有效通过血脑屏障,在脑脊液中的药物浓度甚低,甚至测不到的有苄星青霉素、林可霉素类、多黏菌素 B、伊曲康唑、阿奇霉素、克拉霉素等。前两类药物在脑脊液中可达有效浓度,因此,中枢神经系统感染时可根据致病菌种类从中选择。如结核性脑膜炎可选用利福平、异烟肼、吡嗪酰胺;隐球菌性脑膜炎可选用氟康唑、氟胞嘧啶;耐甲氧西林葡萄球菌脑膜炎可选用万古霉素、利福平。第三类药物原则上不应用于中枢感染,必要时,某些品种可考虑鞘内给药或脑室内给药。第四类药物则不予应用。临床上应该重视根据感染部位及药物的组织分布来选择药物。

(五)掌握好联合用药的指征

单一药物可有效治疗的感染,不需联合用药,仅在下列情况时有指征联合用药:①病原菌尚未查明的严重感染,包括免疫缺陷者的严重感染;②单一抗菌药物不能控制的需氧菌及厌氧菌混合感染,2 种及以上病原菌感染;③单一抗菌药物不能有效控制的感染性心内膜炎或败血症等重症感染;④需长程治疗,但病原菌易对某些抗菌药物产生耐药性的感染,如结核病、深部真菌病。药物联合使用时应考虑到药物之间的相互作用,尽量选用相互协同或相加作用的品种,避免相互呈拮抗的品种,必要时应调整给药方案、剂量和血药浓度监测。通常 2 种药物联用,通常不宜选择 3 种或更多种抗菌药物联用,临床应减少不必要的联合用药。

(六)治疗疗程

抗菌药物疗程因感染不同而异,一般宜用至体温正常、症状消退后 72～96 h,特殊情况,根据病情进行调整。但是,败血症、感染性心内膜炎、化脓性脑膜炎、伤寒、布鲁菌病、骨髓炎、溶血性链球菌咽炎和扁桃体炎、深部真菌病、结核病等需较长的疗程方能彻底治愈,并防止复发。

(七)药物间相互作用

免疫缺陷人群如艾滋病、肿瘤以及长期使用免疫缺陷者等常合并多种感染,老年患者亦常同时存在多种疾病,这些患者除了使用抗菌药物外,还使用其他药物如抗 HIV 药物、肿瘤化疗以及免疫抑制剂等,这些药物与抗菌药物之间存在相互作用,选择抗菌药物时应注意这一点。

四、注意患者的生理病理状态对药物选择的影响

老年、儿童、孕产妇、肝肾功能不全、免疫缺陷等情况均会影响药物的选择。应注意药物、机体和病原体三者之间的关系,注意纠正机体潜在的疾病状态,尽可能去除引起感染的潜在原因,有时需要结合外科治疗。

免使用毒性明显的药物如氨基糖苷类、氯霉素、多黏菌素、万古霉素、呋喃类、四环素类、磺胺药等。必须应用时，应作血药浓度监测。不宜选用氟喹诺酮类药物。避免肌内注射给药。

（七）免疫缺陷者抗菌药物的使用

1. 免疫缺陷患者感染的特点 近年来，由于抗肿瘤化疗、皮质激素与免疫抑制剂在临床的广泛应用，器官移植以及侵入性操作的普遍开展，人口的老龄化特别是重症患者生存期的延长，免疫缺陷患者尤其是艾滋病患者的不断增加，由免疫缺陷或免疫抑制所致各种机会性感染的发病率呈升高趋势，机会感染已经成为影响免疫缺陷患者预后和生存质量的重要原因。免疫缺陷患者由于体液和(或)细胞免疫缺陷，患者易于并发各种感染，其中机会性感染极为常见。机会性感染是当人体的免疫功能下降时，原寄生在人体中的一些非致病性病原微生物造成疾病，或对致病性病原微生物的易感性增加所造成的感染，而这种感染对于一个具有正常免疫功能的人来说不会造成疾病状态。机会感染是免疫缺陷者常见的死亡原因。对于免疫缺陷者而言，其感染的致病菌和疾病谱与一般人群并不完全相同，引起感染的病原体常是一般患者中不易出现的病原体。AIDS 是临床极为常见的获得性免疫缺陷，在 AIDS 的疾病进程中，免疫功能的逐步下降是其最主要的特征。因此，AIDS 合并的疾病与非 AIDS 患者有明显的区别，对此必须有足够的认识。AIDS 所发生的机会性感染如肺孢菌肺炎、巨细胞病毒视网膜炎、巨细胞病毒肺炎、巨细胞病毒食管炎、巨细胞病毒肠炎、巨细胞病毒脑炎以及隐孢子虫肠炎等，都是一般人群不易感染的。因此，临床医生应注意机体的免疫状态来进行诊断和选择抗感染药物，不可把一般人群中的诊治规律简单地套用于免疫缺陷患者中。免疫缺陷患者感染发生率高，临床表现不典型，抗感染治疗的疗效远不如免疫功能正常者。

2. 免疫缺陷者感染的病原谱 细胞免疫缺陷者感染以李斯德菌、各种胞内感染(如军团菌、结核分枝杆菌与其他分枝杆菌、病毒、弓形虫等)、真菌、肺孢子菌等为主。中性粒细胞减少者感染以条件致病菌(如铜绿假单胞菌、大肠埃希菌、肺炎克雷伯菌、葡萄球菌)、具荚膜的细菌(肺炎球菌、流感嗜血杆菌、脑膜炎球菌)及真菌为主。体液免疫缺陷者感染以具荚膜的细菌和病毒为主。而肿瘤及使用导管、异物植入者发生的感染以局部寄植菌与革兰阳性菌为主。总的规律为革兰阴性杆菌为多，但革兰阳性菌、分枝杆菌、真菌、多重耐药菌见增多趋势。艾滋病是我国三大传染病之一，近年来艾滋病疫情呈上升趋势，机会性感染是艾滋病患者发病、就诊和死亡的主要原因，艾滋病常见的机会性感染病原体包括：肺孢子菌、念珠菌、隐球菌、曲菌、马尔尼菲青霉、结核杆菌、非结核分枝杆菌、弓形虫、溶组织阿米巴、隐孢子虫、革兰阴性菌、单纯疱疹病毒、巨细胞病毒、EB 病毒等。这些病原体在免疫功能正常者中很少引起感染。免疫缺陷者合并感染的病原谱与机体免疫状态密切相关。

3. 免疫缺陷者感染的疾病谱 免疫缺陷患者合并感染的疾病谱与其免疫状态有关，其疾病谱与免疫功能正常者不同。免疫缺陷者合并的感染常表现为播散性感染，临床上较为多见的是革兰阴性菌感染、真菌感染、分枝杆菌感染、寄生虫感染和病毒感染，其临床表现与免疫功能正常者多有不同，患者还常同时合并多种感染。艾滋病患者常见的机会性感染包括：肺孢子菌肺炎、隐球菌脑膜、弓形虫脑病、肺结核、非结核分枝杆菌感染、口腔和食管真菌感染、隐球菌肺炎、真菌败血症、单纯疱疹、带状疱疹、CMV 视网膜炎、马尔尼菲青霉病、曲霉、隐孢子虫肠炎、阿米巴等。

4. 免疫缺陷者感染的抗感染治疗原则　免疫缺陷患者合并的感染常为机会性感染，其病原谱和疾病谱有其特殊性，临床上应结合患者免疫状态、临床表现及辅助检查结果，综合分析其可能的病原体，而后根据病原体特点选用抗感染药物。需要注意的是：免疫缺陷者常有导致其免疫缺陷的基础疾病，在给予抗感染治疗的同时，改善机体免疫功能也是提高抗感染疗效、减少感染复发必不可少的措施。对于免疫缺陷难以纠正的患者，在感染得到控制后，如免疫功能仍较低，尚需给予一定时间的巩固治疗以减少疾病复发；对于免疫功能极低的患者，为了减少疾病发生，有时还需要给予预防性使用抗感染药物。免疫缺陷患者常同时接受其他多种药物治疗，在选用抗感染药物时，应注意药物之间的相互作用。抗感染药物使用的基本原则如下：①用药前尽力作相应病原检查，且尽早进行经验治疗。明确病原微生物后选择相应抗菌药。②选用杀菌剂，且静脉给予足量，较重感染可联合用药，感染控制后根据情况尚需给予二级预防(巩固治疗)以减少感染复发。③同时给予改善机体免疫功能的治疗措施。④必要时预防性使用抗感染药物。

5. 免疫缺陷者感染的经验性抗感染治疗　临床上应根据患者免疫缺陷类型、免疫状态、临床表现等情况来判断患者是否存在感染以及感染的类型，应注意其感染疾病谱的特殊性和不典型性。在选择经验性抗感染治疗方案时，应注意不同免疫缺陷人群常见病原谱及疾病谱存在差异，应根据患者免疫缺陷情况来判断可能的病原体，继而选择相应的经验治疗方案。中性粒细胞低下者予阿米卡星＋苯唑西林或氯唑西林或头孢唑林；严重减低者予阿米卡星＋哌拉西林或头孢他啶或头孢哌酮，或单用三、四代头孢菌素或单用碳青霉烯类药物；青霉素过敏者改氨曲南＋万古霉素；如有弥漫性间质性肺部病变则加用 SMZ-TMP；有多发性肺实变者加用红霉素或新大环内酯类药物；导管感染加用万古霉素；有明显腹部感染体征者加用甲硝唑；疑有真菌感染或经广谱抗菌药治疗无效者，可予氟康唑抗真菌治疗，疑有曲菌感染时可加用两性霉素 B(AMB)或伊曲康唑或伏立康唑或卡泊芬净治疗。

6. 免疫缺陷者的预防性抗感染治疗　目前并不主张对免疫缺陷者常规预防性使用抗感染药物，临床上应根据患者免疫缺陷持续的时间、免疫抑制状态、免疫缺陷是否可逆转以及患者临床表现等情况，决定是否给予预防性抗感染治疗。免疫缺陷短期难以逆转的患者常需接受预防性抗感染治疗，但应注意预防用药可能增加病原体耐药的可能性，同时也应注意预防用药的不良反应。临床上应根据患者具体情况来决定是否给予预防性抗感染治疗。通常采取非药物预防的措施(如减少机体暴露于病原体等)来减少免疫缺陷者感染比抗感染药物预防使用可能更为重要。

五、抗菌药物预防性使用的原则

《抗菌药物临床应用管理办法》对预防用药进行了明确规定，预防用药包括内科和儿科以及外科手术抗菌药物的预防性应用，临床上用严格掌握预防用药的指征。预防性抗菌药物的使用也应基于循证医学依据之上。

（一）内科和儿科抗菌药物预防性使用的原则

用于预防一种或两种特定病原菌入侵体内引起的感染，可能有效；如目的在于防止任何细菌入侵，则往往无效。预防在一段时间内发生的感染可能有效；长期预防用药，常不能达到目的。以下情况不宜预防性应用抗菌药物：普通感冒、麻疹、水痘等病毒性疾病，昏迷、休克、中毒、心力衰竭、肿瘤、应用肾上腺皮质激素等患者。

对于某些特殊人群如 HIV 感染者、免疫抑制剂使用者、肿瘤放化疗者、器官移植接受者、粒细胞缺乏者因出现感染的风险高，应根据相关专业指南选择预防性用药，用时应努力尽可能纠正或减少免疫低下状况。

（二）外科手术预防用药的基本原则

外科手术预防用药目的是预防手术后切口感染，以及清洁-污染或污染手术后手术部位感染及术后可能发生的全身性感染。外科手术预防用药基本原则是根据手术野有否污染或污染可能，决定是否预防用抗菌药物。临床上应严格掌握手术预防用药的指征。清洁手术通常不需预防性使用抗菌药物，仅在下列情况时可考虑预防用药：①手术范围大、时间长、污染机会增加；②手术涉及重要脏器，一旦发生感染将造成严重后果者，如头颅手术、心脏手术、眼内手术等；③异物植入手术，如人工心瓣膜植入、永久性心脏起搏器放置、人工关节置换等；④高龄或免疫缺陷者等高危人群。清洁-污染手术和污染手术需预防用抗菌药物。术前已存在细菌性感染的手术，如腹腔脏器穿孔腹膜炎、脓肿切除术、气性坏疽截肢术等，属抗菌药物治疗性应用，不属预防应用范畴。

外科预防用抗菌药物的选择及给药方法：抗菌药物的选择视预防目的而定。为预防术后切口感染，应针对金黄色葡萄球菌选用药物。预防手术部位感染或全身性感染，则需依据手术野污染或可能的污染菌种类选用，如结肠或直肠手术前应选用对大肠埃希菌和脆弱拟杆菌有效的抗菌药物。选用的抗菌药物必须是疗效肯定、安全、使用方便及价格相对较低的品种。给药方法：接受清洁手术者，在术前 0.5～1 h 内给药，或麻醉开始时给药，使手术切口暴露时局部组织中已达到足以杀灭手术过程中入侵切口细菌的药物浓度。如果手术时间超过 3 h，或失血量大（>1 500 ml），可手术中给予第 2 剂。抗菌药物的有效覆盖时间应包括整个手术过程和手术结束后 4 h，总的预防用药时间不超过 24 h，个别情况可延长至 48 h。手术时间较短（<2 h）的清洁手术，术前用药一次即可。接受清洁-污染手术者的手术时预防用药时间亦为 24 h，必要时延长至 48 h。污染手术可依据患者情况酌量延长。对手术前已形成感染者，抗菌药物使用时间应按治疗性应用而定。卫生部 38 号文[卫办医政发〔2009〕38 号]对常见手术预防用抗菌药物进行了规范（表 12－3），这是外科预防性使用抗菌药物的指南。目前临床上外科手术预防用药存在很多不规范，主要表现在用药指征不对、用药时机与疗程欠规范、药物选

择的级别偏高等。

表 12-3　常见手术预防用抗菌药物表

手术名称	抗菌药物选择
颅脑手术	第一、二代头孢菌素；头孢曲松
颈部外科（含甲状腺）手术	第一代头孢菌素
经口咽部黏膜切口的大手术	第一代头孢菌素，可加用甲硝唑
乳腺手术	第一代头孢菌素
周围血管外科手术	第一、二代头孢菌素
腹外疝手术	第一代头孢菌素
胃十二指肠手术	第一、二代头孢菌素
阑尾手术	第二代头孢菌素或头孢噻肟；可加用甲硝唑
结、直肠手术	第二代头孢菌素或头孢曲松或头孢噻肟；可加用甲硝唑
肝胆系统手术	第二代头孢菌素，有反复感染史者可选头孢曲松或头孢哌酮或头孢哌酮/舒巴坦
胸外科手术（食管、肺）	第一、二代头孢菌素，头孢曲松
心脏大血管手术	第一、二代头孢菌素
泌尿外科手术	第一、二代头孢菌素，环丙沙星
一般骨科手术	第一代头孢菌素
应用人工植入物的骨科手术（骨折内固定术、脊椎融合术、关节置换术）	第一、二代头孢菌素，头孢曲松
妇科手术	第一、二代头孢菌素或头孢曲松或头孢噻肟；涉及阴道时可加用甲硝唑
剖宫产	第一代头孢菌素（结扎脐带后给药）

注：①Ⅰ类切口手术常用预防抗菌药物为头孢唑啉或头孢拉定。②Ⅰ类切口手术常用预防抗菌药物单次使用剂量：头孢唑啉 1～2 g；头孢拉定 1～2 g；头孢呋辛 1.5 g；头孢曲松 1～2 g；甲硝唑 0.5 g。③对 β 内酰胺类抗菌药物过敏者，可选用克林霉素预防葡萄球菌、链球菌感染，可选用氨曲南预防革兰阴性杆菌感染。必要时可联合使用。④耐甲氧西林葡萄球菌检出率高的医疗机构，如进行人工材料植入手术（如人工心脏瓣膜置换、永久性心脏起搏器置入、人工关节置换等），也可选用万古霉素或去甲万古霉素预防感染。

六、抗感染药物的分级管理和使用

抗菌药物使用和管理的一个重要措施和原则是分级管理和使用。根据安全性、疗效、细菌耐药性、价格等因素，将抗菌药物分为三级：非限制使用级、限制使用级与特殊使用级抗菌药物分级管理目录由各省级卫生行政部门制定。不同资质的医师具有使用不同级别的抗菌药物的权力。不同级别的医生赋予不同的处方权力，同时承担不同的责任。分级管理并非限制抗菌药物的使用，而是在于控制不合理的使用，促进抗菌药物的合理使用；也不等同于使用价格低的药物。

（一）非限制使用级抗菌药物

是指经长期临床应用证明安全、有效，对细菌耐药性影响较小、价格相对较低的抗菌药物。具备抗感染药物处方资格的医师可使用此类药物。非限制性使用并不等于“任意使用”。

（二）限制使用级抗菌药物

是指经长期临床应用证明安全、有效，对细菌耐药性影响较大，或者价格相对较高的抗菌药物。主治医师以上级别的医师可使用此类药物。限制性使用并非控制医生不使用抗菌药物。

（三）特殊使用级抗菌药物

是指具有以下情形之一的抗菌药物：①具有明显或者严重不良反应，不宜随意使用的抗菌药物；②需要严格控制使用，避免细菌过快产生耐药的抗菌药物；③疗效、安全性方面的临床资料较少的抗菌药物；④价格昂贵的抗菌药物。副主任医师以上级别的医师可使用此类药物。高级职称的医师也并非可任意使用抗菌药物。

七、其他治疗与抗感染治疗的联合应用

抗感染治疗是治疗感染的重要措施，大多数感染通过使用抗菌药物常可治愈，但是应根据病情来辅助其他治疗，其中外科手术对于有些感染的控制至关重要。对于此类感染应在抗感染治疗的同时尽早进行手术治疗以清除感染源或者保守抗感染治疗后无效时应尽快手术治疗。如对于胆囊炎、阑尾炎、骨髓炎等应在保守治疗无效时，应及时评估是否需要手术。另外，有时手术去除引起感染的诱因对于控制感染也至关重要。对于免疫缺陷患者改善机体免疫功能是控制感染所必需的。在控制感染的过程中，应注意多学科合作。

第三节　常见病原菌所致感染的抗菌治疗

一、葡萄球菌属

葡萄球菌主要包括金黄色葡萄球菌、表皮葡萄球菌及腐生葡萄球菌。金葡菌致病性较强，易引起感染扩散，可引起皮肤及软组织感染、败血症、心内膜炎、肺炎、脑膜炎、中毒性休克综合征等疾病，表葡菌、腐生葡菌致病性较弱，可引起心内膜炎、尿路感染等疾病。金葡菌易对各种抗生素产生耐药，其中耐甲氧西林金葡菌（MRSA）对多种抗菌药物耐药。近年来，临床MRSA分离率呈明显升高趋势。对青霉素敏感葡萄球菌（通常仅占10%），不产青霉素酶，首

选青霉素进行治疗。产酶菌株宜选耐酶青霉素，如苯唑西林、氯唑西林等。而 MRSA、MRSE（耐甲氧西林表葡菌）约占 60%，则需选用万古霉素、或用其他糖肽类抗生素如去甲万古霉素、替考拉宁、利奈唑胺等。对于耐万古霉素者（国内尚无报道），则选择利奈唑胺。由于近年来 MRSA 在临床的分离率高，临床上在获药敏结果报告之前，常对严重葡萄球菌感染按照 MRSA 所致感染来进行治疗。

二、链球菌属

临床常见的有 A 组溶血性链球菌、肺炎链球菌、草绿色链球菌和 B 组溶血性链球菌等。A 组溶血性链球菌可引起蜂窝织炎、丹毒、猩红热、扁桃体炎、产褥热、败血症、肺炎等。肺炎链球菌是青壮年肺炎的主要致病菌，也是脑膜炎的主要病原菌之一。草绿色链球菌为正常口腔寄植菌，可引起心内膜炎。B 组溶血性链球菌可引起新生儿败血症、化脓性脑膜炎等。A 组溶血性链球菌、肺炎球菌一般对青霉素高度敏感，草绿色链球菌、B 组溶血性链球菌对青霉素也较敏感。对其所致的感染可首选青霉素，但为更有效地治疗心内膜炎，宜与庆大霉素合用，对青霉素过敏的患者，可用红霉素、阿奇霉素等大环内酯类或林可霉素类替换青霉素治疗。然而，近年来耐青霉素的肺炎链球菌（PRSP）在儿科明显增多，部分菌株对二代头孢耐药，对红霉素、SMZ-TMP 等呈多重耐药。故对 PRSP 所致感染可选用第三代头孢、氟喹诺酮类、β 内酰胺酶抑制剂的复合制剂等。若治疗效果仍不理想，则改为万古霉素。

三、肠球菌属

临床上主要是粪肠球菌和屎肠球菌，后者比前者对药物的敏感性更低。肠球菌属对多种抗菌药耐药，近年来又出现了耐万古霉素的肠球菌（VRE）和高耐氨基糖苷类的高耐株（HLAR），这给治疗带来很大的困难。肠球菌属对氨苄西林、青霉素、大环内酯类敏感，临床常用氨苄西林、哌拉西林、氟喹诺酮类、红霉素治疗肠球菌尿路感染；氨苄西林、青霉素联合庆大霉素、链霉素等氨基糖苷类抗生素治疗肠球菌心内膜炎、败血症，取得满意的疗效。效果不佳时改用万古霉素，或按药敏试验结果选择用药。耐药株所致者也可选择利奈唑胺。

四、奈瑟菌属

临床上主要有淋球菌和脑膜炎球菌。淋球菌感染首选青霉素，但随着产生耐青霉素酶的淋病奈瑟菌（PPNG）的出现，头孢曲松、氟喹诺酮类及大观霉素等为其主要治疗药物。脑膜炎球菌对青霉素及氨苄西林高度敏感，可首选较大剂量青霉素治疗脑膜炎球菌所致的脑膜炎及败血症。也可予第二、三代头孢菌素治疗。

五、嗜血菌属

临床上主要为流感嗜血杆菌，少见的有副流感嗜血杆菌、杜克嗜血杆菌等。流感嗜血杆菌易引起会厌炎、支气管周围炎、肺炎、婴幼儿脑膜炎等，首选三代头孢如头孢曲松、头孢噻肟等，

第十三章

HIV 合并 HPV 感染

人乳头瘤病毒(human papilloma virus，HPV)是一种属于乳多空病毒科的乳头瘤空泡病毒 A 属，是球形 DNA 病毒，能引起人体皮肤黏膜的鳞状上皮增生，主要侵袭皮肤黏膜组织，可引起从良性增生到侵袭性癌肿的各种病变。尖锐湿疣是 HPV 引起的发生在生殖器、肛周部位为主的良性增生性疾病，其发病率在欧美国家已占到性传播疾病的首位，在我国 2000 年性传播疾病中居第 3 位。艾滋病是由人类免疫缺陷病毒(HIV)感染引起的性传播疾病，HIV 感染人体后，免疫系统不断受损伤。随着免疫功能损伤程度的加重，HIV 感染者更容易发生各种感染。因患者免疫系统减弱，不能清除 HPV 而增强其感染的持续程度，同时在免疫抑制患者体内 HPV 保持着更为高效的复制能力。所以如果尖锐湿疣患者合并 HIV 感染，其临床表现不同于单纯 HPV 感染。

第一节　人乳头瘤病毒感染

一、发病原因

人乳头瘤病毒属于乳头瘤病毒科的乳头瘤空泡病毒 A 属，为球形无包膜的双链 DNA 病毒，直径为 52～55 nm，病毒基因组为双链环状 DNA，为 7.8～8.0 kb，分为早期区、晚期区和调节区，早期区是编码与病毒复制，转录调控和细胞转化有关的蛋白(如 E5，E6，E7)，晚期区是编码主要壳体蛋白 L1 和次要壳体蛋白 L2。本病毒不能在体外培养，100 多个型，型间 DNA 的同源性低于 50%，HPV 对皮肤和黏膜上皮细胞有高度亲嗜性，核酸原位杂交方法在皮肤基底层细胞可以检测到病毒早期基因；晚期基因仅在分化的角质细胞中检测到，病毒复制能诱导上皮增生，表皮变厚，伴有棘层增生和某些程度表皮角化，在颗粒层常出现嗜碱性核内包涵体，上皮增生形成乳头状瘤，也称为疣。不同型的 HPV 可引起不同部位的乳头瘤，皮肤疣一般是良性的，HPV 的 DNA 是游离的，有些疣能自行消退，高危型的人乳头瘤病毒与生殖道癌前病变及恶性肿瘤密切相关，HPV 的 DNA 往往整合在宿主细胞的染色体上。HPV 造成的损伤受免疫因子的影响，细胞介导的免疫较为重要，HPV 感染后出现皮肤疣，持续较长时间后会自行消退；而免疫抑制患者疣体会增大及癌变发生率会增加。不同的型别引起不同的临床表现，根据侵犯的组织部位不同可分为：

1. 皮肤低危型　包括 HPV1，2，3，4，7，10，12，15 等，与寻常疣、扁平疣、跖疣等相关。

2. 皮肤高危型　包括 HPV5，8，14，17，20，36，38，与疣状表皮发育不良有关。其他还与可能 HPV 感染有关的恶性肿瘤包括：外阴癌、阴茎癌、肛门癌、前列腺癌、膀胱癌。

3. 黏膜低危型　包括 HPV6，11，13，32，34，40，42，43，44，53，54 等，与感染生殖器、肛门、口咽部、食管黏膜有关。

4. 黏膜高危型　包括 HPV16，18，30，31，33，35，39，与宫颈癌、直肠癌、口腔癌、扁桃体癌等有关。

二、发病机制

HPV 经直接或间接接触传播到达宿主皮肤和黏膜上皮细胞，通过微小糜烂面的接触而进入细胞内，停留在感染部位的上皮细胞核内复制并转录，但不进入血液循环，不产生病毒血症，复制和装配后的病毒颗粒先在胞核内聚集；然后释放，又逐渐感染邻近的细胞，使越来越多的宿主细胞被 HPV 感染，成为自身接种与传播的来源，病毒 DNA 还可以整合入宿主细胞 DNA 中，随细胞 DNA 同步复制，致使被感染细胞的所有子细胞处于潜伏感染状态，在潜伏感染期中病毒是以染色体外自我复制的质粒或游离基因形式存在，这些基因组也能感染邻近细胞。宿主的免疫力对 HPV 感染及病变的进展有很大的作用。有研究发现肾移植的免疫抑制者 HPV 的感染率是正常人群的 17 倍。HIV 感染的人群中 HPV 感染率也明显增高。由于 HIV 感染人群性行为比较混乱、伴侣数较多、初次性交年龄小等因素，使 HPV 感染概率增加。HIV 人群可能由于自身暴露的危险性高或机体抵御潜伏病毒的能力降低而使 HPV 感染率增高，这一人群的 HPV DNA 检出水平高于正常人群，这表明机体抑制 HPV 感染的能力降低。

三、传播途径

（一）直接性传播途径

常通过性生活由受损的皮肤和黏膜感染。

（二）间接接触

通过接触感染者的衣物、生活用品、用具等而传播。

（三）医源性感染

医务人员在治疗护理时防护不好，造成自身感染或通过医务人员传给患者。

（四）母婴传播

是由婴儿通过孕妇产道的密切接触而传播。

四、临床表现

（一）皮肤表现

1. 寻常疣 米粒大小的丘疹，表面角化明显，粗糙不平、顶端刺状，质地坚硬，皮损可单个，也可多个，可自身接种而逐渐增多。多发生在手、足等。

2. 甲周疣 发生在指、趾甲周围，表现为甲下增厚、角化。

3. 跖疣 发生在足跖部位，皮损表面因受压可见出血点和黑点。

4. 丝状疣 发生在颈部、眼睑的呈柔软丝状多个细小疣。

5. 扁平疣 多发生在面部，躯干部位也常见，多为 2～5 mm 大小的扁平丘疹，肤色或淡褐色，表面光滑，圆形或类圆形，偶因瘙痒而搔抓形成自身接种，或沿皮肤损伤表面种植。

（二）外生殖器疾病表现

1. 生殖器疣（尖锐湿疣） 包括 3 种状态：典型表现、亚临床表现、潜伏感染。

（1）典型表现 肉眼可见的典型皮损：形态上为乳头瘤状、菜花状、颗粒状、鸡冠状等；

（2）亚临床表现 为肉眼不易辨认，借助放大镜、醋白试验才能观察到，组织学和细胞学检测有典型 HPV 的病理改变；

（3）潜伏感染 是 HPV 进入皮肤黏膜的细胞内，不引起任何临床表现和组织细胞学的异常，而通过分子生物学方法、核酸分子杂交术等可在皮肤黏膜的细胞中检测出。

2. 易发部位 女性外阴、阴道、宫颈和肛门周围、肛管内、尿道口；男性的外阴、阴茎、睾丸表面、尿道口、肛门周围、肛管内等。

少见部位：腋窝、脐窝、趾间、乳房下等。

3. 特殊部位 口腔黏膜表面的疣状损害、复发性呼吸道乳头瘤病等。

五、诊断

（一）局部表现

病毒在感染的皮肤黏膜局部复制、繁殖、播散，伴有细胞分裂，引起临床所见的病损。女性疾病多发于大小阴唇、会阴、阴道口、阴道内、尿道内、宫颈、肛周等处。初起为淡红色丘疹，渐增大增多，融合成乳头状、菜花状或鸡冠状增生物，形状大小各不相同。可有瘙痒、外伤摩擦后出血、疼痛、阴道有分泌物等症状。继发感染可有恶臭。尿道内此疾病可引起血尿、尿路梗阻等。部分患者没有典型的疾病症状，而表现为亚临床表现或潜伏（隐性）感染。此疾病很易复发。

（二）辅助检查

1. 醋白试验　是一种在临床上主要用于尖锐湿疣、尖锐湿疣亚临床表现或 HPV 潜伏感染的试验方法。因为尖锐湿疣、尖锐湿疣亚临床表现或 HPV 潜伏感染在临床上不十分典型或不能用肉眼见到，故通过涂醋酸后使其变白，可能使得病变明显易见。用 3%～5%冰醋酸溶液遍涂可疑受侵皮肤，3～5 min（肛周 10 min）后如变白则为醋白试验阳性，可检出肉眼所不能发现的亚临床表现，在放大镜下观察更为明显。本试验的原理是：变白是蛋白质凝固的结果，由于 HPV 感染细胞产生的角蛋白与正常的未感染上皮细胞产生的角蛋白不同，前者可被醋酸脱色变白而后者则不变白。目的在于对尖锐湿疣的诊断与鉴别诊断。

2. 组织学检查　能引起人体皮肤黏膜的鳞状上皮增生。目前已分离出 130 多种，该病毒只侵犯人类，对其他动物无致病性，人体一旦感染会终身携带。

3. 分子生物学　PCR、核酸分子杂交技术等：随着 HPV 感染，诱导会产生抗 HPV 抗体，故可检测到血液中抗 HPV 抗体。抗体的出现发生在尖锐湿疣病期的晚些时候，同时抗体阳性也反映曾感染过这种病毒。

六、鉴别诊断

外生殖器疣需要与绒毛状小阴唇、阴茎珍珠疹、皮脂腺异位症、扁平湿疣、假性湿疣等鉴别。

七、治疗方式

（一）各种常用方法的优缺点和选择

1. 激光和电灼疗法　适用于多数的临床情况，具有准确定位，对周围正常组织损伤小。缺点：治疗深度需要熟练的操作者控制，伤口深愈合慢，尤其在外生殖器部位，伤口易出血和感染，容易出烟雾引起空气污染和医源性感染，所以需要严格的个人防护。所以对于疣体之间距离比较近、数量非常多、巨大疣体等不太适用。

2. 微波治疗　也适用于多数的临床情况，具有准确定位，对周围正常组织损伤小，不出血和复发率低，无烟雾，无空气污染。缺点：治疗深度需要熟练的操作者控制，伤口需预防感染。巨大疣体不太适用。

3. 冷冻　适用于单发、小的病损、扁平型的临床类型，缺点：易复发，有时在病灶周围形成自体种植。

4. 光动力疗法　更适用于黏膜、皮肤组织薄嫩处如尿道口、阴道壁、外阴等，优点是安全、有效、复发率低（可清除亚临床感染）、无疼痛或轻微患者耐受性好。

5. 药物疗法　足叶草脂等具有一定腐蚀性，需要保护好周围正常组织，否则易形成周围正常组织的种植。不太适合黏膜疣的应用。生殖器疣不好辨认的，不宜患者自行用药。咪喹莫特霜为外用免疫调节剂，优点是腐蚀性不大、患者自行用药、方便。缺点：需要 4～16 周的用药、费时间、有一定的刺激性，也可以出现皮肤的浅糜烂面，对于大的疣体不建议单独依靠此药治疗。

（二）综合治疗

采用综合治疗可以防治复发，达到临床治愈。

1. 应用物理疗法 用物理方法尽量去除瘤体。

2. 应用免疫药物 应用免疫制剂注射和外用等。

以上方法的有效组合应用，随访3～6个月后HPV感染引起的各类皮损可以临床治愈。但是上述方法只适用于各类良性病变，所以HPV感染引起的病变早期发现非常重要，但是也有些HPV感染和各种疣可以自动清除，但医生无法告知哪个患者属于自动清除病毒和自愈的人。

3. 特殊部位感染的治疗 主要指宫颈高危型HPV感染的治疗。目前的科研已经表明：宫颈的高危型HPV持续性感染可以引起宫颈癌。所以如何清除宫颈的感染，及早防治宫颈癌的发生是非常重要的。现行的宫颈癌的预防的手段是早期发现癌前病变，方法有：阴道窥器肉眼观察、宫颈刮片（TCT）、阴道镜（必要时活检病理）、HPVDNA检测等。这些方法只是查出宫颈癌前病变，以便于早期采取治疗办法。但是对于筛查发现的宫颈高危型HPV及轻度的宫颈病变，尤其是对于未生育的年轻女性，当前没有更好的办法以清除病毒和治愈相应的病变。

第二节 HIV合并HPV感染的特点

回顾性分析2009年1月至2014年5月在上海市公共卫生临床中心外科治疗的83例HIV感染患者的临床资料，其中男性80例，女性3例。因肛门或会阴部位肿物，经各地疾病预防与控制中心检测，确诊HIV感染后住我院外科病房。年龄19～69岁，平均年龄(41.5±10.6)岁。临床表现尖锐湿疣位于肛门周围等湿润部位，开始为针头大小的红色或灰白色小丘疹，逐渐增大至米粒大小，柔软，数目由一个逐渐增多至数个，表面凹凸不平，呈乳头状、颗粒状、鸡冠状或菜花状，颜色为白色、灰白色、皮肤色或红色，表面潮湿，有渗液、浸渍及破溃，也有合并出血及感染。位于阴茎体、阴囊或小阴唇等部位者早期多为淡褐色、皮肤色或淡红色的半球形小丘疹，表面光滑，继续发展逐渐形成典型的尖锐湿疣表现，也有形成表面似乳头状高低不平，触之较硬结节等。部分患者合并肛门周围脓肿、肛瘘、局部瘙痒、烧灼感、压迫感、疼痛等。

根据术前患者的$CD4^+$ T细胞计数结果，$CD4^+$ T细胞＜200 cell/μl的艾滋病组34例，$CD4^+$ T细胞＞200 cell/μl的HIV感染组49例。艾滋病组与HIV感染组术前各项指标独立样本t检验比较结果见表13-1。电刀切除小的疣体后创面在3～4周愈合，大的创面6～8周愈合。3例肛门巨大创面或肛门周围严重感染者行乙状结肠双腔造瘘，待手术创面完全愈合，约6个月后再次手术关闭乙状结肠造瘘。艾滋病组有19例合并肛瘘或肛门周围脓肿，HIV

感染组 11 例合并肛瘘或肛门周围脓肿；艾滋病组有 14 例巨大型尖锐湿疣，其中 3 例已经恶变。HIV 感染组仅有 5 例巨大型尖锐湿疣，未见癌变。巨大型尖锐湿疣临床上表现为疣体生长迅速，形成巨大疣状或菜花状，组织病理虽为良性，但具有侵袭性，疣体与筋膜及皮下组织粘连。术后 3 个月内艾滋病组有 16 例复发，HIV 感染组有 10 例复发。艾滋病组与 HIV 感染组并发症比较见表 13－2。

表 13－1　艾滋病组与 HIV 感染组术前有关指标独立样本 t 检验比较结果

	AIDS (34)	HIV (49)	t 值	P 值
CD4(cell/μl)	149.06±84.54	361.84±104.26	−7.79	0.00*
CD8(cell/μl)	912.35±564.14	812.18±241.04	0.921	0.36
CD4/CD8	0.27±0.35	0.48±0.29	−2.70	0.01*
WBC(×10^9/L)	5.18±1.76	4.49±1.12	1.54	0.12
Hb(g/L)	126.71±28.49	138.80±14.31	−1.56	0.12
Platelet(×10^9/L)	186.64±48.82	178.26±60.15	0.628	0.53

*有统计学显著差异

表 13－2　卡方检验比较艾滋病组与 HIV 感染组之间的尖锐湿疣并发症

	AIDS (34)	HIV (49)	χ^2	P
合并肛瘘或脓肿	19	11	9.721	0.002*
巨大尖锐湿疣	14	5	10.909	0.001*
疣体复发	16	10	6.627	0.010*

*有统计学显著差异

一、免疫缺陷程度与 HPV 的临床特点

HIV 进入人体后能选择性地侵犯有 CD4 受体的靶细胞，以 $CD4^+$ T 细胞为主。$CD4^+$ T 细胞被 HIV 攻击后，细胞功能受损和 $CD4^+$ T 细胞减少是 AIDS 患者免疫功能缺陷的原因。当 $CD4^+$ T 细胞数＜200 cell/μl 时进入艾滋病期，很容易发生机会性感染和艾滋病相关肿瘤。我们根据术前检测细胞免疫结果分为 $CD4^+$ T 细胞数＜200 cell/μl 的艾滋病组和 $CD4^+$ T 细胞数＞200 cell/μl 的 HIV 感染组，比较 2 组的术前各项指标独立样本 t 检验结果，发现艾滋病组 $CD4^+$ T 细胞数，CD4/CD8 比值明显降低（P＜0.05）。而 $CD8^+$ T 细胞数和白细胞，血小板和血红蛋白均无显著差异（P＞0.05）。说明血常规检查不能为患者的细胞免疫状况评估提示参考，很多患者 $CD4^+$ T 细胞的减少并不伴有血红蛋白和白细胞的减少。尖锐湿疣和艾滋病都是性传播疾病。艾滋病的感染方式由过去通过血液传播和吸毒传播为主，逐渐成为性传播为主。这也提示将来尖锐湿疣合并 HIV 感染会逐渐增多。我们研究的这些患者多数为男男同性恋者，经肛交性行为容易传播 HIV 和 HPV，女性患者仅 3 例，占 4%。HIV 感染后会引

10.1186/1742－6405－9－36.

7. 熊丽丽.复发性女性尖锐湿疣原因分析及综合治疗效果评定[J].中国临床医生，2010，38(2)：45－46.
8. 石健，滕华.480例尖锐湿疣患者个人特征及临床分析[J].皮肤病与性病，2010，32(1)：55－56.
9. Herrero R, Castle P E, Schiffman M, et al. Epidemiologic profile of type specific Human papilloma virus infection and cervical neoplasia in Guanacaste. Costa Rica[J]J Infect Dis, 2005, 191(11): 1796－1807.

第十四章

HIV 感染患者围手术期治疗

第一节　HIV 感染合并外科疾病种类分析

HIV 感染者可能患各种外科疾病需要治疗。外科疾病可以分为五大类:创伤、感染、肿瘤、畸形和功能障碍。这些疾病往往需要以手术或手法处理作为主要手段来治疗。由于 HIV 感染者免疫功能低下,手术后脓毒症是最常见的并发症。但是 HIV 感染者容易合并哪些外科疾病需要手术? 哪些手术更容易发生脓毒症? 需要怎样的围手术期治疗? 相关报道不多。上海市公共卫生临床中心是收治艾滋病的定点医院。笔者收集上海市公共卫生临床中心 2009 年 1 月至 2016 年 6 月手术的 1 217 例 HIV 感染者围手术期的临床资料,患者年龄为 10～74 岁,平均年龄为(42.50±13.20)岁。所有患者均经过了各地疾病预防控制中心蛋白印痕实验确证 HIV 感染。均因 HIV 感染合并外科疾病入院。根据手术原因分为感染 493 例(40.4%),肿瘤 352 例(28.9%,其中良性肿瘤 43 例,占 3.5%;恶性肿瘤 309 例,占 25.4%),功能障碍 281 例(23%)和创伤 84 例(6.9%),畸形 7 例(0.6%)。

创伤是常见的外科病种,但是在 HIV 感染患者中,因创伤需要手术的患者仅占 6.9%,而且这些患者是在综合医院进行了初步急诊救治,因骨折或其他部位损伤需要切开复位内固定等手术治疗,术前检查发现 HIV 感染,转到上海市公共卫生临床中心进行手术。这些患者受伤前多数没有任何不适,CD4T 细胞接近正常,有些患者不知道自己感染 HIV,或者不想让其他人知道感染 HIV。这些创伤患者术后脓毒症发病率 38%,与其非脓毒症组 CD4T 细胞数值及 CD4/CD8 比值无显著差异。提示免疫功能接近正常的 HIV 感染患者创伤后脓毒症的发生主要与创伤的严重程度有关。在急诊科随时可能遇到 HIV 感染的创伤患者。急诊科医护人员应该对所有伤员救治中做好防护,防止职业暴露。如果患者的 CD4T 细胞水平接近正常,手术后感染性并发症的发生率与普通患者大致相同。随着 CD4T 细胞的减少,发生感染和肿瘤的机会明显增加。HIV 感染者可以合并一般化脓性细菌感染等引起的脓肿,但多数是因合并结核感染引起的腹腔结核或骨结核病灶,乳头状瘤病毒感染引起的巨块型尖锐湿疣。手术清除这些感染病灶后容易复发及不容易伤口愈合，术后容易发生脓毒症。HIV 感染者发生的肿瘤与普通患者也不同。笔者统计的肿瘤患者占手术患者的 28.9%。其中良性肿瘤 43 例，3.5%，恶性肿瘤 309 例 25.4%。淋巴瘤是最常见肿瘤。另外，胃癌，肝癌等消化系统肿瘤也常见。肿瘤患者术后脓毒症发病率高(45.6%)，这与患者免疫缺陷严重程度及手术较大的创伤有关。功能障碍患者占手术患者的 23.5%。这些患者包括腹壁疝、大隐静脉曲张、肝硬化脾功能亢进、肠粘连梗阻、胆囊及泌尿系结石梗阻等。功能障碍组，肿瘤组及感染组术后脓毒症患者的 CD4T 细胞数值及 CD4/CD8 比值明显低于无脓毒症患者($P<0.05$)。而且感染组术后脓毒症患者的血红蛋白也明显低于无脓毒症患者($P<0.05$)。

此调查中合并外科情况的 HIV 感染者中位年龄为 42.5 岁，与之前国内外分别报道的 44.5 岁平均年龄相近。因为 HIV 对机体免疫系统的破坏，需要手术的 HIV 感染者在入院的时候大多免疫受损严重($CD4^+$T 细胞中位数 231)，而且 28.93%的患者处于 AIDS 期。而来自英国的一篇报道则显示高达 59%的患者在接受手术的时候已经被诊断为 AIDS。HIV 感染者免疫的受损，常常导致各种感染的发生。而本研究中，高达 53.5%(174/325)的患者还感染了 HIV 之外的其他致病菌，高发的其他感染有人乳头瘤病毒(16.6%，54 例)、肺孢子菌(11.4%，37 例)、结核(9.8%，32 例)、乙肝(4.9%，16 例)、丙肝(4.0%，13 例)、梅毒(3.1%，10 例)。多发的人乳头瘤病毒感染是因为本研究中大量的男同患者。而结核的感染则导致了患者常常需要手术处理肠结核穿孔、肺结核结节等结核并发症。不少患者的多重感染以及隐球菌、真菌、血吸虫、带状疱疹、阿米巴感染等则显示了 HIV 感染者低下的免疫力和复杂的感染情况。HIV 感染者其他病原菌的感染谱与地区、年龄、性别、婚姻状况和种族有关，但假丝酵母菌、肺孢子虫、结核、乙肝、丙肝等共感染依旧是最常见的。而本研究中其他病原菌的感染与国内外报道略有差异，一方面可能是因为地区差异，另一方面是因为既往文献中患者大多是来自内科科室而不是合并外科情况。

随着 HIV 患者对手术需求的增多，需要统计病患的所属外科情况，以便更好地建设所需学科。统计发现患者所需的外科处理基本上涉及各外科科室，但是主要集中在普外科(72.7%)，这与来自日本报道的结论一致。这提醒我们以感染疾病为专长的医院在外科领域中应该重点加强普外科这一学科的建设。虽然 HIV 感染者免疫低下，合并多种感染，40.9%患者术后发生脓毒症，并且最终还有 15 例患者死亡，但是依然有 57.5%获得了完全康复，这说明此类患者的手术是安全可行的，妥善处理，悉心护理，大部分患者依旧可以获得良好的预后。

总之，此回顾性研究发现合并外科情况的 HIV 感染者免疫低下，其外科疾病谱和感染谱较为特异，上海市公共卫生临床中心为上海地区 HIV 感染者合并外科疾病唯一的手术治疗定点医院，其患者不但来自长三角地区，也还接纳部分全国各地的患者，所以本研究不但反映了上海地区 HIV 感染者合并外科情况，还在一定程度上反映了全国的状况。

第二节　HIV 感染患者手术风险评估

一、HIV 感染者手术风险评分表的设计

HIV 感染者可能患有各种外科疾病需要手术治疗，由于免疫功能低下，手术后脓毒症发生率高，病死率高。影响手术风险的因素有多种，术前的手术风险评估对采取相应治疗方案有重要意义，而目前尚无用于 HIV 感染者手术风险评估的系统。笔者统计上海市公共卫生临床中心外科 2009 年 1 月至 2016 年 6 月手术治疗 1 219 例 HIV 感染患者的临床资料，综合分析手术风险的主要指标，设计了 HIV 感染者手术风险评分表，用于评估 HIV 感染者术后发生脓毒症的风险。将患者手术前 CD4 水平、手术切口分类、手术分级、机会性感染和器官功能 5 项指标分为 4 个级别，分别赋予 1～4 分，设计 HIV 感染者手术风险评分表（表 14 - 1）。用 HIV 感染者手术风险评分表综合评价患者手术风险。

表 14 - 1　手术风险评分表

	1 分	2 分	3 分	4 分
CD4（个/μl）	＞350	200～350	51～199	≤50
切口分类	清洁	清洁-污染	污染	感染
手术分级	Ⅰ	Ⅱ	Ⅲ	Ⅳ
机会感染	无	既往有	轻	重
器官功能	无异常	检查异常	轻	重

采用 SPSS 16.0 统计学软件进行分析。相比于正常人，HIV 感染患者的生理参数不符合正态分布。因此，本研究采用中位数（5%分位点，95%分位点）的形式来进行数据的统计描述，用秩和检验（Mann-Whitney test）进行后续的统计分析，$P<0.05$ 为差异有统计学意义。为评估各个参数在综合评估下的风险程度，本文用 logistics 回归模型，并将各个风险指标的第一等级作为参照对象，从而利用参照系评估随着指标结果严重度的上升会造成何种程度的风险。

手术后 406 例发生脓毒症，脓毒症发病率 33.3%。术后 30 d 内 16 例死于重度脓毒症，术后病死率 1.3%。根据手术后情况分为非脓毒症、脓毒症和脓毒症死亡 3 组，其评分结果见图 14 - 1。脓毒症组的手术风险评分均值是 11.50，非脓毒症组是 7.46，脓毒症死亡组的是 13.18，3 组的评分均值差异有显著统计学意义（$P<0.001$）。

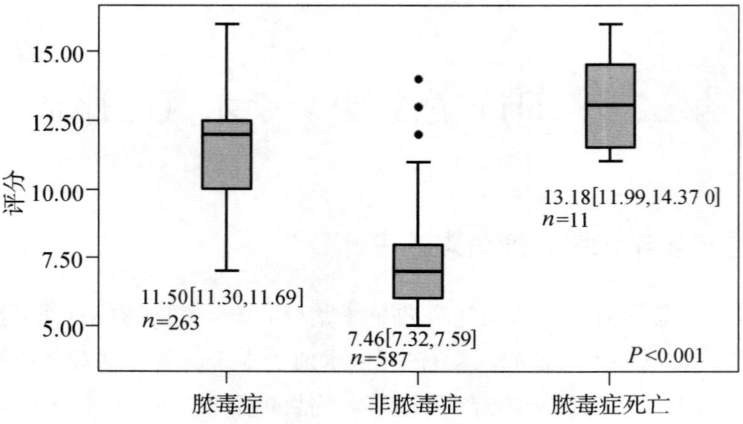

图 14-1 脓毒症、非脓毒症和脓毒症死亡 3 组患者的平均值与 95%CI

在提取了手术风险的相关关键指标进行评级打分后，利用 logistics 回归模型分析了各个风险指标在等级下的风险程度(表 14-2)结果看出，随着风险指标评估等级的上升，发生脓毒症的风险也呈现上升趋势。其中切口分类、机会感染、器官功能在风险等级最高时，患者发生脓毒症的风险分别是等级 1 的 22、39、21、34、22、98 倍。基于 logistics 回归模型构建的预测模型的 ROC 结果(图 14-2)来看，最佳分隔阈值为 9.5 分。此时敏感性(0.9)与特异性(0.9)为最佳组合，即评分>9.5 对脓毒症患者的预测正确率有 90%，<9.5时对非脓毒症患者的预测正确率有 90%。因此，此模型的预测准确率最高，其预测结果可以作为临床参考。对 9.5 分以上的手术患者采取有关措施减少评分可以降低手术风险。

表 14-2 Logistics 回归-以分类变量计算的结果

		B 值	*SE* 值	*P* 值	95%*CI*
CD4	1	1	0	0.03	
	2	0.66	0.48	0.17	0.75～0.98
	3	1.4	0.5	0.01	1.52～10.75
	4	1.47	0.72	0.04	1.07～17.68
切口分类	1	1	0	0	
	2	1.21	0.48	0.01	1.32～8.46
	3	3.79	0.66	0	12.21～161.4
	4	22.39	10 334.61	1	0
手术分级	1	1	0	0.02	
	2	1.09	0.46	0.02	1.22～7.31
	3	1.33	0.5	0.01	1.41～10.13
	4	3.69	2.17	0.09	0.57～2 806.5

（续表）

		B 值	SE 值	P 值	95%CI
机会感染	1	1	0	0	
	2	2.8	0.55	0	5.53～48.44
	3	5.6	0.93	0	43.66～1 689.97
	4	21.34	13 843.65	1	0
器官功能	1	1	0	0	
	2	2.14	0.44	0	3.59～20.06
	3	3.98	1.34	0	3.86～745.47
	4	22.98	40 192.97	1	0
常数		−6.87	0.74	0	

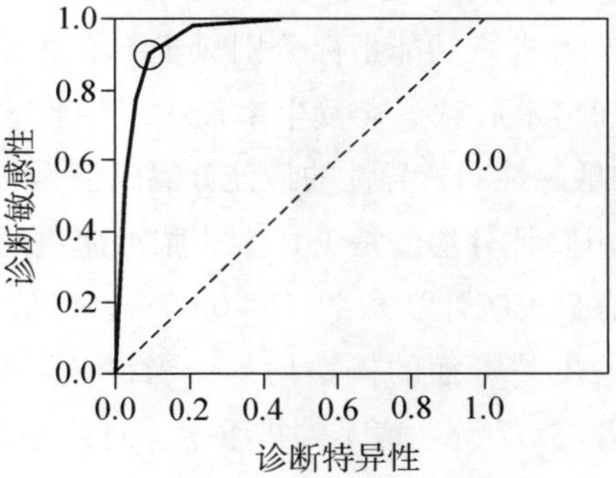

图 14－2　基于风险评分加和的风险预测 ROC 评分结果

脓毒症、非脓毒症和脓毒症死亡 3 组患者在各个分值的分布情况见图 14－3。从结果上来看，评估分数在 10 分及以上时，脓毒症的发病率处于高位。

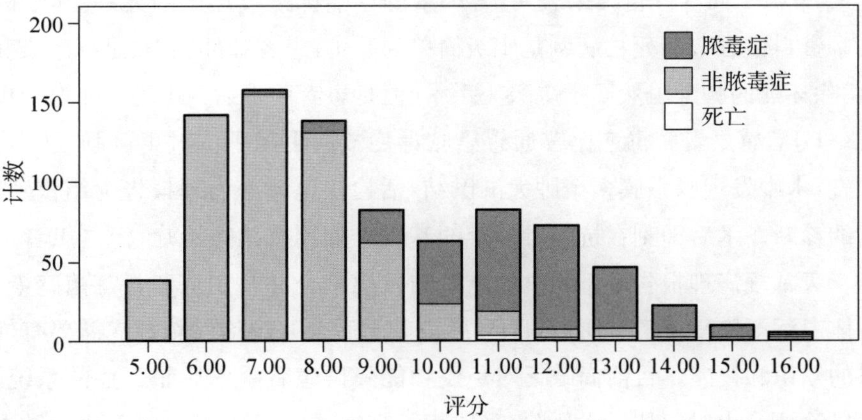

图 14－3　脓毒症、非脓毒症和脓毒症死亡 3 组患者在各个分值的分布情况

由于抗反转录病毒药物的推广应用，HIV 感染者可以长期存活，但每年又有新的人群感染，所以 HIV 感染人群在逐渐增多。HIV 感染者可能合并各种外科疾患需要手术治疗。上海市公共卫生临床中心是收治 HIV 感染者的定点医院，手术集中在此中心外科完成。我们手术治疗的患者，男性明显多于女性，年龄分布主要在 30～60 岁。由于免疫损伤，HIV 感染者比健康人群手术后有更多的风险。

二、手术风险分析

HIV 感染者免疫功能受到损伤后，手术后感染性并发症将会显著增高。有文献报道腹部手术后感染性并发症发生率 55%，手术后病死率 30%。由于手术并发症与患者的基本情况和手术的复杂程度多种因素有关，所以需要对手术风险进行综合评估。我们总结 2009 年 1 月至 2016 年 6 月在上海市公共卫生临床中心外科手术治疗的 1 219 例 HIV 感染者病例，根据术后是否发生脓毒症用手术风险评分表分别进行评分。通过 Logistics 回归将 CD4 水平、手术切口分类、手术分级、机会性感染和器官功能指标分别赋予 1，2，3，4 分。设计 HIV 感染者手术风险评分表发现，评分≤9 分时，术后脓毒症发生率仅 10%；评分≥10 时，脓毒症的发生率达到 90%。所以预测脓毒症的敏感性和特异性的最佳分隔阈值为 9.5 分。

本研究脓毒症组的手术风险评分均值是 11.50，非脓毒症组的是 7.46，脓毒症死亡组的是 13、18，3 组的评分均值差异有显著统计学意义（$P<0.001$）。评估脓毒症的 5 项指标都是随着每项指标的严重程度增加，发生脓毒症的概率增加。当评分≥10 时，脓毒症的发生率达到 90%，≥11 分时才有死亡患者，≥17 分一般不安排手术。对评分>10 分的患者降低手术风险的方法是术前尽可能控制机会性感染，纠正患者的器官功能，降低手术分类级别。例如，患者胰头癌并阻塞性黄疸，如果合并机会性感染，仅作简单的内引流手术，避免高难度复杂胰十二指肠切除手术。由于大手术时间长、出血多，加上麻醉等因素，可以加重机会性感染。本统计死亡的 16 例患者中 13 例是 3 级以上复杂手术。

本研究 Logistics 回归分析结果表明，各因素的影响都是成正比例关系，其中机会感染的影响最大。本资料中有 2 例死亡病例是 1 级简单的手术，患者肺部感染、足部感染和 1 个脚趾坏死，手术切除坏死的脚趾虽然属于 1 级小手术，但是患者手术后 6 d 死于肺孢子虫感染合并重度脓毒症。HIV 感染者脓毒症比普通感染脓毒症救治更棘手。对 1 例肠梗阻合并发热的患者剖腹探查，术中发现肠系膜多个肿大淋巴结，活检快速冰冻病理报告为结核感染，排除了腹腔淋巴瘤的诊断。术后即刻在抗病毒治疗的基础上加用抗结核治疗，但是患者仍然持续发热。术后第 6 天常规病理报告肠系膜淋巴结有结核感染合并马尔尼菲青霉菌感染，加用两性霉素治疗后体温逐渐恢复正常。所以，HIV 感染者术后合并难治性脓毒症需要有外科和感染科交叉学科的知识和技能。目前尚缺乏对免疫功能障碍患者手术后脓毒症的系统研究，笔者设计的手术风险评分表对评估手术风险、采取相关措施减少 HIV 感染者手术后脓毒症的发生率、降低病死率有重要的参考意义。

三、HIV 感染者手术治疗

目前我国 HIV 感染者主要集中在传染病专科医院治疗。在很多国家 HIV 感染者在一般综合医院进行手术和治疗。综合医院的学科齐全，可以开展各种专科的手术，但是缺少 HIV 相关疾病的治疗经验。传染病专科医院的外科一般专业分科不细，缺少一些专科，不能满足对各种专科的手术需求。对于 HIV 感染者到哪里手术治疗更合适，笔者的方法是建立可以开展各种手术治疗的技术平台，对患者开展各专科手术，本院没有专科医师的手术可以请其他医院的专家来帮助开展手术。HIV 感染者可能合并各种外科疾病需要手术，根据我们设计的综合手术风险评分表分析临床资料发现，手术风险评分≤9 分时，术后脓毒症发生率不高，在任何医院都可以手术，不需要转到传染病专科医院。≥10 分时术后脓毒症发病率明显增高，围手术期需要抗病毒、抗结核、抗真菌等综合治疗，传染病专科医院有较丰富的治疗艾滋病经验，因此我们建议最好是在传染病专科医院手术和进行适当的围手术期治疗。手术风险评分在 13 分以上时往往涉及合并机会性感染等并发症，应该尽可能减少手术损伤。例如，胆管结石合并机会性感染和阻塞性黄疸，可以先控制机会性感染，经鼻胆管引流，给予抗病毒治疗，控制机会性感染，纠正患者的一般情况，待病毒载量明显减低、免疫状况好转后手术，可以增加手术的安全性。

手术是外科特有的一种治疗方法。但外科学并不等于手术学，手术只是外科疾病治疗方法中的一种。特别是对于 HIV 感染者的手术，除了常规的术前准备和术后治疗外，还需要掌握有关的传染病防护知识及围手术期的抗病毒治疗，控制结核、肺孢子虫感染、真菌感染等。现在，HIV 已经是一种可以治疗、可以控制的慢性传染性疾病。尽管目前尚未找到能够治愈的药物和预防性疫苗，但它是完全可以预防的，甚至在意外暴露等情况下接触 HIV 病毒后，亦可通过抗反转录病毒药物预防性紧急治疗，在一定程度上阻断或降低感染的风险。因此，人们没有必要对其过度恐惧。对于综合医院偶尔遇到 HIV 感染者手术，特别是在急诊科的急诊手术，如果患者 CD4T 细胞水平很低或合并机会性感染，可以请传染病专科医师会诊，帮助处理围手术期的有关治疗。

第三节 HIV 感染患者围手术期治疗

随着抗反转录病毒治疗（antiretroviral therapy，ART）的推广，艾滋病患者的生存时间得到大幅延长，生活质量得到很大改善。每年又会增加数万例新的 HIV 感染者，所以 HIV 感染患者存活的人数不断地增多，因合并外科疾患对手术治疗的需求日益增高。所以在综合医院对 HIV 感染者开展手术也是不能回避的问题，掌握有关知识很有必要。

一、围手术期处理

手术、麻醉虽然对机体是一个打击，对大多数 HIV 阳性者甚至 AIDS 而言，手术仍是安全的，CD4 细胞计数的降低并不是手术的绝对禁忌证，至于手术及麻醉对机体细胞免疫功能的影响，仍需大宗病例前瞻性研究。从理论上讲，一方面 HIV 感染致机体免疫力低下，促使条件致病菌感染的可能性增加，从而引起手术创面或肺部、肠道及泌尿系统感染发生率增加；另一方面手术或术后的感染等不良刺激可加速 HIV 携带者从无症状期(第一期)转变为典型的有症状期(第三期)。文献报道施急诊手术于 AIDS 患者，其并发症的发生率与病死率分别是 55%和 30%。而这些都有很多危险因素的影响，如反复发作的机会性感染、营养不良、恶病质、进行性多发性脑白质病、多器官功能衰竭、严重中性粒细胞减少症以及与艾滋病有关的腹腔疾病。当病毒荷载高于 30 000 拷贝/μl 且 CD4 细胞计数低于 200 个/μl 的 HIV 感染者与其他 HIV 阳性者相比，出现术后并发症的人数更多，术后并发症主要包括伤口感染、住院时间延长以及细菌感染等。但是 CD4 细胞计数低于 200 个/μl 并不是绝对的手术禁忌，CD4 细胞计数低于 200 个/μl 主要导致机会感染的发生。应根据具体情况，向患者及家属知情告知，决定是否手术。通过对本组病例的治疗，我们体会对 HIV 阳性者如不可避免需要决策手术治疗时，应注意：①术前及术后应预防性适量应用抗生素，包括确诊的如抗结核、抗真菌等机会感染的药物使用。当 CD4 低于 200 个/μl 时，要预防性应用磺胺甲异噁唑和抗真菌药物防治肺孢子菌肺炎和其他真菌感染。②应严格掌握无菌操作。③手术应做到术式规范，细致准确，止血彻底，操作轻柔爱惜重要的血管神经，不贸然扩大手术规模，以安全有效解决患者关键问题为原则。④尽量避免侵入性导管留置过多，过久。⑤防治多器官功能不全。⑥加强营养支持，如有条件应少量多次输注新鲜血，血浆以及静脉营养治疗(TPN)。这些措施对预防 HIV/AIDS 患者术后感染促进机体康复有实际意义。

手术是外科所特有的一种治疗方法。但外科学并不等于手术学，手术只是外科疾病治疗方法中的一种。特别是对于 HIV 感染者的手术，除了常规的术前准备和术后治疗外，还需要掌握有关的传染病防护知识及围手术期的抗病毒治疗，控制结核、肺孢子虫感染、真菌感染等治疗。过去认为艾滋病是一种超级瘟疫，没有好的治疗方法。现在艾滋病已经是一种可以治疗、可以控制的慢性传染性疾病。尽管目前尚未找到能够治愈艾滋病的治疗药物和预防性疫苗，但它是完全可以预防的，甚至在意外暴露等情况下接触艾滋病病毒后，亦可通过抗反转录病毒药物预防性紧急治疗，在一定程度上阻断或降低 HIV 感染的风险。因此，人们没有必要对艾滋病过度恐惧。医务人员需要加强职业精神和相关知识、技术方面的培训。另外，还要建立起一个健全的对从事高风险手术的医务人员的保障制度。目前，国内定点对 HIV 感染者进行手术治疗的医院不多，而且定点的传染病专科医院外科专业不全。笔者的做法是本院外科可以完成的手术及时安排，本院缺少的专业请外院有关专家来帮助手术，这样在传染病专科医院比较容易积累对 HIV 感染者围手术期治疗的经验。对于综合医院偶尔遇到 HIV 感染者手术，可以请传染病专科医生会诊，帮助处理围手术期的有关治疗。目前尚缺乏对免疫功能障碍患者手术后脓毒症的系统研究。

二、HIV 感染者手术后脓毒症的预后

HIV 感染者手术后如果仅发生伤口感染和较轻的全身炎性反应症状，及时处理可以收到较好的效果。对于合并结核或真菌感染者，如果不是急诊手术，应等待这些机会性感染完全控制后再安排手术。如果需要急诊手术，则在术前给予足量对症药物，根据手术时间的长短，在术中和术后及时静脉应用抗生素和抗真菌类药物，通过手术解决非手术治疗不能解决的问题。术前对 HIV 感染者全面体格检查和手术风险评估，采用适当的治疗措施控制机会性感染等并发症，通过手术解决危及患者生命的或影响一般治疗的关键性问题，患者手术后可以明显提高生活质量和存活率。由于高效抗反转录病毒药物的应用，可以使艾滋病患者长期处于稳定期及免疫功能重建，使 HIV 感染者可以长期存活。

三、职业暴露防护

职业暴露是指在从事艾滋病防治工作及执行相关工作的过程中，被艾滋病病毒感染者的血液、体液污染了破损的皮肤或非胃肠道黏膜，或被含有艾滋病病毒的血液、体液污染了的针头及其他锐器刺破皮肤，从而可能被艾滋病病毒感染。而采取合理的防护措施，可以有效地避免 HIV 职业暴露。手术者均应戴防护眼罩及双层乳胶手套，穿防渗透的手术衣；手术应采用简单有效的方法，做到能简不繁；术中应充分止血、结扎牢固、缝合严紧；这些是对艾滋病患者进行手术操作时必须遵守的原则。此外，手术操作中应仔细、轻柔，尽可能地减少不必要的组织损伤。医护人员对所有患者进行治疗操作时，应当有自我防护意识，一旦发生职业暴露，皮肤黏膜接触患者血液或体液后，用肥皂水和清水清洗能在一定程度上降低感染的危险性；对于未破损皮肤的暴露，用清水冲洗即可；而对于破损皮肤的暴露，应立即从近心端向远心端挤压伤口，将血液挤出，并不断用水清洗，然后用碘酊消毒。抗艾滋病病毒药物的使用，是作为减少 HIV 职业感染的最后一个环节。暴露后，目前可采用的基本用药程序是两种反转录酶抑制剂，使用常规治疗剂量，连续服用 28 d。如双汰芝[齐多夫定(AZT)与拉米夫定(3TC)联合制剂]1 片/次，每日 2 次，用药时间为连续服用 28 d。预防性用药推荐的方案至少有两种药物。强化用药程序是在基本用药程序的基础上，同时增加一种蛋白酶抑制剂，如佳息患。均使用常规治疗剂量，连续服用 28 d。

我国目前在一般综合医院常规手术前检测 HIV 抗体，一旦查出患者感染 HIV，往往婉转拒绝手术治疗，使很多 HIV 感染患者因得不到及时手术治疗而失去良好的治疗时机。拒绝为艾滋病患者动手术，也就是剥夺了艾滋病患者应有的医疗保障的权利。目前，国内定点对 HIV 感染者进行手术治疗的医院不多，缺乏对手术后脓毒症等并发症的系统研究。如何减少 HIV 感染者手术后脓毒症的发生率，降低病死率，既具有重要的学术研究价值，又具有广泛的社会意义。

有效防止手术职业暴露，我们的体会有如下几点：①要求所有参加手术的人员思想上高度

重视，术中注意力高度集中，密切配合。②凡是手部，脸部有伤口的人员不得参加此类手术。③穿洗手衣后再穿一次性隔离衣裤、帽、脚套，戴一次性口罩、穿一次性手术衣、靴套。④手术人员必须防雾戴面罩或眼罩，避免术中患者的血液或分泌物污染眼睛。⑤手术人员戴双层乳胶手套，术中一旦手套破损必须立即更换，并用聚维酮碘或健之素消毒凝胶再次搽手；手术结束检查手套是否完好无损。⑥手术人员在手术中必须自始至终注意力高度集中，术者和助手配合默契。⑦手术中我们坚决避免器械直接传递，改传统的手对手传递器械为以器械盘中转取放器械。⑧缝合时禁止手接针，而用血管钳接针，并与持针器配合调整夹持缝针。⑨探查和取除腹腔内的金属异物，骨折复位，清理骨碎片时，尽量避免用手触摸；必须触摸时应再次研究影像学资料，以进一步确认金属异物的位置和走向，避免触摸金属异物或骨折的尖端刺伤双手。术中发生血液或分泌物喷溅时，骨科手术电钻打孔时要预先用纱布块遮挡，避免污染手术人员的皮肤或黏膜。医务人员由于本职工作而接触 AIDS 患者或 HIV 感染者的血液或其他体液称为职业暴露，包括 HIV 感染者的血液、组织液及其他液体与医务人员的皮肤、黏膜伤口直接接触，或与完整的皮肤接触时间较长或接触面积较大。有感染性的体液包括精液、阴道分泌物、脑脊液、滑膜液、胸腔积液、腹腔积液、羊水、心包液及其他被血液污染的液体。HIV/AIDS 患者普遍有严重的心理压力，焦虑、恐惧、悲观抑郁，甚至有求死的念头，务必要求对病情高度保密。因此，在诊治过程中，必须尊重患者的人格，同时遵照法学对他们的基本医疗权、自主权、自我决定权、知情同意权、隐私权、保密权要有足够的重视。术前需做血常规、肝肾功能、心肺功能、凝血功能等常规检查，同时检查 $CD4^+$ T 细胞亚群计数，以了解患者的免疫状况，若病情允许，尽可能将患者的身体条件调整到所能达到的最佳状态。最好术前行 ART1 个月以上，以降低传染性及机会性感染发生率。HIV/AIDS 患者均携带艾滋病病毒，稍有不慎即可发生职业暴露，所以术中的防护极为重要。艾滋病患者是一个特殊群体，作为医务工作者，不仅要做到不歧视他们，给他们营造一个温馨的就医环境，让他们享受到正常人所能享受到的就医权利，而且给他们正确以及全面的治疗，争取让他们早日康复。艾滋病合并外科疾病需要外科处理时，要求医务工作者要了解艾滋病的发病机制以及患者的特殊身体状态，认真分析病情，制定合理的治疗方案。医务人员在治疗患者的同时，还要遵守操作规范，注意个人的安全防护。

四、暴露类型及暴露后 HIV 感染的危险性

据美国疾病控制中心（CDC）估计，美国医院每年有 38 万多例针刺伤，其中 61%为空心针刺伤。手术中暴露类型有：术中缝针刺伤、骨碎片刺伤、手术刀片刺伤、穿刺针头刺伤、注射器针头刺伤、血液、羊水喷溅眼睛等。手术科室人员职业暴露以术中缝针刺伤最为常见，占 77.8%。医务人员经皮肤伤口暴露后，其 HIV 感染的危险概率约为 0.3%，针刺伤约为 0.32%，黏膜暴露约为 0.09%，若暴露于较大量的血液或高病毒滴度的血液，危险率可≥5%。空心针头较实心针头危险率大；损伤的器械上有血液、由插入动脉和静脉的器械引起的损伤及深度（肌肉内）的损伤，均可增加感染概率，分别为 5.2%、5.1%和 16.1%。

五、职业暴露的处理

医护人员对所有患者进行侵入性操作和外科手术时应当有强烈的自我防护意识，严格执行消毒隔离规范程序。一旦发生职业暴露，皮肤黏膜接触患者血液或黏液后，用肥皂水和清水清洗能在这一程度上降低感染的危险性，对于未破损皮肤的暴露，用清水冲洗即可，而对于破损皮肤的暴露，应立即从近心端向远心端挤压伤口，挤出残血（或让血液自由流出几分钟），并不断用清水冲洗，然后用碘呋、酒精消毒伤口，被暴露的黏膜，应用生理盐水或清水冲洗干净。

HIV职业暴露后必须预防用药。暴露后同时报告当地卫生行政部门和疾病预防控制中心，尽早应用抗HIV药物，可将感染HIV的可能性降至极小的概率。研究显示，HIV急性感染时，病毒经过3～5 d从树突状细胞迁移到局部淋巴结后，HIV活跃复制并释放新的病毒颗粒到血液中。在发生全身不可逆感染和血清HIV抗体阳转前，即HIV临床上的“窗口”期。该期病毒滴度很低，且不活跃，抗HIV药物可有效抑制或终止病毒复制，从而使机体的免疫系统有能力清除病毒，终止或减少HIV感染。用药包括基本用药程序和强化用药程序。前者用于低危暴露（2级暴露），一般为两种药物；后者用于高危暴露（3级暴露），为三种药物。目前采用的基本用药程序是单用双汰芝，强化用药程序是用双汰芝的同时合并使用佳息患（蛋白酶抑制剂），两种核苷类药物不能单独用于抗病毒治疗，因其不能有效抑制病毒复制并可能产生耐药性，此外尚应注意某些药物的组合会出现药物拮抗和严重不良反应。4周为一疗程。应在暴露后24 h内用药，最好在1～2 h内开始，拖延给药时间会影响预防的效果。有人认为在暴露72 h内，都应进行PEP用药。虽然预防失败，但有益于急性HIV感染的早期治疗。在发生职业暴露后，医疗卫生相关机构应提供对暴露者的随访和咨询，包括心理咨询并于其后的4周、8周、12周和6个月后检测HIV抗体及病毒载量，有条件时可作HIV P24抗原和HIV RNA测定。随访内容还包括职业暴露者是否出现HIV感染的早期症状、体征。美国CDC关于医务人员发生HIV职业暴露后进行预防和未采取预防措施比较调查显示，前者可使HIV感染率降低79%，但也有预防措施失败的报道，导致失败的原因可能与暴露后未作局部紧急处理，处理不当、单一药物不能完全阻断HIV暴露者的感染、患者血液中病毒滴度高、病毒复制超过了抗HIV药物及机体的抗病毒能力、感染的病毒已有抗药性、暴露者有基础疾病、免疫功能受损等诸多因素有关。事实上，采取标准预防，通过安全操作、屏障隔离、安全针具，以及其他的预防锐器伤和血液体液暴露等革新措施，是预防HIV感染的最佳途径。

六、HIV/AIDS患者外科接诊及诊断和HIV/AIDS患者外科围手术期处理

近年，在HIV感染人群术后并发症率是否高于非HIV感染人群这一问题上争论不断。很多研究结论并不一致。但这些研究的样本量均较小，可能存在偏倚。比较一致的观点认为，HIV感染所造成的一些病理生理方面变化可增加术后感染、伤口愈合并发症等方面的发生概率，而AIDS患者的手术风险则应该更高。众多外科医师一直在研究能直接影响并估计HIV感染者和AIDS患者手术预后的因素，试图建立一套手术前评估标准，但目前该标准尚未统

第十五章

艾滋病血友病的围手术期治疗

第一节　艾滋病血友病的临床表现

一、艾滋病血友病定义

由于输注污染 HIV 的血液制品可致血友病患者感染 HIV，在血友病患者血液中检出 HIV 病毒或用酶联免疫法进行筛查阳性、蛋白印迹法确认试验阳性，证实为 HIV 感染者称为血友病合并 HIV 感染。血友病是一组遗传性出血性疾病。有血友病甲、血友病乙、血友病丙之分。甲、乙两型血友病系由于 X 染色体上因子Ⅷ、因子Ⅸ突变，导至不能合成或合成无活性的变异型Ⅷ、因子Ⅸ所致。基因突变后即以 X 伴性隐性方式遗传，因此患者均为男性。丙型血友病临床较少见，系因子Ⅺ缺乏所致。为常染色体隐性遗传。人体内源性凝血系统始自因子Ⅻ的活化。被激活的因子Ⅻa 依次活化因子Ⅺ和因子Ⅸ。因子Ⅸ、因子Ⅷ、Ca 和 PR 形成复合物激活因子 X[xa]，因子 xa、因子 V、Ca 和 PF3 形成凝血活酶，此为内凝系统的第一阶段。凝血活酶使凝血酶原转化为凝血酶，为内凝系统的第二阶段。后者促使纤维蛋白原聚和为纤维蛋白完成凝血过程的第三阶段。因子Ⅷ、因子Ⅸ、因子Ⅺ缺乏均影响内凝系统的第一阶段，即凝血活酶生成障碍，造成凝血时间显著延长，出血不止。

我国常见的是Ⅷ型凝血因子缺乏性血友病，称为血友病甲型。

二、艾滋病与血友病流行病学

在 20 世纪 80 年代早期证实了来自供者的血液制品传播了 HIV 病毒。自 20 世纪 80 年代开始，血友病感染 HIV 人数逐渐上升，到 1984 与 1985 年则明显增多，然后进入平台期。据世界血友病/艾滋病中心报道，有些国家血友病感染 HIV 的比例高达 70%～85%。一般认为，75%血友病 HIV 感染者属重型病例，这与这些患者需要输注血液制品的量大、输注次数多、感染 HIV 的机会增多有重要关系。随着对血液制品加热灭菌处理、常规筛检和生物工程处理后，全球范围血友病患者中HIV感染率显著下降，特别是20世纪90年代中期后，由于核酸扩增技术的应用，使得HIV经窗口期造成感染的概率降到1∶200～1∶400。艾滋病不但对血友病患者未来的生活产生影响，而且对血友病患者的自然病程产生严重的影响。

三、艾滋病血友病的临床表现

血友病甲合并艾滋病患者临床表现同时兼有血友病的症状，以及HIV所致免疫缺陷而导致的临床症状。

从临床表现难以区分血友病甲和血友病乙，其主要临床表现是自幼反复发生异常出血。据我国统计，初发出血的中位年龄为1～2岁，但重型患者可在出生后即发病，而轻型患者可较晚发病，甚至成年后发病。出血可为自发出血，也可因轻微外伤或手术后过度出血。重型患者大多出血部位多、程度重、频率高。出血多呈缓慢持续出血，常见的出血部位有关节、肌肉和软组织、口腔、牙周、鼻腔、消化道和泌尿生殖道等。致死性出血主要见于神经系统出血、消化道出血、颈部和喉部出血、严重外伤等。

（一）骨骼肌肉出血

1. 关节出血　是血友病最常见且具有特征性的出血表现，也是血友病患者致残的主要原因。关节出血占所有出血表现的70％～80％。关节出血常发生于外伤、行走过久、运动之后，但也可能无明显诱因。据国外报道，最常受累的关节是膝关节（约占45％）。其后依次为肘关节（约30％）、踝关节（约15％）、肩关节（约3％）、腕关节（3％）、其他关节占2％左右。这与2003年中国医学科学院血液病医院报道的1 069例血友病患者的临床分析结果基本一致，其最常受累的关节依次为膝关节（54％）、踝关节（30％）、肘关节（20％）、腕关节（8％）、肩关节（3％）。膝关节和肘关节之所以最常见，是因为这两个关节是铰链型关节，需承受来自各方向的应力，故较不稳定，易受伤害。儿童开始负重活动时发生的第一次出血具有以下特征，即下肢出血多于上肢，以优势侧肢体为重.铰链型关节出血多于球型关节。出血可能是源自滑膜的毛细血管丛，这些毛细血管丛在关节腔表面形成密集的毛细血管网。这些毛细血管有别于深层的滑膜下毛细血管，具有孔隙，便于溶质和水的交换，但此结构特征也容易出血。血友病患者的滑膜纤溶活性高于正常人的滑膜。

2. 肌肉出血　发生率仅次于关节出血。在凝血因子浓缩物广泛应用前，约3/4的重型血友病患者一生中有过明显肌肉血肿，肌肉出血可达每年2次。即使是现今，仍有10％～20％的血友病患者发生肌肉和软组织出血。在重型患者中，肌肉出血约占所有出血发作的30％。与关节内出血不同的是，肌肉出血的部位可以不恒定，而呈随机性，但多见于用力的肌群，常是在外伤、肌肉过度活动后发生。最常见的部位是腰部和臀部，其次是股四头肌、腓肠肌和前臂肌等。

肌肉出血常引起肌肉肿痛，甚至剧烈疼痛，有时可迅速引起保护性痉挛、相连关节屈曲及活动受限。疼痛的发作时间和严重度取决于所涉及的肌肉、血肿的大小、筋膜的范围及凝血因子缺乏的程度。同等量的出血,如果在较小肌肉的间隔内,疼痛发作早,程度也较重。体格检查有时可触及肌肉肿块。

肌肉挛缩是导致关节废用的主要原因。肢体远端肌肉出血,如下肢远端肌肉腓肠肌出血,比近端肌肉出血易引起肌肉挛缩。大肌肉群的出血由于常沿着筋膜面扩散,出血范围往往较广,但一般可完全吸收,无并发症。相反,筋膜腔窄小的肌肉一旦发生出血,即使量不大,也可能会引起明显的压迫症状,导致远端肌肉缺血,甚至坏死、屈曲性挛缩和神经病变(筋腹腔综合征)。1/3 的肌内出血患者出现神经并发症,常受累的神经依次为股神经(50%)、正中神经(16%)和尺神经(12%)。约半数患者可完全恢复,但约 20%的患者残留感觉缺失,约 15%的患者运动和感觉缺失持续存在。

深部肌肉出血可引起肌间血肿,其典型表现为大片瘀斑、局部肿痛和活动或静息时疼痛,受累肌肉活动受限,可伴有低热和血清乳酸脱氢酶水平升高。可引起周部缺血性损伤、纤维变性。前臂血肿可引起手挛缩。腰大肌血肿和腹膜后血肿多表现为腹股沟区突发剧痛,同侧髋关节常出现活动受限,呈屈曲位并伴侧旋。腰肌挛缩可引起下腹部疼痛。腰大肌出血可以是自发,也可在外伤后出现。腹膜后是重型血友病隐性出血的重要部位。短期内大量血液流入腹膜后腔隙可致血压下降,甚至危及生命。腹膜后出血常以急腹症表现起病,表现为脐周弥漫性疼痛、下肢屈曲。出血量大时可出现低血压。常需与其他急腹症如阑尾炎和腹腔内出血鉴别。髂腰肌出血若以右下腹痛起病,可酷似阑尾炎,随后才出现典型的患侧下肢屈曲和股神经损伤表现。因此,血友病患者在被诊断阑尾炎拟手术前,一定要先除外髂腰肌出血。小腿肌肉血肿可引起跟腱缩短。

(二)内脏出血

多年来,血友病出血表现一直强调关节和肌肉出血,较少关注内脏出血。实际上内脏出血并非罕见。泌尿道出血、消化道出血和咯血是三种常见的出血,主要见于重型患者,轻型患者如没有合并外伤或其他疾病,很少发生。内脏出血是血友病患者死亡的主要原因之一。

1. 泌尿系统出血 又称血尿,是血友病患者常见的出血表现,总体发生率约为 25%,70%以上的成年患者、90%以上的重型血友病患者一生中会经历一次或数次血尿。发达国家因广泛采用预防性凝血因子替代治疗,血尿的发生率已明显降低。血尿主要见于重型患者(因子活性<1%),因子活性>5%的患者很少出现血尿。初发肉眼血尿多在 5 岁以后,高发年龄为 12～21 岁。血尿的发作次数一般随年龄的增大而增多。

出血部位包括肾、输尿管和膀胱等。出血可表现为镜下血尿或肉眼血尿,有一定自限性。肉眼血尿通常见于重型血友病患者。一般无疼痛感,但若有输尿管血块形成,可引起肾绞痛,需与肾结石相鉴别。40%～60%的急性血尿患者静脉肾盂造影可发现异常,如输尿管内血凝块和梗阻性肾盂积水。血尿发作后可出现肾功能异常,但大多为一过性异常,仅少数患者进展到慢性肾功能衰竭。由于重型血友病患者易出现镜下血尿,建议每年至少检测一次尿常规、血清肌酐和尿素氮。

血友病患者发生血尿的机制尚未明了。大多为白天出血，但应常规排除外伤、运动、感染、肾炎（尤其是 HIV 感染者）、泌尿生殖道先天畸形、服用药物（尤其是非甾体消炎药）、肾静脉血栓、肿瘤、尿路结石等诱发因素或并发症。有人提出血友病患者自发血尿可能是由于在外伤等因素作用下，泌尿道局部形成的凝血块促使尿激酶活化，活化的尿激酶激活纤溶酶原，进而激活纤溶系统。另外，由于血友病患者存在凝血缺陷，故在外伤、过敏、感染和毒素等因素损伤肾小球毛细血管时，红细胞易于渗入尿液。此观点未经研究证实，但血友病患者血尿发作时，糖皮质激素治疗优于凝血因子替代治疗是其佐证。肾脏受到免疫损伤也是血友病患者发生血尿的原因之一。凝血因子浓缩物含有直接损伤肾脏的活性蛋白和部分失活的蛋白。另外，凝血因子作为异体蛋白具有抗原性，可诱发患者产生针对多种蛋白的抗体，形成循环免疫复合物，免疫复合物可损伤肾小管。HIV 同种异体抗体阳性的血友病乙患者，尤其是基因大段缺失，易发生肾病综合征，可能也与循环免疫复合物有关。HIV 感染的血友病患者若服用 HIV 蛋白酶抑制剂印地那韦，易出现结晶尿，可因尿路结石而引发血尿。在发展中国家，由于缺乏凝血因子替代治疗，大多患者关节出血后长期卧床，尿路结石的危险性高于发达国家。

2. 消化道出血　见于 15%～20%的成人重型患者。多数患者存在消化道原发疾病，最常见的是消化性溃疡，包括胃溃疡和十二指肠球部溃疡。部分患者的出血与服用影响血小板功能的阿司匹林等非甾体消炎药和肝炎后肝硬化致门静脉高压、食管静脉曲张有关。HIV 感染，尤其是艾滋病患者，常伴有消化道症状，包括消化道出血。血友病患者是感染 HIV 的高危人群，当发生消化道出血时，应除外是否合并 HIV 感染。一般来说，HIV 阳性、CD4 细胞计数 $<200/\mu l$ 的血友病患者常出现胃肠道出血和肝病，可能是由于这些患者多合并血小板减少和获得性凝血异常。艾滋病期出现真菌性食管炎也是引起上消化道出血的原因之 HIV 阳性的血友病患者一旦发生消化道出血，出血量往往比 HIV 阴性者大，预后也较差。

有消化性溃疡的血友病患者，其胃肠道出血通常与服用抗炎药物有关。临床表现与非血友病患者相似，表现为呕血、黑便，只是出血量较多。值得一提的是，有相当一部分重型患者胃肠道出血时并无消化道症状，而中型患者大多有消化道症状。没有明确胃肠道原发疾病的血友病患者，其消化道出血往往首先为胃肠道管壁内出血，表现为恶心、呕吐、腹胀、剧烈腹部绞痛、便秘、局部或全腹蠕动亢进等，常可触及血肿。多累及小肠，尤其是空肠，偶尔累及胃和食管，结肠很少受累。由于最初可以没有肉眼出血，表现酷似外科急腹症。此时粪便隐血检查可能阳性，有助于判断是否存在管壁内血肿。虽然血友病患者发生急腹症需首先想到胃肠道管壁内出血，但需除外酷似血友病胃肠道出血的其他疾病，如主动脉瘤破裂、肿瘤或脓肿。另外，需除外腹部和髂腰部其他部位出血，如腹膜后出血和髂腰肌出血。管壁内血肿数日后，由于肠壁黏膜坏死，血肿内的血液破入胃肠道，可突然出现呕血或血便。若血肿由浆膜面破入腹腔，可表现为腹腔内游离血液或血肿，仍需与其他急腹症相鉴别。血友病患者腹部较少形成假肿瘤，但腹部假肿瘤却是重型血友病患者致残和致死的重要原因。腹部假肿瘤的患者常表现为顽固腹痛致进行性残疾，可伴有其他神经压迫症状和下腹肿胀。因此，血友病患者，尤其是重型患者，若出现腹痛，不但应想到腹腔内出血，还应除外假肿瘤。

采用预防性凝血因子替代疗法已使胃肠道壁内出血、髂腰肌出血、腹膜后出血、腹部假肿瘤的发生率明显降低。非甾体消炎药与质子泵抑制剂合用,或换用 COx-2 抑制剂,可能会减少消化道出血。血友病患者经积极替代治疗,大多无需急诊手术。

在凝血因子病毒灭活技术完善前,血友病患者因输注血液制品感染乙型和丙型肝炎病毒者较多,感染者大多发生不同程度肝脏疾病,包括肝硬化,故可出现与肝炎、肝硬化相关的各种腹腔内出血,如食管静脉曲张引起的呕血,直肠或肛门静脉充血、曲张引起的便血。因此,血友病患者发生上消化道或下消化道出血时,还要除外肝脏疾病。

3. 呼吸道出血 咯血不是血友病的常见表现,通常是近端呼吸道出血所致,如咽后壁出血、口腔受损后出血和鼻出血。咯血也可以是肺部原有疾病的表现,如慢性支气管炎、肺大泡、肺结核和支气管扩张等。血友病患者合并 HIV 感染,则较易发生咯血。创伤、过度发声、咳嗽甚至喷嚏都可能引发呼吸道出血,严重出血可引起窒息。剧烈咳嗽可致头部和颈部压力增高,引发相应部位出血。

4. 神经系统出血 在血友病患者中相对较常见,也是致死和致残的重要原因。脑和脊髓出血可引起中枢神经损伤,而周围神经损伤常是邻近的关节和肌肉出血压迫所致。在 HIV 感染流行前,颅内出血是重型血友病患者死亡的最常见原因,即使存活,大多留有神经损伤的后遗症。周围神经损伤虽不如中枢神经出血严重,但可加重因关节病变致残的程度。

5. 中枢神经系统出血 血友病患者颅内出血的临床表现与非血友病患者并无不同。最常见的症状为持续头痛、呕吐、癫痫样发作、视物模糊、意识障碍或昏迷。值得一提的是,40%以上的血友病颅内出血未得到及时诊断,主要原因可能是由于对早期表现(如淡漠、流泪、头痛)缺乏认识。95%以上急性颅内出血的血友病患者在出血早期 CT 检查正常。早期 CT 检查即可发现异常大多为严重外伤者,且伴有颅内压增高的症状和体征,即持续头痛、呕吐或神经定位体征。头部外伤后预示有颅内出血的最有价值的临床表现为呕吐、意识障碍和神经定位体征。如无这三项表现,可先紧急输注凝血因子,不一定需要急诊 CT 检查。

脊髓出血的症状和体征因解剖结构而异,但通常均表现为出血部位剧痛,出血部位神经支配水平以下的运动和感觉功能进行性减退。婴幼儿的最初表现可以为易激惹或停止活动。颈段脊髓出血可出现颈部和肩周疼痛,可引起四肢无力。脊髓出血可通过 CT 或 MRI 扫描确诊。动态监测 CT 或 MRI 有助于观察血肿的消长。急性脊髓出血给予凝血因子替代治疗后症状和体征大多可迅速改善,如神经损伤无改善或加重,应考虑手术,以解除压迫。慢性脊髓出血和假肿瘤可缓慢出现脊髓受压的神经症状。

6. 周围神经出血和损伤 多年来,人们对血友病周围神经出血的关注较少。有严重关节病变的患者,其关节功能丧失,肌肉萎缩和膝反射消失有时很难区分是关节损伤本身所致还是周围神经损伤所致周围神经损伤通常是由相邻的肌肉内出血或关节内出血压迫引起,也可因周围神经出血,即神经鞘内出血引起,但两者很难鉴别。因此,周围神经出血的发生率可能被低估了。实际上,许多血友病患者有过急性周围神经出血,虽然一次出血常可恢复,但反复出血可导致周围神经功能的永久性丧失。关于周围神经损伤的发生率,各家报道不一,为 6%～

15%，患者几乎均为重型患者，年龄大多在 10～30 岁，婴儿很少。损伤几乎可累及所有的周围神经，伤员常受累的周围神经依次为股神经、正中神经、尺神经和坐骨神经。偶有血友病患者发生自主神经病变的报道。由于自主神经病变多见于慢性肝脏疾病，而血友病患者合并肝脏疾病的较多，可能是其原因之一。

（1）股神经　股神经损伤是常见的周围神经损伤，占 30%～50%，主要因髂腰肌出血形成的血肿或假肿瘤压迫所致。髂腰肌出血的典型症状和体征为腹股沟区疼痛，并向下背和大腿放射。膝关节屈曲以缓解疼痛，外力强迫膝关节伸直可引起剧痛，但在屈曲位尚可左右旋转。股神经受到压迫的典型表现为大腿前中部感觉异常或缺失、膝反射消失、膝关节屈曲性挛缩等。由于股四头肌无力，可引起膝关节伸展障碍，重则瘫痪。有时可在髂窝处触及一肿块，可出现腹胀和便秘。股神经损伤的疼痛有时需与引起髂窝疼痛的其他疾病鉴别，如阑尾炎。超声或 CT 检查探查到血肿有利于鉴别，动态检测可观察血肿的消长。一旦开始凝血因子替代治疗，疼痛大多迅速缓解，膝关节的活动度也会逐渐改善。但股神经压迫症状和体征恢复较慢，平均恢复时间为 12 个月，完全恢复率在 30%左右，大多残留不同程度的感觉缺失，个别患者永久残留运动和感觉障碍。

（2）正中神经　前臂出血可压迫正中神经，引起腕管综合征。大多患者经休息、夹板固定和凝血因子替代治疗后可完全恢复。急性腕管综合征若保守治疗无效，手术解压大多奏效，恢复时间为 1～12 个月。

（3）尺神经　肘部直接外伤或外伤后血肿极易引起尺神经受压。前臂出血也可以引起尺神经麻痹或正中神经和尺神经联合麻痹。据报道，约 60%的尺神经损伤可完全恢复，恢复时间差异较大，最短数日，最长需数个月。如尺神经损伤系神经内出血所致，手术减压可迅速奏效。

第二节　艾滋病血友病的术前准备

一、艾滋病合并血友病者手术风险评估

对血友病合并 HIV 感染患者的手术风险评估，除了根据患者的一般情况和手术的复杂程度评估外，还要考虑患者的免疫状况和凝血功能。HIV 感染可以对机体造成多方面的影响，其中相当多的变化与外科并发症密切相关。HIV 所致的免疫功能低下，使机会性感染成为艾滋病患者的主要致死原因之一，而感染也是外科手术的主要并发症。最能够体现 HIV 阳性患者免疫状态的是末梢血液中的 CD4T 细胞的绝对数。CD4T 细胞是 HIV 感染的主要靶细胞，而其本身又是免疫反应的中心细胞：CD8T 细胞是免疫反应的效应细胞。正常人的 CD4T 细胞约占总的 T 细胞的 65%，CD8T 细胞约占 35%。人体感染了 HIV 后，涉及的主要病理过程就是免疫系统的损害。主要表现为 CD4T 细胞绝对数量的减少，同时，CD8T 细胞数量增加。

CD4和CD8的比例失调。因此，CD4T细胞计数作为直接测定免疫功能的方法是提示HIV感染患者免疫系统损害状况最明确的指标。除此之外，还有各种免疫功能的检查及CD4与CD8的比值等。

国内报道艾滋病血友病患者手术的病例不多，我们对22例血友病甲合并HIV感染手术，患者年龄20～54岁。发现感染HIV5～10年。HIV感染的诊断全部经当地CDC确诊。均已经应用抗反转率病毒药物治疗(ART)。其中胆囊结石5例，混合痣各5例，髋骨骨髓炎3例，外伤性股骨骨折2例，股骨异位骨化1例，右下肢巨大炎性假瘤1例，股骨骨髓炎并下肢脓肿1例，原发性肝癌1例，下肢巨大陈旧性血肿1例，下肢体表囊肿1例，结肠淋巴瘤并不全肠梗阻1例。

术前对患者进行全面的体格检查，影像学及实验室检查，并对其手术安全性做出风险评估。实验室检查包括血小板计数，出血时间，凝血酶原时间和部分凝血活酶时间，凝血Ⅷ因子活性，肝、肾功能，T细胞亚群，HIV病毒载量。

共10例术后发生脓毒症。患者手术类型及并发症见表15-1，脓毒症组与非脓毒症组各项指标独立t检验见表15-2。手术切口类型包括清洁切口5例，污染切口12例，感染切口5例，术后6例发生手术部位感染。手术切口类型与手术部位感染相关性分析见表15-3。手术部位感染组与无手术部位感染组各项指标独立样本t检验见表15-4。1例结肠淋巴瘤术后进行(CHOP)方案化疗(环磷酰胺＋多柔比星＋长春新碱＋泼尼松 cyclophosphamide, doxorubicin, vincristine and prednisone)，已经5年无肿瘤复发迹象。所有患者术后均门诊复查和电话随访，患者对ART依从性好。已经随访12～72个月，患者均存活。

6例术前有明显的感染病灶和脓毒症，如坏疽性胆囊炎和骨髓炎。手术切除病灶后全身中毒症状逐渐好转。其中1例肝硬化合并坏疽性胆囊炎切除胆囊后手术创面出现大出血，用纱布垫填塞控制出血，输注凝血因子Ⅷ和凝血酶原复合物，5 d后拔除压迫在胆囊床床面的纱布垫，未再发生出血。1例痔疮行痔上黏膜环形切除钉合术(PPH)后10 d出现直肠出血，造成失血性休克。经快速输血，输凝血因子Ⅷ和凝血酶原复合物，再次扩肛检查，发现直肠切除吻合口部位一小血管破裂持续出血，用电凝顺利制止出血。其他患者术中及术后无异常出血，无手术死亡。

表15-1　22例血友病患者手术类型及并发症

手术类型	例数	术前脓毒症	大出血	术后脓毒症
骨科手术	8	4	0	4
肝胆手术	6	1	1	3
PPH术	5	0	1	1
部分结肠切除术	1	1	0	1
巨大血肿切除术	1	0	0	0
体表肿瘤切除术	1	0	0	0

表 15-2　脓毒症组与非脓毒症组各项指标独立 t 检验

指标		脓毒症组	非脓毒症组	t	P
年龄		40.2±8.2	40.5±7.6	0.077	0.94
	CD4(cell/μl)	227.8±55.6	480.1±139.3	4.759	0.000 *
	CD8(cell/μl)	634.0±400.3	641.3±337.6	0.041	0.968
	CD4/CD8	0.5±0.3	26.9±78.4	0.95	0.357
术前	白细胞($\times 10^9$/L)	7.2±3.0	83.1±245.9	0.867	0.399
	血红蛋白(g/L)	116.7±30.3	122.5±53.1	0.272	0.789
	血小板($\times 10^9$/L)	224.6±133.5	231.9±126.4	0.115	0.91
	白蛋白(g/L)	38.2±6.9	45.6±2.9	2.571	0.028 *
	CD4(cell/μl)	211.0±57.3	400.1±118.0	3.531	0.005 *
	CD8(cell/μl)	584.0±340.1	622.2±342.0	0.194	0.85
	CD4/CD8	0.5±0.3	1.5±1.9	1.237	0.242
术后	白细胞($\times 10^9$/L)	6.5±4.8	5.5±2.5	0.578	0.571
	血红蛋白(g/L)	111.0±22.2	123.1±30.3	0.979	0.341
	血小板($\times 10^9$/L)	171.3±80.5	223.7±115.3	1.135	0.272
	白蛋白(g/L)	36.4±6.4	43.3±3.3	2.493	0.03 *

*具有统计学差异

表 15-3　手术切口类型与手术部位感染相关性分析

切口类型	手术部位感染	无手术部位感染	t	P
清洁切口	0	5	8.098	0.017 *
污染切口	2	10		
感染切口	4	1		

*具有统计学差异

表 15-4　手术部位感染组与无手术部位感染组各项指标独立样本 t 检验

指标		非手术部位感染组	手术部位感染组	t	P
	CD4(cell/μl)	375.3±174.4	307.0±151.8	0.752	0.464
	CD8(cell/μl)	628.5±361.8	660.4±384.2	0.163	0.873
	CD4/CD8	20.3±67.9	0.6±0.5	0.635	0.535
术前	白细胞($\times 10^9$/L)	65.5±215.6	7.3±3.1	0.592	0.562
	血红蛋白(g/L)	118.7±49.8	123.1±22.8	0.188	0.853
	血小板($\times 10^9$/L)	230.4±124.7	223.0±142.8	0.112	0.912
	白蛋白(g/L)	46.0±2.8	37.7±6.2	3.188	0.01 *

（续表）

指标		非手术部位感染组	手术部位感染组	t	P
术后	CD4(cell/μl)	321.6±142.3	257.7±105.4	0.706	0.496
	CD8(cell/μl)	581.8±362.1	667.0±226.3	0.377	0.714
	CD4/CD8	1.2±1.6	0.4±0.2	0.769	0.443
	白细胞(×10⁹/L)	5.3±2.3	7.5±2.3	1.252	0.228
	血红蛋白(g/L)	124.5±27.7	101.9±17.7	1.822	0.086
	血小板(×10⁹/L)	215.4±117.9	163.2±35.3	1.048	0.309
	白蛋白(g/L)	42.8±3.5	36.9±6.8	2.016	0.069

*具有统计学差异

HIV 所致的免疫功能的低下，使机会性感染成为艾滋病患者的主要致死原因之一，而感染也是外科手术的主要并发症。我们手术的 19 例患者中，最初发现 HIV 感染时，1 例患者的 $CD4^+$ T 细胞仅 27 cell/μl，经 ART 后，$CD4^+$ T 细胞逐渐增多。所有患者都已经 ART 治疗 2 年以上，术前检查 HIV 病毒载量均已经测不到。术后共有 9 例发生脓毒症。其中 6 例术前有明显感染病灶。另各有 1 例术中或术后大出血，1 例术中有较多粘连，分离病灶困难。所以术后脓毒症主要与术前有感染，术中和术后出血有关。比较脓毒症组与非脓毒症组各项指标独立 t 检验显示，手术前后的 CD4T 细胞和血清白蛋白水平有显著差异($P<0.05$)。提示 CD4T 细胞减少和低蛋白血症更容易发生脓毒症。手术后有 6 例发生手术部位感染，对手术切口类型与手术部位感染相关性分析，提示手术切口类型与手术部位感染明显相关($P<0.05$)。清洁切口没有发生手术部位感染。按有无手术部位感染分组比较各项指标独立样本 t 检验显示，仅血清白蛋白有显著差异($P<0.05$)。综合分析提示术前有感染病灶，CD4T 细胞水平低，低蛋白血症，有污染和感染的手术切口类型，更容易发生术后感染性并发症。

营养不良和体质量降低是艾滋病患者的临床表现之一，且 HIV 感染可以造成患者体内多种特殊的代谢障碍。HIV 感染者常伴有低钠血症、低钾血症、高钾血症等多种水电解质平衡紊乱。很多艾滋病与造血系统疾病有着密切的关系，有些患者就是在对血液病的治疗过程中因输血感染 HIV 的，因此，HIV 感染者常合并有严重的血液病。而 HIV 感染也可造成如贫血、血小板减少、粒细胞减少等造血系统的异常。大部分艾滋病患者合并肺结核或其他的机会性感染，所以，通过心电图、胸部 X 线片、B 超等检查了解心肺及腹腔情况也是必要的。

二、艾滋病术前一般治疗及抗病毒治疗

（一）一般治疗

术前尽可能纠正患者的一般情况。包括适当输血、补液、应用抗生素和抗真菌药物控制感染。当 CD4 低于 200 cell/μl 时，要预防性应用磺胺甲异噁唑和抗真菌药物防治肺孢子菌肺炎和其他真菌感染。一般保肝治疗，合并结核感染患者应用抗结核药物治疗，糖尿病患者应用胰

岛素控制血糖。抗反转录病毒药物手术当天可以停服，术后尽快恢复正常服药。

（二）抗病毒治疗

血友病合并 AIDS 患者与非血友病 AIDS 患者 ART 方案相同，但部分血友病患者应用蛋白酶抑制剂(PI)后，可引起出血，尤易是发生于某些少见部位，如手的小关节和手掌软组织。利托那韦是常见的罹病药物，患者有凝血机制的异常，补充凝血因子Ⅷ难以奏效，须停止用药或改用不含 PI 的方案。

根据我国抗病毒药物指南，一般选择依非韦伦（或奈韦拉平）＋拉米夫定＋司他夫定。给药方法：依非韦伦，600 mg，每晚一次。奈韦拉平，200 mg 口服 1 次/d，共 14 d；然后 200 mg 口服，2 次/d。拉米夫定，150 mg，每日 2 次；或 300 mg，1 次/d。司他夫定，30 mg，2 次/d。有条件者可服用 TDF（替诺夫韦）4－3TC4－EFV，可减少含 D4T 方案引起的脂肪分布与血脂代谢异常的长期不良反应。

三、凝血功能的纠正即血友病的术前替代疗法

凝血功能的纠正　血友病患者手术的危险性主要是术中、术后的出血问题。如果不补充凝血因子Ⅷ，血友病甲的凝血因子Ⅷ活性一般低于 5.0%。血友病可以因微小的伤口出血不止而危及生命。补充凝血因子后可以基本达到正常的凝血功能。术前、术后因子Ⅷ的使用可以采用估算，输入凝血因子Ⅷ1 U/kg，可使循环血液中的因子Ⅷ水平增加 2%～2.5%，生物半衰期为 8～12 h。成人术前 1 h 提高到 80%左右约需要 2 400 单位，我们在手术前一天分 2 次应用凝血因子 4 000 单位，术后每天应用凝血因子Ⅷ4 000～6 000 单位，体内因子Ⅷ浓度维持在 80%以上。但是对于合并肝硬化患者，仅补充凝血因子Ⅷ不能纠正凝血功能障碍，还要补充凝血复合物，纤维蛋白原等，紧急情况下对弥漫的手术创面渗血，采用损伤控制外科技术，用纱布垫填塞压迫控制止血。我们在对 1 例肝硬化合并坏疽性胆囊炎急诊手术，切除胆囊后创面出血用常规方法缝扎止血无效，采用 5 条纱布垫填塞压迫创面控制出血，术中静脉输注因子Ⅷ和凝血复合物，术后继续每天静脉输注因子Ⅷ6 000 单位连用 5 d，使手术创面渗血的微血管形成微血栓闭合，拔出纱布垫后创面无出血，术后伤口愈合良好。一般手术 3 天后因子Ⅷ可逐渐减量，每天 1 200单位，2 次/d，体内因子Ⅷ浓度大约维持在 50%左右，维持到术后 7 d。如果手术切口愈合良好，可以停用因子Ⅷ。采用 PPH 方法治疗痔疮是一种简单的小手术，术后 7 d 已经停用因子Ⅷ。但是手术后 10 d 患者已经出院，用力排便后出现持续血便，导致失血性休克。检查发现直肠切除吻合部位金属钉脱落导致手术切断的小血管裂开。因已经停用因子Ⅷ，破裂的小血管持续出血可危及生命。所以术前、术中、术后凝血因子的替代治疗是保障手术成功的关键。

术前应监测血浆凝血因子水平，以保障术中止血安全。过去通常采用输注新鲜血浆来补充凝血因子，达到足够凝血因子Ⅷ水平所需的血浆量往往导致循环负荷过重和肺水肿，最好输注凝血因子Ⅷ的浓缩制剂。术前、术中、术后监测部分凝血活酶时间及血浆凝血因子Ⅷ水平。根据患者血浆凝血因子水平，在围手术期给予足够的凝血因子。

第四节　艾滋病血友病的术后治疗

一、针对血友病治疗

（一）治疗原则

（1）预防治疗。

（2）补充人凝血因子。

（3）对症支持疗法。

（二）用药原则

血友病患者处理包括预防出血、补充治疗和局部处理三方面。国外开展家庭预防治疗，急性出血后应立即输血治疗，手术前后补充治疗时监测凝血因子活性。

（1）禁止肌内注射药物，未作替代性治疗前禁骨穿。

（2）关节出血发作时，患肢抬高、休息并保持在功能位置。出血停止后在替代输注条件下可适当锻炼和功能训练。

（3）替代性治疗：输冷沉淀物新鲜冰冻血浆或凝血因子Ⅷ浓缩物。

（4）凝血因子 $\overline{\text{V}}$m(Fvm)抗体生成伴出血：首剂 500～1000 U/h，继之 300～1000 U/h，使体内水平达 30～50 U/ml。如联合应用血浆交换术，宜追加 FVU，可增强疗效。

（5）其他辅助治疗：①肾上腺皮质激素：改善毛细血管通透性、加速血肿吸收，可口服泼尼松 30～40 mg/d，7～10 d。②纤溶抑制剂：止血环酸（血尿者勿用）或抑肽酶。

二、针对艾滋病的抗病毒治疗

国际上血友病甲合并艾滋病患者的抗反转录病毒治疗（ART）方案与非合并血友病甲的艾滋病患者一致，但部分合并血友病甲患者应用蛋白酶抑制剂（PI）类抗 HIV 药物，易引起出血，且出血发生频率和严重程度大大增高，尤其是手小关节和手掌软组织等某些少见出血部位，常见药物为利托那韦。因患者存在凝血机制异常，补充因子Ⅷ难以奏效，故必需停止用药或改用不含 PI 的方案。

治疗方案为依非韦伦＋拉米夫定＋司他夫定。给药方法为：依非韦伦 600 mg，每晚 1 次：拉米夫定，体重＞50 kg 者，每日 1 次，300 mg；体重＜50 kg 者，每日 1 次，4 mg/kg。司他夫定，每日 2 次，每次 30 mg。有条件者可将拉米夫定换为替诺福韦，以减少因拉米夫定引起的脂肪分布与血脂代谢异常等长期不良反应。目前我国艾滋病诊疗指南的一线推荐方案主要包括：齐多夫定（300 mg）＋司他夫定（150 mg）＋奈韦拉平（200 mg），或拉米夫定（300 mg）＋司他夫定(150 mg)+奈韦拉平(200 mg),均为每日 2 次。研究认为对奈韦拉平不能耐受或禁忌患者可将方案中的奈韦拉平换为依非韦伦 600 mg,每晚 1 次。

三、预后

血友病合并艾滋病患者病死率自 1980 年起持续上升并在 1993 年前后达到高峰,此后由于抗病毒治疗方案的应用,病死率有所下降。临床调查显示血友病合并艾滋病患者的整体状况在实施 HAART 治疗后未出现较大改变,但患者免疫状况得到有效恢复。可以谨慎地说,经过合理的抗病毒以及替代治疗,血友病甲合并艾滋病患者有望长期生存。

(刘保池　吴长青)

参考文献

1. Russell J A. Management of sepsis[J]. N Engl J Med. 2006,355(16):1699-1713.
2. Greenberg J A, Lennox J L, Martin G S. Outcomes for critically ill patients with HIV and severe sepsis in the era of highly active antiretroviral therapy[J]. J Crit Care,2012,27(1):51-7.
3. Dellinger R P, Levy M M, Carlet J M, et al. Surviving sepsis campaign: International guidelines for management of severe sepsis and septic shock: 2008[J]. Crit Care Med, 2008,36:296.
4. Grulich A E, van Leeuwen M T, Falster M O, et al. Incidence of cancers in people with HIV/AIDS compared with immunosuppressed transplant recipients: A meta-analysis [J]. Lancet,2007,370:59.
5. Bele N, Darmon M, Coquet I, et al. Diagnostic accuracy of procalcitonin in critically ill immunocompromised patients[J]. BMC Infect Dis,2011,11:224.
6. Riva S, Bullinger M, Amann E, et al. Content comparison of haemophilia specific patient-rated outcome measures with the international classification of functioning, disability and health(ICF, ICF-CY)[J]. Health Qual Life Outcomes,2010,8:139-153.
7. Deneve J L, Shantha J G, Page A J, et al. CD4 count is predictive of outcome in HIV-positive patients undergoing abdominal operations[J]. Am J Surg,2010,200(6):694-699.
8. Hicks J L, Ribbans W J, Buzzard B, et al. Infected joint replacements in HIV-positive patients with haemophilia[J]. Bone Joint Surg Br,2001,83(7):1050-4.
9. Ghosh K,Jijina F,Shetty S,et al.First-time development of F Ⅷ inhibitor in hae mophilia patients during the postoperative period[J].Haemophilia,2002,8:776-780.
10. Weiskopf R B.The use of recombinanl activated coagulation factor Ⅷ for spine surgery [J].Eur Spine L,2004,(5):25-31.

11. Liu B C, Liu L, Feng Y L, et al. A case report on the surgical treatment of the huge inflammatory pseudotumor in the AIDS patient with hemophilic[J]. Case Reports in Pathology, doi:10.1155/2011/798649.
12. White G C, Rosendaal F, Aledort L M, et al. Definitions in hemophilia. Recommendation of the scientific subcommittee on factor Ⅷ and factor Ⅸ of the scientific and standardization committee of the International Society on Thrombosis and Haemostasis[J]. Journal of Thrombosis and Haemostasis,2001,85:560. PMID:11307831.
13. Jinsong Su, Andy Tsun, Lei Zhang, et al. Preoperative Risk Factors Influencing the Incidence of Postoperative Sepsis in Human Immunodeficiency Virus-Infected Patients: A Retrospective Cohort Study[J]. World J Surg,2013, DOI 10.1007/s00268-013-1915-y.
14. Liu B C, Wang M, Su J S, et al. Correlation analysis of compromised immune function with perioperative sepsis in HIV-positive patient[J]. Health,2012;4(4):190-195.
15. Xia X J, Liu B C, Su J S, et al. Preoperative CD4 count or CD4/CD8 ratio as a useful indicator for postoperative sepsis in HIV-infected patients undergoing abdominal operations[J]. J Surg Res,2012,174(1):e25-30.
16. Broder S. The development of antiretroviral therapy and its impact on the HIV-1/AIDS pandemic[J]. Antiviral Res,2010,85(1):1-18.
17. Gasnault J, Costagliola D, Hendel-Chavez H, et al. Improved Survival of HIV-1-Infected Patients with Progressive Multifocal Leukoencephalopathy Receiving Early 5-Drug Combination Antiretroviral Therapy[J]. PLoS One, 2011, 6(6): e20967. PMID:21738597.

第十六章

脓毒症的重症监护治疗

第一节　脓毒症流行病学特点

脓毒症是发达国家和发展中国家共同面临的一个主要的健康问题，也是导致住院患者较高的病死率的疾病之一。虽然脓毒症在临床上易于鉴别，但通常难以定义。脓毒症是各种微生物入侵导致的一种全身反应，而这种全身反应到后期会产生涉及免疫，凝血，循环等系统的一系列变化，从而导致出现多个器官功能障碍和衰竭，即脓毒性休克。

早在 20 世纪 60 年代学者认为脓毒症是由革兰阴性菌感染引起的，到了 20 世纪 70 年代中期开始，学者们发现耐甲氧西林金黄色葡萄球菌(MRSA)败血症，随着广谱抗生素使用的不断增加，真菌败血症也变得更加频繁出现，后来医学专家发现导致主要致病菌不断变化可能存在很多原因：使用血管内设备、抗生素的应用、老年患者增加、慢性病患者以及外科操作。近几个世纪以来，就全身感染可引起循环和器官衰竭逐步取得了了解。这个共识是始于 20 世纪 60 年代提出的，那时的来院感染患者，特别是革兰阴性感染的患者越来越普遍，病死率超过了 50%。经过艰辛的摸索和发展，关于脓毒症本质的研究逐步得以揭示。在 2001 年，北美和欧洲危重病协会(NECCS)就脓毒症的定义达成了共识。这一共识旨在进一步完善、规范脓毒症的治疗和理解，后根据共识而更新了脓毒症的定义，并列出了六个最常见的感染原因：肺炎、血流感染、腹腔感染、泌尿系感染和手术伤口感染。虽然在脓毒症的描述和比较方面仍旧存在一些难点，至今脓毒症的定义仍存在争议，但是在治疗过程中不断地评估患者体质、感染程度、全身反应和器官功能障碍的动态变化是诊断和治疗的关键。

有证据表明，脓毒症的发病率仍在逐年增加。美国的研究发现，脓毒症的发病率从 1979 年的 73.6/10 万增加到 1989 年的 175.9/10 万，英国学者在流行性调查发现脓毒症在 2001～2002 年发生率较 1996～1997 年增加了 53%。其他一些相关研究报道也发现脓毒症的发生在逐年上升，虽然其发病率上升的原因尚未确定，可能与人口老龄化、慢性病发病率升高、侵入性检查增加有一定的相关性。脓毒症发生率的上升导致了住院患者危重率的比例的增加。

脓毒症的临床试验揭示,该疾病医院病死率可能在40%~80%,一项荟萃分析整合了131例研究报告表明:脓毒症导致的医院病死率为50%左右。英国学者通过研究英国91家研究中心的数据还发现,进入ICU的严重脓毒症病死率为35%病死率,而同期的住院病死率为47%。在最初的研究中疾病的严重程度是生存的主要决定因素之一,脓毒症患者的最终死亡原因中,系统性全身反应综合征(SIRS)占7%,脓毒症占16%,而感染性休克高达46%。从经济的角度来看,脓毒症在重症监护室治疗费用也是昂贵的。从ICNARC数据可以清楚地发现,脓毒症患者占据了45%的ICU床位数。人员和耗材、药物成本都随着床位占有时间而不断增加,北美的数据显示:每个脓毒症患者费用从1万美元到超过2万美元,这已经超过了平均费用6倍多,而随着治疗强度和时间的增长,最终死亡的患者也往往导致更大的费用投入。

尽管有研究成果报道,一些治疗措施可能可以改善短期的治疗效果,但脓毒症的远期生存率仍然令人堪忧。许多脓毒症的危险因子对其预后有显著的影响,在短期内,影响脓毒症预后的主要是疾病严重程度,急性生理和慢性健康状况评分系统Ⅲ(APACHE Ⅲ)评估和受损器官的数量。同时,大量研究发现,其他相关的影响因素分别为年龄、慢性病基础、感染部位。致病微生物类型也影响预后,而且,单个危险因素的重要性可能随时间改变。疾病的严重程度与短期生存率影响较大,但在预测长期结果时似乎就显得有些乏力了,但是年龄和慢性疾病依然是低生存率的重要预测因子。为了预测脓毒症的预后,学者们建立了许多研究模型,包括APACHEⅢ评分,简化生理评分Ⅱ(SAPSⅡ)和其他更具体的评估模型。当使用这些危险因素来评估远期预后的时候,研究发现这些原始的数据与预期的有所出入,因为危险因素会随着时间的推移而变化。

总之,在医疗实践中,脓毒症的发病率在住院患者中逐渐增加,而脓毒症导致的感染性休克进展迅速,这对整个医院急救团队是一个巨大的挑战。

(李 响 童 琦)

第二节 脓毒症与内环境

一、脓毒症对机体免疫系统影响

免疫机制在脓毒症综合征的发病和发展机制中起着直接的作用,也是至关重要的作用,脓毒症的临床表现和全身炎性反应综合征(SIRS)可以归因于免疫反应的结果。

人的天然免疫系统是抵御病原体的第一道防线。它具有迅速反应能力,以应对自然界中广泛存在的微生物对人体的入侵。从进化的角度来看,一个有力的先天免疫反应会授予人体在自然界的生存优势,人类对微生物组分的响应是敏感的,如果这种反应过于敏感,就可能导致全身炎性反应放大而出现休克。

病原体或特定的病原体成分激活巨噬细胞/单核细胞系，触发自然杀伤细胞、树突状细胞，并活化内皮细胞分泌炎性介质，包括细胞因子(肿瘤坏死因子-α、白细胞介素-1和白细胞介素-6)、炎症趋化因子(如白细胞介素-8)、前列腺素和组胺。这些介质作用于血管内皮细胞产生一氧化氮介导的血管扩张，血管通透性增加，中性粒细胞募集到组织。此外，活化蛋白C激活了凝血级联反应并参与内皮细胞组织因子的调节，减少血栓调节蛋白和抗血栓形成的产物。在全身性脓毒症中，全身血管扩张导致低血压、分流，减少组织氧输送。在血管完整性的丧失可导致内皮细胞激活和细胞凋亡、蛋白质渗出、水肿。弥散性血管内凝血产生小血管微血栓形成，凝血因子消耗，凝血功能障碍。活性氧产生于激活的中性粒细胞，一氧化氮的组织作用和细胞因子引起的细胞代谢的改变。这些变化的累积效应是脓毒症的严重程度越来越重，多器官功能不全和病死率的恶化。

至今，我们对脓毒症的先天性免疫反应机制认识仍然缺乏一个全面的描述。该机制中固有的免疫系统识别和应对微生物的威胁，这些细胞的特异性受体系统具有适应性免疫反应的特点。近年来的研究发现，免疫识别已经从纯粹的歧视“自我”与“非我”表位升值到可以识别具体的“危险”信号启动，引导和调节免疫反应。危险信号可以来自内部的来源，表明组织损伤或入侵，如机体的细胞裂解、凝血、补体级联或从外源物质，如微生物表面分子或遗传物质。此外，微生物与非感染性SIRS沉淀对脓毒症相似，如创伤、烧伤或胰腺炎。

引发机体组织对微生物引发的免疫反应的分子模式，称为PAMP，典型的PAMP包括脂多糖(LPS)和革兰阴性、革兰阳性细菌细胞壁的肽聚糖，分别为细菌鞭毛蛋白以及微生物DNA和RNA。目前，病原体识别研究最多的是Toll样受体4(TLR4)，它的兴奋剂是革兰阴性细菌内毒素(LPS)。TLR二聚体通过TLR4信号所需(为两个TLR4分子)和TLR2(与TLR1或TLR6形成，使配体与复杂受体形成特异性结合。此外，LPS信号通过TLR4信号以及其他分子受体的相互之间存在复杂作用，而LPS是由可溶性LPS受体结合蛋白(LBP)在CD14及MD2这两种有效的受体的作用下才能激活。TLR2和TLR4表达在细胞表面，在表面可能与微生物细胞壁物质结合，TLR3和TLR9识别是位于核内体，他们最有可能遇到的配体溶解吞噬微生物之后产生的物质。触发免疫反应是一个相对较小范围的受体和配体，但是大多数微生物存在多个TLR配体。因此，很可能与不同模式微生物分子接触会导致激活大量的TLRs，允许微生物响应各种类病原体。TLR的活化可以触发一个快速和剧烈的炎症反应，因此，TLR信号进行多层次组织和血浆中的组成型表达，而另一些炎症反应也通过TLR信号通路的活化和诱导。

多项研究表明，脓毒症或炎症的先天免疫反应中首先出现炎性发作的自然过程，在随后的阶段出现相对免疫抑制的状态，而后随着感染的延伸却往往不引起剧烈的炎症反应。这是一种称为“内毒素耐受”的现象，这种现象也与其他TLR的表现有关。免疫耐受的机制目前的机制不甚明了，可能和某些TLR信号监视机构有关，其他机制可能涉及表面Toll样受体，抑制炎症基因的转录下调。最近的研究工作表明，内毒素耐受不完全是“开关”的炎症，而是一种免疫状态的“重新编程”。一个切换到更多的抗炎性细胞因子的配置与调节脂多糖敏感性，外源细胞因子可以调节的耐受性，例如，γ干扰素恢复某些系统中的脂多糖的敏感性。内毒素耐受性可能发展为一种保护机制，降低脓毒症的病死率。

未来几年将看到越来越多的TLR信号相关性的临床研究。对信号通路受体和部分基因多态性的研究已被证明与脓毒症和严重侵袭性细菌相关，并增加新的抗炎和免疫治疗的恰当使用。

二、脓毒症状态对机体代谢和内分泌的影响

脓毒症的发生和由此导致的危重状态(如感染性休克)通常对机体产生严重的打击，加重机体的负担和病理生理的一系列反应。脓毒症后出现的代谢和内分泌的反应被认为可能是机体自我调节和生理适应的一部分，但是这个观点受到了一定程度的挑战。首先，代谢和内分泌系统对于脓毒症和病危状态的反应不是相同和持久的。相反，急性和慢性反应以及所在阶段都是截然不同的，特定模式的代谢和内分泌反应对于疾病预后的研究具有一定的影响。此外，临床研究也证明了针对代谢和内分泌特点进行的早期干预可能使患者受益。然而，相同的过程并不能通过代谢改变从而适应急危重症。急危重症的感染患者，短期产生的自适应可能并不会带来长期的好处。相反，这些反应可能会构成病理生理学上多器官功能衰竭逐步发展的一部分。

尽管营养不良通常伴随着长期的疾病状态，但不同于简单的营养不良，长期疾病和脓毒症有其独特的代谢反应。在脓毒症和感染性休克的这种危重状态下，机体并不会出现蛋白质的保护，相反静息能量消耗会相应增加，而且蛋白质水解(特别是骨骼肌)与尿液中尿素氮的损失(11～14 g/24 h)可能导致负氮平衡。然而，这种负氮平衡不能简单地通过营养支持得到改善，只能依靠葡萄糖新生、肝糖原输出和脂肪分解作用等机制来进行自我调节。此外，微量元素在反应中也有一系列的明显改变：降低血浆锌、铁、铜水平会出现肝脏内血浆铜蓝蛋白——一种应激反应产物生产反应性增加。如果病因没有去除，这些变化可以长期存在。内分泌系统的作用就是启动和维护这些代谢反应，而代谢反应又会反过来影响内分泌系统的运作。两者互为因果，相互影响。

在脓毒症和危重疾病中，一些激素可以通过各种拮抗效应在一定程度上反映出感染相关性病情变化，如皮质醇和生长激素(GH)、交感神经系统和全身细胞因子。在危重病的初始阶段肾上腺素刺激α受体，胰岛β细胞的胰高血糖素增加并发高血糖。此外，该过程中还影响到肝糖原输出和肌肉对葡萄糖的摄取产生胰岛素抵抗。随后，通过胰岛β肾上腺素能受体的作用胰岛素生产恢复正常或升高。胰岛素抵抗持续存在可能导致长期葡萄糖耐受不良。在对危重疾病的管理中，虽然血糖的维持和产生的调节机制尚未明确，但通过强化胰岛素治疗来严格控制血糖可以将病死率减少一半。此外，还有许多干预措施，如急性肾功能不全患者的血液透析、增强免疫、调节血脂来影响血糖的代谢。

脓毒症和危重病中的内分泌系统可能出现改变。下丘脑—垂体—肾上腺轴在危重病的自

身调节中扮演了一个关键的角色。皮质醇的重要作用在于维持血管的生理变化和调节应激反应。脓毒症等急危重症可导致由肾上腺皮质产生的皮质醇分泌增加，同时促肾上腺皮质激素的释放因子(CRF)和ACTH作用增强，抗利尿激素和全身细胞因子大量释放，结果胰高血糖素刺激血糖升高，并抑制合成代谢过程，增强体循环负荷，提高儿茶酚胺的升压作用，并抑制了潜在的、破坏性的免疫反应。长期的严重疾病与持续高皮质醇状态相关，然而此时的ACTH水平并不高，这表明肾上腺糖皮质激素的分泌存在其他调节因素。利钠肽和P物质已经被认为是除ACTH之外能影响肾上腺皮质醇产生的独立因素。此外，糖皮质激素还能促进肾上腺类固醇生成盐皮质激素和雄激素。在一些患者中ACTH单独调节皮质醇分泌的作用会失效，而且皮质醇增多症的患者会产生较多的ACTH，表明皮质醇的大量释放是生理调节和ACTH水平共同作用的结果。

近年来学者们提出了脓毒症相关性肾上腺皮质功能不全的概念，下丘脑—垂体—肾上腺轴与脓毒症的预后研究中具有一定相关性。研究发现，感染性休克患者血浆皮质醇水平降低可能表明对ACTH刺激的敏感性加强，给予外源性糖皮质激素可能可以降低应激反应和改善28 d生存率，这也意味着相对肾上腺皮质功能不全可以作为脓毒症的危重状态下疾病转归的一个重要影响因素。机体有约5%的血浆总皮质醇是以自由形式流通，其余的被绑定在两个血浆蛋白成分之间。80%～90%的皮质醇伴随着高亲和力结合皮质醇结合球蛋白(CBG)在身体里循环，而5%～10%以游离状态存在。脓毒症发生时，由于CBG和白蛋白水平普遍下降，这可能会导致总血浆皮质醇的游离量和生物活性增加。低皮质醇结合蛋白(BPS)与其生物活性的游离皮质醇的减少可能正是在危重患者皮质醇明显减少的原因。

在观察性研究中发现，脑膜炎球菌败血症死亡的患者比生存下来的患者总皮质醇和游离皮质醇均明显降低，不良结局和白细胞介素之间存在一定联系，后续的研究认为，ACTH刺激的反应与糖皮质激素干预增量有一定关联，但是也发现，相对肾上腺不足和小儿感染性休克的病死率增加之间没有相关性。这些数据表明，促肾上腺皮质激素增量反应不应该被用来作为危重患者相对肾上腺功能不足的唯一指标。在感染性休克的治疗中，给予外源性氢化可的松产生的内源性肾上腺素的血浆皮质醇水平高于一般应激反应时候的水平。这提供了干预可能突出效益的药物治疗，而不是简单的生理替代的可能性。事实上，荟萃分析表明，低剂量的效应，适度的持续时间(5～7 d)与感染性休克患者肾上腺皮质功能独立的糖皮质激素治疗对脓毒症有潜在的好处：更高的剂量和较短的时间，这在以前的方法可能会导致不利影响。

甲状腺轴表现出对危重疾病的双相反应。几小时内发病，游离三碘甲状腺原氨酸(FT3)水平下降，而FT4、甲状腺刺激激素(TSH)和T(T4内环脱碘活性的产物)水平升高。这些变化反映了外周T4向T3转化和降解RT3。肿瘤坏死因子(TNF)α、IL-1和IL-6，是这种反应可能的介质，因为他们能产生类似的变化，而细胞因子拮抗剂不阻止这一经典的低T3综合征的发展。甲状腺素结合球蛋白(TBG)降解增加和甲状腺激素结合到载体蛋白的抑制作用通过对胆红素和游离脂肪酸的作用也有助于降低T3在组织水平。这些变化在于发病的关键疾病——败血症，其次是正常化的TSH和FT4、FT3持续低于正常水平。夜间TSH

（二）头孢菌素

头孢菌素是广谱抗生素，用于治疗血流感染、肺炎、脑膜炎、腹腔和泌尿道感染等。第二代头孢菌素中头孢呋辛钠的作用类似于阿莫西林，作用于对β内酰胺酶稳定的葡萄球菌，但对金黄色葡萄球菌以及部分非耐药的革兰阴性杆菌无效。第三代头孢菌素比第二代有更广泛的革兰阴性菌的覆盖，但对葡萄球菌的抗菌作用较弱。头孢噻肟可用于脑膜炎球菌性脑膜炎的治疗，头孢他啶用于抗铜绿假单胞菌的治疗。第四代头孢菌素具有第三代头孢菌素的抗菌性能，还对葡萄球菌有抗菌作用，对革兰阳性菌、革兰阴性菌均有高效，且对β内酰胺酶高度稳定。

（三）碳青霉烯类

碳青霉烯类药物目前广泛用于脓毒症和其他严重感染的经验性治疗，并且用于治疗多药耐药的革兰阴性菌引起的脓毒症。美罗培南也可用于中枢神经系统感染的治疗。厄他培南治疗腹部、妇科感染、社区获得性肺炎，但与其他碳青霉烯一样对假单胞菌、不动杆菌属不敏感。

（四）氨基糖苷类

庆大霉素、阿米卡星、妥布霉素对部分革兰阳性、革兰阴性菌和假单胞菌有一定的抗菌作用。须经非肠道给药和通过肾脏排泄，因此，可以导致肾功能受损。适应证：血流感染、心内膜炎、肾盂肾炎、胆道感染、院内获得性肺炎等。阿米卡星比庆大霉素更稳定，因此，较多用于治疗严重感染。妥布霉素喷雾治疗可用于假单胞菌呼吸道感染，尤其适用于肺囊性纤维化患者。

（五）喹诺酮类

目前有数种药物中可供选用，其中环丙沙星有一定的抗革兰阳性菌作用，同时具有针对假单胞菌及革兰阴性菌抗菌活性，用于治疗由敏感菌引起的呼吸道感染（除外肺炎球菌肺炎）、尿路感染、胃肠道感染以及败血症。

（六）糖肽类

万古霉素和替考拉宁对革兰阳性需氧和厌氧菌有良好抗菌活性，但是注意潜在的肾毒性，可以用于严重革兰阳性菌引起的感染性心内膜炎的治疗，尤其是耐甲氧西林金黄色葡萄球菌。常用于ICU中导管相关感染、耐甲氧西林金黄色葡萄球菌所致感染，口服万古霉素可以治疗艰难梭状芽孢杆菌伪膜性结肠炎。

（七）利奈唑胺

由于导致革兰阳性菌对作用于50S核糖体亚单位的抗菌药物产生耐药性的基因对利奈唑胺无影响，利奈唑胺对甲氧西林敏感或耐药葡萄球菌、万古霉素敏感或耐药肠球菌、青霉素敏感或耐药肺炎链球菌有良好的抗菌作用，对厌氧菌亦具抗菌活性。然而，由于潜在的影响造血障碍，尤其是血小板减少症使得它的使用应该限制在感染这些耐药生物或当所选抗生素不能耐受时。它被选用于治疗肺炎和复杂皮肤和软组织感染。

三、抗生素耐药性

微生物的耐药性恰恰是在最初敏感药物治疗过程中被动影响的。一般来说，耐药性的产生有两种主要类型：固有耐药性和获得耐药性。固有耐药性指细菌对某种抗菌药物的天然耐药性，固有耐药性是由细菌的种属特性所决定的。如肠道阴性杆菌对青霉素、铜绿假单胞菌对氨苄西林以及链球菌属对庆大霉素都属于固有耐药性。这是一个物种由于其根本结构或代谢决定，这种耐药性代代相传。例如，厌氧菌耐氨基糖苷类抗生素，其不具备氧化磷酸化机制，这些结构决定其对氨基糖苷类抗生素产生固有耐药性。获得耐药性多由质粒介导，也可由染色体介导，当微生物接触抗菌药以后，通过改变自身的代谢途径，使其能避免被药物抑制或杀灭，这种获得性的基因具有很大的临床意义，因为它对传播的重要性，不仅在一个特定的定植物种，而且是可以在完全不同的物种，尤其是在监护室中的患者中常常感染抗药性细菌和广泛使用抗生素，可能导致耐药性的传播。

细菌耐药在监护室是个广泛存在的严重问题。抗生素耐药性的风险是多方面的和复杂的，在监护室中的许多患者存在定植性耐药菌，而在监护室中由于广泛使用抗生素，特别是广谱经验性用药，往往筛选出优势耐药菌株出现。这些耐药微生物可以通过患者周转至其他科室和监护室内有限的空间而传播到环境中和其他患者身上。

当前，在监护室治疗问题中，革兰阳性球菌中耐甲氧西林、金黄色葡萄球菌是现在常见的生物，相对一些敏感的金黄色葡萄球菌的病死率与之相比，定植的耐甲氧西林金黄色葡萄球菌感染的危害一直在增加。大多数菌株为多药耐药菌株，已经显示出对红霉素、克林霉素和环丙沙星发生了耐药。因此，在严重感染的治疗选择中往往局限于糖肽类和利奈唑胺。凝固酶阴性的葡萄球菌是皮肤上定植菌，是引起导管相关性感染的常见病原微生物之一，特别是中新静脉插管。目前，在监护室内接受耐甲氧西林金黄色葡萄球菌治疗的危重患者，常常对β内酰胺类和喹诺酮类耐药。肠球菌对许多抗生素，如头孢菌素、喹诺酮类、氨基糖苷类、克林霉素耐药，部分也对万古霉素和替考拉宁产生耐药，只能联合用药或者使用利奈唑胺、达福普丁治疗。

对于革兰阴性杆菌的治疗，大肠埃希菌和其他肠道微生物由于其质粒产生的β内酰胺酶，40%～60%的菌群已表现获得性阿莫西林耐药。此外，大肠埃希菌同时也携带其他耐药基因，如超广谱β内酰胺酶(extended spectrum Beta-Lactamases，ESBLs)。这导致对阿莫西林、头孢菌素、庆大霉素和氟喹诺酮类等耐药。肠道革兰阴性杆菌中克雷伯菌、肠埃希菌属、沙雷菌属是常见的医院病原体引起的感染微生物，这些细菌可以转移质粒编码多个耐药性基因。这使治疗选择进一步变得困难，碳青霉烯耐药的现象越来越严重。铜绿假单胞菌是院内感染的主要细菌之一，病死率高。对许多抗生素耐药，但头孢他啶、哌拉西林-他唑巴坦、环丙沙星、氨基糖苷类抗生素和美罗培南目前仍是可能有效的治疗选项。然而，10%以上的使用这些抗生素的患者治疗期间可以迅速出现获得性耐药。

不动杆菌属是监护室环境中常见的微生物，可以在住院患者发生机会性感染。由于许多医院多种抗菌素的广泛使用，导致了广泛耐药菌株的暴发时有发生。真菌感染在危重病患者通常由假丝酵母菌属引起，发病率高和病死率高。常见发生真菌血症的几个因素包括：既往有抗生素治疗史、侵入性医疗植入物、不同程度的免疫抑制状态（如使用糖皮质激素）及其他并发症。在监护室里面接受长时间的广谱抗生素持续发热患者往往需要引起重视。如果怀疑是假丝酵母菌，可以经验性使用氟康唑，而经验性治疗真菌血流感染现在主张使用两性霉素或卡泊芬净。

抗生素的使用在脓毒症的治疗中不是一个简单的话题。不仅要为个别患者正确地选用抗生素治疗，同时还需避免多药耐药的发生，尽可能合理化处方，必须有保留使用目前有用的抗菌药物，避免未来潜在的感染细菌无法治愈的风险。

（李　响　何蕴芬）

第四节　脓毒症相关性凝血病的治疗

脓毒症的管理重点是潜在感染的治疗。然而，抗生素在细菌感染的使用与凝血功能的管理和患者的结局相关。因为 DIC 的发生涵盖了严重的血栓或出血、凝血功能障碍。

一、DIC 的血制品支持

在 DIC 出血引起的血小板和凝血因子消耗，尤其是凝血因子Ⅰ（纤维蛋白原）、凝血因子Ⅴ、Ⅷ，与凝血因子ⅩⅢ（纤维蛋白稳定因子）。在出现活动性出血时可使用含有凝血因子新鲜冰冻血浆（FFP）、冷沉淀和浓缩血小板。这也同样适用于计划手术或其他侵入性操作。

（一）血小板

在没有出血时，血小板计数应保持在大于 $20\times10^9/L$。如果有出血、进行侵入性操作（包括腰椎穿刺、肝穿刺活检、经支气管镜活检、留置导管、穿刺和开腹手术），标准应提高到 $50\times10^9/L$ 是适当的。如涉及关键部位的手术，如脑、脊髓、眼，应保持血小板 $>100\times10^9/L$。但是，在消耗性凝血病合并存在出血或脾肿大时，可能需要较大剂量。

（二）血浆

如果有活动性出血或侵入性手术计划，患者出现凝血酶原时间、活化部分凝血活酶时间显著延长时需要输注 FFP。推荐剂量为 10～15 ml/kg，剂量同时也取决于凝血障碍严重程度与凝血因子消耗速度。假设人体血浆量是约 3.5 L，输注 1 L 的血浆可以升高的凝血因子的理论值约为 30%，然而，一些因素会影响这个结果：如凝血因子Ⅸ，有相当大的血管分布；而凝血因子Ⅶ，有一个短的半衰期($t_{1/2}=6$ h)，都会导致效价低于理论值。所以需要加强临床监测。

（三）冷沉淀

主要含有≥80 IU 的凝血因子因子Ⅷ、人纤维蛋白原≥150 mg 以及血管性血友病因子，纤维粘连蛋白、凝血因子ⅩⅢ等。患者出现活动性出血时，输冷沉淀可以维持纤维蛋白原水平，保障其水平>1 g/l，1 U 冷沉淀包含的人纤维蛋白原、Ⅷ因子等同于 5 U 的 FFP，通常剂量是 10 ml/kg。

（四）其他

新鲜全血每次 800～1 500 ml(20～30 ml/kg)，每毫升加入 5～10 U 肝素。全血输注近已少用。人纤维蛋白原首次剂量 2.0～4.0 g，静脉滴注。24 h 内给予 8.0～12.0 g，可使血浆纤维蛋白原升至 1.0 g/L。由于人纤维蛋白原半衰期较长，一般每 3 d 用药一次。凝血酶原复合物偶在严重肝病合并 DIC 时考虑应用。作为一个衡量凝血系统活性的标准，监测血浆 D-二聚体水平趋势可以判断凝血功能是改善或恶化。

输血感染风险与严重脓毒症引起的死亡风险难以比较。梅奥诊所在一项 8 000 例样本的回顾性分析中发现，严重的输血相关性急性肺损伤(TRALI)与供者 HLA 抗体密切相关。有证据表明，在英国 FFP 是优先从男性供体中选择，可明显降低了 TRALI 风险。从女性捐赠者的血小板和红细胞含有一定的血浆，和 TRALI 可能有一定关联。目前没有证据表明，免疫调节作用相关的输血反应可能增加感染患者的病死率。大部分重症监护使用血红蛋白 7 g/dl 的水平作为红细胞输血阈值，但是合并心脏病的危重患者的血红蛋白水平低于 8～9 g/dl 时，输入红细胞悬液可降低住院病死率。

二、脓毒症相关 DIC 的抗凝药物

目前研究认为，脓毒症相关 DIC 中血栓形成是多器官功能障碍的主要原因，也就是说许多抗凝药物的终极目标是为了减少器官损害。

（一）肝素

主要是通过增强抗凝血酶Ⅲ ATⅢ与凝血酶的亲和力，加速凝血酶的失活，抑制血小板的黏附聚集，增强蛋白 C 的活性，刺激血管内皮细胞释放抗凝物质和纤溶物质的作用而实现的，在治疗慢性弥散性血管内凝血和血栓形成中取得了一定成功，但在脓毒症 DIC 治疗中常规使用肝素仍然存在争议。急性 DIC 每日肝素 10 000～30 000 U/d，一般 15 000 U/d 左右，每 6 h 用量不超过 5 000 U/d，静脉滴注，根据病情可连续使用 3～5 d。如用凝血时间(CT)作为肝素使用的血液学监测指标，不宜超过 30 min。肝素过量可用鱼精蛋白中和，鱼精蛋白 1 mg 可中和肝素 100 U。

1. 使用指征　①DIC 早期(高凝期)；②血小板及凝血因子呈进行性下降，微血管栓塞表

现(如器官功能衰竭)明显之患者;③消耗性低凝期但病因短期内不能祛除者,在补充凝血因子情况下使用。

2. 下列情况应慎用肝素　①手术后或损伤创面未经良好止血者;②近期有大咯血之结核病或有大量出血之活动性消化性溃疡;③DIC 晚期,患者有多种凝血因子缺乏及明显纤溶亢进。低分子质量肝素:与肝素钠相比,其抑制 FXa 作用较强,较少依赖 ATⅢ,较少引起血小板减少,出血并发症较少,半衰期较长。生物利用度较高。常用剂量为每日 75～150 IUAXa/kg,一次或分两次皮下注射,连用 3～5 d。

(二) 活化蛋白 C

在重症儿童脑膜炎球菌败血症的病理结果中发现,蛋白 C 的活性存在普遍降低。脓毒症时活化蛋白 C 缺乏可促发炎症反应和凝血障碍,加重器官功能障碍。活化蛋白 C 是具有一定抗炎、抗凝和促进纤维蛋白溶解特性的重要内源性蛋白质,通过抗血栓、抗炎、抑制凝血酶产生、调节凋亡和生存途径来达到治疗脓毒症的目的,降低脓毒症时器官功能障碍的发生率。但是近年研究发现,人类重组活化蛋白 C 能使严重脓毒症患者发生严重出血事件发生的风险显著增加,且并不能改善严重脓毒症患者的预后,目前已经停止使用。

(三) 纤溶抑制药物

一般宜与抗凝剂同时应用。适用于 DIC 的基础病因及诱发因素已经去除或控制、并有明显纤溶亢进的临床及实验证据或 DIC 晚期、继发性纤溶亢进已成为迟发性出血主要原因的患者。

(四) 溶栓疗法

主要用于 DIC 后期、脏器功能衰竭明显及经上述治疗无效者,可试用尿激酶或组织型纤溶酶原激活剂(tissue type plasminogen activator, t-PA)。脓毒性休克并发 DIC 在严重的情况下,可能出现广泛的血管栓塞,导致暴发性紫癜和不可逆的肢体缺血坏死。在一项回顾性分析中发现,重组 t-PA(rt-PA)在治疗 62 例儿童重症脑膜炎球菌败血症引起的肢体坏死和(或)伴有严重的感染性休克中(剂量中位数为每小时 0.3 mg/kg),虽然病死率还是高达 47%,5/62 例患者发生颅内出血(其中 3 人死亡),但有 12/50 没有接受截肢。

(五) 糖皮质激素

不作常规应用,但下列情况可予以考虑:①基础疾病需糖皮质激素治疗者;②感染-中毒休克并 DIC 已经有效抗感染治疗者;③并发肾上腺皮质功能不全者。山莨菪碱有助于改善微循环及纠正休克,DIC 早、中期可应用,每次 10～2 mg,静脉滴注,每日 2～3 次。

(六) 其他

观察性研究提示凝血功能异常的患者可能从血浆置换中获益。常规治疗基础上联合血浆置换治疗可能在一定程度上改善脓毒症相关性 DIC 患者的凝血功能、升高血小板计数。维生素 K 依赖因子水平降低可能会导致凝血酶原时间延长，从而引起感染相关的肝衰竭或营养不良。肠外的营养中的脂肪含量特别低，因此，重症监护患者常规接受 10 mg 维生素 K_1 口服或静脉注射每周 3 次。

总之，重症患者脓毒症合并凝血障碍仍然是一大挑战。至今，众多的治疗方法虽然未能达到预期，但常规治疗基础上改善出血、血栓的治疗可能最终改善患者的预后和转归。

（李　响　周若雯）

参考文献

1. Ziakas P D, Zacharioudakis I M, Zervou F N, et al. Methicillin-resistant Staphylococcus aureus prevention strategies in the ICU: a clinical decision analysis[J]. Critical Care Medicine, 2015, 43(2): 382 - 393.
2. Rubinstein E, Keynan Y. Vancomycin-resistant enterococci[J]. Critical care clinics, 2013, 29(4): 841 - 852.
3. Annane D, Bellissant E, Cavaillon J M. Septic shock[J]. Lancet, 2005, 365(9453): 63 - 78.
4. Opal S M, Huber C E. Bench-to-bedside review: Toll-like receptors and their role in septic shock. Crit Care, 2002, 6(2): 125 - 136.
5. Iosifidis E, Evdoridou I, Agakidou E, et al. Vancomycin-resistant Enterococcus outbreak in a neonatal intensive care unit: epidemiology, molecular analysis and risk factors[J]. American Journal of Infection Control, 2013, 41(10): 857 - 861.
6. Annane D, Sébille V, Charpentier C, et al. Effect of treatment with low doses of hydrocortisone and fludrocortisone on mortality in patients with septic shock. JAMA, 2002, 288(7): 862 - 871.
7. Fourrier F. Recombinant human activated protein C in the treatment of severe sepsis: An evidencebased review[J]. Crit Care Med, 2004, 32[Suppl.]: S534 - S541.
8. Vincent J L, Bernard G R, Beale R, et al. Drotrecogin alfa(activated) treatment in severe sepsis from the global open-label trial ENHANCE: Further evidence for survival and safety and implications for early treatment[J]. Crit Care Med, 2005, 33(10): 2266 - 2277.
9. Kollef MH. Optimizing antibiotic therapy in the intensive care unit setting[J]. Critical Care, 2001, 5(4): 189 - 195.
10. Walsh T R, Toleman M A, Poirel L, et al. Metallo-β-lactamases: the quiet before the storm? [J]. Clin Microbiol Rev, 2005, 18(2): 306 - 325.

第十七章

艾滋病合并肝硬化的综合治疗

第一节 艾滋病合并肝硬化的特点

艾滋病，即获得性免疫缺陷综合征是人类因为感染人类免疫缺陷病毒后导致免疫缺陷，并发一系列机会性感染及肿瘤，有很高的病死率。

肝硬化（hepatic cirrhosis）是临床常见的慢性进行性肝病，由一种或多种病因长期或反复作用形成的弥漫性肝损害。在我国大多数为肝炎后肝硬化，少部分为酒精性肝硬化和血吸虫性肝硬化。病理组织学上有广泛的肝细胞坏死、残存肝细胞结节性再生、结缔组织增生与纤维隔形成，导致肝小叶结构破坏和假小叶形成，肝脏逐渐变形、变硬而发展为肝硬化。早期由于肝脏代偿功能较强可无明显症状，后期则以肝功能损害和门脉高压为主要表现，并有多系统受累，晚期常出现上消化道出血、肝性脑病、继发感染、脾功能亢进、腹水、癌变等并发症。

艾滋病的临床治疗是当前医学的难题；肝硬化失代偿期的临床治疗也是目前的一个难题，虽然肝移植可以从根本上解决这个问题，但是由于供体肝脏的紧缺，移植后的免疫排斥反应以及高额的医疗费用等限制了其临床应用。如果艾滋病合并失代偿期肝硬化，临床治疗更为棘手。

一、肝硬化发病原因

引起肝硬化的病因很多，其中主要是病毒性肝炎所致，如乙肝、丙肝等。同时还有酒精肝、脂肪肝、胆汁淤积、药物、营养等方面的因素长期损害所致。

（一）病毒性肝炎

目前在中国，病毒性肝炎尤其是慢性乙型肝炎，是引起门静脉性肝硬化的主要因素。

（二）酒精中毒

长期大量酗酒，是引起肝硬化的因素之一。目前认为乙醇对肝脏似有直接毒性作用，它能使肝细胞线粒体肿胀，线粒体嵴排列不整，甚至出现乙醇透明小体，是肝细胞严重损伤及坏死的表现。

（三）营养障碍

多数学者承认营养不良可降低肝细胞对有毒和传染因素的抵抗力，而成为肝硬化的间接病因。动物实验证明，喂饲缺乏胆碱或蛋氨酸食物的动物，可经过脂肪肝的阶段发展成肝硬化。

（四）工业毒物或药物

长期或反复地接触含砷杀虫剂、四氯化碳、黄磷、氯仿等，或长期使用某些药物如双醋酚汀、异烟肼、辛可芬、四环素、氨甲蝶呤(MTX)、甲基多巴，可产生中毒性或药物性肝炎，进而导致肝硬化。黄曲霉素也可使肝细胞发生中毒损害，引起肝硬化。

（五）循环障碍

慢性充血性心力衰竭、慢性缩窄性心包炎可使肝内长期淤血缺氧，引起肝细胞坏死和纤维化，称淤血性肝硬化，也称为心源性肝硬化。

（六）代谢障碍

如血色病和肝豆状核变性(亦称 Wilson 病)等。

（七）胆汁淤积

肝外胆管阻塞或肝内胆汁淤积时高浓度的胆红素对肝细胞有损害作用，久之可发生肝硬化，肝内胆汁淤积所致者称原发胆汁性肝硬化，由肝外胆管阻塞所致者称继发性胆汁性肝硬化。

（八）血吸虫病

血吸虫病时由于虫卵在汇管区刺激结缔组织增生成为血吸虫病性肝纤维化，可引起显著的门静脉高压，亦称为血吸虫病性肝硬化。

（九）原因不明

部分肝硬化原因不明，称为隐源性肝硬化。

二、肝硬化发病机制及病理生理

肝硬化的主要发病机制是进行性纤维化。正常肝组织间质的胶原(Ⅰ和Ⅲ型)主要分布在汇管区和中央静脉周围。肝硬化时Ⅰ型和Ⅲ型胶原蛋白明显增多并沉着于小叶各处。随着窦状隙内胶原蛋白的不断沉积,内皮细胞窗孔明显减少,使肝窦逐渐演变为毛细血管,导致血液与肝细胞间物质交换障碍。肝硬化的大量胶原来自位于窦状隙的贮脂细胞。该细胞增生活跃,可转化成纤维母细胞样细胞。初期增生的纤维组织虽形成小的条索但尚未互相连接形成间隔而改成肝小叶结构时,称为肝纤维化。如果继续进展,小叶中央区和汇管区等处的纤维间隔将互相连接,使肝小叶结构和血液循环改建而形成肝硬化。

三、临床表现

(一)代偿期

可有肝炎临床表现,亦可隐匿起病。可有轻度乏力、腹胀、肝脾轻度肿大、轻度黄疸、肝掌、蜘蛛痣。影像学、生化学或血液检查有肝细胞合成功能障碍或门静脉高压症(如脾功能亢进及食管胃底静脉曲张)证据,或组织学符合肝硬化诊断,但无食管胃底静脉曲张破裂出血、腹水或肝性脑病等严重并发症。

(二)失代偿期

肝功能损害及门脉高压综合征。

1. 全身症状　乏力、消瘦、面色晦暗,尿少、下肢水肿。

2. 消化道症状　纳差、腹胀、胃肠功能紊乱甚至吸收不良综合征,肝源性糖尿病,可出现多尿、多食等症状。

3. 出血倾向及贫血　齿龈出血、鼻出血、紫癜、贫血。

4. 内分泌障碍　蜘蛛痣、肝掌、皮肤色素沉着,女性月经失调、男性乳房发育、腮腺肿大。

5. 低蛋白血症　双下肢水肿、尿少、腹水、肝源性胸水。

6. 门脉高压　腹水、胸水、脾大、脾功能亢进、门脉侧支循环建立、食管胃底静脉曲张,腹壁静脉曲张。

(三)并发症

1. 感染　以原发性腹膜炎最常见。发生率为3%～10%,腹部有压痛、反跳痛、腹水为渗出液,末梢血象增高。

2. 上消化道出血　食管胃底静脉曲张破裂出血及肝源性胃肠道黏膜溃疡出血。

3. 肝性脑病　在肝硬化基础上,患者摄入蛋白质过量、消化道出血、感染、电解质紊乱均可诱发肝性脑病。

4. 肝肾综合征　表现为少尿、无尿、氮质血症、低钠、高钾、肝昏迷、低血压休克。

四、诊断

根据临床表现和有关检查常可作出诊断。对早期患者应仔细询问过去有无病毒性肝炎、血吸虫病、长期酗酒或营养失调等病史，注意检查肝脾情况，结合肝功能及其他必要的检查，方能确定诊断。肝硬化的主要诊断依据是：①病毒性肝炎（乙型及丙型）史、血吸虫病、酗酒及营养失调史。②肝脏可稍大，晚期常缩小、质地变硬、表面不平。③肝功能减退。④门静脉高压的临床表现。⑤肝活检有假小叶形成。

（一）实验室检查

1. 血常规　血红蛋白、血小板、白细胞降低。

2. 肝功能实验　代偿期轻度异常，失代偿期血清蛋白降低，球蛋白升高，A/G 倒置。凝血酶原时间延长，凝血酶原活动下降。转氨酶、胆红素升高。总胆固醇及胆固醇酯下降，血氨可升高。氨基酸代谢紊乱，支链氨基酸/芳香氨基酸比例失调。尿素氮、肌酐升高。电解质紊乱：低钠、低钾。

3. 病原学检查　HBV 标志物（HBV-M）或 HCV-M 或 HDV-M 阳性。

4. 免疫学检查

（1）免疫球蛋白　IgA、IgG、IgM 可升高。

（2）自身抗体　抗核抗体、抗线粒体抗体、抗平滑肌抗体、抗肝脂蛋白膜抗体可阳性。

（3）其他免疫学检查　补体减少、玫瑰花结形成率及淋转率下降、CD8 抑制性 T 细胞（Ts）减少，功能下降。

5. 纤维化检查　PⅢP 值上升，脯氨酰羟化酶（PHO）上升，单胺氧化酶（MAO）上升，血清板层素（LM）上升。

6. 腹水检查　新近出现腹水者、原有腹水迅速增加原因未明者应做腹腔穿刺，抽腹水作常规检查、腺苷脱氨酶（ADA）测定、细菌培养及细胞学检查。为提高培养阳性率，腹水培养应在床边进行，使用血培养瓶，分别作需氧和厌氧菌培养。

（二）影像学检查

1. X 线检查　食管胃底钡剂造影，可见食管胃底静脉出现虫蚀样或蚯蚓样静脉曲张变化。

2. B 型超声及彩色多普勒超声波检查　肝被膜增厚，肝脏表面不光滑，肝实质回声增强，粗糙不匀称，门脉直径增宽，脾大，腹水。

3. CT 检查　肝脏各叶比例失常，密度降低，呈结节样改变，肝门增宽、脾大、腹水。

（三）内镜检查

可确定有无食管胃底静脉曲张，阳性率较钡餐 X 线检查为高，尚可了解静脉曲张的程度，并对其出血的风险性进行评估。食管胃底静脉曲张是诊断门静脉高压的最可靠指标。在并发上消化道出血时，急诊胃镜检查可判明出血部位和病因，并进行止血治疗。

（四）肝活检检查

肝穿刺活检可确诊。

（五）腹腔镜检查

能直接观察肝、脾等腹腔脏器及组织，并可在直视下取活检，对诊断有困难者有价值。

（六）门静脉压力测定

经颈静脉插管测定肝静脉楔入压与游离压，两者之差为肝静脉压力梯度（HVPG），反映门静脉压力。正常多<5 mmHg，>10 mmHg则为门脉高压症。

五、鉴别诊断

（一）与伴有肝肿大和脾肿大的疾病相鉴别

如慢性肝炎和原发性肝癌。其他还有华支睾吸虫病、肝包虫病、先天性肝囊肿及某些累及肝脏的代谢疾病。血液疾病，如慢性白血病等常有脾脏肿大，应注意鉴别。

（二）与引起腹水和腹部胀大的疾病相鉴别

常见的有缩窄性心包炎、结核性腹膜炎、腹腔内肿瘤、巨大卵巢囊肿及慢性肾炎等。

（三）与肝硬化并发症鉴别的疾病

1. 上消化道出血　应与消化性溃疡，急慢性胃黏膜病变，胃癌、食管癌及胆道出血等鉴别。

2. 肝性昏迷　应与低血糖、糖尿病、尿毒症、药物中毒、严重感染和脑血管意外等所致的昏迷相鉴别。

3. 功能性肾衰竭　应与慢性肾炎、慢性肾盂肾炎以及由其他病因引起的急性肾功能衰竭相鉴别。

艾滋病合并肝硬化除具有艾滋病及肝硬化的共同点外，相比单纯艾滋病患者或肝硬化患者其机会性感染概率更高，尤以细菌和真菌为主，合并丙型肝炎概率更高，其导致肝硬化发展速度更快，程度更重，两者共同感染患者其预后往往不良。

第二节　艾滋病合并肝硬化的一般治疗

一、抗 HIV 治疗

抗反转录病毒治疗(antiretroviral therapy, ART)是艾滋病的最根本的治疗方法。而且需要终身服药。治疗目标:最大限度地抑制病毒的复制,保存和恢复免疫功能,降低病死率和 HIV 相关性疾病的发病率,提高患者的生活质量,减少艾滋病的传播。

(一)开始抗反转录病毒治疗的指征和时机

1. 成人及青少年开始抗反转录病毒治疗的指征和时机　下列情况之一建议治疗:艾滋病期患者;急性期;无症状期 $CD4^+$ T 细胞<350/μl;$CD4^+$ T 细胞每年降低大于 100/μl;HIV-RNA>10^5 copy/μl;心血管疾病高风险;合并活动性 HBV/HCV 感染;HIV 相关肾病;妊娠。开始 ART 前,如果存在严重的机会性感染或既往慢性疾病急性发作,应控制病情稳定后再治疗。

2. 婴幼儿和儿童开始抗反转录病毒治疗的指征和时机　以下情况之一建议治疗:小于 12 个月的婴儿;12～35 个月的婴儿,$CD4^+$ T 细胞比例<20%,或总数<750/μl;36 个月以上的儿童,$CD4^+$ T 细胞比例<15%,或总数<350/μl。

(二)抗反转录病毒(ARV)药物

1. 国际现有药物　六大类 30 多种。核苷类反转录酶抑制剂(NRTIs)、非核苷类反转录酶抑制剂(NNRTIs)、蛋白酶抑制剂(PIs)、整合酶抑制剂、融合抑制剂(FIs)及 CCR5 抑制剂(maraviroc)。

2. 国内 ARV 药物　有前 4 类,12 种。

推荐我国成人及青少年的一线抗病毒方案:

齐多夫定/替诺福韦+拉米夫定+依非韦伦/奈韦拉平

某些特殊人群(如儿童、孕妇、合并结核、肝炎及静脉吸毒者)的抗病毒治疗均有其特殊性,应具体问题具体分析,不能照搬以上方案。

依从性很重要。抗病毒治疗前,应与患者有充分的交流,让他们了解治疗的必要性、治疗后可能出现的不适、依从性的重要性、服药后必须进行定期的检测,以及在发生任何不适时应及时与医务人员联系。同时要得到其家属或朋友的支持,以提高患者的依从性。抗病毒治疗过程中,应监测 $CD4^+$ T 细胞、HIV-RNA 及常规血液检测,以评价疗效及不良反应。

二、艾滋病患者并发症的治疗

对于各种感染均进行针对各种病原的抗感染治疗。如:假丝酵母菌感染用氟康唑或伊曲康唑;单纯疱疹或带状疱疹用阿昔洛韦或泛昔洛韦,局部应用干扰素;PCP应用复方磺胺甲噁唑,或联合克林霉素,重者联合糖皮质激素,甚至呼吸支持;细菌感染应用针对敏感菌的抗生素;活动性结核给予规范的抗结核治疗,出现结核性脑膜炎或结核性心包积液时需联合糖皮质激素;鸟分枝杆菌感染需乙胺丁醇联合克拉霉素(或阿奇霉素),重症可同时联合利福喷汀或阿米卡星;深部真菌感染根据真菌的种类可选两性霉素B、卡泊芬净、伏立康唑、伊曲康唑、氟康唑、氟胞嘧啶等;巨细胞病毒感染应用更昔洛韦或膦甲酸钠,累及神经中枢时需两者合用;弓形虫脑病需乙胺嘧啶联合磺胺嘧啶,过敏者用克林霉素。

并发肿瘤者:子宫颈癌:根据分期不同需根治手术、放疗、化疗。淋巴瘤需联合化疗。卡波西肉瘤:抗HIV治疗加化疗。

三、艾滋病患者饮食及生活调节

每日摄取足够的能量,需肉、蛋、奶等高热量、高蛋白质、易消化的饮食。多吃新鲜蔬菜和水果。少食多餐。注意饮食卫生,尤其不进食生冷肉食。对于腹泻及消化不良的患者应保证水分摄入充足,多进食液体食物。戒烟酒,适当锻炼,保持良好情绪和减轻心理压力。

四、艾滋病患者护理

(一)一般护理

艾滋病是一种慢性、进行性、致死性传染病,需要经过专业培训的护理人员。除HIV外,还包括并发症的护理。除注意HIV的消毒隔离外,还应针对患者的并发症的不同病原,做好呼吸道、体液及接触隔离。要严格无菌操作,严格消毒隔离;接触患者的血液和体液时,应戴好手套、口罩或防护眼镜、穿好隔离衣,做好自我防护。

另外,针对艾滋病患者出现的不同临床症状,如发热、腹泻、皮肤疾病、呼吸道症状、消化道症状等进行不同护理。

(二)心理护理

艾滋病患者不仅要面对疾病的折磨、死亡的威胁,还要承受来自社会和家庭的压力和歧视,因此常常出现情绪异常,甚至自杀倾向。这就需要加强心理护理。密切观察患者的心理变化,注意倾听患者诉说,建立良好的信任关系,帮助他们树立起对生活的信心和希望。

(三)家庭护理

艾滋病是一种可控的慢性传染病,家属应了解关于艾滋病的传播方式、如何防治等基本信息,给患者精神上的支持,帮助他们树立生活的信心。同时注意自我防护,防止HIV的进一步传播。

五、肝硬化治疗

（一）针对肝硬化的治疗

1. 支持治疗 静脉输入高渗葡萄糖注射液以补充热量，输液中可加入维生素 C、胰岛素、氯化钾等。注意维持水、电解质、酸碱平衡。病情较重者可输入白蛋白、新鲜血浆。

2. 药物治疗 肝炎活动的患者可给予保肝、降酶、退黄等治疗。如葡醛内酯、维生素 C。必要时静脉输液治疗，如促肝细胞生长素 80～120 mg/d，还原型谷胱甘肽 1.2 g/d，甘草酸类制剂等。

3. 口服降低门脉压力的药物

（1）普萘洛尔（心得安） 国内常用量每次 10～20 mg，每日 3 次或每次 40 mg，每日 2 次。应从小量开始，递增给药。

（2）硝酸酯类 如硝酸异山梨醇酯（消心痛）每次 5～10 mg，每日 2～3 次，极量每次 20 mg。

（3）钙通道阻滞药 如硝苯地平（心痛定）每次 10～20 mg，每日 3 次，急症给药可舌下含服。

4. 补充 B 族维生素和消化酶 如维康福 2 片，每日 1 次。复合消化酶（达吉）2 粒，每日 3 次等。

5. 脾功能亢进的治疗 可服用升白细胞和血小板的药物，如利血生 20 mg，每日 3 次。鲨肝醇 50 mg，每日 3 次。氨肽素 1 g，每日 3 次。必要时可行脾切除术或脾动脉栓塞术治疗。

6. 腹水的治疗

（1）一般治疗 包括卧床休息，限制水、钠摄入。钠的摄入量每日为 250～500 mg。如果尿钠在 10～50 mmol/24h，说明钠潴留不甚严重者，钠的摄入量每日为 500～1 000 mg，即氯化钠 1 200～2 400 mg，相当于低盐饮食。一旦出现明显利尿或腹水消退，钠的摄入量每日可增加 1 000～2 000 mg。一般每日摄水量应限于 1 500 ml。如血清钠＜130 mmol/L，每日摄水量应控制在 1 000 ml 以下。血清钠＜125 mmol/L，每日摄水量应减至 500 ml 到 700 ml。

（2）利尿剂治疗 如氢氯噻嗪（双氢克尿噻），每次 25～100 mg，隔日或每周 1～2 次服用。氨苯蝶啶，每日量 50～100 mg，饭后服用。主要使用螺内酯（安体舒通）和呋塞米（速尿）。使用安体舒通和速尿的比例为 100 mg∶40 mg。开始用安体舒通 100 mg/d，速尿 40 mg/d。如利尿效果不明显，可逐渐加量。利尿治疗以每天减轻体重不超过 0.5 kg 为宜，以免诱发肝性脑病、肝肾综合征。腹水渐消退者，可将利尿剂逐渐减量。

（3）反复大量放腹水加静脉输注白蛋白 用于治疗难治性腹水。每日或每周 3 次放腹水，每次 4 000～6 000 ml，同时静脉输注白蛋白 40 g。

（4）提高血浆胶体渗透压 每周定期少量、多次静脉输注血浆或白蛋白。

（5）腹水浓缩回输 用于治疗难治性腹水，或伴有低血容量状态、低钠血症、低蛋白血症和肝肾综合征患者，以及各种原因所致大量腹水急需缓解症状患者。禁忌证包括：感染性腹水、癌性腹水和内源性内毒素性腹水；重度肝功能损害（血清胆红素＞85 μmol/L），严重凝血

病需要手术治疗，手术风险较高，有关对 $CD4^+$ T 细胞<200 cell/μl 的艾滋病患者手术治疗的报道不多。肝炎肝硬化以后，脾脏淤血肿大，出现脾功能亢进。脾脏对白细胞、红细胞和血小板的破坏增强，临床表现为白细胞、红细胞和血小板明显减少。所以艾滋病合并肝硬化患者除了 HIV 对 $CD4^+$ T 细胞的破坏，还有脾脏对所有白细胞，包括 $CD4^+$ 细胞的破坏。一般肝硬化脾功能亢进的患者行脾切除以后，白细胞、红细胞和血小板会较快恢复正常。艾滋病合并肝硬化患者脾切除术后白细胞、红细胞和血小板也会较快恢复正常，但是 $CD4^+$ T 细胞是在胸腺发育成熟的。成年人胸腺萎缩，$CD4^+$ T 细胞恢复正常较慢。

我们从 2010 年 4 月至 2016 年 6 月对 21 例艾滋病合并失代偿期肝硬化患者进行抗反转录病毒治疗和保肝治疗，其中 14 例做脾切加自体骨髓经门静脉输注到肝内治疗。另 7 例因为担心手术风险，不同意手术，继续常规药物治疗。临床观察发现自体骨髓经门静脉输注明显促进了肝脏功能和免疫功能重建。

患者男性 17 例，女性 4 例，年龄 26～56 岁，平均 40.3 岁。均因肝硬化合并 HIV 感染到上海市公共卫生临床中心就诊。其中 16 例为乙型肝炎病毒感染后肝硬化，5 例为丙型肝炎病毒感染后肝硬化。CT 检查均提示肝脏明显缩小，肝硬化，形态不规则，脾脏肿大。有少量到中等量腹腔积液；凝血酶原时间均超过正常值 3 s 以上，血清胆红素 12.9～56.9 μmol/L，WBC $(2.1 \sim 3.35) \times 10^9$/L，血红蛋白 56.9～125 g/L，血小板 $(16 \sim 106) \times 10^9$/L，丙氨酸氨基转移酶 26～47 U/L；天冬氨酸氨基转移酶 17～65 U/L，$CD4^+$ T 细胞 61～303 cell/μl，$CD8^+$ T 细胞 174～324 cell/μl，CD4/CD8 为 0.27～1.71，Child-Pugh 分级为 B 级 17 例，C 级 4 例。其中 16 例有上消化道出血病史。

9 例患者经外科门诊确诊后收住院准备手术治疗。12 例到外科咨询以后，因担心手术风险或其他原因，选择抗反转录病毒治疗(拉咪呋叮 300 mg/d，替诺呋韦 300 mg/d，克立芝 4 片/d，丙肝患者加服索菲布韦 300 mg/d)和一般保肝治疗，其中 5 例经非手术治疗 3 个月后病情没有好转，选择手术治疗。所以最后手术治疗 14 例，最初 3 个月非手术治疗 12 例，一直采用非手术治疗 7 例。

常规手术前准备之外，手术前后继续应用抗反转录病毒药物治疗。14 例患者均在全身麻醉下手术，探查见肝脏明显结节性肝硬化，脾肿大。仅 1 例没有腹水，其他患者腹水 500～3 500 ml。行脾切除，然后经网膜右静脉置管插入门静脉，连接埋置皮下的埋入式骨髓输注装置。切取小块肝组织和切除的脾脏送病理检查。术后从髂前上脊穿刺抽取骨髓 20 ml，然后经皮穿刺埋置在上腹部皮下的骨髓输注装置穿刺窗，将自体骨髓缓慢推注进入门静脉，最后用肝素盐水 5 ml 注入骨髓输注装置防止凝血。术后 1 个月和 3 个月分别再次输注自体骨髓 20 ml，方法同前。

结果切除的脾脏病理检查均显示慢性脾瘀血、被膜增厚、部分区域玻璃样变性。肝组织活检提示均显示结节性肝硬化，部分肝细胞浆淤胆。2 例术后当天发生腹腔出血，再次手术发现切除的脾脏创面广泛渗血，用缝合结扎创面，氩气激光刀止血等方法，患者仍然在术后 2 d 死于腹腔出血和肝功能衰竭。

12 例手术脾脏切除和输注自体骨髓 1 周复查白细胞，血小板大致恢复正常。血红蛋白手术后 1 个月后逐渐恢复正常。行自体骨髓经门静脉输注后未出现任何不良反应。2 周后患者逐渐食欲改善，体力好转，腹水减少或消失，复查肝功能各项指标有不同程度好转。第一次自体骨髓输注后 4 周和 12 周后分别再次作骨髓输注和复查肝功能，各项指标逐渐接近正常水平，手术 12 周后 Child-Pugh 分级均达到 A 级。8 例患者已随访 3 年以上，其中 1 例术后 3 年因吸毒后癫痫发作死亡。其他患者病情稳定。肝功能基本恢复正常。复查 HIV 病毒载量、HBV 病毒载量、HCV 病毒载量均检测不到。手术治疗患者切除的脾脏病理检查均显示慢性脾瘀血，被膜增厚，部分区域玻璃样变性。肝组织活检均显示结节性肝硬化，部分肝细胞浆淤胆。一直采用非手术治疗的 7 例在 2 年内先后死于消化道出血和肝功能衰竭 6 例，第 3 年死亡 1 例。随访患者各项指标的有关资料见表 17－1～表 17－18。

表 17－1　12 例患者自体骨髓输注前后 $CD4^+$ T 细胞变化(cell/μl)

年龄（岁）	输注前	1 个月	3 个月	12 个月	24 个月
56	61	81	269	341	512
36	80	120	366	519	541
32	130	244	411	612	636
27	265	289	999	1 112	1 300
41	141	235	326	476	467
48	167	481	496	466	492
35	303	864	1 087	772	802
39	491	768	1 127	982	964
26	157	524	642	395	432
54	387	357	574	546	随访不到 2 年
54	384	709	698	686	随访不到 2 年
36	313	895	1 487	1 268	随访不到 2 年

表 17－2　7 例患者非自体骨髓输注随访 $CD4^+$ T 细胞变化(cell/μl)

年龄（岁）	输注前	1 个月	3 个月	12 个月	24 个月
54	58	56	61	68	死亡
38	86	94	80	90	死亡
49	210	240	238	238	死亡
36	118	128	146	146	死亡
54	349	368	398	366	326
48	206	198	228	228	死亡
39	266	265	289	289	死亡

表 17－3　12 例患者自体骨髓输注前后 $CD8^+$ T 细胞变化(cell/μl)

年龄（岁）	输注前	1 个月	3 个月	12 个月	24 个月
56	228	318	368	512	825
36	529	621	686	648	796
32	256	362	418	478	639
27	324	649	1 886	1 892	2 501
41	312	462	542	968	999
48	178	962	986	946	874
35	174	269	1 486	1 828	1 648
39	680	826	2 327	1 876	1 768
26	183	1 179	1 783	1 215	1 189
54	476	362	727	646	随访不到 2 年
54	319	570	612	616 年	随访不到 2 年
36	119	696	993	876	随访不到 2 年

表 17－4　7 例患者非自体骨髓输注随访 $CD8^+$ T 细胞变化(cell/μl)

年龄（岁）	输注前	1 个月	3 个月	12 个月	24 个月
54	204	218	236	242	死亡
38	508	514	536	512	死亡
49	234	249	268	238	死亡
36	329	386	332	286	死亡
54	308	332	318	326	348
48	168	189	196	228	死亡
39	108	198	210	226	死亡

表 17－5　12 例患者自体骨髓输注前后凝血酶原时间变化(s)

年龄（岁）	输注前	1 个月	3 个月	12 个月	24 个月
56	17	15.2	14	14.2	13.6
36	19.1	14.8	13.6	14	14.1
32	17.9	16	14.4	13.8	14.2
27	18.3	14.1	14.6	14.2	14.1
41	22.1	17.9	16.2	14.4	14.6
48	19.1	16	15.2	14.9	14.7

（续表）

年龄（岁）	输注前	1个月	3个月	12个月	24个月
35	19.1	14.6	14.3	14.1	14.1
39	17.1	15.8	14.9	14.2	14.3
26	17.6	14.6	14	14	13.8
54	19.6	17.2	16.4	14.1	随访不到2年
54	17.4	15.3	15.1	14.8	随访不到2年
36	18.3	14.6	14.1	14.2	随访不到2年

表17-6　7例患者非自体骨髓输注随访凝血酶原时间变化(s)

年龄（岁）	输注前	1个月	3个月	12个月	24个月
54	17	18.1	17.4	20.2	死亡
38	18.4	18.9	19.2	18.4	死亡
49	18.1	18.4	18.1	19.6	死亡
36	17.8	17.9	19.6	19.8	死亡
54	19.6	19.8	20.1	17.8	18.6
48	17.4	18.9	19.4	21.2	死亡
39	18.7	18.4	19.6	18.6	死亡

表17-7　12例患者自体骨髓输注前后白蛋白(g/L)变化

年龄（岁）	输注前	1个月	3个月	12个月	24个月
56	30.8	34.1	34.6	38.6	40.1
36	33.5	35.6	36.8	38.8	38.9
32	27.4	38.2	37.9	38.1	38.8
27	36.3	36.8	38.6	39.6	41.1
41	31.3	28.6	34.2	38.2	38.1
48	36.2	34.8	34.6	34.8	34.1
35	37	39.4	36.3	39.1	41.2
39	34.1	38.4	39.2	39.4	40.2
26	36.4	33.9	37.3	40	41
54	28.5	30.9	31.6	34.2	随访不到2年
54	38.8	39.1	39.8	41.2	随访不到2年
36	29.1	31.5	37.9	39.8	随访不到2年

表 17－8　7 例患者非自体骨髓输注随访白蛋白(g/L)变化

年龄（岁）	输注前	1 个月	3 个月	12 个月	24 个月
54	30.2	30.8	30.6	28.8	死亡
38	32	31.6	30.2	31.6	死亡
49	34.6	32.8	32.1	29.8	死亡
36	31.8	32.6	31.2	31.7	死亡
54	29.6	30.9	29.1	31.2	30.6
48	36.8	34.6	34.9	32.8	死亡
39	29.6	31.2	29.8	29.6	死亡

表 17－9　12 例患者自体骨髓输注前后总胆红素(μmol/L)变化

年龄（岁）	输注前	1 个月	3 个月	12 个月	24 个月
56	12.9	13.6	16.4	16.1	15.2
36	48.2	38.6	31.6	28.4	26.4
32	56.9	38.9	32.4	26.8	31.2
27	16.7	18.9	18.1	17.9	16.6
41	57.5	65.5	42.6	31.5	37.5
48	10.5	10.0	9.6	7.8	6.1
35	21.8	19.2	8.5	17.0	11.2
39	19.2	16.4	14.2	14.4	10.6
26	13.5	5.8	6.1	6.1	6.8
54	14.7	11.4	11.2	10.6	随访不到 2 年
54	11.1	10.8	4.9	5.8	随访不到 2 年
36	28	7.6	8.2	6.8	随访不到 2 年

表 17－10　7 例患者非自体骨髓输注随访总胆红素(μmol/L)变化

年龄（岁）	输注前	1 个月	3 个月	12 个月	24 个月
54	12.9	13.1	12.9	26.8	死亡
38	20.8	22.1	23.3	31.6	死亡
49	19.2	18.4	19.8	29.4	死亡
36	13.5	13.8	14.2	21.8	死亡
54	14.7	13.8	14.6	22.1	30.6
48	11.1	11.9	12.6	23.8	死亡
39	29.1	27.9	27.2	29.4	死亡

表 17－11　12 例患者自体骨髓输注前后白细胞($\times 10^9$/L)变化

年龄(岁)	输注前	1 个月	3 个月	12 个月	24 个月
56	2.1	6.6	5.4	5.1	6.2
36	1.89	7.6	6.6	6.4	5.4
32	2.14	3.9	5.4	5.8	5.6
27	2.0	8.9	7.1	6.9	7.7
41	2.54	11.4	8.6	7.6	6.9
48	2.64	6.84	6.46	6.32	6.76
35	3.35	5.1	7.4	7.92	6.76
39	5.55	5.4	6.4	7.2	6.81
26	1.06	8.48	6.58	6.3	5.8
54	2.75	3.98	4.86	4.96	随访不到 2 年
54	3.01	5.17	5.46	5.12	随访不到 2 年
36	1.26	5.1	5.69	5.16	随访不到 2 年

表 17－12　7 例患者非自体骨髓输注随访白细胞($\times 10^9$/L)变化

年龄(岁)	输注前	1 个月	3 个月	12 个月	24 个月
54	2.1	1.9	2.0	2.1	死亡
38	3.35	3.41	3.21	3.2	死亡
49	5.55	5.42	5.36	4.6	死亡
36	1.26	1.09	1.28	2.1	死亡
54	2.78	2.91	2.94	2.6	2.8
48	2.19	2.89	2.98	2.8	死亡
39	1.32	1.89	1.64	1.9	死亡

表 17－13　12 例患者自体骨髓输注前后血小板($\times 10^9$/L)变化

年龄(岁)	输注前	1 个月	3 个月	12 个月	24 个月
56	36	306	286	254.6	268
36	26.7	296	326.4	284	246
32	101	412	346	246.4	289
27	56	419	427	310	176
41	28	177	286	288	263

感性、化学因素、物理因素以及生活方式等，免疫功能失调与非霍奇金淋巴瘤发病密切相关，已有大量研究表明EB病毒(Epstein-Barr virus，EBV)是潜在致癌病毒，与伯基特淋巴瘤的发病有关，慢性幽门螺杆菌(Hp)感染是胃黏膜相关淋巴样组织(MALT)淋巴瘤的发病原因之一，因为部分早期胃MALT淋巴瘤单纯抗Hp治疗能达到临床治愈。近年，由人类免疫缺陷病毒(HIV)感染引起的艾滋病(获得性免疫缺陷综合征)明显提高了淋巴组织增生性疾患的易感性。有研究表明，HIV病毒抑制不完全是艾滋病相关淋巴瘤发展的强烈预报指标，其发生与长期的不受控制的高HIV病毒载量有关，而与CD4细胞无明显关系。HIV感染主要与中高度侵袭性B细胞淋巴瘤发病有一定相关性。原发性渗出性淋巴瘤与人疱疹病毒-8(human herpes virus-8，HHV-8)显著相关。日本成人T细胞白血病(ATL)淋巴瘤型的发病模式也体现与人类T细胞病毒I型(HTLV-I)感染的相关性。

艾滋病相关淋巴瘤(AIDS-related lymphoma，ARL)由免疫细胞增生失控、恶变而产生，其发生可能具有多种不同的途径，HIV感染后的免疫抑制、持续的B细胞抗原刺激释放IL-6，IL-10，CD23，CD30和CD44等细胞因子、MYC和BCL-6基因重排、p53突变缺失、RAS突变、遗传异常、细胞活素释放和失调、树突状细胞受损或病毒感染是主要的致病因素，这些刺激引起免疫球蛋白变量基因(immunoglobulin variable genes，IVG)重排，最终使AIDS患者发生ARL。

三、临床表现

约95%发生于淋巴外组织，可发生于身体任何部位，以局部和全身淋巴结进行性肿大最多见，依次为颈部、腋下和腹股沟，其次为耳前、滑车上、髂窝和腘窝。淋巴结最大直径>5 cm，深部淋巴结因纵隔和腹腔淋巴结肿块引起压迫和侵及邻近器官的症状，如胸闷、气急、上腔静脉综合征、厌食、腹痛、腹胀、心包积液和胸腔积液、腹水。随着病情进展出现贫血、出血和感染、肝脾肿大，甚至出现中枢神经系统受累的症状。首发于淋巴结结外器官时，出现相应压迫症状，如鼻咽部肿物引起鼻塞、呼吸不畅和头痛、耳聋等。慢性型起病缓慢、隐匿，患者常无意中发现淋巴结肿大，经各种抗感染治疗无效。最后出现疲乏、低热、贫血和体重下降。原发于骨髓者，主要表现发热、贫血、出血倾向、感染综合征、血像及骨髓像异常。胃肠道淋巴瘤可发生于食管至肛门的任何部位，表现为腹胀痛、腹部肿块、排便异常及消化道出血。ARL与发生于普通人群的结节状组织细胞淋巴瘤(NHL)相比具有多种特征；常有进展期疾病和(或)淋巴结结外受侵表现，以及预后相对较差，可以累及骨髓、软脑膜、脊髓以及其他异常部位，如体腔、颌部、胃肠道(尤其是小肠、胃、直肠、肛周)和软组织。

四、临床分期

Ⅰ期　病变限于单个淋巴结区(Ⅰ)，或侵及单个结外器官或部位(ⅠE)

Ⅱ期　病变在横膈一侧的2个或更多的淋巴结区(Ⅱ)，或外加局限侵犯结外的单个器官或部位(ⅡE)

Ⅲ期　受侵的淋巴结区在横膈两侧（Ⅲ）或同时侵犯结外的单个的器官或部位（ⅢE），或侵犯脾区（ⅢS），或两侧均受侵犯（ⅢSE）

Ⅳ期　一个或更多的结外器官或部位的弥漫性或播散性病变，伴有或不伴有淋巴结受侵。各期患者可根据有无全身症状分为A和B。无全身症状的为A。有以下全身症状之一者属B：①首次就诊前6个月内原因不明的体重减轻超过10%。②原因不明的发热：38℃以上，连续3 d以上。③盗汗：病变部位可以下列符号标明：肝脏—H，脾脏—S，肺脏—L，骨髓—M，胸膜—P，骨骼—O，皮肤—D。

五、诊断

进行性、无痛性淋巴结肿大要考虑本病的可能，依据临床表现，尚需结合一些辅助检查，主要有：

（一）实验室检测

全血细胞计数、血沉、肝肾功能、血清电解质等检查，对判断病情、决定治疗方案都有参考意义。HL常有贫血、白细胞和中性粒细胞增多；骨髓广泛浸润或脾功能亢进时，可有全血细胞减少。血清碱性磷酸酶应作为常规检查，其升高时提示有瘤细胞浸润。血清乳酸脱氢酶和β_2微球蛋白对预后有参考价值。乳酸脱氢酶水平高低可作为肿瘤负荷指标，升高提示预后不良。高度恶性NHL患者应进行脑脊液细胞学检查。骨髓涂片找到RS细胞是HL骨髓浸润依据。骨髓穿刺涂片阳性率3%，活检提高到9%～22%。

（二）影像学检查

1. 浅表淋巴结的检查　B超检查和核素显像可发现体检未能触及的淋巴结。

2. 纵隔和肺的检查　胸部摄片了解纵隔增宽、肺门增大、胸腔积液及肺部病灶情况。胸部CT可明确纵隔和肺门肿大的淋巴结。

3. 腹腔、盆腔的淋巴结检查　不仅能显示腹主动脉旁淋巴结，而且还能显示脾门、肝门、肠系膜淋巴结以及肝、脾、肾受累情况，所以是腹部检查首选的方法。

4. 肝脾的检查　CT、B超、放射性核素显像及MRI等两种以上检查同时显示实质性占位病变才能确定肝脾受累。

5. PET　可以显示淋巴瘤和淋巴瘤残存病灶。

6. 淋巴管造影　能显示结构破坏，CT阴性而临床上怀疑时，可以考虑做下肢淋巴管造影。

（三）病理学检查

1. 淋巴结活检、印片。

2. 淋巴细胞分化抗原检测　可以区分B细胞或T细胞免疫表型，大部分为B细胞性。

3. 染色体异位检查 有助于分型诊断。t(14;18)是滤泡细胞淋巴瘤的标记,t(8;14)主要是 Burkitt 淋巴瘤的标记,t(11;14)是外套细胞淋巴瘤的标记,t(2;5)是 Ki－1＋(CD30＋)间变性大细胞淋巴瘤的标记,3q27 异常是弥漫性大细胞淋巴瘤的染色体标志。可应用聚合酶链反应(PCR)技术检测 bcl－2 基因或 T 细胞受体(TCR)基因重排和 B 细胞 H 链的基因重排。

(四) 剖腹探查

对可疑病变进行活检,对伴有淋巴结肿大的患者行脾切除术后应做病理检查。剖腹探查对确诊,了解病变范围和分期都有参考价值。

六、鉴别诊断

由于艾滋病患者常有淋巴结肿大,因此,淋巴瘤必须与其他淋巴结肿大疾病相区别。

(一) 霍奇金淋巴瘤

年轻人多见,可见多核分叶状巨细胞。最常累及颈部淋巴结和锁骨上淋巴结,其次为腋下淋巴结、纵隔淋巴结、腹膜后和主动脉旁淋巴结等。局部淋巴结的无痛性、进行性肿大往往是首发症状。晚期可累及脾、肝、骨髓等处,以脾脏受累相对多见。常发生邻近淋巴结播散,进展较慢。

(二) 淋巴结反应性增生

为感染引起的反应,多有明显感染灶,常表现为局限性淋巴结肿大,伴疼痛和压痛,经抗炎治疗可缩小。

(三) 结核性淋巴结炎

多局限于颈两侧,有时两者很难鉴别,都可出现发热、多汗、乏力、血沉快,常伴肺结核。肿大淋巴结质地不均匀,软硬相间,容易相互粘连并与皮肤粘连,活动度差。结核与淋巴瘤两者偶可并存,如经过正规抗结核治疗无淋巴结继续增大,应考虑淋巴瘤可能。

(四) 组织细胞坏死性淋巴结炎

本病为良性自限性疾病,主要累及年轻女性患者。病变特征为淋巴结结构完全破坏,结内呈明显的碎片状坏死和液化性坏死,伴以 CD4 和 CD8 细胞和组织细胞大量增生。

(五) 淋巴结转移癌

肺的小细胞未分化癌、未分化鳞癌和腺癌,神经母细胞瘤及恶性黑素瘤常可发生淋巴结转移。此种肿大的淋巴结常较硬,局限,质地不均匀,仔细追踪可找到原发灶,很少有全身淋巴结肿大。

（六）巨大淋巴结增生

是一种原因不明的淋巴结肿大，以侵犯纵隔多见，肺门淋巴结也可受侵。此病可能是感染引起的特殊反应炎症，为良性病变，手术切除效果好。

（七）结节病

此病较少见，可出现全身淋巴结肿大，尤其在耳前、颌下、滑车上、气管旁，有时伴有发热。淋巴结无坏死病变，结节多，大小均匀，有时可见中心体。

（八）急性白血病

淋巴母细胞淋巴瘤晚期呈现淋巴肉瘤白血病，肿瘤细胞形态学与急性淋巴细胞白血病(L1 或 L2)无明显区别。

（九）猫抓病

有猫抓伤史，耳前、后、腋窝淋巴结肿大，磺胺和氨基糖苷类抗生素治疗有效，也可自行消退。

七、治疗

针对患者的主要症状采取综合治疗，实施个体化治疗原则。依据 $CD4^+$ T 细胞和病毒载量的检测结果，确定免疫系统功能受损害的程度。若免疫功能损害轻，$CD4^+$ T 细胞＞200 cell/μl，给予在 ART 基础上加抗癌化疗及对症支持治疗；若免疫功能损害重，$CD4^+$ T 细胞＜200 cell/μl，则予以免疫功能重建，ART 及对症支持治疗，不宜抗癌化疗。因为抗癌药物将加剧免疫损害和感染，另外抗癌药物、ART、抗感染等药物的相互影响还值得进一步研究。HIV 感染并不直接引起患者临床死亡，其死因均为继发各种机会性感染或机会性肿瘤。

（一）抗病毒治疗

在抗反转录病毒治疗未用于临床前，为避免化疗药物的毒性，ARL 治疗总是采用小剂量，2 年存活率大约为 10%。通常艾滋病相关淋巴瘤的患者经高效抗反转录病毒治疗后一般状况比未经 ART 治疗要好，已基本成为大家的共识。ART 可以发挥免疫重建功能，经 ART 后病例能够耐受标准剂量的化疗。现在大多数学者认为 ART 与化疗同时进行安全有效，接受抗病毒治疗后的 ARL 患者预后明显改善，2 年生存率可达 60%。CD4 水平越低，越有可能发展为淋巴瘤。包括有蛋白酶抑制剂和非核苷类药物的 ART 方案比单纯核苷类药物组成的方案更能有效阻止淋巴瘤的发生。所以 HIV 感染者一旦继发肿瘤，无论其 $CD4^+$ T 细胞计数是否低于 350 cell/μl，均应接受 ART。然而，治疗时应正确估计细胞毒药物与抗反转录病毒药物间的药代动力学相互作用，充分考虑抗病毒药物的毒性，例如，齐多夫定易引起骨髓抑制，司他夫定的神经毒性以及泰诺福韦的肾毒性，临床应用时应注意可能造成患者不能完成全程联合化疗。

（二）化疗

艾滋病相关淋巴瘤进行化疗时应遵循个体化治疗原则，最佳化疗方案迄今尚未确定。标准的治疗方案是 R-CHOP 方案（利妥西单抗、环磷酰胺、多柔比星、长春新碱和泼尼松）。不同类型的淋巴瘤需给予相应类型的方案，是否停用 ART 或两者同时应用，目前尚无明确定论。依据患者的病史、全身状况及 $CD4^+$ T 细胞和病毒载量的检测结果决定使用全量或部分剂量药物化疗。如 CD4 计数＜100 cell/μl，免疫功能损害重，可考虑 ART 及对症支持治疗，暂不化疗或使用半量化疗剂量，若 CD4 计数＞200 cell/μl，可考虑在 ART 基础上加抗癌全量化疗及对症支持治疗。但应注意抗癌药物和抗病毒药物间的相互影响，因为抗癌药物将加剧免疫损害和感染，两者联用往往致药物间相互作用诱导不良反应发生，甚至降低化疗效果。另外，ART 可以抑制淋巴瘤细胞的凋亡，无益于提高淋巴瘤患者存活率，也无助于化疗后病毒载量的抑制和免疫功能的重建。

目前 AIDS－DLBCL 化疗推荐的一线方案仍然是 CHOP（环磷酰胺＋多柔比星＋长春新碱＋泼尼龙），推广方案是 EPOCH（依托泊苷＋多柔比星或吡柔比星＋长春新碱＋环磷酰胺＋泼尼松）、CDE（环磷酰胺＋多柔比星＋依托泊苷）（表 18－1）。

Little 等研究化疗期间停用 ART 治疗方法，采用剂量调整的 EPOCH 方案（依托泊苷＋泼尼松＋长春新碱＋环磷酰胺＋多柔比星）治疗 39 例新近确诊的 ARL，为避免化疗药物与抗反转录病毒治疗药物间的相互作用，在化疗期间停用 ART，化疗结束后恢复 ART，患者对治疗可以耐受，其不良反应与标准的 CHOP 化疗相似，完全缓解率 74％，53 个月无病生存率和总生存率（overall survival rate，OSR）为 92％和 60％。经过 3 个月 ART 后，HIV 载量降至基线水平以下，12 个月后 $CD4^+$ 细胞计数恢复到正常水平。与 CHOP 方案不同的是 EPOCH 对高度增生的恶性淋巴瘤有效，而高度增生的恶性淋巴瘤占 ARL 的 85％。研究显示，66％未经治疗的 ARL 有多药耐药基因－1（MDR－1），这也是导致患者预后差的原因，而 EPOCH 和其他一些化疗药物可以克服 MDR－1，有助于治疗。

（三）放射治疗

对巨大的淋巴瘤或为控制由肿瘤所引起的诸如疼痛和出血等症状，使用附加放射治疗有一定疗效。对原发性中枢神经系统淋巴瘤患者除予常规化疗外，同时还要进行全脑放疗。

（四）生物治疗

利妥西单抗（美罗华，rituximab）通常用于抗原 CD20 表达阳性的弥漫大 B 细胞淋巴瘤患者，已有研究证明与 CHOP 方案联用治疗低度恶性 B 细胞淋巴瘤，总有效率达 95％，其中完全缓解为 55％，有明显的疗效，已成为治疗滤泡性和弥漫大 B 细胞性 NHL 的标准治疗方法。但用于 ARL 治疗目前仍有争议，接受含利妥西单抗治疗方案的 AIDS－DLBCL 患者似乎有更高的缓解率、更低的疾病进展率，但同时也存在更高的治疗相关感染率。有研究比较了

CHOP 方案和 CHOP ＋ R 方案用于艾滋病相关淋巴瘤患者治疗的疗效和安全性，结果发现 CD4 细胞＜50 cell/μl 患者应用利妥西单抗和 CHOP 联合治疗，多数出现感染相关的死亡，危险性比单纯 CHOP 组高，这可能是因为利妥西单抗使正常 B 细胞衰竭，导致 HIV 感染人群免疫功能进一步抑制。但也有研究表明，利妥昔单抗在每次 EPOCH 化疗周期前给药和在所有化疗周期结束后连续每周给药（共给药 6 周），CR 分别为 73％和 55％，而毒性反应没有明显差异。有研究发现在 CD4 细胞计数＞100 cell/μl 的患者中应用利妥西单抗安全且增效。因此，临床应用时仍应注意可能的感染甚至危及生命的并发症。对复发和顽固性 ARL 病例还可以考虑骨髓移植，移植过程中可以同时接受 ART，其疗效尚需进一步研究证实。

（五）支持治疗

对 ARL 患者来说，支持治疗也很重要，粒细胞集落因子和促红细胞生成素可以改善化疗引起的中性粒细胞降低和贫血。

（六）手术治疗

对一些艾滋病合并一些脏器的淋巴瘤患者也可进行手术，如胃肠淋巴瘤、肝淋巴瘤等，手术可以切除病灶，并明确病理及分期，有利于化疗或放疗。我们的研究发现，这些患者往往大都为晚期，进行腹部手术有较高的术后脓毒症发生率，早期手术切除病灶，合适的抗病毒治疗加全身化疗可能取得较好的疗效，因次加强围手术期的管理，包括应用抗生素预防感染、营养支持，手术操作要尽可能轻柔，减少手术创伤、手术时间及术后的支持治疗，并结合术后的化疗，以期争取较好的预后。

总之，ARL 的治疗应强调循证医学指导下的个体化治疗方案，应结合患者的病史、一般状况、病理类型、分期、ECOG（eastern cooperative oncology group）评分、国际预后指数（international prognostic index，IPI）得分、$CD4^+$ 细胞计数及各器官功能状况等制定最佳治疗策略。多数学者认为，由于 ARL 倾向于恶性程度高的组织学类型和具有高度侵袭性，应采用强烈治疗方案以争取达到和普通人群相近的疗效。

八、预后

与淋巴瘤种类、分期和患者处于 HIV 疾病的阶段有关。如 $CD4^+$ T 细胞数＜200/μl，伴有骨髓受累者提示预后不良。如患者处于 NHL Ⅳ期且 $CD4^+$ T 细胞数很低，预期寿命不会超过 6 个月，其中 50％的患者可能死于机会性感染而非淋巴瘤。如患者对化疗反应良好，可能存活 6～20 个月或更长。

典型病例：患者 37 岁，男，发现左侧腋部肿块 4 个月，肿块破溃，发现 HIV 感染 1 个月。$CD4^+$ T 细胞数 59 cell/μl。局部换药治疗后破溃增大。转到上海市公共卫生临床中心外科，切取病理活检报告为弥漫大 B 细胞淋巴瘤，经抗病毒治疗和 EPOCH 方案化疗。化疗前采集自体骨髓保存，化疗结束 5 d 后回输自体骨髓。3 个疗程化疗后破溃的肿块基本消失，6 个疗程化疗后局部伤口愈合。CD4$^+$T 细胞数增加到 121 cell/μl。全身情况明显好转(图 18-1～图 18-4,见彩页)。

表 18-1　淋巴瘤常用化疗方案

方案 1:CHOP

药物	剂量	给药途径	给药时间	给药间隔
环磷酰胺(CTX)	750 mg/m^2	静脉注射	第 1 天	每 3～4 周重复
多柔比星(阿霉素,ADM)	50 mg/m^2	静脉注射	第 1 天	
米托蒽醌	12～14 mg/m^2	静脉注射	第 1 天	
长春新碱(VCR)	1.4 mg/m^2	静脉注射	第 1 天	
泼尼松(强的松)	100 mg/m^2	口服	第 1～5 天	

方案 2:R-CHOP

药物	剂量	给药途径	给药时间	给药间隔
利妥西单抗 Rituximab	375 mg/m^2	静脉滴注	第 1 天	
环磷酰胺(CTX)	750 mg/m^2	静脉注射	第 3 天	每 3～4 周重复
多柔比星(阿霉素,ADM)	50 mg/m^2	静脉注射	第 3 天	
米托蒽醌	12～14 mg/m^2	静脉注射	第 3 天	
长春新碱(VCR)	1.4 mg/m^2	静脉注射	第 3 天	
泼尼松(强的松)	100 mg/m^2	口服	第 3～7 天	

方案 3:EPOCH

药物	剂量	给药途径	给药时间	给药间隔
依托泊苷(VP16)	50 mg/m^2	静脉注射	第 1～4 天	
多柔比星(阿霉素,ADM)	10 mg/m^2	静脉注射	第 1～4 天	
长春新碱(VCR)	0.4 mg/m^2	静脉注射	第 1～4 天	
环磷酰胺(CTX)	750 mg/m^2	静脉注射	第 5 天	每 3～4 周重复
泼尼松(强的松)	60 mg/m^2	口服	第 1～5 天	

方案 4:ESHAP

药物	剂量	给药途径	给药时间	给药间隔
依托泊苷(VP16)	40 mg/m^2	静脉滴注 2h	第 1～4 天	每 3 周重复
甲泼尼龙	500 mg/m^2	静脉滴注	第 1～4 天	
阿糖胞苷	2g/m^2	静脉滴注 3h	第 5 天	
顺铂	25 mg/m^2	静脉滴注	第 1～4 天	

第二节　艾滋病相关卡波西肉瘤

卡波西肉瘤(Kaposi sarcoma，KS)又称为多发性特发性出血性肉瘤(multiple idiopathic hemorrhagic sarcoma)，是第一个被发现与艾滋病相关的恶性肿瘤，是 AIDS 恶性肿瘤的代表病种，也是艾滋病患者最常见的机会性肿瘤之一，尸体解剖表明身体各组织器官均可发生这种肿瘤。于 1872 年由匈牙利皮肤病学家 Kaposi 首先报道。其临床特点为皮肤特发性、多发性、色素性肉瘤。认为是非洲大陆赤道地区一种地方多发病，在当地地理条件下，主要侵犯中老年男性，在四肢发生多数的大小不同的结节，后人称此病为 Kaposi 肉瘤。其病情进展可快可慢，预后差异很大，某些患者可长期稳定，但有些患者病情则恶化迅速。

一、发病机制

卡波西肉瘤的形成因素目前尚不清楚，其可能原因如下：

(一) 艾滋病

AIDS 患者中约 30%并发卡波西肉瘤，此 AIDS 流行病型卡波西肉瘤有 90%为男性同性恋者，从地理病毒学病态象上分析原因，目前还不能明确有什么直接关联，从学术角度观察，感染 AIDS 病毒时可见单核细胞血管增生性因子，有人认为此因子是发生卡波西肉瘤的重要因素。

(二) 免疫缺陷状态

免疫缺陷发生卡波西肉瘤是 AIDS 发病的重要症状之一。免疫缺陷与卡波西肉瘤发病之间存在着密切的关系，AIDS 患者免疫缺陷而卡波西肉瘤发生较多见。

(三) 病毒感染

某些病毒(例如巨细胞病毒(CMV)、人疱疹病毒-8 型(HHV-8)、人乳头瘤病毒(HPV)以及 EB 病毒可能与卡波西肉瘤的发生有关。但这些病毒与卡波西肉瘤的确定性关系及作用机制仍需进一步研究。

二、临床表现

卡波西肉瘤可见于 HIV 感染的各个阶段，$CD4^+$ T 细胞计数正常时也可发生，但多数病例出现在 $CD4^+$ T 细胞计数＜200 cell/μl)的患者。卡波西肉瘤侵犯的部位很广泛，四肢、颜面以及躯干等处，皮肤均可出现，口腔黏膜、眼睑、黏膜处也有发生。此外，肺、肝、脾等脏器，尤其是消化道发生时易出现大出血危险。总之，卡波西肉瘤可在全身各处发

5. 紫杉醇 是最新的治疗卡波西肉瘤的药物,能诱导卡波西肉瘤细胞凋亡,治疗卡波西肉瘤疗效显著,缓解时间长,可达 10 个月之久,是一线药物失败后的选择药。

(三)局部卡波西肉瘤的治疗

适用于局限于皮肤的较大病灶,但并不能防止新病灶的出现。包括局部液氮冷冻、凝胶涂抹于损害部位、局部放射治疗、损害部位注射化疗药物、激光治疗均有一定的疗效,但有一定的复发率。

(四)手术治疗

临床上少数表现为局限性单病灶的卡波西肉瘤患者,可以外科手术切除病灶组织。

(五)抗 HHV-8 治疗

因为在卡波西肉瘤病灶中几乎均能发现 HHV-8 DNA,是卡波西肉瘤最可能发生的启动因子,有研究发现,使用抗病毒药物,例如更昔洛韦、阿昔洛韦等,可通过抗 HHV-8 而减少卡波西肉瘤发生的危险。

(六)生物学治疗

免疫调节剂如干扰素、异丙肌苷、胸腺素、白细胞介素等、血管生成抑制剂以及通过抑制 IL-6 的生成进而抑制细胞增生的视黄酸等药物,均有一定的疗效。

六、预后

卡波西肉瘤的预后与患者免疫状态有关,$CD4^+$ T 细胞计数是存活率的最好预测指标。先前存在机会性感染,伴有发热、盗汗、体重减轻以及肿瘤迅速进展者预后差。以下 3 种情况提示预后较好,即肿瘤局限于皮肤或淋巴结或口腔的微小病变;癌症患者生活质量指标>70 分;$CD4^+$ T 细胞计数>150cell/μl。

典型病例:患者 27 岁,男,进行性消瘦,乏力 6 个月,发现右侧腿部肿块 1 个月。$CD4^+$ T 细胞数 5 cell/μl。确定 HIV 感染。在上海市公共卫生临床中心外科切取腿部肿块病理活检报告为卡波西肉瘤。抗反转录病毒治疗和脂质体多柔比星化疗。第一次化疗后肛门周围破溃。每日大便 10 余次,为淡黄色稀水样便。局部换药治疗后肛门周围破溃逐渐增大。做乙状结肠造瘘和经乙状结肠静脉插管埋置骨髓输注装置,肛门周围组织活检为慢性炎症合并真菌感染。再次化疗前采集自体骨髓放置-80℃冰箱保存,化疗后经埋置的骨髓输注装置回输自体骨髓。共 6 个疗程化疗后肛门周围破溃基本愈合,全身情况明显好转,体重增加约 6 kg。$CD4^+$ T 细胞数增加到 212 cell/μl。全身情况明显好转(图 18-5~图 18-7,见彩页)。

第三节　非艾滋病相关性肿瘤

研究表明，由于艾滋病患者普遍接受 ART，艾滋病定义的肿瘤（非霍奇金淋巴瘤、卡波西肉瘤、子宫颈癌）发病率较前有下降趋势，而非艾滋病定义的肿瘤（non-AIDS-defining malignancies）最常见的是肛门癌、肝癌和霍奇金淋巴瘤较前增加。

一、肛门肿瘤

HIV 感染后的肛门鳞状上皮肿瘤与人乳头瘤病毒（HPV）感染高度相关，对侵袭性肛门肿瘤者，需要进行化疗及放疗联合治疗，可长期无瘤生存。

二、霍奇金淋巴瘤

艾滋病患者中霍奇金淋巴瘤的发病率较普通人群增加 2.5～11.5 倍。组织病理学检查发现 RS 细胞是其特点。艾滋病患者霍奇金淋巴瘤似乎更多来源于 B 细胞，组织学类型以混合细胞型居多，临床表现更多晚期，更多有向淋巴结外和骨髓侵犯的倾向。治疗主要是 ART 治疗、放疗和联合化疗。但艾滋病患者患霍奇金淋巴瘤比普通患者常更有侵袭性，且治疗效果相对较差。ART 改善了患者的生存，2 年存活率为 63%，而未经治疗的为 46%。霍奇金淋巴瘤常用化疗方案为 ABVD、MOPP、CVB 等，化疗同时需加强营养支持，并需注意艾滋病患者化疗易发生机会性感染。

三、肝癌与结直肠癌

艾滋病患者肝癌的发病率相对增加与其常合并乙型肝炎和丙型肝炎病毒感染有关，但艾滋病与结直肠癌的关系尚无定论，有研究发现艾滋病患者结肠癌发病率并不增加，但发现结肠癌患者发病年龄更轻、恶性度更高以及预后更差。其治疗主要是 ART、手术及化疗。我们的研究也表明这类患者发病年龄较轻，恶性度较高，更多晚期，术后脓毒症发生率高，预后较差。

ART 治疗显著降低了艾滋病患者的病死率，然而，艾滋病患者面临易患各种肿瘤的危险包括艾滋病定义的肿瘤及非艾滋病定义的肿瘤，由于抗病毒药物、化疗及支持治疗的进展使得艾滋病患者可以获得新的更为积极的治疗，显著改善了患者的预后，但仍需未来进一步深入的研究。在众多治疗中，ART 应该是控制肿瘤和改善长期预后最为重要的治疗，此外，对艾滋病这类特殊人群早期筛查肿瘤也至关重要。

（刘保池　夏咸军　张宝善）

第二节　嵌合抗原受体的结构

嵌合抗原受体(CAR)的结构由胞外抗原识别结构域,胞外铰链区,跨膜区和胞内的信号传导结构域组成。胞外的抗原识别域通常是由单链抗体组成[如 anti－CD19,CD20,表皮生长因子受体(EGFR),人表皮生长因子受体阳性(HER_2),EGFRⅧ等],识别特异的肿瘤膜表面分子,也可以是某些肿瘤特异抗原的配体或受体(如 NKG2D 等)等。胞外铰链区是一段空间结构用于隔开抗原识别域和跨膜区,其目的为提供合适的空间位置,使得胞外抗原识别域能够在识别抗原前后维持正确的结构并传导胞内信号,通常选择 CD8a,IgG 的一段作为铰链区。跨膜区为保证 CAR 分子定位在膜表面的结构域,通常选择 CD8a,CD28,CD137 和 CD3 等分子的跨膜区。胞内信号传导结构域是介导 CAR 信号传导的关键部分,通常是一个或几个第一信号(如 CD3zeta),第二信号(共刺激信号如 CD28,CD137,ICOS,OX40 等)的组合。第一代 CAR 只含有第一信号 CD3zeta,第二代 CAR 有一个第一信号 CD3zeta 和一个第二信号,第三代 CAR 有一个第一信号 CD3zeta 和两个第二信号结构域。除了第三代 CAR－T,目前又有新的 CAR－T 设计策略,在第二代 CAR－T 的基础上引入了新的独立于 CAR 的调节分子,如细胞因子 IL－12,其他共刺激因子 41BBL 等,能进一步增强 CAR－T 的功能。由于 CAR 的胞外抗原识别结构域由单链抗体组成,可以直接识别相应的抗原,和 T 细胞受体 TCR 不同,不依赖于抗原 MHC 分子和抗原呈递过程,同时胞内的结构域和 TCR 不同,由于整合了第二信号,使得信号传递比单纯的 TCR 更强,更容易活化,对肿瘤造成的免疫抑制有一定的抵抗性。嵌合抗原受体(CAR)和传统 T 细胞的 TCR 的比较如表 19－1 所示。由于大部分肿瘤突变抗原不是细胞膜表面蛋白,它们通过蛋白酶体降解后产生肿瘤特异的多肽,结合于 MHC 分子,能够被 T 细胞的 TCR 所识别,而 CAR 本身不能识别胞内的蛋白质,但现在利用体外筛选噬菌体抗体库或酵母抗体库的方法,可以筛选能够与肽- MHC 复合物的抗体,这样 CAR 也能够和 TCR 一样间接识别胞内的抗原。

表 19－1　TCR 和 CAR 的特征比较

	TCR(T 细胞受体)	CAR(嵌合抗原受体)
来源	多个基因片段重组形成	人工合成
受体组成	多个组分的蛋白复合物	单组分单链受体
抗原识别	MHC 依赖性	MHC 不依赖
抗原处理及呈递	需要	不需要
抗原种类	所有突变蛋白	只能识别膜表面分子

（续表）

	TCR（T 细胞受体）	CAR（嵌合抗原受体）
对自身抗原的识别及不良反应	低	较高（肿瘤相关抗原） 较低（肿瘤特异抗原）
亲和力	低	高
共受体	需要	不需要
共刺激信号	需要	自身已经整合

嵌合抗原受体由胞外的抗原识别结构域、铰链区、跨膜区以及胞内的信号传导结构域组成。其中第一代 CAR 信号传导结构域只有第一信号 CD3zeta，第二代 CAR 信号传导结构域由第一信号 CD3zeta 和一个第二信号（CD28，41BB，ICOS，OX40 等）组成，第三代 CAR 信号传导结构域由第一信号和 2 个第二信号组成(图 19－1，见彩页）。

第三节　嵌合抗原受体 T 细胞的临床治疗流程

利用 CAR－T 的肿瘤临床治疗过程主要分为如下几个步骤：从患者取得大量白细胞，经过纯化得到 T 细胞，T 细胞体外活化，T 细胞 CAR 基因导入，CAR－T 细胞扩增，患者的淋巴细胞删除创造有利于淋巴细胞扩增的环境，CAR－T 细胞回输到患者体内（图 19－2，见彩页）。以针对 CD19 的 CAR－T 为例：①对患者肿瘤细胞免疫分型，确认其表面分子 CD19 的表达，可以通过 CD19-CAR-T 进行治疗。②通过白细胞单采获得外周血单核细胞（PBMC），利用人 T 细胞纯化试剂盒去除肿瘤和其他细胞，获得 T 细胞，并利用合适的培养基和刺激条件（通常是 anti－CD3 和 anti－CD28）活化 T 细胞，使其更有利于感染和扩增。③CD19－CAR－T细胞转化，可以利用不同的方式（慢病毒、反转录病毒、质粒和转座子基因、mRNA 电转等）将 CAR 转入到 T 细胞；其中慢病毒和反转录病毒载体介导的 CAR 基因整合到 T 细胞的基因组，是稳定的长期表达，理论上有潜在的致瘤可能，但目前的临床数据还未观察到致瘤现象。转座子基因介导的质粒也是稳定的长期表达，但是没有致瘤的缺点；mRNA 的电转瞬时表达 CAR 基因，这可以避免长期的 CAR 表达造成的不良反应，也没有致瘤的风险，缺点是 CAR 表达时间有局限性。④利用细胞因子和活化刺激因子，对 CAR－T 细胞进行体外扩增，达到所需要的有效剂量，目前的主要扩增方法是基于 anti－CD3，anti－CD28 和 IL－2的方法，但也有报道使用抗原特异的 aAPC（人工抗原递呈细胞）和其他的细胞因子如 IL－7，IL－15 等。⑤患者利用全身辐照或化疗试剂删除自身的淋巴细胞，造成利于 CAR－T 扩增的环境。⑥CAR－T 细胞回输，体内增值发挥效应，需要定时监测体内 CAR－T 细胞的扩增情况以及肿瘤细胞的杀伤情况。

第四节　嵌合抗原受体T细胞治疗的不良反应

由于嵌合抗原受体T细胞是完全人工合成的受体，和内源的T细胞不同，自身的TCR经过在胸腺的阳性选择和阴性选择，对自身抗原反应的TCR已经被删除，且能够利用MHC CD4等分子的协同刺激和增强抗原特异的T细胞信号。大部分CAR的靶点选择都是肿瘤相关抗原，如CD19，CD20，HER2，EGFR等，这些靶点在正常组织都有表达，会造成on-target，off-tissue的不良反应，因此需要在临床前动物实验和第一相（Phasel）临床试验严格检测这些CAR－T的不良反应。另外一个不良反应是由于CAR－T同时整合了T细胞活化的第一信号和共刺激信号，在大部分条件下其活化程度比内源的T细胞要高，这样可能在短时间内杀伤大量的肿瘤细胞或抗原表达的非肿瘤细胞，造成细胞因子释放综合征和肿瘤裂解综合征，进一步造成不同的不良反应，如高热、心动过速、毛细血管渗透综合征、低血压和呼吸系统症状等，同时也有患者表现为神经系统综合征，如意识模糊、不会说话、抽搐等。对于这些症状，利用IL－6拮抗抗体或激素治疗可以缓解，同时不影响嵌合抗原受体T细胞的抗肿瘤疗效。

第五节　嵌合抗原受体T细胞治疗在白血病中的研究及进展

最初的嵌合抗原受体T细胞临床实验是在实体瘤中进行的，但是由于当时的细胞修饰生产水平以及肿瘤类型的选择，其效果并不显著，而近年来CAR－T在白血病治疗中的显著疗效，使得CAR－T成为了肿瘤治疗新的突破。

一、CAR－T治疗在B细胞来源的白血病和淋巴瘤中的应用

在2008年，Fred Hutchison肿瘤研究所等机构使用CAR－T对B细胞淋巴瘤进行治疗，当时共有7个患者，CAR转化采用的是anti-CD20 CAR DNA电转，由于是瞬时表达CAR，T细胞在体内只存活了9周，其结果为1个部分缓解（PR），4个稳定（SD）以及2个完全缓解（但在T细胞治疗之前已经是CR状态），虽然治疗结果不太理想，但这一临床实验的关键在于证实了以CD20和B细胞作为靶向的CAR－T治疗是相对安全的。随后在2010年，NCI报道了一例B细胞淋巴瘤治疗的成功病例，利用针对CD19的CAR－T，患者的淋巴瘤得到控制，正常B细胞也被删除，血清免疫球蛋白显著降低，为CAR－T治疗B细胞来源的淋巴瘤的有效性提供了理论和实际的支持。随后在2011年，宾夕法尼亚大学的研究发表了利用针对CD19的CAR－T对慢性淋巴细胞白血病的治疗，显示了“治愈”的疗效，随后在复发难治性急性淋

巴细胞白血病展开临床实验，也取得了良好的疗效。由于这些突破性的进展，以及其他的免疫调控分子(PD1 抗体、PD－L1 抗体，以及 CTLA－4 抗体)的成功，*Science* 杂志将肿瘤免疫治疗评为了 2013 年科技突破进展的第一名。此后在世界范围内 CAR－T 的临床实验大量开展，不同的靶点、不同的肿瘤类型都有涉及，但主要还是针对 B 细胞来源的肿瘤为主。

由于 B 细胞作为靶点的相对安全性已经得到了证实，除了 CD19，目前已经有多个针对 B 细胞的 CAR 设计，如针对 CD20，CD22 已经在临床实验中使用。而在临床前动物试验中 CD23，ROR1，κ 轻链等作为 B 细胞来源的肿瘤也显示了特异的杀伤，这些都将是 B 细胞来源的肿瘤治疗的候选分子，因为肿瘤细胞的基因组的不稳定性，容易产生突变，单一的靶向 CD19 可能会造成获得性的 CD19 低表达或突变造成抗体不识别，这已经在临床实验中有发现，因此这些新的 B 细胞来源的肿瘤靶向分子对治疗由于抗原突变导致的肿瘤复发具有重要的意义。

对于非 B 细胞来源的白血病和淋巴瘤的治疗，急性髓细胞白血病，尤其是难治性和复发性病例，由于其自身肿瘤特性和 B 细胞急性淋巴细胞白血病的相似性，如果有合适的膜表面靶向分子，可以将针对 CD19 的 CAR－T 的成果运用到急性髓细胞白血病中。对于急性髓系白血病，目前已有 anti－LewisY，CD123，CD33，NKG2D 配体等作为靶点，其中 CD33 是一个较为重要的分子。由于已有的抗体小分子偶联药物 Gemtuzumab ozogamicin 靶向 CD33，因此相关的临床数据可以将 CD33 的 CAR－T 作为借鉴。临床显示 Gemtuzumab 对于小部分患者会导致肝脏毒性，此外 CD33 除了在急性髓细胞白血病细胞表达，也在未成熟髓系细胞表面。因此，CD33 靶向的 CAR－T 可能造成髓系细胞发育的缺失，导致低红细胞、白细胞和血小板症状。由北京 301 医院韩卫东教授团队实施的一例 CD33 CAR－T 的临床实验显示了该靶点的 CAR－T 对造血系统的影响不大，更准确的结论需要更多的后续临床数据支持。T 细胞来源的白血病或淋巴瘤，目前进展不大，主要是缺乏合适的靶点，在临床前的实验中显示，CD5，CD30 在部分 T 细胞肿瘤表达，可以用作 CAR－T 的靶点，另外一个潜在的策略是利用嵌合抗原受体修饰的天然杀伤细胞(natural killer cell)来杀伤 T 细胞。

二、CAR－T 细胞治疗在实体瘤中的研究进展

虽然 CAR－T 在 B 细胞来源的肿瘤治疗中取得了显著的疗效，但其在实体瘤中的应用还有待于进一步发展。实体瘤和造血系统来源的肿瘤有两点显著的区别：

(1) 造血系统来源的肿瘤的膜表面分子都已经鉴定得非常清楚，相对容易找到合适的 CAR－T 靶点，且造血来源的细胞大多数都不是不可或缺的，如缺少 B 细胞，不会引起生命体征直接相关的不良反应。此外对于实体瘤，其膜表面分子特征与造血来源的肿瘤相比，定义也不太明确，目前的临床上针对实体瘤的抗体药物如 EGFR，HER2，都是肿瘤相关抗原，在很多正常组织都有表达。这样针对实体瘤的 CAR－T 设计对 on-target off-tissue 毒性的考虑是一个重要的因素，如第一例的针对结直肠癌的 HER2 CAR－T 就导致了肿瘤患者的死亡，其原因可能是肺部血管内皮细胞表达 HER2 有关。对于实体瘤的靶点有一个特别重要的实例是

EGFRⅧ,EGFRⅧ是全长EGFR的一个删除了267氨基酸的突变,造成持续的EGFR下游信号活化,是成胶质细胞瘤的一个特异的靶点,有超过30%的成胶质细胞瘤患者存在EGFRⅧ突变,由于EGFRⅧ在正常组织不表达,因此这是一个很独特的肿瘤特异抗原,而非肿瘤相关抗原,以这一靶点为模式抗原,将回答肿瘤特异抗原在实体瘤治疗中的基本和关键问题。

(2) 实体瘤和白血病不一样,实体瘤有一个免疫抑制的肿瘤微环境,这一免疫抑制微环境会影响CAR-T细胞的功能,同时实体瘤的基质细胞造成的物理屏障在某种程度上也会影响CAR-T的侵润,进而影响其抗肿瘤疗效。很多临床前动物实验显示了CAR-T在实体瘤治疗中疗效不如白血病显著,CAR-T细胞和过继性T细胞转移相似,会被诱导成耐受或耗尽状态。利用肿瘤微环境的免疫调控药物联合CAR-T治疗实体瘤应该是一个潜在可行的方向,临床前实验显示,免疫调控点抗体anti-PD1和anti-PD-L1能够和CAR-T协同作用,细胞因子如IL-12以及额外的共刺激信号如41BBL等也能增强CAR-T的抗肿瘤作用。

三、CAR-T细胞治疗艾滋病相关的恶性肿瘤

HIV病毒主要感染人的CD4T细胞,导致T细胞数量急剧下降,导致患者免疫力的下降,也就是艾滋病。艾滋病患者群体中,部分肿瘤的发病率高于非艾滋病患者,尤其是卡波西肉瘤、非霍奇金淋巴瘤和宫颈癌。HIV感染和这些肿瘤的高发病率的具体机制尚不明确,可能和患者免疫力下降有关。由于艾滋病患者的免疫力下降,应用常规免疫治疗调控患者自身的免疫系统杀伤肿瘤难度较大,如果能够利用体外转化扩增制造相应的CAR-T细胞,能够从头为患者提供抗肿瘤的有力工具,将是艾滋病患者肿瘤治疗的一个新的方向。

(一) 卡波西肉瘤

是艾滋病患者常见肿瘤之一,其成因与人8型疱疹病毒(也被称作卡波西肉瘤相关疱疹病毒)的感染有关,随着抗反转录病毒鸡尾酒疗法的出现,卡波西肉瘤的发病率已逐步下降,但仍然具有较高的致死率和发病率。当前还没有针对卡波西肉瘤的CAR-T实验报道,发现新的卡波西肉瘤相关的肿瘤表面抗原,将是这一肿瘤的CAR-T治疗的首要方向。

(二) 宫颈癌

其成因与人乳头状瘤病毒感染有关,其中人乳头状瘤病毒的E6和E7蛋白特异的T细胞过继性转移在宫颈癌治疗中显示出优异的疗效,有两名患者在经过该治疗15个月和24个月后处于完全缓解状态。目前还没有利用CAR-T治疗宫颈癌的临床实验,由于CAR-T和T细胞在功能上的相似性,设计针对宫颈癌特异抗原的CAR-T,预测会取得相似的效果。

(三) 非霍奇金淋巴瘤

艾滋病患者和非艾滋病患者相比,淋巴瘤发病率高,病死率也高。且在病征上表现的更为恶性,通常在诊断发现肿瘤时,已经处于肿瘤病症晚期,这也可能是其病死率高的原因之一。

最常见的艾滋病相关的淋巴瘤是弥漫性大B细胞淋巴瘤(DLBCL),主要是原发性中枢神经系统淋巴瘤(PCNSL)和伯基特淋巴瘤(BL),而原发性渗出性淋巴瘤(PEL)、霍奇金淋巴瘤(HL)、浆母细胞淋巴瘤发病率低一些。其他类型如T细胞淋巴瘤,滤泡性淋巴瘤较少见。在弥漫性大B细胞淋巴瘤中,最主要的是非霍奇金淋巴瘤,艾滋病患者发病率比非艾滋病患者高60多倍。由于针对B细胞的CAR-T在非艾滋病患者的治疗中已经相对比较成熟,可以将目前已有的靶向分子CD19,CD20等直接运用到艾滋病患者B细胞来源的淋巴瘤的治疗。

四、艾滋病患者CAR-T治疗的注意因素

虽然在原理上艾滋病患者的CAR-T治疗和非艾滋病患者没有本质区别,都是利用CAR重新导向T细胞使其杀伤肿瘤细胞,但是由于HIV病毒感染CD4T细胞,HIV患者免疫力低下的特殊情况,在CAR-T治疗实施中可能有如下方面应该注意:①艾滋病患者能否利用CD8 T或NK细胞生产CAR-T或CAR-NK,因为CD4 CAR-T有被HIV感染的风险,或利用基因编辑的方法去除CD4或HIV共受体CCR5及CXCR4的表达;②艾滋病患者本身免疫力低下,对于B细胞来源的淋巴瘤,进一步删除B细胞是否会导致机会性感染的增加;③艾滋病患者的身体状态较弱,对于CAR-T治疗引起的细胞因子风暴和肿瘤裂解综合征是否耐受更低以及相应的处理方式。如果能够克服这些局限性,CAR-T在艾滋病患者相关的恶性肿瘤(尤其是B细胞来源的肿瘤)应该有着光明的前景,为艾滋病患者相关的恶性肿瘤治疗提供新的思路和方向。

第六节　嵌合抗原受体T细胞治疗艾滋病相关淋巴瘤

我们用脐带血来源的CAR-T治疗艾滋病相关淋巴瘤有关病例报道:

例1　患者,男,38岁。发现右侧腋部肿块5个月,进行性增大,到上海市公共卫生临床中心就诊时已经是艾滋病淋巴瘤晚期。先经网膜右静脉插管建立骨髓经网膜右静脉输注通道。采集骨髓保存,给患者化疗,肿瘤缩小,白细胞仅$0.6\times10^9/L$,骨髓抑制。化疗结束后3 d,大部分化疗药物代谢过去,回输自体骨髓,骨髓重建。再用CAR-T细胞治疗,肿瘤进一步缩小。再做手术切除肿瘤,手术后创面逐渐愈合。这种濒临死亡的晚期肿瘤通过创新的综合治疗,有可能临床治愈(图19-2～图19-6,见彩页)。

例2　患者,女,27岁。发现右侧腋部肿块2个月,进行性增大,到上海市公共卫生临床中心手术切除腋部肿瘤,仅作一个疗程化疗。然后用CAR-T细胞治疗,复查6个月,没有复发迹象(图19-7～图19-10,见彩页)。

例3　患者,男,51岁。发现左颈部肿块2个月,进行性增大,发现皮肤发黄2周。到上海市公共卫生临床中心检查肝功能,总胆红素295.90。CT检查提示胰腺和肝门部占位病变,腹

膜后淋巴结肿大。颈部切除肿瘤组织病理检查确诊淋巴瘤。做 4 个疗程化疗后严重骨髓抑制，采用 CAR－T 细胞治疗，肿瘤完全消失，肝功能恢复正常。9 个月后复查，全身情况良好，没有肿瘤复发迹象(图 19－11～图 19－14，其中图 19－11，图 19－14 见彩页)。

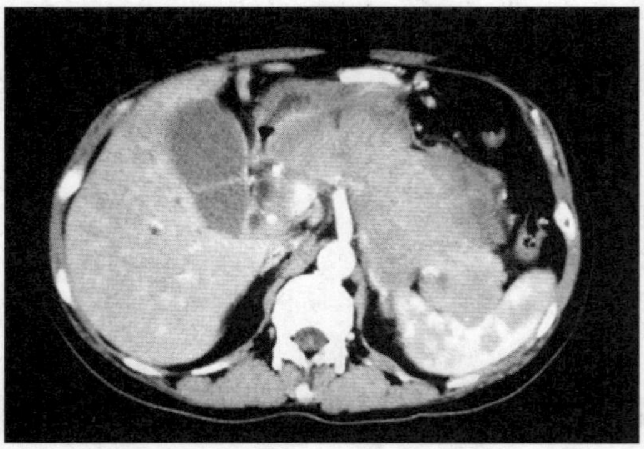

图 19－12　CT 检查提示淋巴瘤浸润胰腺和肛门部

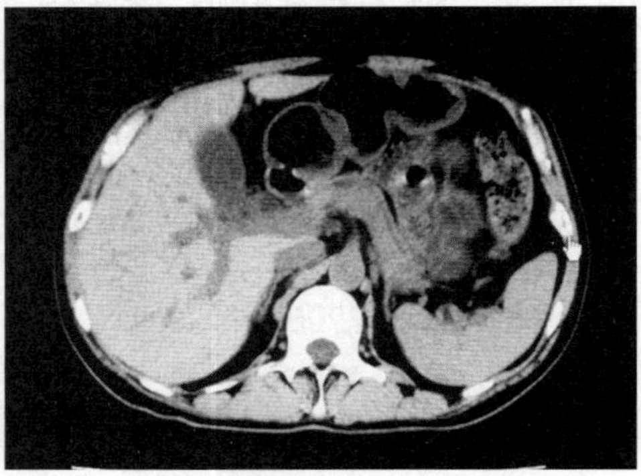

图 19－13　用脐带血来源的 CAR－T 治疗肿瘤浸润病变消失

（杨选明　刘保池）

参考文献

1. Barrett D M, Grupp S A, June C H. *Chimeric Antigen Receptor-and TCR－Modified T Cells Enter Main Street and Wall Street*. J Immunol, 2015, 195(3): 755－761.
2. Barrett D M. *Chimeric antigen receptor therapy for cancer*. Annu Rev Med, 2014, 65:333－347.
3. Davila M L. *Efficacy and toxicity management of19－28z CAR T cell therapy in B cell acute lymphoblastic leukemia*. Sci Transl Med, 2014, 6(224): 224－225.
4. Gill S, June C H. *Going viral: chimeric antigen receptor T-cell therapy for hematological malignancies*. Immunol Rev, 2015, 263(1):68－89.
5. Gill S, Maus M V, Porter D L. *Chimeric antigen receptor T cell therapy: 25years in the making*. Blood Rev, 2016, 30(3): 157－167.
6. Gross G T, Waks Z Eshhar. *Expression of immunoglobulin-T-cell receptor chimeric molecules as functional receptors with antibody-type specificity*. Proc Natl Acad Sci U S A, 1989, 86(24):10024－10028.
7. Jackson H J, Rafiq S, Brentjens R J. *Driving CAR T-cells forward*. Nat Rev Clin Oncol, 2016, 13(6):370－383.
8. Kalos M. *T cells with chimeric antigen receptors have potent antitumor effects and can establish memory in patients with advanced leukemia*. Sci Transl Med, 2011, 3

(95):95ra73.

9. Kenderian S S. *Chimeric antigen receptor T-cell therapy to target hematologic malignancies*. Cancer Res,2014, 74(22):6383 - 6389.

10. Kershaw M H, J A. Westwood and P.K. Darcy, *Gene-engineered T cells for cancer therapy*. Nat Rev Cancer,2013,13(8):525 - 541.

11. Kochenderfer J N. *Eradication of B-lineage cells and regression of lymphoma in a patient treated with autologous T cells genetically engineered to recognize CD19*. Blood, 2010, 116(20):4099 - 4102.

12. Lee D W. *T cells expressing CD19 chimeric antigen receptors for acute lymphoblastic leukaemia in children and young adults: a phase 1 dose-escalation trial*. Lancet, 2015, 385(9967):517 - 528.

13. Maude S L. *Chimeric antigen receptor T cells for sustained remissions in leukemia*. N Engl J Med,2014. 371(16): 1507 - 1517.

14. Morgan R A. *Case report of a serious adverse event following the administration of T cells transduced with a chimeric antigen receptor recognizing ERBB2*. Mol Ther,2010, 18(4):843 - 851.

15. Porter D L. *Chimeric antigen receptor-modified T cells in chronic lymphoid leukemia*. N Engl J Med,2011, 365(8):725 - 733.

第二十章

艾滋病患者的心理治疗

艾滋病相关心理障碍(HIV-associated psychotic disorder)是各种尚未感染而害怕感染或已经感染 HIV 所致的各种心理障碍。HIV 具有亲淋巴性和亲神经性的致病性病毒,可侵害并抑制 T 淋巴细胞(诱导抑制性 T 细胞),使机体出现危及生命的严重感染,最终因全身性免疫系统功能衰竭而导致死亡。当 HIV 侵入人体后,既可造成亚急性脑炎和皮层下痴呆等常见神经系统受损的症状,又可造成各种不同程度的心理障碍。HIV 感染者和 AIDS 患者所表现出的各种不同的神经系统损伤和心理障碍,可分为原发性心理障碍和继发性心理障碍;原发性心理障碍是尚未感染 HIV 而因害怕 HIV 感染所致的心理障碍;而继发性心理障碍,则是因 HIV 侵犯神经系统或因 HIV 破坏免疫系统后,造成的神经系统器质性损伤的同时,或合并各种机会性感染等并发症,或因各种治疗(手术、药物等)不良反应等引起的各种心理障碍。HIV 感染者的心理压力、社会因素等均可影响心理障碍症状的发生和发展。所以说,艾滋病不仅是损害了患者的躯体健康,也同时损害了患者的心理健康;不仅引发了严重的心理危机,而且还会加速患者病程向疾病的终极发展,快速地步入终末期。因社会上大多数人普遍对 HIV 及 AIDS 的不了解,的确存在有歧视行为、孤立行为与恐慌心理等。有人认为:AIDS 是“耻辱的”,是“性乱者的报应”,是“超级癌症”等,故十分容易产生谈“艾”色变的心理活动,导致 HIV 感染者和 AIDS 患者的心理压力偏大,当超过其心理承受极限或出现精神崩溃时,便会出现重度的心理障碍或诱发自杀。

第一节　HIV 感染和 AIDS 患者的心理障碍

一、HIV 感染和 AIDS 患者心理障碍的临床表现

无论是 HIV 感染者,还是 AIDS 患者;无论是患者本人,还是其家属及亲人,一旦他们了解这种具有高度致死性疾病的风险之后,其心理压力都会明显增加。据相关研究显示:HIV 感染者出现抑郁和焦虑障碍的比例比普通人群高出 2%～21%,躯体化、强迫、抑郁、焦虑和恐

怖等因子分都显著地高于常模。另有研究表明，与阴性者和（或）其他慢性病患者相比，HIV 感染者的情绪维度和躯体功能更低，自觉到的躯体不适感和症状越重，越可能使他们增加对 HIV/AIDS 的担心和忧虑，使原有的情绪、心理和行为问题明显加重。作为主管这类疾病的临床医师，只关注手术部位选择、药物剂量大小是不够的。

二、HIV 感染和 AIDS 患者心理障碍的差异

这类患者异常的心理表现，即使是“焦虑”症状，也并非是千篇一律的，通常具有以下的差异性：

（一）男女表现的差异性

女性的焦虑程度显著地高于男性，女性的焦虑、抑郁、恐惧等负性情绪均比男性的要严重得多；拥有朋友圈等社会支持度比较高的女性症状相对比较好些，临床表现相对地平稳一些，反之则相当的差。随着疾病的进展，各种机会性感染的相继出现，患者焦虑、烦躁心理加重，甚至会失去理智，易激惹，常无故发火，恶语伤人，拒绝治疗和进食。

（二）自卑焦虑的差异性

任何当事人都不希望自己的病情被别人知道，希望知道自己病情的人越少越好。据调查发现：已暴露的 HIV 感染者及 AIDS 患者的自卑、抑郁、焦虑的程度均明显地高于未暴露者，这可能与暴露后会遭受到更多的社会歧视和更易被本社区或本单位内的健康人群所排斥。当 HIV 感染者及 AIDS 患者感受到他人的消极性反应时，其自我否定和羞愧心理便会使他们感到更加地压抑、自卑、焦虑、孤独和毫无价值。这种自我否定、自我封闭的心理，进一步地加重了 HIV 感染者和 AIDS 患者的心理压力，对他们日后的生活质量和身心健康均会产生了极大的负面影响。艾滋病这个名词，在当今社会的不少社区里，往往会成为吸毒和性混乱的代名词，一旦被确诊为 HIV 感染，当事人可能会受到来自社会、单位、社区及家庭，甚至是医务人员的疏远、回避和歧视。

（三）文化程度的差异性

受教育的程度不同，当事人拥有的心理承受能力也不同，面对这种致死性极高的疾病，所表现出来的心理反应自然会有很大的差异的。有调查发现：受教育程度偏低（＜8 年）的 HIV 感染者和（或）AIDS 患者的焦虑、抑郁、恐惧等负性情绪，均比受教育较高的（＞8 年）较为严重。有的还会出现破罐破摔的心理，甚至会诱发报复社会的反社会心理和极端行为。

（四）感染途径的差异性

通过性途径的感染者，会出现恐惧、焦虑或拒绝接受阳性结果等负性心理的比例比较高。而通过血液途径的感染者，由于前几年新闻媒体上大量传播信息所造成个体“心理脱敏”或“潜

意识减负”等现象，以及身边朋友已经出现很多类似的病情，故在表面上似乎不会显得特别的焦虑或恐惧，大多数患者多表现为默默地接受，尽管其对自身状况是难以接受的，但还是会表现出极度无奈和无助等悲观心理。那些通过共用注射器吸毒而感染的 HIV 感染者，一旦知道自己被感染后，均有拒绝接受、恐惧害怕、孤独寂寞、焦虑抑郁、躯体痛苦与心理痛苦交替折磨等心理历程，均会有不同程度的自杀念头出现。

（五）神经系统受损症状的差异性

因 HIV 主要侵袭人体的免疫系统和神经系统，可造成当事人大脑细胞结构的实质性损伤，随着大脑的认知功能受损的程度不同，在临床上可出现不同程度的记忆力下降、注意力差、认知损害、定向障碍、精神运动迟缓、社交行为退缩、情感淡漠、意志迟钝、谵妄和痴呆等表现。因此，主管这类患者的医师在体检时，一定要特别关注其神经系统的检查：是否有震颤？是否有快速轮替运动受损、平衡失调、肌张力增高、反射亢进、眼球跟踪和扫视运动受损等异常表现？有资料显示：艾滋病患者 CD4＜200 的痴呆发生率高达 20%，最初多以注意力不集中、记忆困难为主要表现。HIV 感染伴发痴呆是疾病预后差的特殊临床标志，50%～75%的患者在伴发痴呆的 6 个月内死亡。

（六）精神障碍表现的差异性

HIV 感染者和 AIDS 患者均极易产生各种负性心理表现，国内资料显示：AIDS 患者的自杀率是非 AIDS 患者的 7.4 倍。从 HIV 感染早期到发展为 AIDS 患者的过程中，约 50%的患者可出现各种负性心理情绪的变化，主要表现为适应障碍、情感障碍、焦虑症、惊恐障碍和抑郁症等。多有强烈的恐惧感和濒危感，包括对疾病本身及可能出现的致死性症状的恐惧，对死亡的恐惧、对昂贵的治疗费用的恐惧及对可能来自周围环境（社会）压力的恐惧。有的会有强烈的自责心理，后悔以往的生活习惯，悔恨自己的不良行为，并害怕将病毒传给家人，感觉对不起家庭，思想上产生沉重包袱，多表现为行为的畏缩和冷漠。当心灵的痛苦超越其心理承受力时，就会彻底崩溃，进而出现自杀、自残等极端行为。有调查表明：共用注射器吸毒感染 HIV 的感染者比其他途径感染的感染者自杀意愿偏高。

三、HIV 感染和 AIDS 患者心理障碍的治疗

除药物治疗、手术治疗等传统医学的治疗之外，重点应放在心理治疗上。首先，应当明白：艾滋病的心理治疗不同于单纯性心理障碍的心理治疗！其原因如下：第一，HIV 感染者和 AIDS 患者的神经系统的确是有实质性损伤的，而单纯性心理障碍（如失恋等）是不会有明显的生物性损伤的；也就是说，前者是伴有器质性损伤的，而后者多为功能性损伤，如果将两者混为一谈，那在心理治疗上将会有“疗效不显”等治疗悲剧出现的。第二，这类疾病因免疫功能明显下降，故有极高的致死性，每一位患者均会产生极大的负性心理压力，这种压力反而会严重地干扰患者免疫功能的恢复进程，如医者的积极心理学治疗对策运用得不到位的话，反而会促

使患者自身的免疫力进一步地下降，延缓了患者躯体症状的康复，也就是说，躯体疾病与心理障碍互为因果关系，处理不当就会出现“双输”或“多输”的病象。

（一）治疗期间的注意事项

艾滋病患者在心理治疗期间的注意事项，有以下几点：

1. 心理治疗务必与各种药物及手术治疗相配合　上述措施同时实施，切不可单独进行。因为，患者会间歇性出现愤怒、自责、仇恨、焦虑等负性情感的投射，进而加重原有的躯体症状。各种心因性情绪起伏均可使躯体的免疫系统功能进一步下降，导致躯体症状进一步加重，形成“消耗性衰竭”的恶性循环。

2. 尽可能获得社会支持　在心理治疗中，亲人或亲属的角色配合以及强大的医务人员的心理支持，都是患者有限的社会支持系统中绝对不可忽视的重要环节。通过积极心理的有效介入，以期达到心理干预的最终目的——不仅能够改善患者的生活质量，而且可以提高患者对抗病毒治疗的依从性，从而延长生存期。有研究表明：HIV 感染者如果能够将自身感染 HIV 的情况（阳性结果）告知亲密的朋友或父母，可获得更多的社会支持（家庭支持），可增强其自尊心和自信心，对缓解其抑郁心理和提高自身免疫力的确有积极的治疗意义。

3. 心理治疗的环境要求　应尽可能地安静，最好远离热闹市区嘈杂的环境；应尽量地减少外界各种不良刺激的影响。让患者学会静思、冥想等，通过反思，总结人生，写下感悟。对幻觉或妄想比较突出的、恐怖性情绪比较明显的患者，理应有专人护理，以免发生自伤、自残或伤人等突发性医疗事故。

（二）心理治疗原则

依据艾滋病患者临床表现的差异性，对艾滋病患者实施的心理治疗则具有：阶段性、个体性和多样性等三大特征。

1. 阶段性　针对 HIV 感染者及艾滋病患者在疾病不同时期所面临的不同问题，主管医师将采用相应的心理策略及方法，使患者获得最大的心理帮助。

（1）心理危机干预　在患者初次获悉自己 HIV 现状时，针对患者出现的强烈的负性情绪反应，可采取心理危机的紧急处理。可借助认知疗法、精神分析疗法等心理学方法实施，成功的心理危机干预必须由有丰富实战经验的专家实施，快速地对患者进行基本的心理评估，并制定相应的心理治疗方案，同时，为患者下一步的药物治疗、手术治疗做好统筹安排。如果患者有心理抵触、尚未解决的心理冲突和伴发的躯体疾病会增加危机干预的难度。

（2）基础知识辅导　为了让患者达到“知其然，知其所以然”的治疗目的，以最大的毅力来配合心理治疗及手术治疗，理应尽快地向患者提供相关疾病的医学常识，以通俗易懂的方式向患者传授有关病毒复制的特点、病毒的弱点、联合治疗方案的特色、治疗依从性与疗效、交叉耐药、药物不良反应等患者最关心的内容，其目的就是帮助患者做出主动性配合治疗的决策，以积极的心态参与到立体治疗的全过程中来。

（3）重建社会支持系统　重新创造一个关心 AIDS 患者和反对歧视的社会氛围，关注 HIV 感染者和 AIDS 患者的基本医疗和生活需求，在社区水平上对 HIV 感染者和 AIDS 患者的基本医疗和生活需求，可采取一些积极的措施以减少其心理负担。定期给生活较困难的感染者提供各种帮助，为有自立能力的 HIV 感染者和 AIDS 患者提供就业机会，解决其生活来源，也可对他们及其家属进行各种心理护理的健康培训，有效地实行家庭护理。

2. 个体性　针对我国目前的 HIV 感染者及艾滋病患者，主要是性生活途径感染为主，静脉吸毒等血源性感染为辅的特点。区别对待每一位患者，男同性恋者不仅因面对自身性取向的问题，而且作为艾滋病的易感人群，备受社会其他健康人群的双重歧视。男同性恋者更多将自己的性身份与 HIV 状况联系起来，容易对社会产生普遍的不信任、泛化的愤怒，情绪的波动性也较大。此外，同性恋的伴侣关系较之异性恋的更加脆弱，其社会支持体系也更加有限，这都是心理干预中难以回避的问题。

因静脉注射毒品而感染的患者，通常具有以下的心理和行为特征：习惯于关注眼前，不管明天，更不管未来；喜欢寻求眼前的刺激，却不顾未来的任何后果；其行为明显地受到强烈情绪的支配，稍有刺激，便引来强烈的心理反应和躯体反应，极易产生难以预测的行为后果。这些不良的心理特征会使患者继续实施各种高危性行为，并难以提高对整体治疗的依从性。Gore-Felton 等发现：心理干预的效果是有性别差异的。男 HIV 阳性者对以社会网络重建为主的小组治疗反应更好，而女 HIV 阳性者在如何应对愤怒的训练项目中获益最多。

3. 多样化　在疾病的不同阶段、针对不同的对象，可以采用多种的心理干预方法实施。如心理咨询、一般性的心理辅导、支持性心理治疗、小组心理治疗、人际间心理治疗（interpersonal psychotherapy）、认知治疗、行为治疗、传统的心理运用疗法等。选择心理干预手段时要考虑心理治疗的终极目的。在 HIV 感染者和 AIDS 患者的人群中，同一群体（如静脉吸毒者或女不洁性交者）很可能会面临同样的心理和社会问题，可将心理治疗对象按性别、年龄、种族、性取向、是否使用成瘾物质等分成不同的治疗小组，进行小组心理治疗，这的确不失为一种节省的、有效的治疗方法。Kelly 特别强调，针对 HIV/AIDS 的小组治疗，应着重于：解决与 HIV/AIDS 无关的伴行的心理问题、如何向他人公布自己的 HIV 血清阳性状况、改变与传播病毒有关的高危行为、舒缓丧失伴侣友人所带来的哀痛、减轻照料者的压力、建立社会支持网络、提高治疗的依从性、发展积极的作为一名 HIV 阳性者的自我认同。Summers 等证实，针对 HIV 阳性妇女的小组治疗，可以延长其生存期。对照研究还发现：简短的小组心理支持治疗，可以有效地减轻 HIV 感染者因沮丧而产生的身心痛苦。近年来，较为时兴的人际间心理治疗，已被认为可以在不同的年龄组中有效地改善心境障碍，甚至一些非心境障碍（如贪食症、药物依赖、人格障碍、躯体化障碍、社交恐惧症等）也可有明显的改善。Markowitz 等比较了不同的心理干预方式和抗抑郁剂（丙米嗪）对 HIV 感染者中抑郁症状的治疗效果，发现人际间心理治疗与抗抑郁剂的疗效相当，两者都明显优于支持性心理治疗和认知-行为治疗。

四、HIV 感染和 AIDS 患者心理障碍的预后

众所周知，躯体各种感染所致心理障碍，大多数病例的预后是良好的，但也有少数严重感染的病例常常伴随有继发性脑炎、中毒性脑炎等，而 HIV 感染和 AIDS 患者心理障碍的预后则较为严重，均不太理想。因为，人体的免疫系统对情感方面和躯体疾病的预后起重要作用。当下丘脑—垂体—肾上腺轴紊乱时，会导致神经调节发生各种功能性障碍和器质性障碍，甚至会因抵抗力下降而出现各种炎症。不同的心理特征，是可以决定整个疾病的进展进程及归宿的。在对艾滋病的心理咨询中，心理医生可切实地了解那些一心想确知本人血清结果者的心态，并可估算出可能发生危险的比率，在获得结果之前，医生应评估患者的应对能力和外在的支持，并应探询患者为何想做此实验，期望什么结果以及对阳性和阴性反应的态度，实验后，对阳性结果者则需要注意减少刺激及定期随访。据 Gala 等(1992)报道：获得阳性结果的头 6 个月，是患者蓄意自伤、自残行为的高危期，有精神病史或曾有自伤行为者在此情况下更有可能发生类似意外。HIV 血清阳性结果对于患者将采取的危险行为有强大的影响，血清阴性者采取危险行为比阳性者明显减少。在另一项研究中发现：2000 多名同性恋做实验，想知道结果的和拒绝的人数无差别，但对此病有反应和无反应者有明显不同，后者趋于年轻人、非白人、少教育者。拒绝得到结果的人们认为：实验结果并不能预测艾滋病的进展，或担心阳性的发现。一旦确诊为艾滋病，患者的心态类似于晚期癌症的系列表现，可出现否认、愤怒、绝望、无助等，尤其是以往有人格障碍、药物滥用者更为明显。若患者怀疑此病与他最亲密的人有关，就会出现厌恶，甚至报复的行为。

McKegray 发现，艾滋病患者比 HIV 阳性的自杀率低，这可能与患病者的中枢神经系统障碍有关。Starace 指出自杀的危险因素包括酒精和药物滥用，以及所导致的神经精神损害，也有这样的报道，在陷于痛苦的艾滋病患者中，杀人和自杀的意念常会导致危险的性行为。酒精作为一种激动剂，可促发某些高危行为，如未感染 HIV 的人试图通过性交获得 HIV 感染，而已感染 HIV 的人则企图再感染其他的人。生存的价值、躯体的功能和爱的驱力在艾滋病患者中是首先考虑的问题，他们会努力地调整无价值的、失控的、不被爱的感觉。当患者的工作能力受损时，他们急需找到一种证实其自身价值的方法。慢性消耗性疾病使艾滋病患者经常住院，各种并发症均可出现，甚至失去了控制大小便的能力，感知觉和意识的水平改变，以及严重的病情使性关系处于紧张状态，性伙伴是否应该摆脱相关的性行为问题至关重要，若性伙伴没有感染艾滋病，有离开患者的迹象或不可能再有性关系时，患者会感到失去了爱。家庭成员及朋友因害怕感染此病也可能离开，在某种程度上患者能理解这种感情，但是在家庭破裂或失去了一切时，愤怒的患者也可能产生企图报复他人的意念或行为。一些人从本质上来说对死并不恐惧，但是那种特殊的孤独感、被抛弃感令人绝望；人际关系的冲突、躯体的病痛等更会使患者难以忍受，常常因看不到生活的希望而出现自杀，这也是艾滋病病死率极高的原因。采取积极的心理应对措施，对预后是肯定有益的。

第二节　艾滋病恐惧症

艾滋病恐惧症，又称获得性免疫功能缺陷综合恐惧症，俗称"恐艾症"；无论当事人是否被HIV感染，其均对HIV及艾滋病有一种强烈的恐惧情绪，并常常伴随有焦虑、抑郁、强迫、疑病等多种负性心理和行为异常的表现；有的患者即使尚未直接接触到艾滋病患者，其也会因与高危人群接触，而表现出十分地焦虑、高度地紧张等心理压力超高的表现，甚至会试图改变自己原有的生活方式或行为，以尽可能地适应之。

一、艾滋病恐惧症的病因

因艾滋病具有高度的致死性，在世界范围内的快速蔓延，促使感染人数不断地增加，而各国的各级医院竟然没有特效药，更没有可治愈疾病的有效方法，哪怕是著名的"鸡尾酒疗法"也只能控制病情，而不能彻底根治。以致人们对艾滋病的关注和恐惧程度也不断地升高。从某种意义上来讲，这对预防艾滋病具有一定的积极作用。但是这一部分人的"期待性焦虑"和恐惧情绪的程度，都会远远地超出了正常人的水平，其过度地担心自己可能会感染上艾滋病，或者毫无根据地怀疑自己已经被HIV感染了，他们同时伴有一些情绪异常和行为异常，会严重地影响其学习、工作、生活及社会交往。从心理学角度来看，艾滋病恐惧症并不是一种单一的心理疾病，它是包括多重的、复杂的、与社会因素密切相关的心理性疾病。

从心理学的角度来分析，艾滋病恐惧症患者不仅仅是由于对艾滋病的临床表现和传播途径的片面性认识和错误理解，而且是因为相当一部分人和本身的性格基础以及其他心理障碍有密切关系，尤其与其文化程度、社会经历、心理焦虑障碍等相互之间的关系尤为密切。艾滋病恐惧症的患者，可以是有过高危行为的人，也可以是没有过高危行为的人，其恐惧心理的出现，完全是出自其自身的主观想象和丰富的联想。

二、艾滋病恐惧症的影响因素

（一）有过高危行为的人

有这类危险行为者的确使感染艾滋病的机会大大增加，同时，由于这种高危行为是当今社会道德规范所不容许的，在他们的内心深处，经常感受到来自社会道德的谴责和社会舆论的压力；理智与欲望，道德与本能的斗争会使他们产生复杂的矛盾感、罪恶感和恐惧感，因而更容易出现艾滋病恐惧症的临床表现。

（二）艾滋病知识相对缺乏者

某些人对艾滋病相关知识不太了解，或者仅仅是一知半解，其认为只要与艾滋病患者一握手，就会马上感染 HIV，就会患上艾滋病；他们不能认识到艾滋病的传播与其他疾病的传播是一样，也需要特定的传播途径（血液、体液和母婴传播）的。甚至认为：被从艾滋病患者那边飞来的蚊子叮咬，也会感染上艾滋病的。因此，无知者更加容易出现莫名其妙的恐惧心理。

（三）某些心理素质差的人

对于某些敏感多疑、过分胆小、过多地注重细节的人而言，其更容易出现艾滋病恐惧症的各种症状。因为，艾滋病恐惧症就是反映他们性格缺陷的一面镜子。

三、艾滋病恐惧症的高发人群

男性明显地高于女性，尤其是有过高度危险的婚前或婚外性行为者，发生上述高危行为后，他们时常担心：染病后如何死亡的问题、受到社会人群的歧视、害怕失去现有舒适的工作和丰厚的经济来源、害怕遭到家人和朋友的抛弃等。通常有以下 7 个亚群体：

1. 过去有过不洁性关系者　或者在静脉注射毒品时共用过针头的“朋友圈”群体。

2. 两性关系存在身体健康问题的个体　尤其是曾经患过性病者。他们对是否患有艾滋病，表现出明显的担忧，可能反映出是否维持或者脱离两性关系时，所出现的特殊的心理纠结。

3. 高危人群中的性伴侣或者配偶

4. 处于个人以及家庭生活变迁中的夫妇　当个体以及家庭生活发生巨大的变迁时，可能会加剧两性关系中原有的问题，尤其是包括青少年的父母，面临“空巢”问题，或是正经历“中年危机”的夫妇，或是刚刚丧失亲人的个体。

5. 已有焦虑或抑郁等精神疾病病史的个体　对患艾滋病的担忧，最有可能的是过去问题的重新表现，也可能是在接受 HIV 医疗检测后，才表现出特有的焦虑或抑郁的情节。

6. 对健康教育材料特别容易发生理解错误的个体

7. “假装的艾滋病”　属于法医学里的“诈病”。这些当事人可能会“故意告诉”医疗机构：他（她）曾经接受过 HIV 的检测，结果是阳性的，并且希望受到医疗机构的监督；其真实的就医目的，可能是借此而摆脱社会上现有法律对他们的应有惩罚。

四、艾滋病恐惧症的临床表现

（一）躯体症状

通常有疲乏、出汗、皮疹、眩晕、淋巴结肿大、食欲下降、体重下降、睡眠质量差等。伴随焦虑情绪而产生的各种自主神经症状，这些症状往往会被患者错误地理解为艾滋病病情进展的症状。

（二）神经症性症状

可有焦虑、强迫、疑病、抑郁、恐惧等症状。

1. 焦虑症状　可表现为感到恐慌，并伴有如上所述的某些躯体症状。

2. 强迫症状 包括有强迫思维与强迫动作两种表现形式，前者可表现为患者反复思考艾滋病的有关病症或曾经发生过的危险行为，后者可表现为患者反复检查身体上的可疑体征。

3. 疑病症状 可表现为对某些常见的自主神经症状做出灾难性的解释，尽管经医生再三解释和多次血清检测结果都是阴性，仍然怀疑自己患上了艾滋病而反复求医。

4. 抑郁症状 可表现为情绪低落，对事物缺乏兴趣，自责，有时会出现自杀企图。

5. 恐惧症状 可表现为对接触艾滋病信息感到恐慌不安，害怕身边的物品含有 HIV 病毒，担心身边的人会把 HIV 病毒传染给自己。患者可能表现出上述症状中的一种或几种的组合。

五、艾滋病恐惧症的临床诊断

通常需要从临床症状、行为历史和检验结果等三方面对个体进行全面评估。

（一）临床症状

从躯体症状和神经症性症状两个角度进行。其中，个体是否接受过 HIV 的相关检测、是否在得到阴性检测结果后仍然反复求医，是评估的重要内容。

（二）行为历史

需要重点对高危行为史做出评估，包括性行为史(例如：是否有多个性伴侣、发生性行为时是否采取保护性措施等)、静脉注射史、输血史等与 HIV 的传播途径有关的生活经历。此外，个体面临的生活压力及既往精神疾病史也可作为评估的内容。

（三）检验结果

即使检验结果为阴性，仍然表现出明显异常的心理障碍。

六、艾滋病恐惧症的治疗对策

由于“艾滋病恐惧症”涉及了焦虑、强迫和疑病等多种神经症的表现，这就为心理治疗提供了一些可以借鉴的临床经验。在临床上，可以参考上述神经症的治疗技术，并可结合艾滋病的特点，制定相应的心理干预策略。

（一）评估患者的 HIV/AIDS 的相关知识水平，提供必要的健康信息支持

及时地开展个体化的健康教育，普及最普通的医学常识，即循证医学目前尚未获得蚊子叮咬会传播艾滋病的客观证据，理由如下：①HIV 在蚊子体内是不能复制的！②蚊子在叮咬人体皮肤时，吐出的只是唾液以便更好地吸血，而不是“吐血”！③即使蚊口沾有极微量的病毒，其有限的病毒数量也不足以构成有效的感染！④至今尚未发现因蚊子或昆虫叮咬而感染艾滋病的报道。

（二）与患者讨论性行为史、药物注射史以及输血史等

全面地评估其个人、家庭、工作等方面的综合心理压力。

（三）向患者做好解释工作

将患者的躯体症状重新解释为焦虑的自主神经症状，而不是感染了 HIV 的症状表现，并向患者说明这种治疗策略的基本原理。对症状的重新解释，还包括对过去、现在以及将来的生活压力的探知，并鼓励其正确地将焦虑的产生归因于压力源。

（四）心理训练课程以及有效实施

提供有关压力缓解的心理训练课程，鼓励其主动参加缓解心理压力的各种活动。

培养患者有能力地应对那些可引发焦虑、担忧以及强迫行为的情境；训练患者对身体检查实施有效的自我监控，并向患者客观地解释这些身体检查结果，以免引起歧义。

七、艾滋病恐惧症的预防对策

（一）强化认知，相信科学

经过有经验的医生的分析和艾滋病抗体的检测，确定没有感染，尤其是建议：已进行了两次以上检测的当事人，理应相信现代科技的检测手段，理应相信自己没有被感染。

（二）淡化经历，下不为例

反思以前的“一夜情”“风花雪月”等不科学的生活方式，绝不再犯，归零重启，翻篇再来，振作精神，只需记住教训，不必陷入“反复后悔的心理陷阱”，把有限的精力放到未来的幸福中去，远离恐惧情绪的骚扰，远离“精神艾滋病”的心理纠缠。

（三）热爱生活，培养情趣

摆脱原有的、过于强调自我的生活方式；增加生活的多种爱好和情趣，培养对花鸟虫鱼爱好的情节。患有艾滋病恐惧症的人，多是尚未完全摆脱自我（小我）这个小圈子的人。如果其将自己的精力逐渐地投入到有意义的事业和幸福的生活中去，少想环境或他人对自己的不好，多帮助别人，避免自己再次出现人生的失误，避免再次出现对健康的恐慌心理。

（四）专业咨询，心理疏导

心病当然是需要“心药”来治疗的，理当以“话疗”为主，依靠专业的心理医生（或心理咨询师等）来进行专业的疏导。当然，药物治疗对于那些心理有缺陷或者自己无法摆脱对艾滋病恐惧的人也是有效的，可介绍他们到附近的专业医疗机构那里，接受专业的心理疏导和药物治疗。

第三节　HIV 感染患者围手术期的心理治疗

HIV 感染者和 AIDS 患者如果需要进行手术治疗时，其心理压力远比普通患者的心理压力更大，术者务必在术前与患者进行良好的心理沟通，以缓解其心理压力，避免心理问题诱发躯体症状的出现，加重免疫系统功能的下降，更加不利于术后的康复，终使手术治疗的效果功亏一篑。

由于这类患者的身心创伤比一般手术患者的身心创伤都严重得多，且有不少患者尚未把真实的病情告知家人，以致其在术前知情选择、家属签字等方面，出现特殊的、比较难以理解的医患交流方面的问题，故致术者在沟通过程中，需要更充分地理解他们，充分地理解这种缺乏亲情的有力支持、缺乏可信任的家人到场签字等现象后面隐藏的真实原因。因此，在手术前的医患交流，不仅是医疗信息的传递，更重要的是体现出术者对患者（或患方）所传递出的正能量——医务工作者、医疗机构及社会对患者本人的真心关爱，最大程度减轻患者本人的心理压力。

在医疗信息交流方面，主管医护人员应当注意以下方面的问题：①手术前诊断的特殊性和人性化的把握；②手术的必要性；③手术方案与替代方法选择；④手术疗效的预估，做到以循证医学为依据，既不夸大手术疗效，又要达到增强患者战胜恶性疾病的信心；⑤手术的风险与风险预防的对策；⑥充分尊重患者的知情权、选择权及决定权；⑦要有医疗高风险的防范意识和对策；⑧手术前后对患者隐私的保护措施等。

因此，在术前和术后的心理交谈中，理当运用心理学方法、系统论方法来解决 HIV 感染者和 AIDS 患者的心理问题或心理危机，重建患者身心康复的整体健康的意识。特别要注意以下几点：

一、充分发挥积极心理学的主导作用

尽量减少或消除患者潜意识里负性情绪的骚扰，及时地进行体检反馈，让患者通过集体检验数字报告来看到希望，让患者明白：有效积极的手术治疗比被动的防治 AIDS 更经济、更有效。

二、提供法律保障

在手术前后，尽量体现出国家制定和完善相关法规的优越性，这是减少或消除患者心理问题的法律保证。国家通过立法部门来实现 HIV 感染者和 AIDS 患者在法律面前平等，确保 HIV 感染者和 AIDS 患者在住院治疗期间不被歧视；在接受手术治疗和术后护理过程中，确保个人隐私被保护的权利得到真实有效的落实，让患者实实在在地安心和放心。

三、消除患者的异常心理反应

医务人员是连接政府、社会关爱 HIV 感染者和 AIDS 患者的重要纽带，特别要求从业者具有崇高的医德和人文修养，医务人员通过应用各种科学方法（包括心理学、行为学、营养学等），尽量地减轻或消除对 HIV 感染者的异常心理反应。由于患者对艾滋病相关知识知之甚少，故容易造成 HIV 感染者心理压力偏大。因此，医务人员应当在手术前后的期间里，因地制宜地进行艾滋病知识宣传教育，使患者对艾滋病有一个比较全面的正确认识，给 HIV 感染者或 AIDS 患者提供宽松的、和谐的医疗环境。

四、在治疗方案上强化对个体的行为干预

有利于提高对 HIV 感染者和 AIDS 患者的认知水平，是减少或消除心理问题的行为保证，通过各种媒体、公共场所的广告、宣传画等多种渠道让更多的人了解 AIDS，改善 HIV 感染者和 AIDS 患者的生存环境，减少或消除其心理问题，提高患者及其家属的认识水平，从而达到向社会宣传 AIDS 知识和整体性预防 AIDS 的社会目的。

五、在病区内开展对 HIV 感染者和 AIDS 患者的群体干预

主要是通过定期的对高危人群宣讲 AIDS 的预防知识，增加他们对高危性行为的认识，促使他们采取一些有效的预防措施和保护手段。为 HIV 感染者和 AIDS 患者提供心理治疗热线，定期组织患者间的相互交流，强化同伴教育；或聘请心理专家对他们进行劝导、启发、同情、支持、消除疑虑、提供保证等多种方式开展团体心理咨询，以帮助 HIV 感染者和 AIDS 患者克服精神压力，促使他们接受感染 HIV 的事实，并激发患者强烈的生存愿望，同时帮助他们回避一些高危行为以及采取有效的预防措施。

六、病区医护人员对 HIV 感染者和 AIDS 患者的整体性关怀行为

不仅有利于患者的心理康复，而且还有利于及时地修复其心理创伤；不仅能为 AIDS 患者有效地减轻身心痛苦，还能通过床边心理咨询等多种形式，给予患者最大限度地满足心愿，帮助感染 HIV 者和 AIDS 患者缓解对疾病的恐惧情绪，减轻心理压力，从而能提高术后的生活质量，激发患者生存的欲望，延长 AIDS 患者的生存时间。

（张建良　孙志辉　廖皓磊）

第二十一章

艾滋病的临床研究与展望

第一节　艾滋病的流行病学

艾滋病是由人类免疫缺陷病毒引起的以细胞免疫缺陷为主的临床综合征，患者因为免疫缺陷而发生机会性感染和继发恶性肿瘤，预后差，病死率高。1981 年 6 月 5 日，美国疾病控制与预防中心通报全球首宗既往身体健康的年轻人出现严重的免疫功能障碍的病例。1983 年在法国巴斯德研究所专门研究反转录病毒与癌症关系的法国病毒学家路克·蒙塔尼埃及其研究小组首次从一位患卡波西肉瘤的年轻男同性恋艾滋病患者的血液及淋巴结样品中，分离到一种新的反转录病毒，他们将之命名为“免疫缺陷相关病毒”。1983 年 5 月 20 日，蒙塔尼埃领导的研究小组在美国权威科学月刊《科学》上发表论文，描述了这种可疑病毒。蒙塔尼埃当时的合作者、美国国家癌症研究所的生物医学家罗伯特·加罗也从一些细胞株系中分离到新病毒，并将之命名为“ⅢB/H9 型人类 T 细胞白血病病毒”。加罗小组首次于 1984 年 4 月在《科学》期刊发表论文，论证了这种新病毒与艾滋病的病原关系。1986 年，该病毒的名称被统一为人类免疫缺陷病毒（human immunodeficiency virus，HIV）。

自人类首次发现 HIV，随后发现艾滋病在世界各国蔓延。WHO 报告 2010 年全世界存活 HIV 携带者及艾滋病患者共 3 400 万人，新感染 270 万人，全年死亡 180 万人。每天有超过 7 000人新发感染。艾滋病在全世界各地区均有流行，但 97%以上在中、低收入国家，尤以非洲为重。专家估计，全球流行重灾区可能会从非洲移向亚洲。艾滋病已成为严重威胁世界人民健康的公共卫生问题。中国疾病控制中心（CDC）统计，截至 2015 年 10 月底，中国报告存活的艾滋病病毒感染者和患者共计 57.5 万例，死亡 17.7 万人。1 月至 10 月新报告 9.7 万病例，异性性接触传播占 66.6%，男性同性性行为传播已经占到了 27.2%。疫情已覆盖全国所有省、自治区、直辖市，目前我国面临艾滋病发病和死亡的高峰期，且已由吸毒、暗娼等高危人群开始向一般人群扩散。

在人类发现艾滋病的初期，由于没有特效的治疗方法，感染者如果未接受治疗 25%～

35%可在5～8年内发展为AIDS，而AIDS的病死率几乎是100%。所以人们对艾滋病产生很强烈的恐惧心理。由于艾滋病可通过性传播，人们对艾滋病患者又有很强的歧视心理。艾滋病病毒感染者可以与正常人一样患各种外科疾患需要手术治疗。由于社会对艾滋病的恐怖和歧视，HIV感染者需要手术治疗时遭遇手术难的困境成为一个社会问题。

第二节　艾滋病的病原学

HIV属于反转录病毒科慢病毒属中的人类慢病毒组，分为1型和2型。目前世界范围内主要流行HIV-1。HIV-1为直径100～120 nm球形颗粒，由核心和包膜两部分组成。核心包括两条单股RNA链、核心结构蛋白和病毒复制所必须的酶类，含有反转录酶、整合酶和蛋白酶。HIV-1是一种变异性很强的病毒，不规范的抗病毒治疗是导致病毒耐药的重要原因。HIV-2主要存在于西非，目前在美国、欧洲、南非、印度等地均有发现。HIV-2的超微结构及细胞嗜性与HIV-1相似，其核苷酸和氨基酸序列与HIV-1相比明显不同。

HIV是一种反转录RNA病毒，病毒核心含RNA、反转录酶和核蛋白，病毒外壳上的糖蛋白能通过T细胞上的CD4受体介导进入细胞，在细胞内进行病毒复制，破坏感染的T细胞。HIV可存在于感染者的组织与体液中，目前在人体的精液、血液、尿液、淋巴、乳汁及脊髓等处均发现这种病毒。HIV侵入人体后，先有短暂的血清转化表现，表现为流感样症状和淋巴结肿大，随后是潜伏期。HIV感染后约80%的人无临床症状出现，但$CD4^+$ T细胞计数进行性减少。

一、病源特点

HIV在外界环境中的生存能力较弱，对物理因素和化学因素的抵抗力较低。对热敏感，56℃处理30 min、100℃20 min可将HIV完全灭活。巴氏消毒及多数化学消毒剂的常用浓度均可灭活HIV。如75%乙醇、0.2%次氯酸钠、1%戊二醛、20%的乙醛及丙酮、乙醚及含氯石灰等均可灭活HIV，但紫外线或γ射线不能灭活HIV。

二、传染源

HIV感染者和艾滋病患者是本病的唯一传染源。

三、传播途径

HIV主要存在于感染者和患者的血液、精液、阴道分泌物、乳汁中。①性行为：与已感染的伴侣发生无保护的性行为，包括同性、异性和双性性接触。②静脉注射吸毒：与他人共用被感染者使用过的、未经消毒的注射工具，是一种非常重要的HIV传播途径。③母婴传播：在怀孕、生产和母乳喂养过程中，感染 HIV 的母亲可能会传播给胎儿及婴儿。④血液及血制品（包括人工受精、皮肤移植和器官移植）。握手、拥抱、礼节性亲吻、同吃同饮、共用厕所和浴室，共用办公室、公共交通工具、娱乐设施等日常生活接触不会传播 HIV。

四、易感人群

人群普遍易感。高危人群包括：男同性恋者、静脉吸毒者、与 HIV 携带者经常有性接触者、经常输血及血制品者和 HIV 感染母亲所生婴儿。此外，遗传也左右了感染过程和感染后的状况，有些人因带有编号为 CCR5－Δ32 的突变基因，对特定的 HIV 病毒株具有抵抗力。更有研究指出，罗马帝国子民后代更易感染 HIV。在西班牙、意大利和希腊这些长期处于罗马帝国核心的地方，他们的 CCR5－Δ32 基因出现率为 0～6%。而在罗马帝国边疆地区、比如英格兰和德国，这种基因出现率则是 8%～11%。那些从来没有被罗马占领过的国家，CCR5－Δ32 基因出现率更高。该基因变异的频繁度，正与古罗马版图的变迁吻合。这些 CCR5－Δ32 基因突变者，对 HIV 病毒株具有抵抗力。

第三节　艾滋病的发病机制

一、病毒感染过程

（一）原发感染

HIV 需借助于易感细胞表面的受体进入细胞，包括第一受体和第二受体。HIV 进入人体后，在 24～48 h 内到达局部淋巴结，5 d 左右在外周血中可以检测到病毒成分。继而产生病毒血症，导致急性感染。

（二）HIV 在人体细胞内的感染过程

吸附及穿入：HIV－1 感染人体后，选择性地吸附于靶细胞的 CD4 受体上，在辅助受体的帮助下进入宿主细胞。经环化及整合、转录及翻译、装配、成熟及出芽，形成成熟的病毒颗粒。

（三）HIV 感染后的三种临床转归

由于机体的免疫系统不能完全清除病毒，形成慢性感染，在临床上可表现为典型进展者、快速进展者和长期不进展者三种转归。

二、抗 HIV 免疫反应

抗 HIV 免疫反应包括特异性免疫和非特异性免疫反应，以特异性免疫反应为主。包括特异性体液免疫和特异性细胞免疫，人体免疫系统主要通过针对 HIV 蛋白的各种特异性抗体、特异性 $CD4^+$T 细胞免疫反应和细胞毒性 T 细胞（CTL）直接或分泌各种细胞因子（如肿瘤坏死因子、干扰素等），抑制病毒复制。

三、免疫病理

（一）$CD4^+$T 细胞数量减少

感染 HIV 后体内 $CD4^+$T 细胞数量不断减少，分为 3 个阶段：①急性感染期：$CD4^+$T 细胞数量短期内一过性迅速减少，大多数感染者未经特殊治疗，$CD4^+$T 细胞数可自行恢复至正常水平或接近正常水平；②无症状感染期：$CD4^+$T 细胞数量持续缓慢减少，多在 800～350/μl，此期持续数月至十数年，平均持续 8 年左右；③有症状期：$CD4^+$T 细胞再次较快速地减少，多在 350/μl 以下，部分晚期患者降至 200/μl 以下，并快速减少。

（二）$CD4^+$T 细胞功能障碍

主要表现为辅助性 T 细胞 1（Th_1）细胞被辅助性 T 细胞 2（Th_2）细胞代替、抗原递呈细胞功能受损、白细胞介素-2 产生减少和对抗原反应活化能力丧失，使 HIV 感染者或 AIDS 患者易发生各种感染。

（三）异常免疫激活

HIV 感染后，$CD4^+$、$CD8^+$T 细胞表达 CD69，CD38 和人白细胞 DR 抗原（HLA-DR）等免疫激活标志物水平异常升高。异常的免疫激活状态不仅可以衡量血浆病毒载量的变化，还可以预测 $CD4^+$T 细胞减少的速度。

（四）免疫重建

指经抗病毒治疗后，上述 HIV 所引起的免疫异常改变能恢复至正常或接近正常水平，与艾滋病相关的各种机会性感染和肿瘤的发生率下降，艾滋病患者的病死率和发病率减少。但抗 HIV 治疗并不能使所有艾滋病患者获得免疫重建，也不能重建抗 HIV 的 $CD4^+$T 细胞特异性免疫反应，$CD8^+$T 细胞特异性抗 HIV 的能力也下降，这意味着患者需长期维持用药。

四、病理改变

（一）免疫系统病理变化

包括 HIV 相关性淋巴结病、脾淋巴细胞的高度耗竭，儿童患者的胸腺过早退化和晚期患者骨髓细胞减少等。

（二）临床病例变化

艾滋病是累及全身多器官系统的疾病，皮肤黏膜、淋巴结、眼部、呼吸系统、消化系统、神经

Researcher)的身份荣获1996年的《时代杂志》年度风云人物。随着科技的进步,研究探索的领域越来越广,目前艾滋病已经从一种致死性疾病变为一种可控的慢性病。“鸡尾酒疗法”的出现令艾滋病从一种判了死刑的疾病变成可以控制的疾病。

艾滋病的重灾区在非洲,中非和南非感染比例高达10%,高感染率和发病率使那里的人均寿命下降,给社会和经济带来重大的灾难。HIV属于反转录病毒,是球型结构的小颗粒,颗粒里面是病毒的基因,表面有两层脂质包膜,上面有gp120和gp41两个表面蛋白,对病毒的感染起关键作用。在病毒感染靶细胞的过程中,这两个表面蛋白介导病毒进入人体细胞,随后通过反转录酶在细胞浆中将病毒的RNA转录为DNA,完成遗传物质向细胞的传递。每个被感染的细胞可以释放出1万个病毒颗粒,在病毒释放过程中将靶细胞杀死。经过对病毒生存周期的了解,科研人员发现抑制病毒在人体复制的蛋白酶和反转录酶是抗病毒治疗的两个关键环节。感染初期,患者血液中的HIV直线上升,前三四周中往往表现为感冒症状。随着症状的缓解体内病毒水平下降,保持在一个相对平衡的状态。平衡态的高低决定着今后发病迟早。为什么病毒在体内的平衡态可维持几年甚至10年以上,何大一认为,所谓“平衡”期间病毒的产生与清除量应该是相等的。

1994年抗艾滋病病毒的药物出现了,这就是抗蛋白酶抑制剂。这个药物为在全世界范围内研究抗艾滋病病毒活性提供了实验工具。临床应用发现,用药后阻断了病毒感染新的T细胞,病毒在血液中的平衡态被打破,血中的病毒颗粒快速下降。1年后他们又对血中的感染或没感染HIV的细胞数进行数理模型计算,结果惊奇地发现,血液中艾滋病病毒颗粒的半衰期仅有30 min,每一天半体内被感染的细胞就被更换一半。这个准确数据说明了为什么用药后血浆中病毒下降得如此之快。

尽管HIV在体内半衰期很短,但每个患者每天产生大量的病毒一边被清除一边又产生,而且新病毒在复制过程中会产生很多可以逃避药物治疗的变异株。这使何大一想到,单一药物治疗可很快产生抗药性,应该针对艾滋病病毒感染人体的不同环节,用三种或三种以上的药物,如抗病毒蛋白酶药物、抗病毒反转录药物等,即通过联合用药提高治疗效果。

剔除体内残留细胞成为治疗关键,“鸡尾酒”治疗发挥了很大的作用,至少可以使患者发病时间延后数年,近年美国艾滋病死亡逐年下降就是证明。但是他们很快发现,“鸡尾酒”疗效不是100%,患者必须长期服药,而不能得到根治。长期服药会造成包括脂质营养不良、背腹部脂肪异常堆积、血脂浓度异常升高等不良反应,其中最严重的是肝衰竭和糖尿病。另外,每年每人约1.2万美元的昂贵药价,也是一项沉重的经济负担。

鸡尾酒疗法的局限性主要表现在:对早期艾滋病患者相当有效,但对中晚期患者的帮助不大,因为这些患者的免疫系统已被艾滋病病毒不可逆性地破坏了。此外,此疗法的花费也甚高,并非一般人所能承受。何大一也认为,药物治疗非常困难,不仅服用方法复杂,有不良反应,而且价格昂贵,由于鸡尾酒疗法是各种药物混合服用,所以不良反应的大小要看患者具体在吃什么药。有些药物在服用的头几个星期,会让患者做非常逼真的噩梦,不少人对此非常害怕。还有一种不良反应被称为脂肪流失,患者面部和手臂的脂肪组织会流失。但如果停止服药，即使还剩下 0.001%的病毒，病毒也会卷土重来。

二、艾滋病预防疫苗

2011 年 5 月，美国研究人员研制艾滋病疫苗取得重大突破，研究人员给 24 只恒河猴注射实验性疫苗，疫苗含有一种大部分人体内都有的巨细胞病毒（CMV），它的作用是当艾滋病病毒最初进入体内，处于最脆弱的时候，立即启动免疫系统攻击病毒。猴子注射疫苗后，有效控制体内艾滋病病毒逾一年，而且病毒更逐渐被清除，研究人员希望 3 年内研制出用于人体测试的艾滋病疫苗。

预防艾滋病的疫苗仍在研制中，但进展很慢。至今，还没有一种有效的治疗方法可以完全治愈艾滋病，每年仍有大量的病患死于艾滋病，特别是在缺乏有效疗法和药物的第三世界国家（如非洲）的患者。现在昂贵的艾滋病的治疗方法主要针对 HIV，目前仍未证实在治愈方面有效。艾滋病发病期产生的各种机会感染，有些可以对症下药地治疗，或者在感染发生前就进行预防性治疗，但也有些机会感染很难治疗。然而，直到今天，科学家还没有研制出艾滋病疫苗，而医学界在研制杀菌剂方面的努力同样遭到挫败，因为 HIV 堪称人类迄今为止所遇到的最狡猾的病原体，它经常发生变异。

三、抗反转录病毒治疗

英美科学家在 2010 年 1 月 31 日的《自然》杂志上宣布，他们合作进行的新研究发现整合酶的三维结构。整合酶在包括艾滋病病毒等反转录酶病毒中可以被发现，并且帮助艾滋病病毒在人体内复制。这项突破有助于科学家进一步解决艾滋病研究领域长达 20 年的一个难题，以期找到更佳的治疗艾滋病的方法。

2012 年 2 月 21 日 *Science* 杂志上的两篇文章，公布了由哈佛大学研究人员完成的关于艾滋病抗反转录病毒治疗（ART）具有里程碑意义的研究发现，研究指出这种治疗方法的疗效超出预期，为此所付出的巨大资金投入是值得的。这项大型的艾滋病治疗疗效研究在非洲南部一农村地区展开，证明了 ART 能快速大幅度提高成人患者寿命——8 年时间内（2004～2011 年）提高 11.3 年。

ART 就是抗反转录病毒治疗方法，其原理在于抑制病毒的复制，保存和恢复免疫功能，并降低病死率和 HIV 相关疾病的发病率。虽然以前的研究表明，ART 能显著提高艾滋病患者临床生存率，但是还未进行过最新研究中这样大规模的调查，通过这种大规模研究，能直接检测公关部门 ART 项目对成人寿命的完整群体水平影响。

“这是目前观察到的最快速寿命延长公共健康项目，”文中的通讯作者，哈佛大学公共卫生学院副教授 Till Bringhausen 表示。这些研究成果以两篇文章的形式公布在 *Science* 杂志上。

首先，研究人员分析了来自大型社区监测系统（surveillance system）的数据，分析其中的死亡日期，这些数据包括了生活在夸祖鲁-纳塔尔地区超过 10 万人、2000～2011 年间所有的出生和死亡信息。这些信息是每年两次数据收集，通过家庭调查，在夸祖鲁-纳塔尔大学的非在美国黑人年轻男性和拉丁裔男性较其他群体更不容易接受和服用 Truvada。但实际上这两个群体 HIV 的感染率却要高于其他群体。而在这些研究中,他们也发现黑人男性的依从性要低于平均水平。他们猜测,这可能与有关药物的不实传言、他们受到的不公平待遇以及其他社会因素相关。

5. 暴露前预防并没有预防其他性病的作用 暴露前预防手段并不会像安全套那样能够对多种疾病起到预防作用,它仅对一种疾病,也就是 HIV 感染起到预防保护作用。那些使用 Truvada 的个体仍需要积极预防其他性传播疾病的威胁。在一些研究中,研究对象无论在参与研究前或研究过程中,性传播疾病的感染率都保持在 25%的高水平程度。因此,如果想要获得最万全的防护措施,特别是对那些对自己性伴侣性传播感染状况不明的人来讲,同时使用 Truvada 和安全套是最佳的选择。也就是说,预防艾滋病没有任何一种方法是万能的,多一层保护、多一套手段其效果总会更好。

6. 暴露前预防的确会带来一些不良反应,但都在可控范围内 是药三分毒,Truvada 作为一种药物,同样会带来一些不良反应。其中最为常见的就是恶心(约 5%的个体服药后会出现)、腹痛、呕吐、头晕、乏力以及腹泻。但大多数症状都会在服药 1 个月后自然消失。有相关报道称:某些 HIV 阳性患者在同时服用 Truvada 和其他药物时,出现了骨质流失和肾功能损害,因而有人担心 Truvada 会有这些不良反应。事实上,目前在健康人群中并没有发现因服用 Truvada 而出现上述不良反应。因此,临床使用时医生都应向患者介绍服用药物的不良反应。但就目前的观察来看,并没有出现极为严重的不良反应,所以没有必要对此产生恐慌。但专家也表示,暴露前预防并不应该像治疗 HIV 那样终身服用。也就是说,在可能存在高危性行为期间服药,而不是像患者那样,终身服用此类药物。

第五节　艾滋病的研究与进展

美国媒体 2008 年 11 月 12 日报道,一名白人布朗于 1995 年感染艾滋病毒,后来患上血癌,接受德国柏林的一个医疗团队进行的骨髓移植后,发现艾滋病病毒消失了,包括多处病毒可能蛰伏的组织。在接受 5 年的治疗后,这位既往的艾滋病患者布朗体内依然没有任何 HIV 的迹象,在此期间他没有服用任何抗病毒药物。这位患者布朗是德国首都的夏洛特医院,也是欧洲规模最大的大学医院的老病号了。自从 1995 年被确诊断感染艾滋病后,他就一直在这所医院接受药物治疗。经过抗反转录病毒治疗后,患者病情稳定,但是艾滋病病毒一直在他体内平静地潜伏着。倒霉的是这位患者又被确诊患上了白血病。在两种"绝症"的夹击下,看起来,他几乎完全没有生存下去的可能。

治愈这名患者的临床医生是血液学和肿瘤学的专家,夏洛特医院临床主任埃克哈德·蒂尔(Eckhard Thiel),而非艾滋病专家。这个主攻血液学和肿瘤学的博士在准备对这位艾滋病白血病患者进行骨髓移植手术的过程中，决定进行一个大胆的尝试。在 20 世纪 90 年代中期，美国的一些科学家曾经发现，有一些人天生不会受到 HIV 的感染。他们对一些同性恋的血液进行检测。结果令人大吃一惊，一部分人很容易被 HIV 感染，而另一部分则根本不会被感染。科学家们在不会被感染的同性恋人群中找到了 CCR5△32。原来艾滋病病毒进入细胞时必须通过 CD4 和 CCR5 这两个受体，那些天生对 HIV“免疫”人群的细胞上，由于基因突变，CCR5 基因编码区域第 185 号氨基酸后发生了 32 碱基缺失。这种被称为 CCR5△32 的缺陷型基因就相当于为进入细胞的通道加密，HIV 无论使出怎样的招数，都无法进到细胞内。这些人携带的一种突变基因能让他们先天具有抵御艾滋病病毒的能力，这种自双亲遗传的基因称为“CCR5△32”。

蒂尔和他的同事们开始思考，如果在与布朗骨髓配型的捐献者中找到一个“天生不受艾滋病病毒感染者”，“在用骨髓移植治疗白血病后，是不是患者体内的 HIV 也会跟着一起消失呢”？结果在 80 名骨髓配型成功的捐献者中，第 61 人被检测出带有“CCR5△32”突变基因。找到合适的配型者后，患者还在医生的指导下进行了一系列准备事宜。他服用了一些效力强劲的药物，接受了放射性治疗，目的在于消灭其自身受到感染的骨髓细胞，使其免疫系统丧失功能。此外手术结束后，蒂尔博士还停止给患者服用抗艾滋病的药物，因为研究小组担心，这些药物会干扰新骨髓细胞的生长。当初研究人员很谨慎，担心“藏匿于体内的艾滋病病毒有时很狡猾，未被杀清的病毒可能会找机会再冒出来。”在又经过严密观察停用抗艾滋病药物 1 年多之后，患者的血中仍然检测不到艾滋病病毒。2010 年 12 月 8 日，一个由德国三所大学医学部研究人员组成的 7 人小组在著名科学杂志《血液》上发表在线论文称，“我们的研究结果证明这位患者的艾滋病被治愈了”。

不过，想要复制布朗的幸运并不是件容易的事。这位患者被治愈的过程，简直就像“被闪电连续击中好几次的小概率事件”。一个被艾滋病病毒感染的白血病患者，一个对艾滋病病毒“免疫”的骨髓配型，一个能付得起巨额医疗费的钱包，这些要素缺一不可。至少，一位中国患者很难完成这一点，因为黄种人中少有具有 CCR5△32 型基因的人。而在 100 个欧洲人中，也只有一个人具有这种保护能力极强的突变基因。如果将这种方法变成标准疗法，存在着很大风险。目前，干细胞或骨髓移植常用于癌症治疗，但没有人知道健康人如果接受这种手术需要承担多大的危险。它涉及利用强力药物和放射物摧毁人体原有的免疫系统，然后输入捐献者的骨髓，以重造一个新的免疫系统，而这种疗法及其引发的并发症很有可能提高病死率。

2012 年 7 月，美国波士顿布莱根妇女医院的研究员发现，两名患淋巴瘤的 HIV 感染者，接受压抑 HIV 的抗反转录病毒药物治疗期间，进行骨髓移植后，两人体内血液细胞的 HIV 基因竟开始消失，逐渐被捐赠者的健康细胞杀死和取代，完全消灭。两人情况与全球首名骨髓移植根治 HIV 的患者布朗相似，但两人移植的是正常细胞，有别于布朗的经挑选可抵抗 HIV 的基因突变细胞。

笔者作为一名普通外科医生，1997 年参加中国援赞比亚医疗队，在赞比亚曾经为大量 HIV 感染者手术，当时发现手术后有很高的并发症和病死率。2008 年来到上海市公共卫生临床中心任外科主任，这是一所以救治传染性疾病为专科特色的三级甲等医院。上海市的HIV感染者集中在这里救治。还有来自全国的HIV感染患者，合并各种外科疾病需要手术治疗的HIV感染者就转到外科手术治疗。与全国的传染病专科医院相似的情况，外科的力量比较薄弱，缺少很多亚专科。我们采取的方式是，凡是我们可以独立完成的手术，我们自己完成围手术期治疗和手术，我们没有的专科，可以请上海市综合医院的有关专家来上海市公共卫生临床中心帮助完成手术。这样几乎可以满足HIV感染者各种手术的需求。同时在围手术期治疗方面也有利于我们比较快积累经验。2010年美国外科学杂志报道在美国Grady Memorial医院，从1997年1月到2007年12月的11年中开展77例HIV感染者腹部手术，手术后55%发生感染性并发症，30%在手术后30 d内死亡。死亡原因主要是感染性并发症。我们统计了最近7年多在上海市公共卫生临床中心手术治疗的1 219例HIV感染者围手术期的临床资料，发现手术后脓毒症发生率38%，手术后30 d内死亡15例，病死率1.2%。分析我们的手术病例，术后病死率较低的原因可能与近几年对艾滋病治疗的进展有关。因此，比较集中地管理HIV感染者的围手术期患者，采用合理的围手术期治疗方法，有利于降低手术后并发症和病死率。

对于初期感染HIV的患者，免疫功能没有明显损伤，手术后并发症与普通患者没有明显差别。对于已经出现明显免疫功能损伤的艾滋病患者，抗病毒治疗可以控制病毒的复制，避免造成免疫功能损伤的继续加重，可以降低围手术期的并发症和病死率。但是对于已经发生严重免疫功能损伤的艾滋病患者，促使免疫功能恢复，重建免疫功能的过程比较缓慢。已知T细胞是骨髓中的造血干细胞迁移到胸腺，在胸腺发育成熟为有功能的T细胞。成人的胸腺逐渐萎缩，所以HIV感染的成年患者，应用ART以后，虽然HIV病毒的大量复制得到控制，但是胸腺的功能降低，免疫功能重建缓慢，很多艾滋病患者在免疫功能恢复之前发生严重机会性感染或因患肿瘤而死亡。促进艾滋病患者免疫功能重建，才能降低艾滋病患者病死率。

我们在对12例艾滋病合并失代偿期肝硬化患者做脾切除手术时，经胃网膜右静脉置管，连接埋置皮下液体输注系统。手术后在患者髂后上棘穿刺抽取骨髓，将自体骨髓经液体输注系统输注到患者肝内。结果发现肝功能明显改善，而且意外发现CD4T细胞明显增多。其中1例手术时55岁的患者，手术前CD4T细胞仅61个/μl，合并乙肝肝硬化并且有腹水。手术后2年CD4T细胞达到500个/μl。手术后7年仍然维持在500个/μl左右。虽然还需要继续ART，但是血中检测不到艾滋病病毒和乙型肝炎病毒，肝功能正常。临床观察到的结果给我们新的提示，将自体骨髓输注到肝硬化的肝脏后，骨髓中的间充质肝细胞促进了肝功能的重建，骨髓中的造血干细胞经过肝脏后促进了免疫功能重建，说明人体中可能存在胸腺以外T细胞发育、成熟的器官。我们正在进一步验证肝脏是否有类似胸腺的作用，或是骨髓在肝脏中受某些因子的刺激而促进T细胞发育。如果这种假设被证实存在，对艾滋病的治疗也许会有新的进展。

（刘保池　梅　冰　张宝善）

参考文献

1. Mark Hull, Stephen Shafran, Alex Wong. CIHR Canadian HIV Trials Network Coinfection and Concurrent Diseases Core Research Group: 2016 Updated Canadian HIV/Hepatitis C Adult Guidelines for Management and Treatment[J]. Can J Infect Dis Med Microbiol, 2016, 2016: 4385643. Published online, 2016, 7(4): 10.1155/2016/4385643.
2. Baochi Liu, Lei Zhang, Jinsong Su, et al. Treatment of Postoperative Infectious Complications in HIV Infected Patients[J]. World J Emergency Medicine, 2014, 5(2): 103-106.
3. Elizabeth D Lowenthal, Sabrina Bakeera-Kitaka. Perinatally acquired HIV infection in adolescents from sub-Saharan Africa: a review of emerging challenges[J]. Lancet Infect Dis, 2014, 14(7): 627-639.
4. Frederick L A, Adeeba K, Vincent V. Treatment of medical, psychiatric, and substance-use comorbidities in people infected with HIV who use drugs[J]. Lancet, 2010, 376 (9738): 367-387.
5. Lewden C. Mortality Working Group of COHERE. Time with CD4 cell count above 500 cells/mm^3 allows HIV-infected men, but not women, to reach similar mortality rates to those of the general population: a seven-year analysis. 17th Conference on Retroviruses and Opportunistic Infections: San Francisco, CA, USA, Feb 16—19, 2010, Abstract 527.
6. Altice F L, Mezger J A, Hodges J, et al. Developing a directly administered antiretroviral therapy intervention for HIV-infected drug users: implications for program replication. Clin Infect Dis, 2004, 38(suppl 5): S376-S387.
7. Parsons J T, Rosof E, Mustanski B. Patient-related factors predicting HIV medication adherence among men and women with alcohol problems. J Health Psychol, 2007, 12: 357-370.
8. Urbanus A T, van de Laar T J, Stolte I G, et al. Hepatitis C virus infections among HIV-infected men who have sex with men: an expanding epidemic. AIDS, 2009, 23: F1-F7.
9. Izzedine H, Sene D, Cacoub P, et al. Kidney diseases in HIV/HCV-co-infected patients. AIDS, 2009, 23: 1219-1926.
10. Soriano V, Vispo E, Labarga P, et al. Viral hepatitis and HIV co-infection. Antiviral Res, 2010, 85: 303-315.

③病情进行性加重，消瘦、苍白、无力等全身症状明显；④腹部肿块开始出现时移动性稍大且无压痛，但较肠结核肿块表面坚硬，结节感明显；⑤X线检查主要有钡剂充盈缺损，病变局限，不累及回肠；⑥肠梗阻较早、较多出现；⑦纤维结肠镜检可窥见肿瘤，活检常可确诊。在临床上结肠癌的发病率较肠结核为高。

三、阿米巴或血吸虫病性肉芽肿

肠阿米巴或血吸虫病可形成肉芽肿病变，在鉴别诊断上应注意。该类疾病无结核病史，脓血便较常见，粪便中发现有关的病原体，直肠及结肠镜常可证实诊断，相应的特异性治疗有效。

四、其他疾病

除上述疾病外，肠结核尚应与下列疾病鉴别：以腹痛、腹泻为主要表现者应与腹型淋巴瘤、肠放线菌病相鉴别；以急性右下腹剧痛为主要表现者应注意避免误诊为急性阑尾炎；以慢性腹痛牵扯上腹部者易与消化性溃疡、慢性胆囊炎混淆；有稽留高热者需排除伤寒。

第六节　肠结核的治疗

肠结核的治疗目的是消除症状、改善全身情况、促使病灶愈合及防治并发症。强调早期治疗，因为肠结核早期病变是可逆的。

一、休息与营养

休息与营养可加强患者的抵抗力，是治疗的基础。

二、抗结核药物

抗结核药物是本病治疗的关键。药物的选择、用法、疗程同肺结核。应严格遵守“早期、规则、联合、适量、全程”的治疗原则。强化期：异烟肼(H)300 mg每日1次、利福平(R)600 mg每日1次、吡嗪酰胺(Z)500 mg，每日3次、链霉素(S)750 mg或乙胺丁醇(E)750～1 000 mg，每日1次，共2～3个月，必要时延长疗程。继续期：异烟肼、利福平，每日1次晨顿服。总疗程1～1.5年。如果疗效欠佳考虑耐药情况可应用二线抗结核药物。

三、手术治疗

主要限于完全性肠梗阻，或部分性肠梗阻经内科治疗未见好转者，急性肠穿孔引起粪瘘经保守治疗未见改善者；大量肠道出血经积极抢救未能止血者。在抗结核药出现之前，肠结核预后差，病死率高。抗结核药在临床广泛应用以后，使肠结核的预后大为改观，特别是对黏膜结核，包括肠结核在内的疗效尤为显著。本病的预后取决于早期诊断和及时治疗，当病变尚在渗出阶段，经治疗后可完全痊愈，预后良好。合理选用抗结核药物，保证充分剂量与足够疗程，是决定预后的关键。

第七节　肠结核的手术治疗适应证及典型案例

一、肠梗阻

完全性肠梗阻，或部分性肠梗阻经内科治疗未见好转。手术的目的是解除梗阻，尽可能切除病灶。

典型案例　患者，女，32 岁。2013 年 12 月 15 日出现腹痛腹胀，在当地医院诊断为“肠梗阻”，行手术探查。术中发现腹腔内肠管广泛粘连，肠壁增厚水肿，肠管明显扩张，肠壁上大量粟粒状组织，取肠系膜结节活检，病理报告为肠结核。因严重肠粘连无法分离，放置胃造瘘管和十二指肠造瘘管，关闭腹腔。术后每天经胃造瘘管引流出液体约 2 000 ml，间断呕吐。给予抗结核治疗和经肠外营养支持。转到上海市公共卫生临床中心外科。继续抗结核和营养支持治疗 1 个月，肠梗阻无缓解。再次手术。将原手术切口延长，逐步进腹后发现肠管严重粘连。仔细分离粘连，发现回肠远端完全梗阻，做部分肠切除，回肠、升结肠吻合，恢复消化道通畅。顺利出院。对这种严重肠粘连的再次手术非常困难，手术可以另切口或从原来切口的延长线处进腹腔，首先分离开肠管与腹壁的粘连，再从最容易分开的部位逐步分离开肠管之间的粘连（图 22 - 1，图 22 - 2，见彩页）。

二、急性肠穿孔腹膜炎

对肠结核急性肠穿孔腹膜炎，或慢性肠穿孔瘘管形成经内科治疗而未能闭合者，需要外科治疗。对肠穿孔合并腹膜炎，腹腔污染严重，肠管明显水肿时，手术应该先做肠造瘘和腹腔引流。如果肠管高度水肿、粘连，无法拉出腹壁做造瘘时，应持续负压吸引排除腹腔内污染，营养支持及抗结核治疗。待炎性水肿吸收，一般情况稳定后再行病变肠管切除，吻合等手术治疗。

典型案例　患者，女，22 岁。2010 年 12 月 15 日出现腹痛腹胀，在当地医院诊断为“肠梗阻”，并行急诊手术。术中发现腹腔内肠管广泛粘连，肠壁增厚水肿，肠管明显扩张，肠壁上大量粟粒状组织，左中下腹探及一脓腔，内有脓液 500 ml，左侧输卵管明显增粗，有脓苔附着，盆腔因粘连不能探查清楚，考虑左侧附件炎、腹腔脓肿形成，给予冲洗脓腔，于脓腔内置管引流。术后第二天出现发热 39℃，并间断出现抽搐，第四天肛门排气排便，但高热不退。术后第七天转另一家医院，发现切口感染并肠瘘，X 线检查提示双肺结核。给以抗结核治疗，伤口换药引流。但是病情继续加重，腹部切口全层裂开。2011 年 2 月 9 日转入上海市公共卫生临床中心外科。

入院时检查，患者重度营养不良，腹部伤口长约 20 cm，全层裂开，肠管外露，可见多处肠瘘，肠管浸泡在肠液中（图 22－3，见彩页）。患者入院后完善全面检查，排除肿瘤等其他疾病。从肠瘘插管造影，寻找瘘口近远端。抗结核、抗感染、保肝、营养支持治疗，肠外营养逐步恢复到肠内营养。在腹腔裂口处置管持续负压吸引收集肠液，然后从最远一处肠瘘插管回输收集的肠液。待一般状况好转，肠管与腹部裂开的伤口边缘逐渐粘连（图 22－4，见彩页），肠管水肿逐步减退，复查胸部 CT 结核病灶基本吸收。于 2011 年 7 月 6 日全麻下再次手术探查，发现腹腔广泛粘连，小肠最近的瘘口距 Trizi 韧带 60 cm，最远的瘘口距回盲部 70 cm，其间还分别在距 Trizi 韧带 120 cm、160 cm、220 cm 多处肠瘘，距回盲部约 70 cm 的回肠粘连成块并与腹壁相连，粘连块近端小肠扩张、水肿，内积肠液，其远端小肠萎陷。全腹腔肠管广泛粘连（肠间/肠腹壁/肠系膜间/肠管与切口）。腹腔无明显积液。分离广泛粘连（图 22－5，见彩页），理清肠壁、瘘管及相关脏器解剖关系。缝合修补多处肠瘘，切除粘连块高度扩张的回肠约 40 cm。做回肠切除远-近端的 E－E 吻合，吻合完毕后检查吻合口无张力，色泽良好。双下腹放置引流管，全层减张缝合关闭腹壁伤口（图 22－6，见彩页）。术后监测生命体征，继续抗结核，抗感染，营养支持治疗。术后 4 d 消化道功能恢复，开始流质饮食。术后 30 d，体重增加 10 kg，拆除伤口缝线（图 22－7，见彩页）。伤口愈合良好，顺利出院。

肠结核主要采取内科抗结核药物治疗和全身支持疗法。伴有活动性肺结核的肠结核患者不宜行外科治疗。因麻醉可导致肺结核播撒，手术如不能彻底切除肠结核病灶可导致腹腔结核播散。如有可能应在手术前进行一段时间的抗结核和全身支持疗法。本例患者到我院外科住院时重度营养不良，双肺浸润型结核。而且肠管明显水肿和粘连，多处肠瘘，手术难度很大。我们采用了在抗结核及全身支持治疗的基础上持续负压吸引肠液，然后将肠液从最远端的肠瘘插管回输，每天回输肠液约 3 000 ml，减少了水电解质和各种消化酶的丢失，而且防止腹腔伤口被肠液浸泡腐蚀，使腹腔全层裂开的伤口逐渐与肠管粘连，逐步封闭了伤口与全腹腔的相通。待肺部结核病灶基本吸收，肠管水肿明显消退后再次手术。手术治疗的原则应尽可能地切除病变肠段，修补肠瘘，解除肠梗阻。本例患者进腹腔非常困难。我们采取延长原手术切口，从粘连较轻的部位分离腹壁与肠管的粘连，逐步将全部小肠粘连分开，理清解剖关系，尽可能清除腹腔的结核病灶。对小的肠瘘缝合修补，对肠管有明显病变和狭窄的部位切除，在作肠吻合以前应检查远端肠管是否还有狭窄。本例患者术前每天从远端的肠管回输肠液，有正常大便，所以可以放心与远端肠管吻合。吻合后检查吻合口无张力，无狭窄，血供良好。由于腹腔广泛粘连，手术分离后渗出较多。我们在双侧下腹部放置引流管，用张力缝线全层减张缝合。术后 4 周才拆除缝线，防止伤口裂开。结果伤口愈合良好。

三、艾滋病合并肠结核肠梗阻的治疗

艾滋病患者免疫功能低下，合并肠结核梗阻时手术风险大。但是不进行手术就不能挽救生命时，综合评估病情，手术解决危及生命的肠梗阻问题。继续抗结核、抗病毒治疗。

典型案例 患者,男,30岁。间断发热,进行性消瘦3年,腹胀、腹痛伴高热5 d。CT检查提示完全性肠梗阻,双侧胸腔积液。实验室检查提示免疫系统极度低下,CD4T细胞仅1 cell/μl。重度营养不良。手术是解决肠梗阻的唯一方法,但是手术风险极高。经与患者及家属沟通后,2013年3月在全身麻醉下手术探查,发现腹腔多发脓肿和干酪样坏死病灶,广泛肠粘连,回盲部完全肠梗阻。做腹腔病灶清除,回肠造瘘,腹腔引流。术后2周复查CD4T细胞仍为1 cell/μl。继续抗结核,抗病毒和营养支持等治疗。术后6个月复查CD4T细胞为20 cell/μl。再次手术做回肠升结肠吻合,同时经网膜右静脉置管埋置骨髓输注装置,作自体骨髓经网膜右静脉输注,关闭腹部肠造瘘口。第二次手术后6个月,伤口愈合良好,体重增加约8 kg,CD4T细胞增加到210 cell/μl(图22-8～图22-12,见彩页)。

四、诊断困难需剖腹探查

临床疑诊为肠结核,但是不能排除其他疾病,内科治疗不能缓解症状时,需要手术探查帮助明确诊断及确定进一步治疗。

典型案例 患者,男,32岁。腹痛、腹胀伴发热1个月。CT检查提示腹膜后淋巴结肿大,节段性肠管壁增厚。临床诊断肠结核,不排除淋巴瘤或其他肠道恶性肿瘤。2013年8月剖腹探查发现肠系膜多发肿大淋巴结,部分空肠壁明显增厚。术中取肠系膜淋巴结活检,快速冰冻病例报告为结核。手术后抗结核治疗仍然持续高热,1周后常规病理报告淋巴结核合并马尔尼菲青霉菌感染。加用两性霉素治疗5 d后体温逐渐恢复到低热或正常体温。继续治疗2个月,体温基本正常,全身情况明显好转。所以艾滋病患者除了容易合并结核感染以外,还可能合并多种机会性感染。明确诊断和有效的治疗,仍可能取得较好的结果(图22-13～图22-15,见彩页)。

第八节 结核患者的营养支持

结核病是一种营养不良相关性传染病,结核病与营养之间存在双向关系,结核病的发生、发展与预后都与营养有关。结核病是慢性、消耗性疾病,病原菌不断排出毒素物质,使机体的营养状态受到损害,导致中毒和全身性反应,机体长期不规则低热,消耗增多,蛋白质分解显著增强,蛋白质丢失过多,出现负氮平衡,可累及全身组织。同时,结核病活动期,全身毒血症使患者出现食欲减退、腹痛、腹泻、恶心呕吐等,将影响摄入同时使丢失增加,使热量及蛋白质严重不足,共同作用使患者极易出现蛋白质-热量营养不良。营养不良导致免疫力下降,淋巴细胞减少、淋巴结萎缩。在治疗结核病在整个过程中,除药物的制菌作用外,提高机体免疫力亦占重要地位。临床证实结核病患者在进行药物治疗同时强化营养支持,可以补给患者充足的热量和营养素,满足病灶修复的需要,加速结核病灶钙化。结核病与营养之间存在双向关系,结核病营养治疗和药物治疗相互配合,可减少药物不良反应,同时营养支持可以提高药物治疗效果，提高机体免疫力，促进康复。

一、营养支持目的

供给细胞代谢所需要的能量与营养底物，维持组织器官结构与功能；通过营养素的药理作用调理代谢紊乱，调节免疫功能，增强机体抗病能力，从而影响疾病的发展与转归，这是实现重症患者营养支持的总目标。应该指出，营养支持并不能完全阻止和逆转重症患者严重应激的分解代谢状态和人体组成改变。患者对于补充的蛋白质的保存能力很差。但合理的营养支持，可减少净蛋白的分解及增加合成，改善潜在和已发生的营养不良状态，防治其并发症。

二、营养支持原则

结核感染后机体分解代谢率明显增高，出现一系列代谢紊乱，体重丢失平均 0.5～1.0 kg/d，机体营养状况下降及发生营养不良（体重丢失≥10%）是结核患者普遍存在的现象，并成为独立因素影响结核病的预后。临床研究表明，延迟的营养支持将导致结核患者出现营养不良，并难以为后期的营养治疗所纠正。此外，营养摄入不足和蛋白质-热量负平衡与发生营养不良及血源性感染相关，并直接影响结核患者的预后。对结核患者来说，维持机体水、电解质平衡为第一需要。此外还需考虑不同原发疾病、不同阶段的代谢改变与器官功能的特点。如果存在严重肝功能障碍，肝性脑病，严重氮质血症，严重高血糖未得到有效控制等情况下，营养支持很难有效实施。

三、营养支持概念的发展

近年来，虽然医学科学有了长足的进步，但住院重症患者营养不良的发生比率却未见下降。其原因包括：社会人口老龄化；医学水平的提高使得重症患者生命延长、病情更加复杂迁延；应激时的乏氧代谢使得各种营养底物难以利用；严重的病理生理损害（意识、体力、消化器官功能）妨碍重症患者进食；结核患者往往有长期的基础疾病消耗；特别是许多患者在其入院时多忽视了营养状态的评估。因此，临床营养支持作为重症患者综合治疗的重要组成部分，应该得到足够的重视。

早期的临床营养支持多侧重于对热量和多种基本营养素的补充，随着对机体代谢过程认识的加深以及对各种营养底物代谢途径的了解，人们发现各种营养底物在不同疾病的不同阶段通过不同的代谢途径与给予方式，对疾病的预后有着显著不同的影响。例如不同蛋白质（氨基酸）对于细胞生长与修复、多种酶系统活性、核酸代谢、细胞因子产生、免疫系统功能影响各异；而不同脂质的代谢则对于细胞膜的功能和稳定，各种甾体激素与性激素水平，以及众多炎性介质和凝血过程有着不同的作用。糖类在不同疾病状态和疾病不同时期的代谢也不一致。而一些维生素与微量元素除了作为多种辅酶起作用之外，还具有清除氧自由基的功能。因此，现代临床营养支持已经超越了以往提供能量，恢复“正氮平衡”的范畴，而通过代谢调理和免疫功能调节，从结构支持向功能支持发展，发挥着“药理学营养”的重要作用，成为现代危重病治疗的重要组成部分。

四、营养支持途径

临床营养支持分为肠外营养支持(parenteral nutrition，PN，通过外周或中心静脉途径)与肠内营养支持(enteral nutrition，EN，通过喂养管经胃肠道途径)两种方法。随着临床营养支持的发展，营养支持方式已由 PN 为主要的营养供给方式，转变为通过鼻胃/鼻空肠导管或胃/肠造口途径为主的肠内营养支持(EN)。这种转换是基于我们对营养及其供给方面的深入了解和认识。设计较好的 RCT 及有外科患者的荟萃分析结果显示，PN 与感染性并发症的增加有关，而接受 EN 患者感染的风险比要接受 PN 者为低。有关营养支持时机的临床研究显示，早期 EN，使感染性并发症的发生率降低，住院时间缩短等。

(一) 肠外营养支持

1. 应用指征　不能耐受肠内营养和肠内营养禁忌的患者，应选择完全肠外营养支持(total parenteral nutrition，TPN)的途径。主要指：①胃肠道功能障碍的患者；②由于手术或解剖问题胃肠道禁止使用的患者；③存在有尚未控制的腹部情况，如腹腔感染、肠梗阻、肠瘘等。对于肠内营养禁忌的患者，如不及时有效地给予 PN，将使其死亡的风险增加 3 倍。早期 PN 支持与延迟的 EN 相比，前者感染性并发症明显降低。肠外营养支持是合并有肠功能障碍患者治疗的重要组成部分。近年来，随着肠外营养了解的深入，特别是对“过度喂养”危害的认识，使 PN 实施的安全有效性大大提高，成为任何原因导致胃肠道不能使用的 ICU 患者的营养支持方式。

胃肠道仅能接受部分的营养物质的补充的重症患者，可采用部分肠内与部分肠外营养(partial parenteral nutrition，PPN)相结合的联合营养支持方式，目的在于支持肠功能。一旦患者胃肠道可以安全使用时，则逐渐减少及至停止肠外营养支持，联合肠道喂养或开始经口摄食。

2. 经肠外补充的主要营养素

(1) 糖类(碳水化合物)　糖类是非蛋白质热量(NPC)的主要部分，临床常用的是葡萄糖。葡萄糖能够在所有组织中代谢，提供所需要的热量，是蛋白质合成代谢所必需的物质，是脑神经系统、红细胞等所必需的热量物质，每天需要量＞100 g。其他乳果糖、山梨醇、木糖醇等亦可作为热量的来源，其代谢过程不需要胰岛素的参予，但代谢后产生乳酸、尿酸，输注量过大将发生乳酸(果糖、山梨醇)或尿酸(木糖醇)血症。

严重应激时胰岛素受体与葡萄糖载体(GLUT4)的作用受到抑制，导致其氧化代谢障碍和利用受限。胰岛素抵抗和糖异生增强导致高血糖是应激后糖代谢紊乱的特点。PN 时大量地补充葡萄糖加重血糖升高、糖代谢紊乱及脏器功能损害的危险。过多热量与葡萄糖的补充(overfeeding)，增加 CO_2 的产生，增加呼吸肌做功、肝脏代谢负担和淤胆发生等。特别是对合并有呼吸系统损害重症患者，且葡萄糖供给量对于 CO_2 产生量的影响胜于葡萄糖和脂肪的比例。总之，葡萄糖的供给应参考机体糖代谢状态与肝、肺等脏器功能。随着对严重应激后体内代谢状态的认识，降低非蛋白质热量中的葡萄糖补充，葡萄糖∶脂肪保持在 60∶40～50∶50，以及联合强化胰岛素治疗控制血糖水平，已成为重症患者营养支持的重要策略之一。

（2）脂肪乳剂　是PN支持的重要营养物质和能量来源，提供必需脂肪酸并携带脂溶性维生素，参予细胞膜磷脂的构成。脂肪可供给较高的非蛋白质热量。其中亚油酸和 γ 亚麻酸提供热量分别占总热量的1%～2%和0.5%时，即可满足人体的需要。

长链脂肪乳剂（LCT）和中长链混合脂肪乳剂（MCT/LCT）是目前临床上常选择的静脉脂肪乳剂类型（ω－6PUFA）。其浓度有：10%，20%，30%。LCT提供必需脂肪酸（EFA），由于MCT不依赖肉毒碱转运进入线粒体，有较高氧化利用率，更有助于改善应激与感染状态下的蛋白质合成。

危重成年患者脂肪乳剂的用量一般可占非蛋白质热量（NPC）的40%～50%，每日1～1.5 g/kg，高龄及合并脂肪代谢障碍的患者，脂肪乳剂补充量应减少。脂肪乳剂须与葡萄糖同时使用，才有进一步的节氮作用。此外，脂肪乳剂单位时间输注量对其生理作用亦产生影响，研究表明，脂肪乳剂输注速度每小时＞0.12 g/kg时，将导致血管收缩的前列腺素 $F_2\alpha$（$PGF_2\alpha$）水平增加。关于脂肪乳剂静脉输注要求，美国CDC推荐指南指出：含脂肪的全营养混合液（total nutrients admixture，TNA）应24 h内匀速输注，如脂肪乳剂单瓶输注时，输注时间应＞12 h。

（3）氨基酸/蛋白质　一般以氨基酸液作为肠外营养蛋白质补充的来源，静脉输注的氨基酸液，含有各种必需氨基酸（EAA）及非必需氨基酸（NEAA）。EAA与NEAA的比例为1∶1～1∶3。鉴于疾病的特点，氨基酸的需要（量与种类）也有差异。临床常用剂型有：为一般营养目的应用的配方为平衡型氨基酸溶液，它不但含有各种必需氨基酸，也含有各种非必需氨基酸，且各种氨基酸间的比例适当，具有较好的蛋白质合成效应。

存在全身严重感染患者的研究显示：尽管给予充分的营养支持，仍然不能阻止大量的、持续性的蛋白质丢失。在前10 d，2/3丢失的蛋白质来自骨骼肌，以后则更多的来自于内脏蛋白。瘦体组织（无脂组织群，lean body mass，LBM）的丢失速度从每天0.5%～1.0%。不同组织器官蛋白质合成与降解的反应是不同的，并在疾病时发生变化。稳定持续的蛋白质补充是营养支持的重要策略。ICU患者人体测量结果提示蛋白质（氨基酸）的需要量供给至少应达到每日1.2～1.5 g/kg。高龄及肾功能异常者可参照血清BUN及BCr变化。重症患者营养支持时的热氮比可降至628～418 kJ∶1 gN。

（4）水、电解质　营养液的容量应根据病情及每个患者具体需要，综合考虑每日液体平衡与前负荷状态确定，并根据需要予以调整。持续性肾脏替代疗法（CRRT）时水、电解质等丢失量较大，应注意监测血电解质。每日常规所需要的电解质主要包括钾、钠、氯、钙、镁、磷。营养支持时应经常监测。

（5）维生素与微量元素　重症患者血清抗氧化剂含量降低，肠外和肠内营养时可添加维生素C、维生素E和 β 胡萝卜素等抗氧化物质。只有少数几个有关于重症患者维生素与微量元素需要的研究报道，腹主动脉瘤术前连续8 d口服维生素E400 mg/d，骨骼肌活检显示可降低缺血再灌注损伤。连续9 d硒的补充，使合并SIRS和感染的重症患者肾衰竭发生率较对照组明显降低，（3/21∶9/21，$P=0.035$），病死率亦有下降趋势。成人呼吸窘迫综合征

(ARDS)患者血清维生素E、C和硒的含量低于正常对照组,脂质过氧化物浓度升高。由此提示应增加ARDS患者抗氧化物的补充量,以满足恢复其机体抗氧化能力的需要。一项涉及595例创伤患者的RCT研究显示:补充维生素E、C,使肺部并发症有下降趋势(CI=0.81,0.6~1.1),多器官功能障碍综合征(MODS)发生率降低(26/595例,4%,CI=0.19~0.96)。

(二)肠内营养支持

1. 肠内营养应用指征　胃肠道功能存在(或部分存在),但不能经口正常摄食的重症患者,应优先考虑给予肠内营养,只有肠内营养不可实施时才考虑肠外营养。多项临床研究得出肠外营养能增加感染并发症,肠内营养无论是在支持效果、费用、安全性还是可行性上都要明显优于肠外营养。

2. 肠内营养途径选择与营养管放置　肠内营养的途径根据患者的情况可采用鼻胃管、鼻空肠、经皮内镜下胃造口术(percutaneous endoscopic gastrostomy,PEG)、经皮内镜下空肠造口术(percutaneous endoscopic jejunostomy,PEJ)、术中胃/空肠造口,或经肠瘘口等途径进行肠内营养。

(1) 经鼻胃管途径　常用于胃肠功能正常、非昏迷以及经短时间管饲即可过渡到口服饮食的患者。优点是简单、易行。缺点是反流、误吸、鼻窦炎、上呼吸道感染的发生率增加。

(2) 经鼻空肠置管喂养　优点在于因导管通过幽门进入十二指肠或空肠,使反流与误吸的发生率降低,患者对肠内营养的耐受性增加。但要求在喂养的开始阶段,营养液的渗透压不宜过高。

(3) 经皮内镜下胃造口术　PEG是指在纤维胃镜引导下行经皮胃造口,将营养管置入胃腔。优点是去除了鼻管,减少了鼻咽与上呼吸道的感染并发症,可长期留置营养管。适用于昏迷、食管梗阻等长时间不能进食,但胃排空良好的重症患者。

(4) 经皮内镜下空肠造口术　PEJ在内镜引导下行经皮胃造口,并在内镜引导下,将营养管置入空肠上段,可以在空肠营养的同时行胃腔减压,可长期留置。其优点除减少了鼻咽与上呼吸道的感染并发症外,减少了反流与误吸风险,并在喂养的同时可行胃十二指肠减压。尤其适合于有误吸风险、胃动力障碍、十二指肠郁滞等需要胃十二指肠减压的重症患者。

重症患者往往存在胃肠动力障碍,EN时容易导致胃潴留、呕吐和误吸。与经胃喂养相比,经空肠喂养能减少上述情况与肺炎的发生、提高重症患者的热量和蛋白的摄取量,同时缩短达到目标肠内营养量的时间,但留置小肠营养管需要一定的设备和技术条件。因此,有条件的单位可常规经空肠营养,在条件受限的单位,建议对不耐受经胃营养或有反流和误吸高风险的重症患者选择经空肠营养,这些情况包括:胃潴留、连续镇静或肌松、肠道麻痹、急性重症胰腺炎患者或需要鼻胃引流的患者。

3. 肠内营养的管理与肠道喂养安全性评估　重症患者往往合并胃肠动力障碍,头高位可以减少误吸,及其相关肺部感染的可能性。研究发现ICU患者半卧位较平卧位时,呼吸机相关性肺炎的发生率明显下降(5%∶23%,$P<0.05$)。

经胃营养患者应严密检查胃腔残留量，避免误吸的危险，通常需要每 6 h 后抽吸一次腔残留量，如果潴留量≤200 ml，可维持原速度；如果潴留量≤100 ml，增加输注速度 20 ml/h；如果残留量≥200 ml，应暂时停止输注或降低输注速度。

在肠内营养输注过程中，以下措施有助增加对肠内营养的耐受性：对肠内营养耐受不良（胃潴留>200 ml、呕吐）的患者，可给予促胃肠动力药物；肠内营养开始营养液浓度应由稀到浓；使用动力泵控制速度，输注速度逐渐递增；在喂养管末端夹加温器，有助于患者肠内营养的耐受。

4. 脓毒病和多器官功能障碍综合征患者的营养支持　脓毒病与 MODS 患者营养支持中非蛋白质热量与蛋白质的补充应参照重症患者营养支持的原则。以应激性高血糖为突出的代谢紊乱及器官功能障碍，常常限制营养素的补充。有研究显示，接受 PN 的脓毒病患者，静脉补充每日 1.5 g/kg 蛋白质可以使蛋白分解代谢减少 70%；给予每日 2.2 g/kg 蛋白质时，蛋白分解代谢却明显增加。还应注意的是，当病情发展到较严重阶段，热量消耗反而会降低，如发生器官衰竭和感染性休克时。

谷氨酰胺是免疫细胞的营养底物，研究表明补充外源性谷氨酰胺可以改善脓毒病患者免疫细胞（单核细胞、巨噬细胞、多形核细胞）功能。谷氨酰胺在增强免疫细胞功能的同时不会增加促炎因子的产生。另外，还能促进肌肉蛋白的合成，改善氮平衡。对 ICU 患者（其中 71%为脓毒症）应用谷氨酰胺的研究发现，使用谷氨酰胺（每日口服 0.3～0.6 g/kg）>5 d 的患者 6 个月生存率获得显著改善，而对照组患者更多地死于真菌感染和多脏器功能衰竭。

5. 肝功能不全患者的代谢特点　肝脏是营养物质代谢的中心器官，随着慢性肝病的病情进展，蛋白质—热量营养不良逐渐加重，在肝功能代偿期发生率 20%，而在肝病失代偿期发生率达 60%，营养不良使肝病患者腹水、出血、感染及肝性脑病发生率增加，并影响肝脏功能，加速疾病进程。合理的营养干预能减缓患者全身衰竭的进一步发展和改善肝细胞代谢。

肝脏在糖类代谢中的作用为贮存糖原及进行糖异生。肝功能不全时肝糖原储存减少，且因胰高血糖素增高及胰岛素抵抗使糖氧化供能障碍，机体对糖耐受下降，易出现血糖紊乱，糖类作为能源物质供能减少，脂肪成为主要能源物质，且糖异生增加。

肝脏在脂肪代谢中的作用为脂肪、肉毒碱、酮体合成及脂肪酸氧化，肝功能不全患者胆汁分泌减少，使脂肪吸收障碍，必需脂肪酸（亚油酸和 γ 亚麻酸）缺乏，且脂肪氧化供能比例增加，体脂肪消耗，其程度与营养不良的严重程度及肝病严重程度相关。

肝脏在蛋白质代谢的作用为合成蛋白，分解芳香族氨基酸及将氨转化为尿素，肝功能障碍患者蛋白质合成减少和分解增加，导致低蛋白血症，使器官功能障碍、免疫力下降和腹水增加，加速肝功能障碍的进展，此时积极的蛋白补充与合理的营养支持在一定程度上能改善氮平衡，减缓营养不良的进展。肝功能障碍发展至肝性脑病时，氨基酸代谢产物氨在肝脏转化障碍，导致血氨浓度增加，且芳香族氨基酸（苯丙氨酸、酪氨酸、色氨酸）在肝内分解障碍，支链氨基酸（亮氨酸、异亮氨酸、缬氨酸）在肝外分解增加，血中支链氨基酸/芳香族氨基酸比例失衡，促进肝性脑病的发生。

肝功能障碍时食欲下降伴消化吸收不良使维生素吸收障碍，胆盐分泌减少使脂溶性维生素的吸收障碍更为明显，易出现维生素A、D、E、K的缺乏。

五、热量补充原则

1. 每日总热量　为8 360～12 540千焦(2 000～3 000 kcal)。注：1千卡＝4.18千焦。

2. 食物中含丰富的蛋白质　每日每千克体重应给1.5～2.0 g，以补偿体内被消耗的蛋白质和增强机体免疫功能。首选的食品为牛奶，因牛奶中含有丰富的酪蛋白及钙。其他可选的食品有豆浆、鸡蛋、豆腐、鱼、瘦肉等。

3. 食物中应含有丰富的维生素C及维生素B_1　以增强体内代谢过程，可多吃些新鲜蔬菜及水果等。

4. 适当限制摄入脂肪量　对肝功能和消化功能差的患者，可适当限制摄入脂肪量。以减少胃肠及肝脏的负担。

5. 提高热量供给　结核患者由于长期发热、盗汗等增加热量消耗，一般对热量的需要较常人为高，患者需要的热量供给量为每日每千克体重40～50千卡。即一般成人每日需供给2 000～3 000千卡，炎症较高阶段需要适当休息；如有急性恶化、高毒血症状或大咯血时，则需要绝对卧床休息，使能量消耗相应减少。如食欲欠佳，应暂时降低一些能量，而以少食多餐的方式供给质量较高的食物，半流质或流质食品；如病灶炎症降低，体温和血沉正常，无毒血症者，可适当进行活动，同时增加能量供给、除三餐外，可增加副餐一次，但应以不影响食欲为前提。

6. 选用丰富的优质蛋白质　以补充因组织破坏而造成长期的蛋白质损失。由于结核患者的蛋白质消耗较多，而蛋白质又是供给细胞生长和修补及制造抗体的来源，因此供给量应充足。一般以每日每千克体重为1.5～2.0 g为宜，其中优质蛋白质最好达1/2，可以选用肉类、家禽、鱼类、蛋类、豆类及其制品。牛乳除酪蛋白含量丰富外，还含有较多的钙，是较理想的结核病患者的食物。

7. 不宜食用过多的脂肪　脂肪可供给较多的热量，但过多的脂肪会增加消化系统，特别是肝脏的负担，影响食欲。有消化功能障碍者，更应限制。一般脂肪供给量，每日每千克体重不得超过1 g、以植物油为最佳。

8. 多吃富含维生素的食品　维生素C可增加机体抵抗力，B族维生素可促进机体代谢过程，维生素A能增强上皮细胞抵抗力，维生素D可帮助钙的吸收。故应多吃新鲜蔬菜、水果和含维生素A、D丰富的食品和鱼肝油等。

9. 增加膳食中钙　可多用乳制品和海产品，以利病灶的钙化；并常喝骨头汤，以补充钙、磷；熬汤时加醋少许，以利钙溶解。患者如有咯血，有可能出现贫血，因此要注意补充肝类、动物血、瘦肉、绿叶蔬菜等含铁的食物。

合理的热量供给是实现重症患者有效的营养支持的保障。有关应激后能量消耗测定的临床研究表明：合并全身感染患者，能量消耗(REE/MEE)第一周为每日25 kcal/kg，第二周可增加至每日 40 kcal/kg。创伤患者第一周为每日 30 kcal/kg，某些患者第二周可高达每日 55 kcal/kg。大手术后热量消耗为基础热量需要(BMR)的 1.25～1.46 倍。但这并非是急性应激状态的重症患者的热量供给目标。不同疾病状态、时期以及不同个体，其热量需求亦是不同的。应激早期，合并有全身炎症反应的急性重症患者，热量供给在每日 20～25 kcal/kg，被认为是大多数重症患者能够接受并可实现的能量供给目标。即所谓"允许性"低热量喂养。其目的在于：避免营养支持相关的并发症，如高血糖、高碳酸血症、淤胆与脂肪沉积等。值得注意的是，对危重患者来说，营养供给时应考虑到危重患者机体的器官功能、代谢状态及其对补充营养底物的代谢、利用能力。在肝肾功能受损情况下，营养底物的代谢与排泄均受到限制，供给量超过机体代谢负荷，将加重代谢紊乱与脏器功能损害。

（刘保池　刘　立）

参考文献

1. 张伟伟，刘保池. 肠结核并发肠瘘的围手术期诊治[J]. 中国全科医学，2013，16(3B)：901 - 903.
2. 刘保池，张磊，苏锦松，等. HIV 感染者围手术期营养支持治疗[J]. 中华消化外科杂志，2014，13：(1)44 - 46.
3. 刘保池.艾滋病病毒感染者的围手术期处理[J]. 中华胃肠外科杂志，2011，14(7)：494 - 495.
4. 夏咸军，刘保池.免疫学指标对人类免疫缺陷病毒感染者腹部手术后脓毒症发生的预测作用[J]. 中华胃肠外科杂志，2011，14(7)：500 - 502.
5. 张磊，刘保池. 人类免疫缺陷病毒感染者手术安全问题探讨[J]. 中国全科医学，2012，15(1A)：62 - 64.
6. 刘保池，张磊，李垒，等. 围手术期 HIV 感染者的抗感染治[J]. 中华普通外科学文献，2012，6(4)：285 - 289.
7. Mark Hull，Stephen Shafran，Alex Wong. CIHR Canadian HIV Trials Network Coinfection and Concurrent Diseases Core Research Group：2016 Updated Canadian HIV/Hepatitis C Adult Guidelines for Management and Treatment[J]. Can J Infect Dis Med Microbiol，2016，2016：4385643. Published online 2016 Jul 4. doi：10.1155/2016/4385643.
8. Baochi Liu，Lei Zhang，Jinsong Su，et al. Treatment of Postoperative Infectious Complications in HIV Infected_Patients[J]. World J Emergency Medicine，2014，5(2)：103 - 106.
9. Subramanian S，Ekbom A，Rhodes J M. Recent advances in clinical practice：a systematic review of isolated colonic Crohn's disease：the third IBD? [J].Gut，2016，(10) 6：312673.
10. Lee J M，Lee K M. Endoscopic Diagnosis and Differentiation of Inflammatory Bowel Disease.Clin Endosc，2016，49(4)：370 - 375.

第二十三章

病毒性肝炎感染合并肝癌的围手术期处理

原发性肝癌是全球第五大常见的恶性肿瘤，占肿瘤致死原因的第三位，严重威胁着人类的生存和健康。全球每年有超过 50 万人罹患肝癌，其中 50%以上在中国。随着医疗技术的发展及肝癌筛查工作的普及，早期肝癌的 5 年生存率已达到 55%～60%。尽管针对肝癌的有效手段众多，但肝切除手术仍然是治疗肝癌的最主要的手段。

第一节　病毒性肝炎和原发性肝癌的研究进展

我国是乙型肝炎病毒的高度流行区，约有 1.3 亿人感染。乙型肝炎病毒是通过破损的皮肤或黏膜进入机体，多数急性感染者肝炎症状不明显，但部分可以转变成慢性肝炎。近些年，随着社会及临床上对丙型肝炎的重视及检测，丙型病毒性肝炎的发生率和发现率都随之升高。丙肝主要通过输血或者血制品传播，大部分的丙型肝炎转为慢性，也是发展成肝硬化、肝癌的重要原因之一。在我国，乙型和丙型病毒性肝炎是重要的传染病，已引起严重的公众卫生健康问题，而且部分患者因病情反复迁延发作可发展成为肝硬化和肝细胞癌(HCC)。有研究认为 HBV 感染与 HCC 的发生密切相关，其关系就像吸烟与肺癌一样具有一定的特异性。在欧美及日本等国家和地区，丙型肝炎病毒(HCV)致 HCC 作用远高于 HBV。

一、HBV 感染与 HCC 的关系

国内外研究结果一致认为 HBV 是肝癌发生的重要病因之一。目前研究表明，由于 HBV 的持续存在并不断复制，HBV-DNA 整合到肝细胞染色体的 DNA 上，引起病毒和肝细胞染色体上 DNA 的缺失和重排，增加了肝脏癌前细胞的积累以至产生突变，最终导致肿瘤发生。关于乙肝患者中 HBV 如何引起肝细胞的癌性变化，其机制还不清楚。可能是由于多种因素综合作用的结果。过去 10 年中的研究结果认为，HBV DNA 与宿主细胞基因的整合、病毒基因的表达、HBx 的转录激活作用、病毒基因序列的变化，甚至是病毒感染引起的慢性炎症，都可能在肝细胞性肝癌(HCC)的发生中发挥作用。其中 HBx 蛋白是最小的 HBV 蛋白，它在急性

和慢性肝炎中呈现出低水平表达。HBx 基因的高保守区与 HCC 的发生有一定的相关性，它可以激活多个细胞信号传导途径，并通过 *P*53，*caspase*23 等多种途径来调控基因的转录。另外，乙肝后肝硬化可能通过影响机体局部免疫微环境影响肝癌的发生、发展过程。

慢性活动性乙型肝炎患者由于病毒持续存在，且肝细胞反复死亡和（或）再生，发生肝癌的风险较高 HBeAg 效价与 HBV DNA 密切相关。研究发现肝癌发生的风险随 HBV DNA 水平的上升而增加，也有研究认为 HBV DNA 水平为 10^4～10^6 者发生肝癌的危险最高。陆培新等报道，HBsAg 阳性者发生肝癌的风险较 HBsAg 阴性者约高 12 倍。提示我国肝癌的首位危险因素仍为乙肝病毒感染，故防治乙肝仍为降低肝癌发生率的首要途径和方法。

二、HCV 感染与 HCC 的关系

HCV 感染的 50%～85%的患者发展成慢性感染，且常进展为肝硬化和肝细胞癌。文献报道，在感染 HCV 20 年后，人群发生肝细胞癌的危险性增加 1%～5%，肝硬化患者每年发展至肝细胞癌的概率为 1%～5%。国外多数的研究结果也表明，HCV 在西方国家 HCC 发病中起重要作用。就 HCV-HCC 发病机制而言，目前研究认为 HCV 相关性 HCC 是多因素共同作用的结果，除了 HCV 编码的蛋白作用外，炎症损伤、氧化应激损伤、细胞凋亡、纤维化及细胞因子等共同作用致 HCC 的发生。但是由于缺乏有足够说服力的研究模型，很难确认 HCV 编码的蛋白在肝细胞恶性转化过程中的特异性作用。但分子生物学的飞速发展为研究 HCV 致癌机制提供了新的途径和方法，若明确 HCV 致癌机制，则有望对 HCC 的早期诊断和治疗提供新的思路和方法。HCV 感染引起慢性病毒性肝炎，相当比例的患者发展为肝硬化、肝细胞肝癌，而这些均是以 HCV 发生持续慢性感染为基础的。感染转为慢性与宿主的免疫反应密切相关，若研究出防治 HCV 感染的疫苗，则可在 HCV 感染的早期有效控制疾病的发展。

三、病毒性肝炎合并原发性肝癌（PHC）的抗病毒治疗

已有充分证据表明抗病毒治疗可减少 CHB 和 CHC 患者发生 HCC 的风险。多个临床指南均将抗病毒治疗作为防治 HBV/HCV 相关性 HCC 发生的重要手段因而可将抗病毒治疗作为防治 HBV/HCV 相关性 HCC 发生的二级预防措施。

应用于 HBV 相关性 HCC 的抗病毒药物有两类：干扰素 α（IFN α）和多种核苷类似物（NAs）。相关研究表明 NAs 应用是降低 HCC 复发的独立影响因素，高病毒载量影响肝癌根治性治疗后的复发。IFN α 对预防 HCC 根治性治疗后的复发有一定的作用。HBV 相关性 HCC 患者根治术后应用 IFN α 可降低 HCC 的复发率，有助于提高患者的生存率。

总之，抗病毒治疗在 HBV 相关性 HCC 患者中的应用有两方面的临床意义：①防治或降低 HCC 的复发，尤其是远期复发，改善肝功能，提高患者的生存率；②减少因抗肿瘤治疗导致的 HBV 再激活，降低肝病终末期事件的发生率。

第二节　肝癌的手术前处理

肝癌围手术期是指肝癌患者确定手术治疗的时间为起点，一直到手术后患者基本治疗结束的这段时间。一般为术前 5～7 d 至术后 7～12 d。肝癌的围手术期处理至关重要，其阶段可分为术前、术中及术后三个部分。

一、肝癌患者的心理准备

研究表明，癌症患者心理上一般存在 5 个阶段，即：否认期、愤怒期、协议期、沮丧期、接受期。当患者确定行手术治疗时，由于患者对手术的期待及恐惧的矛盾心理、对手术的安全性的担忧、对医院及手术室的相关流程的信息匮乏等一系列的原因，导致术前患者主要表现为焦虑、恐惧及睡眠障碍等心理反应。外科医师术前应该充分了解患者的这种心态，对待患者不仅要细心还要有耐心，仔细地做好解释工作，建立良好的医患关系，增强患者战胜疾病的信心，缓解他们的焦虑与不安。必要时可在术前一天临睡前予以催眠、镇静药物等处理，保证患者的睡眠充分，有利于手术的开展。

二、术前患者一般情况及重要脏器功能的评估

（一）患者的一般情况

患者的一般情况包括患者的性别、年龄、基础生命体征（体温、呼吸、脉搏、血压）、发育、体型、营养状态、意识状态等。术前应对患者作详细的全面检查，仔细询问患者的发病过程及既往病史。明确有无手术禁忌及需要术前妥善处理的基础疾病。一般有经验的医生通过详细的询问病史和查体能够初步评估患者对手术有无耐受及需要完善常规检查以外的进一步检查。

（二）患者的常规检查

东方肝胆外科医院针对肝癌患者术前的常规检查包括胸片、腹腔脏器 B 超、心电图、肺功能及胃镜检查。血检查包括血常规、肝肾功能、肿瘤指标、乙肝五项、丙肝、梅毒抗体、艾滋病筛查、凝血功能、血脂、蛋白电泳及尿、粪常规等。如果患者年龄≥70 岁，则需加做血气分析及心脏彩超。必要时可加做动态心电图。

（三）术前重要脏器功能的维护

1. 术前心脏功能的评估　心脏功能分为四级：Ⅰ级：无症状；Ⅱ级：一般性体力活动后有症状；Ⅲ级：非体力活动后有症状；Ⅳ级：静息时有症状。术前心脏功能的评估目标是全面了解

患者心脏功能，能否耐受手术，避免术中、术后出现心率失常、心肌梗死及高血压危像等致死性并发症的发生。对于既往存在高血压的患者，一般术前将血压控制在 160/100 mmHg 即可。心房颤动、心房扑动患者，术前应控制其心室率在 80 次/min 左右；Ⅱ度以上房室传导阻滞或慢性双束支传导阻滞(右束支伴左前或后半支传导阻滞)，术前需做好心脏起搏器准备；无症状的右或左束支传导阻滞，一般不增加麻醉危险性；房性早搏或室性早搏，偶发者，在青年人多数为功能性，一般无需处理。在 40 岁以上的患者，房、室早搏发生或消失与体力活动量时密切关系者，应考虑有器质性心脏病的可能，频发(5 次/min)，多源性或 R 波 T 波相重的室性早搏，容易演变为心室纤颤，术前必须用药物加以控制。冠状动脉缺血性心脏病患者术前需行冠脉 CT，明确动脉狭窄情况。其手术时机可根据以下情况加以选择：

(1) 近期无心肌梗死，无心绞痛发作，心电图检查未证实有明显心肌缺血和重要心律紊乱，心功能代偿良好，可按计划经过准备实行手术。

(2) 对有心绞痛发作，特别是不稳定型心绞痛或心电图提示冠状动脉供血明显不足及有严重心律紊乱者，择期性手术都应延迟到心绞痛被控制、冠状动脉供血改善、心律正常后方可实行手术。6 个月内发生过心肌梗死的患者应慎重选择手术时机。急性心肌梗死后 3 个月内手术，再梗死的发生率为 37%；3～6 个月内为 16%；6 个月以上为 5%。理论上手术应尽量推迟到 6～12 个月后进行。

(3) 对那些心绞痛已使患者丧失工作能力，药物疗法不能控制症状、有严重的左冠状动脉阻塞或轻度运动后即出现明显缺血症状的患者，原则上不宜行手术治疗，必要时先考虑作冠状动脉搭桥术、动脉腔内成形术等改善冠状动脉供血后再考虑行手术治疗，以降低围手术期心肌梗死的发生。

2. 术前肺功能的评估 肺功能包括肺的换气和通气功能，其代偿能力相当强大。其影响因素较多，如肥胖、年龄、慢性阻塞性肺病(COPD)、胸部外伤及长期吸烟等。术前对肺功能的正确评估和处理可以有效地减少术后肺功能障碍甚至衰竭的风险，有效地保障手术成功进行。对于吸烟的患者，术前戒烟 4～6 周可以有效地减少气道分泌物和改善通气。对于术前伴有呼吸道感染、支气管痉挛等基础疾病的患者，可予以抗感染、解除支气管痉挛及祛痰等药物加以控制。术前嘱患者深呼吸、咳痰亦可以改善肺功能。通过对最大通气量(MVV)、残气量/肺总量(%)[RV/TLC(%)]及第一秒用力呼气量占用力肺活量百分率(FEV1)的测定可以有效地评估肺功能(表 23-1)。

表 23-1 肺功能评定标准

肺呼吸功能评定	MVV(%)	RV/TLC(%)	FEV1(%)
正常	>75	<35	>70
轻度损害	60～74	36～50	55～69
中度损害	45～59	51～65	40～54

（续表）

肺呼吸功能评定	MVV（%）	RV/TLC（%）	FEV1（%）
重度损害	30～44	66～80	25～39
极重度损害	＜29	＞81	＜24

综合评定如下：(1)重度：三项中至少有两项达重度损害。(2)中度：①三项中至少有两项中度损害；②三项中轻、中、重度损害各一项。(3)轻度：损害均不足中度。

3. 术前肾功能的评估　术前肾功能检查常规为血肌酐、尿素氮、尿常规、蛋白尿等。术前发生肾功能衰竭的常见诱因一般为术中肾脏缺血、术后感染、肾脏毒性药物的应用等。部分患者术前本来存在一些基础疾病，如：慢性肾炎、糖尿病、高血压、肾脏结核等，术前应仔细检查，避免漏诊。根据美国慢性肾脏病（chronic kidney disease，CKD）分级可以很好地术前评估肾脏功能。其分期标准是按照肾小球滤过率（GFR）的损害程度，根据肾功能中的肌酐值结合年龄、体重计算得出，分数越高代表肾脏功能越好（表 23－2）。

表 23－2　CKD 分期

分期	程度	GFR
Ⅰ	GFR 正常或升高，伴肾脏损害	＞90
Ⅱ	轻度 GFR 下降，伴肾脏损害	60～89
Ⅲ	中度 GFR 下降	30～59
Ⅳ	重度 GFR 下降	15～29
Ⅴ	肾衰竭	＜15 或透析

4. 术前肝功能的评估　对于肝癌患者来说，术前肝脏功能的评估为重中之重。术前对肝脏功能进行认真全面的评估及残余肝脏体积的测定，不仅可以决定是否可以行手术治疗，而且对预防术后并发肝功能衰竭等手术风险至关重要。常用方法有以下几点：

(1) 血生化评定肝功能　术前通过测定患者胆红素、白蛋白、酶学（丙氨酸氨基转移酶、天冬氨酸氨基转移酶）、凝血酶原时间等指标，可以了解肝脏合成、代谢、分泌功能及肝细胞受损情况。由此可以快速、简便地判断肝功能情况，对术前保肝疗效及术后肝功能恢复可以实时监测。但上述指标对肝功能评估多无特异性，如白蛋白除反应肝功能外，还易受到外源性补充的影响，而天冬氨酸氨基转移酶等酶学检测也易受循环功能的影响等。

(2) 吲哚菁绿（indocyanine green，ICG）实验　此方法属于定量肝功能检测，除 ICG 外，这类检测还包括利多卡因代谢试验、氨基比林呼吸试验、动脉血酮体比率测定等。但有文献报道，ICG 较其他方法效果更好，较其他方法应用广泛。肝脏存在病变时，血 ICG 滞留率 R 值升高，而血 ICG 消除率 K 值则下降。一般以注射 ICG 15 min 时滞留率 R 值（ICGR15）作为衡量肝功能储备的指标。有研究证实，在肿瘤相对较小，手术相对较安全的患者，ICGR15 的肝手术安全界点可以在 17%～22%，肝切除量更少的患者，此值甚至可到 40%。但对于前述病情复杂，手术难度大的肝手术患者，ICGR15 仍应严格限制在 14%。因其能较准确地评估肝功能储备，其在临床中的应用越来越受到重视。但因其需要反复采血，给患者增加负担，其应用也受到一定限制。

(3) Child-pugh 分级　如表 23-3 所示，通过临床及生化指标分值化，可以快速、简便地评估患者肝功能，是目前临床上应用最广泛的肝功能评估指标。但由于其标准只是简单的数值，只能对肝功能有一个粗略判断，并不十分准确，更不能量化地评估肝功能。在临床应用中，多需与其他检查，如血生化测定、影像学检查等联合应用，以获得更可靠的肝功能信息。此外，Child-pugh 分级标准多依据西方的酒精性肝硬化来制定的，对我国以慢性肝炎后肝硬化为主的患者有一定的适用限制，因此，钱学林等将此分级简化，并重新制订了 4 个分级(表23-4)，以更好地适用于我国人群，客观评估肝脏手术风险。

表 23-3　Child-pugh 分级标准

临床生化指标	分级		
	1 分	**2 分**	**3 分**
肝性脑病(级)	无	1～2	3～4
腹水	无	轻	中—重
总胆红素(μmol/L)	<34	34～51	>51
白蛋白(g/L)	>35	28～35	<28
凝血酶原时间延长(s)	<4	4～6	>6

A 级：5～6 分，手术危险度小，预后最好，1～2 年存活率 100%～85%；B 级：7～9 分，手术危险度中等，1～2年存活率 80%～60%；C 级：≥10 分，手术危险度较大，预后最差，1～2 年存活率 45%～35%。

表 23-4　新肝功能分级评分标准

临床生化指标	分级			
	1 分	**2 分**	**3 分**	**4 分**
肝性脑病/级	无	1～2	2～3	3～4
腹水	无	少，易控制	中，不易控制	多，难控制
白蛋白(g/L)	>35	30～35	30～25	<25

一级：<4 分；二级：4～5 分；三级：6～7 分；四级：>7 分。

(4) 肝脏体积测定　目前，CT 检查广泛应用于术前肝脏体积评估，主要方法有手工测量和半自动测量。其无创、快速、清晰及良好的可重复性得以引起临床医生的重视。此外，利用特定的肝脏 CT 影像解读系统，可以重建患者肝脏 3D 影像，甚至模拟肝脏手术，帮助医生制定安全、有效的手术方案，对手术风险及效益进行有效评估。腹部 B 超及 MRI 在肝脏疾病的诊断中同样较常应用，但前者因其图像清晰度的问题，目前多用于初步诊断中粗略评估肝脏体积；而后者虽然对软组织的分辨率高于 CT，但其扫描时间长，易受患者呼吸影响，故在一定程度上限制了其在肝脏体积评估方面的应用。其他方法还有标准肝体积公式、功能性肝脏体积测定，但由于其各自准确性、简便性问题，在临床上应用并不十分广泛。

上述术前评估方法各有其特点及优缺点，在临床工作中，应考虑其各自的准确性、易行性，将各种方法取长补短，联合应用，多方面、较准确地评估肝功能，确定肝脏切除大小及残肝体积，才能对手术风险及效益进行良好评估。

4. 其他并发基础疾病的处理　部分手术患者除了主要脏器功能的评估之外，还存在一些其他基础疾病，如营养不良、贫血、低蛋白血症、糖尿病等。如术前得到纠正，将更有利于手术的开展及术后的恢复。对于一时难以纠正的异常，也应尽量控制病情处于稳定状态，以保证手术的顺利进行。

三、确立治疗方案和手术方案

在肝癌外科治疗中，风险与效益的关系是相对的。外科医生没有切不了的肝脏肿瘤，但是机体能否耐受。关键是怎么切，切得有没有意义。什么样的患者采取什么样治疗最为合适，什么样的治疗能使得患者获得长期满意生存。这都需要我们综合患者病情、经济状况等进行评估，用最小的风险获取最大的效益。关于肝癌的分期较多，目前常用分期包括 BCLC 分期、TNM 分期、CLIP 分期、JIS 分期、CUPl 分期、Okuda 分期等，而 BCLC 分期是目前临床应用最多及最有临床实用价值的一种分期方法。当然，依据不同的分期方法，肝癌治疗的方法选择及预后亦有所不同。对于临床医生来说，将肝癌患者分入相应的分期，选择对应的治疗方法，并由此能够得到相应的预期结果就尤为重要。过严的标准，将会使患者失去治疗的机会，而标准过宽又将会导致患者过度治疗，反而缩短生存期。我们就临床比较常用的 BCLC 肝癌分期进行探讨。

（一）BCLC 极早期及早期患者的手术治疗风险及效益评价

1. 极早期　BCLC 分期中，将单发的肿瘤，且肿径≤2 cm 的患者定义为极早期。对于极早期患者，如不伴有门静脉高压或胆红素异常，在全身情况能够耐受手术的前提下，BCLC 分期系统建议给予手术治疗，此类患者行肝肿瘤切除术后 5 年生存率几乎达到 100%。我们认为，对于此类患者如果能够采取手术治疗则效益高，且相对的手术风险低。如伴有门静脉高压或胆红素增高的患者，能够耐受手术治疗且不伴有相关并发疾病，则考虑行肝脏移植手术治疗，亦能达到一定的疗效。但由于目前器官短缺、经济等一系列因素，有相当一部分患者难以达到上述要求，甚至部分患者亦行单纯手术治疗。此类患者应十分小心，虽然肿瘤很小，但患者常常伴有肝硬化病史，有严重的门静脉高压症，如行单纯手术治疗，术后发生肝功能衰竭的可能性非常大，在肿瘤切除的同时合并脾脏切除或门奇断流术，术后肝衰竭极易发生。但往往我们临床医生只认为肿瘤很小，行简单的局部切除手术损伤不大，而忽略了患者的肝硬化基础，如果这样行局部不规则切除肿瘤，术后可能因出现肝衰竭而死亡。可以选择创伤小，对机体影响小的局部治疗，如射频等。

2. 早期 BCLC分期中，将单个肿瘤或多发肿瘤数≤3个，且每个肿瘤直径≤3 cm的患者定义为早期。对于单发早期患者，不伴有门脉高压或胆红素异常，则可以考虑行手术治疗。如伴有门脉高压或胆红素异常或多发肿瘤的早期患者，在耐受手术及不伴有相关疾病的前提下，可考虑行肝移植手术。此类患者的5年生存率能达到50%～75%。应当说，此类患者外科治疗的效益亦是大于风险的，也就是说，我们应当积极采取手术治疗方法。近年来，随着科学技术的发展，对肝功能评估的手段越来越多。对极早期或早期患者伴有门静脉高压者，在良好的肝功能的基础下行手术治疗，亦能达到很好的效果。2011年，Ruzzenente等在对44例门脉高压的患者行手术治疗后，其术后的病死率及并发症分别为4.6%和37%，且5年的生存率达到44.9%。

（二）BCLC中期及晚期患者手术治疗的风险及效益评价

根据BCLC分期标准中，中、晚期肝癌因肿瘤多发，或伴有重要脉管系统的侵犯而丧失手术机会，可以采取非手术治疗手段来延长生存期。如采取经导管肝动脉化学栓塞治疗(transcatheter arterial chemoembolization，TACE)、靶向药物等。但根据上海东方肝胆医院的经验，对于一些晚期的患者，甚至是一些超手术指征的患者(如肝癌门静脉癌栓、侵犯下腔静脉或伴下腔静脉癌栓、肺转移、肝癌伴梗阻性黄疸、肝癌伴肝内转移、巨块型肝癌等)，在保证足够的残余肝功能、患者能够耐受手术的前提下进行手术治疗，在有些患者也能够得到一定的疗效。上海东方肝胆医院Yin等在对巴塞罗那分期B期的患者进行的一项临床随机对照实验的研究中得出，接受手术切除的88例患者中位生存期明显高于85例行介入栓塞治疗的患者(41个月∶14个月)。我们自1997～2009年对肝癌合并下腔静脉癌栓的13例患者(BCLC C期)进行了肝癌手术切除及下腔静脉癌栓取出术治疗，无1例手术并发症出现，平均中位生存期为18.2个月，有1例患者无瘤生存时间达4年之久。所以，对于这类患者是否行手术治疗，手术疗效及风险怎样，是否为超手术指征治疗等一系列问题值得临床医生慎重考虑。

四、麻醉选择

外科医师根据患者情况和手术范围提出麻醉的初步意见，由麻醉医师综合全面因素决定采取最合适的麻醉方式。遇病情复杂疑难危重病例时，外科医师应在术前主动与麻醉医师详细介绍情况，共商术前的准备事宜。

五、预防感染及抗生素的应用

无菌技术应贯彻手术的全过程，是预防感染的最基本的措施。此外，术前肠道准备可减少术中受细菌污染的机会。围手术期抗生素的应用可分为两种：即预防性和治疗性。前者是指在一些污染手术(如胆道手术)应用广谱抗生素1次或2次(从术前1 h开始)以预防感染的发生。后者则是针对已有感染的患者，选用敏感的抗生素并持续到感染被控制为止。肝移植术虽属无菌性，但感染一旦发生，将使手术失败，甚至发生严重后果，此时所用抗生素虽属预防性，但其疗程将大为延长。年老体弱者免疫功能很差，也是应用预防性抗生素的对象。通常是选用广谱抗生素，于手术前 1 h 给予第 1 个剂量，使血中抗生素浓度在手术时已经达到最小抑菌浓度（MIC），可增强组织抵御细菌的能力。根据选用药物的半衰期，可在随后再追加 1 个剂量。

第三节　肝癌的手术中处理

一、患者体位

根据病变的范围及手术方式选择合适的体位，理想的患者体位应该是便于手术者的操作、防止意外损伤、适合麻醉师管理和利于维持患者的生理功能，特别是要减轻对呼吸和循环的影响。一般左半肝或左外叶切除术时，患者取平仰卧位；右半肝或右三叶切除时，于患者的右肩部、腰部和臀部各垫一沙袋，使身体向左倾斜 30°，右上肢固定于头架上。

二、麻醉的建立和生命体征的维持

气管内麻醉适用于各类中等以上手术，特别是危重患者及脏器功能不全的患者。麻醉师应根据病情及手术方案确定麻醉的方式。生命体征的监测是保证手术患者安全最基本的措施，主要内容包括循环功能和呼吸功能两方面。在手术期间，这项工作由麻醉医师全面负责，手术医师则应及时提供手术野的情况。

三、手术意外的预防和处理

手术期间发生意外的现象时有发生，各种意外大致可以分为以下三类。

（一）与原发病或并存疾病有关的意外

许多严重病症本身就有发生各种意外的病理基础，手术过程中发生意外的可能性很大。手术医师应权衡利弊，严格掌握手术适应证。除非手术是挽救其生命的唯一措施（如致命性大出血的手术止血），否则都应该是在调整或尽量控制严重病症之后再行手术，以减少意外的发生。

（二）与麻醉过程有关的意外

掌握足够的专业知识和技能可能避免各种麻醉意外的发生，应做到一旦发生意外就能及时发现，并作积极的处理，使其不良后果减到最低程度。

（三）与手术操作有关的意外

生命垂危的患者在受到手术操作的刺激后可能引起心血管系统的强烈反应，甚至导致心脏骤停。此外，手术野的大出血则是各类手术都会遇到的严重问题。从病因角度，手术野大出血的主要原因是与患者的病情有关，由于外科医师的操作失误所致的仅占少数。肝硬化晚期患者有严重凝血机制障碍，很容易发生手术野大出血。这种出血往往都是大面积的创面渗血，而不是某一血管破损所致的局灶性出血，临床处理非常棘手。对于大面积渗血的局部处理。较多的是采用纱布填塞止血法(可辅以止血纱布、凝血胶等)，可以止血或使出血的速度减缓。同时再加强全身用药，包括止血剂和输注血小板或含凝血因子的血制品(新鲜血、冻干血浆)等。如果因出血已经导致血容量锐减和血压降低，则应先积极补充血容量，然后再作止血处理，否则会有发生低血容量性休克的危险。

第四节　肝癌的手术后处理

一、生命体征及主要器官功能的监测

最基本的生命体征的监测项目是指神志、体温、血压、心率和心律、呼吸率和尿量等。监测过程中如果发现异常，应增加观察密度和延长观察时间，直至生命体征恢复正常，必要时可用床旁心电血压监护仪和经皮氧饱和度测定仪辅助作心肺功能的连续监测。生命体征更广义的监测指标可以涵盖对各主要脏器功能的监测内容，这些项目多数是针对危重患者，所以常在ICU内完成，包括中心静脉压(CVP)、肺动脉楔压(PAWP)和心排血量(CO)、呼吸功能监测、肾功能的监测、体液平衡的监测等。

二、术后止痛

术后24～48 h内创口的疼痛最为明显，以后逐渐减轻。为减轻患者的痛苦，可采用一些止痛措施，包括：镇痛药止痛，如吗啡、哌替啶等；神经阻滞用长效局麻药作局部浸润、痛点或靶区封闭、肢体套式封闭、肾周围及骶前封闭等；镇痛泵止痛。

三、饮食和静脉输液

各种麻醉药物的延续作用将一直到术后约6 h才完全消失，因此在此期间不宜进食或饮水，以免呛咳、呕吐及误吸。神志清醒、麻醉药物作用消退后，则可酌情给予半流质饮食或正常饮食。腹部手术对消化道的动力影响不小，术后可能有胃动力障碍，过早进食也会引起呕吐。一般是在术后2～3 d可逐步开始进食。凡术后尚不能立即进食的患者均应给予静脉输液，如果术后不能进食超过7 d，都应给予全肠外营养(TPN)，全面补充机体所需的各种营养物质，以

免发生营养不良。

四、各种导管和引流物的处理

不少患者在术后常留置某些导管或引流物，包括导尿管、胃肠减压管（如鼻胃管）、腹腔引流物、各种造口管和中心静脉导管等，作为观察病情或实施治疗的途径。腹腔手术后放置的引流物有几种不同的类型，根据不同情况选用：对估计引流量不多的手术野一般采用烟卷引流或乳胶管引流，2～3 d 拔除；若引流量大或持续时间较长，则常采用双套管负压吸引引流。各种造口管，如胆总管 T 形引流管等，可使腔内减压并得到引流，也可经管输注液体；术后应将造口管妥为固定，保持管道通畅，定时更换敷料、保护造口管周围皮肤；对于造口管的引流物，应观察并记录其色泽和量。

五、创口的处理

无菌手术创口一般只需在术后第 3 天作 1 次清洁换药。对有引流的创口则每天要换药，若覆盖的敷料被渗液浸透，则应随时更换。创口感染是术后常见并发症，应每天检查创口情况，局部是否有红肿、压痛等，及时发现并引流创口下的积液及脓液。

六、给氧和祛痰

术后应根据患者的清醒程度、自主呼吸状态及血氧饱和度测定等作针对性处理。如果基本情况比较稳定，可给予鼻导管给氧（4L/min）。若发现患者有缺氧或急性呼吸窘迫综合征（ARDS），应立即将患者转入 ICU，采用积极的呼吸支持措施，包括呼吸机辅助通气。为预防术后肺部感染、肺不张等并发症，术前应对患者作好解释和培训，使患者术后能主动做好咳痰动作。为便于排痰，可静脉用痰液稀释剂（如沐舒坦）及超声雾化吸入（抗生素＋糜蛋白酶）。

七、抗生素的应用与营养支持

对术后无法正常进食超过 1 周者，也应给予营养支持，以保证伤口的愈合和器官功能的恢复。重度营养不良的患者，术后合并严重感染并发症的发生率极高，病死率也显著增加。慢性肝功能衰竭患者营养治疗的目的有：供给充足的热量和蛋白合成所必需的氮，使氨基酸代谢正常化，纠正电解质和酸碱紊乱，以及预防肝性脑病。未发生过肝性脑病者，用鼓励患者增加正常进食的简单方法就可达到目的，可口服由糖聚合物、中链三酰甘油和蛋白二肽组成的半要素制剂。但患者有严重脑病和精神障碍时，则要改变治疗方案，在饮食中适当地调整某些氨基酸成分，有助于纠正氨基酸代谢紊乱和减轻肝性脑病。最近的研究也证实，让终末期肝衰患者口服含有明显减少的芳香族氨基酸和丰富的支链氨基酸的制剂，可使氨基酸的代谢明显趋于正常，神经、精神症状也会有明显改善。鉴于肝性脑病患者经口摄入严重不足，因而常通过细软的硅胶管，经肠道管饲。如果患者不能很好耐受经肠道管饲，可用肠外途径。

八、手术后危重情况和常见并发症的预防和处理

（一）术后出血

除上消化道应激性溃疡出血外，手术创面出血是主要原因。术后应注意预防性止血药物的应用。一旦出现短时间内的大量出血，应在给予较强止血药的同时，注意输注血浆和红细胞悬液，并观察出血量及患者生命体征，如仍然有明显出血，为保患者生命，应果断进腹止血。

（二）肝衰竭

是肝脏手术最严重的并发症，病死率高。肝癌患者多合并肝炎或肝硬化，而较晚期患者因肿瘤的影响，肝功能也有一定损害。这就需要术前对患者肝功能及残肝体积进行充分评估，必要时行一定的保肝治疗，以降低发生率。术后一旦出现肝衰竭，应积极行保肝、降血氨及稳定内环境等对症治疗。

（三）胆漏

可在术后短期内出现，也可在术后较长时间内出现，肿瘤累及大的胆道、血管或肝切除量较大时，可在术后二次治疗（如放疗）时出现。胆漏出现时，首先应保障通畅引流。少量胆漏可短期内得以控制。当胆漏量较大且短期内无明显减少者，应明确胆漏部位及胆总管下端有无梗阻。有梗阻者，应及时行鼻胆管引流，减轻漏口炎症，促进漏口愈合。上述治疗均无效时，应行二次手术治疗。

（四）胸腔积液

原因为膈下积液引流不畅；膈顶部、后腹膜和肝裸区存在创面；肝功能不全导致低蛋白血症；肝周围的广泛分离导致淋巴管损伤，引起淋巴引流不畅等。胸腔积液量少时，可不必特殊处理，一般可自行吸收。如量多且伴有呼吸困难、胸痛、发热，可在 B 超引导下行胸腔穿刺抽液。

（五）切口感染和切口裂开

常见原因为合并胆道感染或合并胃肠道手术患者，肝功能、全身状况差，合并糖尿病，大量腹水或腹水经切口漏出者。无菌技术不严格、手术操作粗暴以致组织受损，以及止血不善引起皮下积血等，则更容易引起伤口感染。伤口裂开常发生在腹部手术后，一般是指伤口的全层裂开。组织缝合时层次对合不佳或选用的缝线不够牢固等也容易发生术后伤口裂开。但导致腹部伤口裂开的直接原因往往是术后的腹内压突然增高。呕吐、呃逆或喷嚏等动作使腹内压力明显增高，患者突感腹部一阵疼痛，伤口随即裂开。

针对上述引起伤口感染和伤口裂开的原因，在围手术期应做好全面的预防工作，包括纠正患者的营养状态、控制糖尿病、术前相当长的时间内停用皮质激素、控制支气管炎等。污染手

术和重大手术(如肝移植术)均应预防性应用抗生素。严格无菌操作,手术操作细致、轻柔,减少组织损伤可明显减少术后伤口感染和伤口裂开的发生率。腹壁皮下脂肪层很厚的患者在皮下放置简便的引流装置,可减少皮下积血和积液,有预防伤口感染和伤口裂开的作用。选用合适的缝线,注意组织的对合。对估计会有伤口愈合不良的患者应加用张力缝线。术后要加强护理,给予祛痰措施,咳嗽时要保护腹部伤口,加强保肝、利尿及全身支持疗法等措施,可预防切口感染和切口裂开。

对已发生的伤口感染应予及时引流,并清除感染区内的异物。如不吸收的缝线和坏死组织等。定时给予换药,清除脓液和脓苔,使伤口逐步二期愈合。对伤口裂开的患者,如广范切口裂开,应立即清创并做减张缝合,术后辅以白蛋白、血浆等支持治疗,可促进切口愈合。如果伤口的皮肤愈合良好,但腹膜和(或)肌层裂开,则不必立即手术,患者将会发生切口疝,可在术后3～6个月再作切口疝修补术。

(李爱军　杨晓宇　吴　彬)

参考文献

1. Forner A, Llovet J M, Bruix J. Hepatocellular carcinoma. Lancet, 2012, 379(9822):1245-55.
2. 彭文伟.1990年国际病毒性肝炎与肝病会议简介[J].国外医学内科学分册,1990,17(9):385-389.
3. 彭文伟.病毒性肝炎研究[M].广州:广东科技出版社,1997.
4. 张铮,郑宦鹤.病毒性肝炎的基础与临床[M].长沙:湖南科学技术出版社,1994.
5. Yokosuka Q, Arai M. Molecular biology of hepatitis B virus: effect of nucleotide substitutions on the clinical features of chronic hepatitis B[J].Med Mol Morphol, 2006, 39: 113-120.
6. Bruss V. Hepaitits B virus morphogenesis[J]. World J Gastroenterol, 2007, 13:65.
7. 李梦东,王宇明.实用传染病学[M].北京:人民卫生出版社,2004.
8. Schaefer S. Hepatitis B viru taxonomy and hepatitis B virusgenotypes[J]. World J Gastroenterol, 2007, 13(1):14-21.
9. 中华医学会肝病学分会肝癌学组. HBV/HCV相关性肝细胞癌抗病毒治疗专家建议[J]. 中华肝脏病杂志,2013,21(2):96-100.
10. Bock C T, Kubicka S, Manna M P, et al. Two control elements in the hepatitis B virus S-promoter are important for full promoteractivity mediated by CCAAT-binding factor [J]. Hepatology, 1999, 29(4):1236-1247.
11. Arzumanyan A, Reis HM, Feitelson MA. Pathogenic mechanisms in HBV-and HCV-associated hepatocellular carcinoma[J]. Nat Rev Cancer, 2013, 13:123-135.

第二十四章

口腔科感染性疾病

口腔特殊性感染包括结核、白喉、麻风、淋病、梅毒、艾滋病等疾病。其特点为:①有较严重的传染性。②每种疾病都由特定的病原微生物引起。③有较为肯定的传播途径。

第一节 口腔结核

一、概述

口腔结核临床并不多见,原发者极少,大多数继发于身体其他部位的结核病灶,以肺结核多见。当口腔发生破损、擦伤或某些口炎时,肺结核患者痰中的结核分枝杆菌即可侵入黏膜组织的创面而引起感染,也可通过淋巴管将鼻咽部结核菌传播至口唇部皮肤。它是口腔慢性特异性传染病。包括口腔黏膜结核初疮、口腔黏膜结核性溃疡、口腔寻常狼疮,其中以结核性溃疡最为常见。极少情况下,口腔结核性感染是其他无症状结核病的唯一表征。

二、临床表现

(一)结核初疮(原发性综合征)

本症少见。结核分枝杆菌多通过皮肤轻微外伤直接接种于皮肤,早期为中性粒细胞反应,伴有坏死区,有大量结核分枝杆菌,2 周后单核细胞及巨噬细胞占多数,发病 3～6 周后,出现上皮细胞和巨细胞,干酪样坏死渐次减少,结核杆菌亦明显减少,此时结核菌素试验由阴性转变为阳性。常发生于口咽部或舌部,初起为褐红色丘疹,渐成硬块或斑块,可发展成顽固性溃疡,周围有硬结称为结核性初疮,患者一般无痛感。局部可发生淋巴结痛,肿大的淋巴结可破溃,有干酪样物溢出。

(二)结核性溃疡

本病多见于成年人。是口腔中最常见的继发性结核损害。可发生在口腔黏膜任何部位,但较常见于舌、咽旁、磨牙后区及颊等黏膜部，为慢性持久性溃疡。溃疡特点为大小不等，有时互相融合成大溃疡、边界清楚，边缘不齐，微隆起呈鼠啮状，并向中央卷曲，形成潜凹状，其底覆有少许脓性渗出物，拭除渗出物后，可见暗红色桑椹样肉芽肿，黄褐色粟粒状小结节。患者早期即有疼痛。此外，若肺结核患者抵抗力极差时，可在其口唇的黏膜与皮肤连接处发生病变，早期是浅表的肉芽性溃疡，并有发展为大面积组织破坏和产生广泛畸形的倾向，称为皮肤口腔结核。

（三）寻常狼疮

寻常狼疮是由结核分枝杆菌所引起的慢性进行性皮肤感染。多发生于儿童及青年人。病程缓慢。初起时眼睑皮肤出现米粒至黄豆大的结节，周围绕一红晕，半透明，呈棕红色或褐色，质柔软。结节可自行吸收或破溃形成溃疡，有时呈乳头状增生。是皮肤的原发性结核，由口周皮肤可向口腔黏膜发展。临床较少见。好发于无结核病灶，而且免疫功能较好的青少年或儿童。早期损害为1个或数个绿豆大小的红色小结节，质软略高出皮肤表面，边界清楚，可长期静止不变，或逐渐消退为苍白而萎缩的瘢痕组织；或者结节性病变的数量增加，甚至在瘢痕处形成结节。无明显自觉症状，这种结节性病变若以透明玻璃片作压诊检查，可见结节中央呈圆形的苹果酱色，周围的正常皮肤为苍白色。若结节不断扩大，融合破溃，合并继发感染，则发生坏死，形成组织缺损，形似狼噬，故名狼疮。病程十分缓慢，一般疼痛不很明显。寻常狼疮的口腔损害，也可表现为硬化性肉芽肿。

三、诊断要点

1. 病史及临床表现　根据临床表现及全身的结核病灶，特别对于口腔无复发史而又长期不愈的浅表溃疡，应怀疑为此种损害。

2. 胸部X线检查及实验室检查　胸部X线检查、结核菌素试验、周围血的红细胞沉降率、抗酸染色、菌培养等有助于诊断。

3. 活体的组织病理学检查　活检应在控制继发感染后进行，否则会发生误诊或造成其他不良后果。

四、鉴别诊断

临床应与鳞状细胞癌、梅毒、深部真菌感染、淋巴瘤、重型阿弗他溃疡、损伤性溃疡、Wegener肉芽肿病、致死性中线性肉芽肿，放线菌病鉴别。

（一）创伤性溃疡

溃疡的形态与慢性机械创伤因子基本相符合，去除创伤因子后，损害可逐渐好转或愈合。

（二）恶性肿瘤

病变进展快。溃疡深大，基底有细颗粒状突起，似菜花状。边缘部位比结核病损坚硬，颌下及颈部常可触及肿大坚硬、粘连、固定的淋巴结。

（三）梅毒

有溃疡或穿孔的梅毒瘤性浸润，常类似结核性病变，可通过梅毒血清检测、结核菌素试验进行鉴别。

（四）深部真菌感染

如孢子丝菌病，芽生菌病和球孢子虫病等，可有类似结核溃疡和肉芽肿的表现，可以采用真菌培养、活体组织检查等鉴别。

五、治疗原则

（一）对症治疗

注意保持口腔卫生。对于口腔结核还应注意消除继发感染因素，如去除局部创伤因子，磨除口内锋利牙尖，调改创伤颌，减轻疼痛。采用支持疗法，摄入营养食物，增加机体抵抗力和修复能力。饮用软食或流质，禁吃辛辣食品，以免刺激破损的口腔黏膜加重疼痛，延长痊愈时间。

（二）抗结核治疗

如结核性病损仅局限于口腔黏膜或皮肤，则治疗见效较快，1～2 周就可开始好转。可采用异烟肼口服，每日 0.3 g，联合用利福平与异烟肼或吡嗪酰胺、乙胺丁醇等，疗程为 6 个月到 1 年。在用药治疗过程中应注意检查肝、肾功能。有条件的医院最好在结核专科医生的指导下进行治疗。

六、并发症

常见的并发症有口臭、咽炎、便秘、头痛、头晕、恶心、乏力、精力不集中、失眠、烦躁、发热、淋巴结肿大等全身症状。

七、预防

预防本病的关键是早期有效地治疗原发结核病灶，同时避免口腔黏膜发生创伤。本病在治愈前患者的用具、食具等应隔离，以免传染他人。结核病在 HIV 感染者中的比例正在上升。带结核病的 AIDS 患者几乎半数有肺部以外的病变形成。由于 HIV 感染/AIDS 合并结核感染患者细胞免疫功能异常，口腔黏膜溃疡发病率增高。

第二节　颌面骨结核

颌面骨结核是由结核菌引起的颌面骨的慢性、进行性、破坏性疾病。好发于上颌骨颧骨结合部和下颌支。多见于儿童和青少年，因骨骼发育旺盛时期骨内血供丰富，感染机会较多。但也有没有肺结核病史的患者，属于结核菌的隐匿性感染。

一、感染途径

大多由肺结核继发，也可因体内其他脏器结核病沿血行播散所致。开放性肺结核可经口腔黏膜或牙龈创口感染，也可以是口腔黏膜及牙龈结核直接累及颌骨。

二、临床表现

起病一般为无症状渐进性发展，病程较缓慢，全身症状隐蔽，偶有自发痛和全身低热。仅有少数患者呈现急性发作，体温高达 39℃ 左右。青少年患者常表现为无痛性眶上及颧部肿胀，病变部位的软组织呈弥漫性肿胀，其下可扪及质地坚硬的骨性隆起，有压痛，肿胀区表面皮肤和黏膜常表现为无化脓性感染的充血，骨质缓慢被破坏，可在黏膜下或皮下形成冷脓肿。脓肿自行破溃或切开引流后，有稀薄脓性分泌物溢出，脓液中混有灰白色块状物。引流口形成经久不愈的窦道，或随脓液有小碎块死骨排出。继发化脓性感染可出现局部软组织红、肿、热、痛等急性骨髓炎的症状，脓液也变成黄色黏稠性分泌物。

三、诊断

无痛性眶下及颧部肿胀，局部有冷脓肿或经久不愈的窦道。脓液涂片可查见抗酸杆菌。全身其他部位可有结核病灶及相应体征表现。必要时可行组织病理检查。CT 检查可助诊。

四、治疗

无论全身其他部位是否有结核病灶，颌骨结核的治疗均应以抗结核治疗为主，进行全身支持、营养疗法。药物可选用对氨基水杨酸、异烟肼、利福平及链霉素等，由于骨结核的抗结核药物治疗疗程一般需 6～12 个月，为减少耐药菌株出现，一般主张采用三种药物联合用药方法。为了提高疗效、缩短药物疗程，对颌骨病变处于静止期、局部已有死骨形成者，应行死骨及病灶清除术。由于患者多为青少年，为避免骨质缺损造成以后发育畸形，除有大块死骨分离外，一般选用较保守的刮扒术，以去除小死骨碎块及肉芽组织，同时继续配合全身抗结核治疗。

第三节　颈淋巴结结核

颈淋巴结结核俗称“瘰疬”，过去在我国比较常见。

一、感染途径

（1）扁桃体或咽喉部结核病灶内的结核菌经淋巴管侵入颈淋巴结，颈上淋巴结大多首先受累。

（2）肺结核内的结核菌随血行播散至颈淋巴结，循此途径传播者常为双侧淋巴结。

（3）肺门淋巴结结核经纵隔淋巴结蔓延，常首先侵犯颈下淋巴结。

（4）淋巴结内微小的陈旧性结核灶，在人体抵抗力下降时复燃。

二、临床表现

轻者可无任何全身不适，重者会出现如低热、乏力、盗汗、食欲减退等全身中毒症状。颈部一侧或两侧淋巴结无痛性肿大，开始体积小如蚕豆大，散在分布，与周围组织无粘连、活动、质地较硬，可有压痛。病变淋巴结逐渐增大、疼痛，因与周围组织粘连、活动受限，而且粘连成串。淋巴结中心干酪样坏死、液化，形成皮下冷性脓肿。伴继发感染时，局部皮肤充血、肿胀、有明显压痛。脓肿若自行破溃，有稀薄脓液流出，形成经久不愈的瘘管。

颈部淋巴结结核可致结核性淋巴结炎，受感染的淋巴结表面皮肤破溃，形成多发瘘管。

三、诊断和鉴别诊断

根据临床表现及肺部或纵隔存在的结核病灶，应高度怀疑本病。临床结核菌素试验呈阳性；可在病变处培养出结核分枝杆菌。病变淋巴结细针穿刺细胞学检查一般可确诊。诊断困难者，可摘除病变组织作病理检查确诊。抗结核治疗有疗效。本病应注意和慢性淋巴结炎、恶性淋巴瘤、转移癌等颈部包块鉴别。

四、治疗

（一）全身抗结核药物治疗

如异烟肼（INH）加利福平（RFP），或在此基础上加乙胺丁醇（EMB）强化，疗程 9～12 个月。

（二）手术治疗

对结节性或浸润性淋巴结结核经全身抗结核治疗后仍不缩小、或非典型分枝杆菌性淋巴结炎者，均应切除病变淋巴结。对脓肿型应切开引流，清除干酪样组织后脓腔内置入浸有5%INH纱条。已形成窦道者，应将窦道彻底切除之。

第四节　颌面部放线菌病

放线菌病（actinomy cosis）是由放线菌引起的慢性、特异性、感染性肉芽肿性疾病。发病年龄主要在20～50岁，男性常为女性的2倍。面颈部是放线菌病的好发部位之一，亦可累及涎腺，但比较少见。当机体抵抗力降低时，放线菌可沿结缔组织间隙向四周蔓延。偶尔也可通过血液播散而发病。可引起组织坏死及脓肿形成。脓液中常含有浅黄放线菌菌丝，称为放线菌颗粒或称硫磺颗粒。

一、感染途径

在人体最常见的病原菌主要是Wollf-Israel型放线菌，此菌为革兰染色阳性的非抗酸性、无芽孢的厌氧性丝状杆菌。是人口腔正常菌群中的腐物寄生菌。常在牙石、唾液、牙菌斑、牙龈沟及扁桃体等部位发现该菌。当人体抵抗力降低或被其他细菌分泌物的酶所激活时就可从死髓牙的根尖孔、牙周袋或智牙的盲袋、慢性牙龈瘘管、拔牙创面以及扁桃体等侵入组织而发病。临床上由于免疫抑制剂的大量应用，导致机体免疫力降低，也是本病的诱发因素。故本病绝大多数是内源性感染。

二、临床表现

以20～45岁的男性多见。发生于面颈部的放线菌病占全身的60%以上。极少数可经呼吸道或消化道引起肺、胸或腹部放线菌病。颌面部放线菌病主要发生于面部软组织，以腮腺咬肌区为多，颌骨以下颌角及下颌支多见。临床早期为涎腺局部出现无痛性小硬结，触诊板状硬感，不活动，有压痛，表面皮肤呈棕红色，逐渐增大，并有压痕。与周围正常组织无明显分界。挤压腺体导管口无分泌物流出。炎症侵及咬肌时，出现张口障碍、局部皮肤有热感、咀嚼、吞咽时可诱发疼痛。炎症继续发展，病变中央区逐渐液化，表面皮肤变软，形成多处小脓肿，自溃或脓肿切开，流出淡黄色黏稠脓液。肉眼或取脓液染色检查，均可查见“硫磺颗粒”。破溃、排脓后的炎症浸润灶周围又形成新的结节和脓肿，脓肿互相沟通，破溃的创口可经久不愈，形成多处瘘道而转入慢性期，瘘管口有不整齐的肉芽组织。以后若伴有化脓性感染时，还可急性发作出现急性蜂窝织炎的症状，体温高达38.5℃以上。这种急性炎症与一般颌周炎症不同，虽经切开排脓后炎症趋向好转，但放线菌的局部板状硬性肿胀，不会完全消退。

放线菌病不受正常组织分层限制，可直接向深层组织蔓延，当累及颌骨时，可出现局限性骨膜炎和骨髓炎，部分骨质被溶解、破坏或有骨质增生。晚期 X 线片上可见有多发性骨质破坏的稀疏透光区。如果病变侵入颌骨中心，造成严重骨质破坏时，可在颌骨内形成囊肿样膨胀，称为中央性颌骨放线菌病。

三、诊断

主要根据临床表现及细菌学检查。如果早期临床不能确诊，必要时可做活体组织检查可确诊。从脓液中可获得放线菌颗粒或称硫磺颗粒。有条件的医院可在龋病（龋齿）、扁桃体隐窝等处分离出放线菌纯培养。

四、鉴别诊断

（一）颈淋巴结核

破溃形成瘘管后，流出脓液较稀薄，无“硫磺颗粒”，损害排列呈条索状。

（二）颌骨成釉细胞瘤

颌骨进行性膨隆，大者可致面部畸形，触诊可有乒乓球样感，但无压痛；肿瘤区牙齿可以移位、松动甚至脱落；穿刺可抽出黄色或褐色液体；X 线平片显示多房性透光区，边缘呈切迹状，常不整齐，肿瘤区牙齿的牙根可呈截根样吸收；病理组织学检查可确诊。

（三）颌骨黏液瘤

又称牙源性黏液瘤，是一种较少见的肿瘤。多见于青壮年。主要发生在颌骨中，以下颌骨多见，多位于下颌骨前磨牙区和磨牙区，软组织极少见。根据其所含胶原纤维成分的多少，分为黏液瘤（黏液为主，含纤维较少）、黏液纤维瘤（含纤维较多）。肿瘤生长缓慢，早期常无自觉症状。但随着肿瘤体积增大，引起颌骨膨胀，表面光滑呈结节状、质硬，穿破骨密质后可浸润至颌骨周围的软组织中，而产生扪之柔软的包块，肿瘤扩展累及牙槽时，相应的牙齿可松动、移位脱落，肿瘤迅速从脱落的牙槽窝内长出。X 线检查及病理组织学检查可确诊。

五、治疗

颌面部软组织放线菌病以抗生素治疗为主，必要时配合外科手术。

（一）手术治疗

有脓肿形成，应手术切开排脓，可收到控制炎症的效果。如破溃后遗留瘘道，常有坏死肉芽组织增生，可采用外科手术切开引流、肉芽组织刮除术、死骨刮除术，以加强抗菌药物治疗效果。在腺体内的病变，而且界限不清与周围组织粘连，常采取病灶切除术将腺体一并摘除，以防复发。

（二）药物疗法

抗生素及磺胺药对放线菌病都有明显疗效。有条件时，应根据药物敏感试验选用抗生素。

（三）抗生素

放线菌对青霉素、头孢菌素类高度敏感。临床首选大剂量青霉素 G 治疗，如与磺胺联合应用，可能提高疗效。红霉素、林可霉素、四环素、氯霉素和克林霉素亦可选用。磺胺类药物可以单独使用，也可以与抗生素配合应用。

六、高压氧疗法

由于放线菌是厌氧性细菌，近年来应用高压氧治疗放线菌病，对抑制放线菌的发展能起到较好的作用，是当前采用的综合治疗方法之一。

七、并发症

放线菌病极少数可迁延数月至数年，使颌骨受累，引起骨髓炎。上颌骨的病变，可进一步扩展到眼眶、颅骨及脑膜。下颌骨的病变，可形成腮腺瘘管或向下蔓延到颈部及胸部引起病变。

八、预后

放线菌病与一般颌面部炎症不同，虽经切开排脓，炎症可有好转，但放线菌病的局部板状硬性肿胀不会完全消退，愈合后留下紫红色萎缩性瘢痕。

九、预防

因放线菌病绝大多数是内源性感染，免疫抑制剂的大量应用常是一个重要的诱发因素，故尽量避免免疫抑制剂的大量应用。当人体抵抗力降低时，易引起放线菌病，增强体质提高免疫力对预防放线菌病有很大的临床意义。另外，拔牙、口腔化脓菌感染时，要积极控制感染，避免放线菌侵入组织。

第五节　猫　抓　病

猫抓病是一种人畜共患的感染病。主要由猫抓人或咬人后引起的散发性急性传染病。猫抓病最早由 Parinaud 于 1889 年首次报道。1983 年 Wear 等从猫抓病患者的病变淋巴结、皮肤组织或结膜组织中分离到病原体，并命名为罗卡利马体，后又重新命名为巴尔通体。它是一种多形性的革兰阴性小杆菌。猫抓病在全球每年都有流行，发病人数超过 4 万例，以青少年和儿童居多，男女无差别，温暖季节较寒冷季节多见。其储存宿主是猫。

一、感染途径

主要是带菌的猫(通常在1岁以下)。病原体存在于猫的口咽部，约90%患者是通过被猫抓伤、咬伤或与猫密切接触后而感染。少数患者亦可被狗抓、咬而得病。该病多发生于秋、冬季。

二、临床表现

该病潜伏期指被猫抓至出现皮疹一般3～10 d，少数可以几个月乃至一两年。典型临床特征为原发性皮肤损害、淋巴结肿大。典型病例自抓伤后3～10 d有64%～96%的患者会出现原发性皮肤损害，可见斑丘疹、结节性红斑、疱疹、瘀斑、荨麻疹、环形红斑及脓疱疹等，多见于手足、前臂、小腿及颜面等处，一般持续1～3周，个别可在1～2个月后才愈合。皮肤留有短暂色素沉着或结痂，但不留瘢痕。在1～2个月中陆续会发生血管瘤病变，表现为0.5～2.0 cm大小的皮肤小结节，可持续数月。约1/3患者可出现发热，体温在38～41℃，伴有乏力、头痛、厌食、全身不适等全身症状可与淋巴腺病同时出现。少数患者出现充血性斑丘疹、结节性或多形性红斑。多数患者均在2～3个月内自愈。但少数患者淋巴结被感染后发炎肿胀化脓，并可破溃形成窦道。可出现严重全身性损害。

猫抓病最常见的眼部表现主要表现为单侧滤泡性结膜炎和结膜肉芽肿，主要症状为结膜红肿、充血和有分泌物。同侧耳前、颌下淋巴结肿大和低热三联症。视网膜血管炎常出现于全身感染症状后1～2周；严重者可引起视网膜脱离、葡萄膜炎等眼病，引起视力下降。当中枢神经系统出现病变时，可出现眼肌麻痹、动眼神经麻痹、视盘水肿或视野缺损等眼部症状。

三、辅助检查

(一) 血常规

病程早期白细胞总数减少，淋巴结化脓时轻度升高，中性粒细胞增多，血沉加快。

(二) 病原体培养和分离

从患者血液、淋巴结脓液和原发皮肤损害处可分离培养出汉赛巴通体，则诊断肯定。但该病原体大多呈细胞壁缺陷型，培养条件要求较高，只有在含鲜血或巧克力培养基，在35℃二氧化碳孵箱中培养6周才可生长，再用Warthin-Starry银浸染色法可见多形性革兰阴性杆菌。因而不能作为早期诊断方法，在临床应用上受到限制。

(三) 分子生物学检测

近年来采用PCR、巢式PCR或PCR原位杂交技术，从淋巴结活检标本、脓液中检出汉赛巴通体DNA，阳性率可达96%。但这种特异性及敏感性高的方法实验条件要求较高，难以作为临床常规检查。

（四）病理组织学检查

对于活检组织作 Warthin-Starry 和 Brown-Hopps 组织染色或组织电镜检查，有助诊断。但组织染色不能区别巴通体的不同菌型或其他病原体。

四、发病机制

病原体进入人体后，可通过淋巴系统或血源播散，引起全身多器官损害。其致病机制尚不清楚，可能与汉赛巴通体的某些成分使机体产生迟发性变态反应有关。

五、诊断

有被猫抓伤或咬伤史。抓伤处皮肤发炎和化脓，局部淋巴结肿大和发热等典型临床表现。近年来，血清学方法尤其是 IFA，已经是临床及实验室诊断猫抓病最广泛和实用的方法，血清吸收试验，可提高检测效果。

六、并发症

（1）脑炎、脑膜炎、脊髓炎、多发性神经炎等神经系统病变，发生于严重患者淋巴结肿大 1～6 周后，昏迷与惊厥患者脑脊液变化与一般脑炎相仿。一般可恢复。

（2）全身淋巴结轻度肿大、肉芽肿性肝炎、肝脾肿大。

（3）结节性红斑、多形性红斑。

（4）血小板减少性或非减少性紫癜。

（5）艾滋病患者可合并猫抓病，可能与自身免疫缺陷有关。可引起心、脑等全身并发症，极个别会导致死亡。

七、治疗

目前尚无特效治疗方法。较重患者应减少活动，卧床休息。补充高热量、易消化流质或半流质饮食、多饮水。临床以对症治疗为主，可用退热镇痛药退热、止痛。抓伤处保持清洁干燥。淋巴结化脓时可穿刺抽脓，以减轻发热及全身中毒症状；不宜切开引流，以免形成瘘管；有继发感染时可用抗生素。选用阿米卡星或庆大霉素或妥布霉素等抗菌药物，静脉或肌内注射，疗程 5～7 d。

八、预后

本病属良性、自限性疾病，绝大多数患者预后良好，但免疫功能障碍者（例如艾滋病患者），有个别死亡的报告。病后有持久免疫力，再次感染者罕见。

九、预防

预防该病应避免被猫抓伤及咬伤，若发生抓、咬伤时，应立即局部涂抹碘酒（或安尔碘）及酒精，并及时上医院或疾病预防控制中心注射狂犬疫苗。患者不必隔离。

第六节　五官科淋病

淋病在世界各国流行甚为广泛，在我国性传播疾病中发病率居首位，主要发生在性活跃的中青年，男性发病率较高，而女性多数基本无症状，处于亚临床感染状态。淋球菌对单层柱状细胞和移行上皮细胞敏感，而对复层鳞状上皮细胞不敏感，因此，主要寄生在泌尿生殖系统。淋菌感染后可波及泌尿生殖系的组织器官，发生炎症性或器质性病变。偶见眼部表现，但较严重。主要表现为淋菌性结膜角膜炎、眶蜂窝织炎、新生儿淋菌性眼炎。

一、感染途径

人是淋球菌的唯一自然宿主，主要通过性接触传播。因不洁性生活或"同性恋"肛交等直接感染，也可通过污染的衣物、浴盆、便器和手接触等间接传染。淋病可通过母婴传播。

二、潜伏期

一般为 2～7 d。无症状型者可迁延多年或终身无症状。但若身体虚弱、抵抗力差、性生活过度、酗酒等因素可缩短潜伏期。

三、临床表现

（一）淋菌性口炎

主要见于有口交史的患者。表现为口腔黏膜充血、发红，可有糜烂或浅表溃疡，并覆有黄白色假膜，假膜易于擦去，呈现出血性创面。

（二）淋球菌性咽炎

咽部淋球菌的感染率约为 20％，咽部淋球菌感染与性行为方式改变有关，女性和男性同性恋中极为常见，怀孕时女性有较多的口淫，也可以使咽部淋球菌感染率增加。但此类感染中有 80％患者无症状，只有少数患者有轻微咽痛和红肿，咽后壁或扁桃体隐窝淋菌培养阳性。

（三）淋菌性结膜炎

是一种极为剧烈的急性化脓性结膜炎。患者有疼痛、畏光、流泪等重度刺激症状。母婴传播是淋病传播的又一条途径，产道感染可引起新生儿淋菌性口炎和淋菌性结膜炎。

四、诊断

依据病史、临床表现和实验室检查诊断。目前较简便而实用的是涂片和淋菌培养。

五、鉴别诊断

（一）急性球菌性口炎

是由金黄色葡萄球菌、溶血性链球菌、肺炎双球菌等为主的球菌感染所引起的急性炎症。临床上以形成假膜为特征，可发生于口腔黏膜任何部位，局部充血、水肿，有黄色或灰白色假膜覆盖，假膜较厚，易拭去，而遗留溢血糜烂面。疼痛、局部淋巴结肿大，可伴有全身不适症状。涂片检查和细菌培养可明确诊断。

（二）急性假膜型假丝酵母菌性口炎（亦称鹅口疮）

可发生于任何年龄，但以婴幼儿多见。以口腔颊、舌、软腭、唇黏膜多见。其特征是在充血的黏膜上，出现白色凝乳状斑点或斑片，斑片稍用力可擦掉。通过假丝酵母菌涂片培养可明确诊断。

（三）急性坏死性牙龈炎

本病可发生于营养不良或免疫力明显低下的儿童和成年人。早期龈缘组织坏死，形成溃疡，上覆灰白色假膜，疼痛、易出血，口臭。急性期如未能控制病情，坏死可蔓延到深层牙周组织或邻近的黏膜。

六、治疗原则

早期诊断、及时治疗、用药量足、规范。由于耐药菌株的产生，青霉素已不再作为首选药，可选用头孢类抗生素。局部可选用消炎含漱剂、抗生素搽剂等。

对于淋菌性结膜炎可以全身应用敏感抗生素。生理盐水冲洗结膜囊内积聚的分泌物，直至分泌物消失为止。局部应用抗生素滴眼液及抗生素眼膏。合并角膜溃疡时按角膜溃疡治疗。

七、并发症

可并发急性前列腺炎、急性精囊炎、急性附睾炎、急性精索炎、关节炎、心内膜炎、菌血症、男性不育、女性不孕。由于炎症的反复发作，尿道黏膜及黏膜下层组织受到破坏，导致瘢痕形成而引起尿道狭窄。

淋菌性结膜炎治疗不及时，短时间内可并发角膜溃疡及穿孔。

八、预后

由于人类缺乏对淋病双球菌的先天免疫力,因此普遍易感。患者病愈后获得的免疫力很低,还有可能被再次感染。

九、预防

与男性淋病患者性交 1 次,女性被感染的机会达 90%以上。因此,要加强性教育,不要随意找性伙伴。

淋球菌最适生长温度为 35～36℃,最适 pH 为 7.5。是嗜 CO_2 的需氧菌,不耐干热,干燥环境中 1～2 h 死亡,55℃5 min 死亡,一般消毒剂很容易将其杀灭。因此,内裤要勤洗、太阳下暴晒可杀灭淋球菌。

第七节　口腔尖锐湿疣

口腔尖锐湿疣是由人乳头状瘤病毒所致的皮肤黏膜良性赘生物传染病。主要通过口交、性接触传染,少数通过间接接触传染,如因接触被该病污染的生活用品,浴巾、便盆、内裤、浴盆等。污染的手指搔抓阴部,也会引起尖锐湿疣的传染。如果孕妇患有尖锐湿疣,在生产过程中,很有可能将病毒传染给下一代。HPV 有几十种,而 HPV6,HPV11,HPV16 与口腔尖锐湿疣的发生有关。

一、临床表现

潜伏期为 1～8 个月,平均 3 个月。好发于舌背、唇、牙龈、颊、腭、舌系带附近。表现为单个或多个小结节,绿豆或蚕豆大小,有蒂或无蒂,边界清楚,可逐渐增大或融合,形成菜花状、隆起乳头状、鸡冠状或鹅卵石的外观,颜色正常或灰白色。皮疹多颜色淡红色或鲜红色,触之出血。

二、诊断

依据病史、临床表现、组织活检和实验室检查进行诊断。醋酸白实验阳性。

三、鉴别诊断

(一)福代斯斑(Fordyce's spots)

是发育性皮脂腺异位。表现为口腔黏膜有很多浅黄色或黄白色粟粒状微隆的颗粒,数目多时形成黄色斑块,常为左右对称,好发于颌间线附近的颊黏膜及唇红、口角区。无自觉症状。

组织学检查为成熟的皮脂腺小体。

（二）乳头状增生

亦称炎性乳头状增生。患者常有不良修复体和口腔卫生不良。病损表现为红色多个乳头状增生。常发生于腭部和义齿边缘的龈颊沟内。

（三）乳头状瘤

好发于唇、舌、腭、龈及颊，为外突的带蒂肿块，外观如同疣状或菜花状，边界清楚，大多为孤立的单个病损。

（四）鳞状细胞癌

溃疡可为菜花状，基地硬结，边缘不齐。淋巴结转移表现为固定、坚硬、粘连。活体组织检查可明确诊断。

四、治疗

目前还没有根除 HPV 感染的方法，治疗主要以去除外生疣为主。去除外生疣可用冷冻疗法、激光治疗和手术切除等方法。

五、预防

预防本病的最有效的方法是洁身自好，杜绝婚外性行为，养成良好的卫生习惯。

第八节　梅毒的口腔科表现

梅毒(syphilis)是由梅毒螺旋体引起的一种慢性传染病，属于皮肤性病的一种。病原体由皮肤或黏膜侵入，其病程发展经过三个阶段：一期为硬下疳期、二期为梅毒皮疹期、三期为梅毒瘤。其特点是病程缓慢和隐匿，在发展过程中可以侵入人体任何器官与组织，产生各种症状。早期主要侵犯皮肤和黏膜，晚期可致心脏、中枢神经系统、骨骼和肝、脾等内脏器官损害。本病近年在我国有增加趋势。

颌面部梅毒为全身性疾病的局部表现。

一、感染途径

患者为唯一传染源。从感染途径梅毒可分为先天(胎传)梅毒和后天梅毒。先天梅毒为孕妇通过胎盘传给胎儿。母体内梅毒螺旋体借母血侵犯胎盘绒毛，沿脐带静脉周围淋巴间隙或血流侵入胎儿体内。胎儿感染梅毒的时间系在妊娠 4 个月、胎盘循环已建立以后。后天梅毒绝大多数通过性行为感染，极少数可经接吻、共同饮食器皿、烟斗、玩具、损伤的皮肤或黏膜、输血、喂奶等感染。

二、临床表现

（一）获得性梅毒（后天梅毒）

可分为一、二、三期及隐性梅毒。一、二期均属早期梅毒，多在感染后 4 年内出现症状，传染性强；三期梅毒又称晚期梅毒，是早期梅毒未经治疗或治疗不充分，经过一定潜伏期而发生。一般为 3～4 年，最长可达 20 年。依病程主要表现为口唇下疳、梅毒疹和树胶样肿（梅毒瘤）。

1. 一期梅毒　主要症状为硬下疳，在颌面部的表现：

（1）唇部下疳　上下唇均可发生，但同时发病者少见。唇下疳常引起唇及周围组织肿胀，其表面有黄色薄痂或为光滑面，可形成溃疡，触之较硬，颌下淋巴结肿大。

（2）舌部下疳　病变多位于舌前部，表面光滑呈粉红色，覆以灰白色假膜，无痛，颏下及颌下淋巴结肿大。

2. 二期梅毒　是一期梅毒未经治疗或治疗不彻底，螺旋体由淋巴系统进入血液循环形成螺旋体菌血症，引起皮肤、黏膜等器官的损害。

（1）梅毒性黏膜炎　好发于颊、舌、腭、扁桃体、咽及喉部，表现为黏膜充血、红肿、糜烂。咽后壁淋巴滤泡充血突出，喉部损害如果累及声带，可有声音嘶哑或失音。

（2）梅毒黏膜斑　是二期梅毒最常见的口腔损害。可发生在口腔黏膜的任何部位，以唇黏膜最多见，其次为牙龈、颊及舌。损害呈灰白色、光亮而微隆起的斑块，圆形或椭圆形，直径为 0.3～1.0 cm 或更大，易发生糜烂及溃疡，表面覆盖灰白色假膜，周围有红晕。黏膜斑常为多个，含有大量梅毒螺旋体。

3. 三期梅毒　共同特点是损害数目少，分布不对称，破坏性大，愈后留有萎缩性瘢痕，面部皮肤毁容。损害内梅毒螺旋体少，传染性弱或无传染性。梅毒血清阳性率低。

（1）舌炎　初起在舌面出现舌乳头消失区，损害区光滑发红，范围逐渐扩大，表现为萎缩性舌炎。有时呈分叶状，表面光滑，伴沟裂，表现为弥散性间质性舌炎。

（2）白斑　舌炎可并发白斑，易恶变为鳞癌。

（3）树胶肿　除累及软组织外，还可累及颌面骨及骨膜组织。

（4）腭树胶肿　常位于腭中线（有时原发于鼻中隔），以硬腭部最常见，其次为上颌切牙牙槽突、鼻中隔，也可见于颧骨、下颌角部或舌腭弓附近。早期仅有咽部不适而无疼痛，故患者不易察觉。黏膜表面呈结节状或弥散状，逐渐扩大，浸润灶中心软化、破溃，形成溃疡。初起溃疡底为骨质，骨质坏死，死骨脱落后造成腭骨穿孔，造成软腭及舌腭弓附近组织破坏及缺损，甚至口腔与鼻腔穿通。以后穿通口边缘逐渐变平，鼻黏膜与腭黏膜相连，形成瘢痕。可在颜面部表现为鼻梁塌陷的鞍状鼻。患者出现发音和吞咽功能的障碍。若鼻骨、鼻软骨、软组织全部破坏则呈现全鼻缺损的洞穿畸形。上颌骨牙槽突树胶样肿初无自觉症状，上唇被肿块抬起，以后肿块破溃造成牙槽突坏死，死骨脱落后遗留骨质缺损；当瘢痕形成后则进一步牵引上唇底部，表现出明显的上唇内陷畸形。如波及颧骨，可在眶外下部出现瘘孔，最终也形成内陷畸形。

(5) 舌树胶肿　好发于舌背。发生在舌体深层的树胶肿一般只有一个，鸽蛋大小，质地坚韧。发生在舌体浅层的树胶肿，常为单个或几个结节状物，其表面黏膜充血。损害的中央逐渐软化、穿破，形成不规则的穿凿性溃疡，严重者造成组织缺损，影响舌体功能。

（二）隐性梅毒

指感染后除血清反应阳性外，无任何临床症状者。亦可按感染后 4 年为界分为早期和晚期。隐性梅毒可终身不出现症状，但也有早期无症状而晚期发病者。

（三）先天性梅毒（胎传梅毒）

根据发病时间不同，先天梅毒分为早期先天梅毒、晚期先天梅毒和先天潜伏梅毒。婴儿常为早产儿，牙萌出过早或过迟，先天性无牙畸形，由口角向颊部的放射状瘢痕，前额隆突而鼻梁塌陷，表现营养障碍，貌似老人。其临床进展与后天梅毒相似，但不发生硬下疳。晚期先天梅毒多发生在儿童及青春期。除有早期先天梅毒的遗留特征外，一般与后天三期梅毒相似。

先天性梅毒的口腔特征性表现是先天性梅毒牙、哈钦森牙和桑椹状磨牙。主要见于恒牙，乳牙极少受累。10％～30％的先天性梅毒患儿有梅毒牙表征。

因梅毒性间质性角膜炎致角膜混浊、听神经损害所致神经聋以及哈钦森牙，被称为先天性梅毒的哈钦森三联征。

1. 哈钦森牙　亦称半月形切牙，这种切牙的切缘比牙颈部狭窄，切缘中央有半月形缺陷，切牙之间有较大空隙。

2. 桑椹牙　第一恒磨牙的牙尖皱缩，表面粗糙，牙尖向中央偏斜，牙横径最大处是在牙颈部。釉质呈多个不规则的小结节和坑窝凹陷，散在于近颌面处，故有桑椹牙之称。

3. 蕾状磨牙　Pfluger 等认为第一磨牙虽不似桑椹状，但牙尖向中央凑拢，致使牙面收缩，有如花蕾，因而得名。Moon 则称此类牙为圆屋顶式牙，这也是先天性梅毒牙特征之一。

X 线片示：先天性梅毒牙的第一磨牙，牙根较短。

先天性梅毒牙少见于乳牙列，可能与梅毒对组织损害最严重的时期，是在胚胎末期及出生后第一个月。如果梅毒在胚胎早期即严重侵犯组织，则可导致胎儿流产。

三、诊断

根据病史、临床表现、全身各系统的检查、血清学检查及 X 线检查综合分析判断，必要时可行组织病理检查。近年来，用荧光梅毒螺旋体抗体吸附试验、免疫组化、聚合酶链式反应(PCR)、反转录聚合酶链式反应(RT-PCR)等方法提高了诊断的敏感性及特异性。

四、鉴别诊断

发生在唇、舌部的硬下疳应与鳞癌相鉴别。二期梅毒黏膜斑应与白色角化病、白斑、盘状红斑狼疮、药疹、扁平苔藓等疾病相鉴别。腭部梅毒树胶肿应与牙源性脓肿、恶性肉芽肿相鉴别。可从病史、皮肤和黏膜的临床表现、梅毒血清学检查、抗生素治疗效果等方面进行区分。

五、并发症

有40%梅毒患者发展为三期梅毒。除皮肤、黏膜、骨出现损害外，还侵犯内脏，特别是心血管及中枢神经系统等重要器官，危及生命。

六、治疗

以全身治疗为主。治疗原则是诊断要明确，剂量要足够和规范，治疗后要追踪观察。颌面部梅毒损害无论先天或后天受染，均为全身性疾病的局部表现，因此应行全身治疗。驱梅治疗药物首选青霉素G及砷铋剂联合疗法，待全身及局部的梅毒病变基本控制后，再考虑病变遗留的组织缺损和畸形的修复与矫治。先天性梅毒牙可用修复学方法或光固化复合树脂修复。

七、疗后观察

梅毒患者经足量规则治疗后，还应定期体检及进行非梅毒螺旋体抗原血清学试验，以了解是否治愈或复发。

八、梅毒治愈标准

（一）临床治愈

一期梅毒（硬下疳）、二期梅毒及三期梅毒（包括皮肤、黏膜、骨骼、眼、鼻等）损害愈合或消退，症状消失。以下情况不影响临床治愈的判断：

（1）继发或遗留功能障碍（视力减退等）。

（2）遗留瘢痕或组织缺损（鞍鼻、牙齿发育不良等）。

（3）梅毒损害愈合或消退，梅毒血清学反应仍阳性。

（二）血清治愈

抗梅毒治疗后2年以内，梅毒血清学反应由阳性转变为阴性，脑脊液检查阴性。一期梅毒（硬下疳初期），血清反应为阴性时已接受充足抗梅毒治疗，可不出现阳性反应，这种情况不存在血清治愈的问题。

第九节　艾滋病在口腔科的临床表现

人类免疫缺陷病毒(HIV)存在于艾滋病(AIDS)患者和 HIV 感染者的血液、精液、乳汁、唾液、泪液和其他体液中,其传播方式主要有 3 种:①性接触传播:病毒可在同性恋和异性恋者之间互相传播。②血液途径:静脉注射、输血以及输入血液制品,使用或共用污染的注射器,均可成为感染的途径。③母婴传播:母体血液中的艾滋病病毒通过胎盘传给胎儿,或经乳汁传给婴幼儿,一般认为新生儿艾滋病是在怀孕后期或分娩过程中由母体传给的。

流行病学资料显示,所有 HIV 感染/AIDS 患者,从婴幼儿至成年人,均可发生口腔损害。因此,我们应具备特殊感染的临床经验,以便及早发现、诊断、治疗,并做好防护。

艾滋病在口腔的临床表现如下。

一、口腔毛状黏膜白斑

口腔毛状黏膜白斑病(oral hairy leukoplakia, OHL)是 HIV 感染/AIDS 患者的一种特殊口腔损害,发生率仅次于口腔假丝酵母菌病的常见口腔表征,对艾滋病有高度提示性。虽然口腔毛状黏膜白斑好发于 HIV/AIDS 易感人群,但对 OHL 活检材料进行 HIV 培养与抗体检测结果表明,HIV 不是 OHL 的直接病因,仅对 OHL 的发生起了一定的促进作用。目前认为与爱泼斯坦-巴尔病毒(EBV)、人乳头状瘤病毒(HPV)感染有关。临床统计毛状黏膜白斑病 HIV 感染/AIDS 患者男性高于女性。

1. 临床表现　口腔黏膜白色或灰色致密的绒毛状无痛性病变,微隆起,界限较清楚,不易拭除。病变好发于舌体两侧边缘也可延伸到舌腹及舌背部,可呈垂直皱褶状或斑块状,如过度增生则呈毛茸状(图 24 - 1,见彩页)。毛状外观,可有轻度烧灼感或疼痛感,局部常合并假丝酵母菌感染。可伴有地图舌。

2. 诊断　HIV 抗体阳性。对抗真菌治疗无效,有免疫功能缺陷的表现。口腔毛状黏膜白斑拭子做涂片或培养,可确诊。

3. 鉴别诊断

(1) 白斑　临床表现有颗粒状、皱纸状、疣状和斑块状,可发生在口腔黏膜的颊部、软腭、舌腹、口底、牙龈和腭部,活体组织检查一般都有上皮异常增生。而毛状白斑好发于舌的外侧缘,多为双侧,活体组织检查很少见到上皮异常增生。

(2) 口腔白色角化病　一般无自觉症状,多见于烟草、机械刺激因素和口腔卫生不良的男性,损害呈平伏、柔软的灰白色斑块,不能被擦去,多发生于颊部、舌背及受刺激部位。戒烟和去除相关致病因素后,损害通常在半个月左右可自行消失。而毛状白斑须通过药物治疗才能好转,易复发。

(3) 舌扁平苔藓　发生在舌边缘的扁平苔藓多为蓝白色斑块状损害，通常不高出黏膜，常伴舌背丝状乳头萎缩，触诊无粗糙感，颊部损害常为网纹型，质地无改变，不易拭除，病程较长，通过活体组织检查可进一步明确诊断。HIV 抗体阴性。

4. 治疗　大多数口腔毛状黏膜白斑病患者无症状，故不需治疗。但有些患者主诉有烧灼感或外观难看，可局部应用 0.1%维甲酸，每日 2 次，使紊乱的细胞功能恢复正常，防止角化过度。口服大剂量无环鸟苷可产生一定效果，但易复发，而复发后再次应用同样有效。与无环鸟苷同样有效的药物有更昔洛韦等。采用高效抗反转录病毒治疗后，毛状黏膜白斑也可消失。口腔毛状黏膜白斑病伴有假丝酵母菌感染时可局部外用或口服抗真菌药物，局部经抗真菌治疗可使假丝酵母菌暂时消失，但对口腔毛状黏膜白斑病只有助于减轻症状和缩小损害。

二、面部带状疱疹

是由水痘-带状疱疹病毒(varicella-zoster virus, VZV)引起，疱疹沿三叉神经及其感觉神经分布，临床多为沿单侧神经分布的疱疹状病损，破溃后可形成结痂和溃疡，疼痛剧烈。多发于青壮年，一般 2～3 周可以自愈。也有病情严重者，持续时间长，甚至为播散型，预后不良(图 24 - 2～图 24 - 4，见彩页)。

三、复发性单纯疱疹性口炎

由单纯疱疹病毒(herpes simplex virus, HSV)引起，与 $CD4^+$ T 细胞数有关。为 HIV 感染/AIDS 患者常见的疱疹病毒损害，好发于口腔、舌、咽部，甚至喉部或食管黏膜上。表现为口腔散在或成簇的小水疱，迅速破溃形成溃疡，疼痛明显。有的患者还可牙龈肿胀，磨擦后易出血。Ⅰ型单纯病毒引起的感染多见，Ⅱ型单纯病毒感染除累及唇部和口周外，同时多伴有生殖器皮肤疱疹。病情重、病程长、反复发作(图 24 - 5，图 24 - 6，见彩页)。

1. 诊断　复发性单纯疱疹性口炎小疱液做涂片或培养，可确诊。

2. 鉴别诊断　单纯疱疹、三叉神经带状疱疹：免疫无缺陷的患者，两病具有自限性，病程 2 周左右。艾滋病患者发生的疱疹损害往往病情严重，病程长达 1 个月以上。

3. 治疗

(1) 口腔疱疹　单纯疱疹病毒感染可以自愈，无需治疗。复发性单纯疱疹口炎可全身和局部尽早应用阿昔洛韦(无环鸟苷)200～800 mg/d，口服 5 d 或 5～10 mg/kg，q8h 静脉滴注，连用 5～7 d。伴生殖器疱疹者，疗效延长至 10 d；耐药者可改用膦甲酸钠 40 mg 静脉滴注，q8h。此外可选用泛昔洛韦 125 mg，2 次/d。阿糖腺苷 0.2～2 mg/kg，静脉滴注 5 d。肌内注射干扰素。

带状疱疹：阿昔洛韦 800 mg/d 或 5～10 mg/kg 静脉滴注 q8h，7～10 d。万乃洛韦 1 g，3 次/d；泛昔洛韦 500 mg，3 次/d，连用 7 d。一般不用皮质类固醇药物。三叉神经带状疱疹治疗同单纯疱疹病。

四、乳头状瘤

各种口腔疣可有感觉不适，影响外观和进食，属口腔疣状损害，与人类乳头状瘤病毒（HPV）感染有关。表现为口腔黏膜局部外生性菜花状、指状或乳头状新生物。HPV性病变常发生于同性恋者，主要由性传播引起。

1. 诊断依据　常规病理活检可确诊。

2. 治疗　可采用手术切除、电烙、冷冻、激光治疗。有复发的可能。

五、口腔真菌感染

口腔真菌感染在HIV感染/AIDS患者中具有相当高的发生率，与HIV/AIDS密切相关的口腔真菌感染包括：假丝酵母菌病、组织胞浆菌病、隐球菌病等。常见病原为假丝酵母菌、组织胞浆菌、隐球菌、地丝菌、毛霉菌等感染。

1. 假丝酵母菌病（Candidiasis）　假丝酵母菌病是由念珠菌属的酵母菌感染所致。在HIV/AIDS感染者的口腔损害中最为常见，是被HIV/AIDS感染后免疫抑制的早期征象。在HIV感染/AIDS的不同阶段均有发生，最高可达96％。除了合并皮肤、口腔假丝酵母菌感染外，还可引起食管假丝酵母菌病。其特点为：发生于无任何诱因的人群，患者初始无症状，当累及整个口腔甚至整个胃肠道时，可引起严重的吞咽困难及疼痛。出现体重减轻，倦怠感，胸骨后疼痛。病情反复或严重。口腔白假丝酵母菌病可发生在艾滋病确诊之前，有人认为，口腔假丝酵母菌感染、口腔毛状黏膜白斑病和巨细胞病毒感染可作为发现或预测艾滋病的指标。

（1）临床分型

假膜型：好发于上腭、颊黏膜、唇及舌背，表现为局部黏膜充血或正常黏膜上可见大片绒毛状乳白色或浅黄色斑块及斑点，可拭除，留下渗血创面（图24－7，见彩页）。

红斑型：多发生于上腭和舌背，颊黏膜偶见。发生在舌背时可伴有丝状乳头消失。表现为多处红色斑点或斑块（图24－8，见彩页），发生在颊部的红斑型白假丝酵母菌病与HIV感染关系最为密切。输血感染者红斑型较多。

增生型：最常见于颊黏膜，白色斑块不易拭除（图24－9，见彩页）。如果表现为结节状增生，则好发于上腭和舌背后部。

口角炎型：口角区有放射状条纹，并伴有皲裂（图24－10，见彩页），好发于老年人，如果年轻人发现白假丝酵母菌病口角炎，将是艾滋病感染的主要表征，应引起警觉。

（2）诊断　HIV抗体检测阳性。口腔刮片镜检和培养涂片镜检可找到白假丝酵母菌。

（3）鉴别诊断　球菌性口炎（膜性口炎）：黏膜充血水肿明显，有成片的灰色假膜，表面光滑致密，而且易被拭除，暴露出糜烂面，有渗血。局部淋巴结肿大，可伴有全身反应。

白假丝酵母菌感染（鹅口疮）：一般多见于老人和婴幼儿，有一定诱因。去除病因，症状明显好转，可治愈。而HIV/AIDS患者发生白假丝酵母菌病多见于年轻人，无明显诱因，病情严重而反复发作。

(4) 治疗　对症治疗。以局部治疗为主。口角炎可用米康唑软膏涂搽。治疗 10～14 d 病变可消失。应同时进行高效抗病毒治疗,以重建免疫功能,否则易复发。对身体衰弱及慢性假丝酵母菌感染的患者可辅以全身支持治疗,如注射转移因子、胸腺素、脂多糖,补充铁剂、维生素 A 等。

口腔假丝酵母菌病患者多合并食管或胃肠道念珠菌感染,对病情严重的患者可口服氟康唑 50～100 mg/次,每日 1 次,疗程 1～2 周。也可用伊曲康唑或酮康唑。酮康唑影响肝功能,须对患者的肝功能进行监测,其优点是价格较氟康唑低廉。对氟康唑或其他唑类药物耐受的患者,可用两性霉素 B 混悬液 1～5 ml,每日 4 次,含漱后吞服,也可用依曲康唑 200 mg/d。局部用克霉唑含片 10 mg,每日 5 次,碱性漱口液含漱。口服抗真菌药物一般连续服用不得超过 2 周,以免损害肝、肾功能。

2. 组织胞浆菌病　是由荚膜组织胞浆菌引起的一种真菌病,对免疫功能低下的患者造成局部或全身播散性组织胞浆病,为确诊 AIDS 的指征之一。其临床特点为:好发于舌、腭、颊部,表现为慢性肉芽肿或较大的溃疡、坏死等病变。

诊断:肉芽炎性增生及溃疡渗出液涂片、染色镜检,可查见在单核细胞、多形核细胞内、外存在酵母型荚膜孢子(菌体周围不着色)。

3. 隐球菌病　由新隐球菌感染所致。好发于舌、腭部,表现为长期不愈的溃疡,中心有假膜,溃疡周围有硬结区。

4. 口腔细菌感染　患者由于细胞免疫和体液免疫功能低下,常因各种细菌引起口腔机会性感染,如厌氧菌、肺炎克雷伯杆菌、大肠埃希菌、放线菌等。最常见的口腔细菌感染是一系列艾滋病相关的牙周病,它是艾滋病感染者早期出现的相关症状,临床表现为性质严重、进展迅速。根尖炎、颌下蜂窝织炎等病变次之。

(1) 牙龈线形红斑(linear gingival erythema,LGE),又称 AIDS 相关性牙龈炎　临床表现为,患者口腔卫生良好,牙菌斑、溃疡、牙周袋及牙周附着丧失较少。游离龈边缘出现界线清楚的火红色充血,附着龈可有点状红斑,牙龈肿大。可有自发性出血或刷牙时出血。采用去除牙石、牙菌斑等治疗方法效果不佳。

(2) 坏死(溃疡)性牙龈炎(necrotizing ulcerative gingivitis,NUG)　由螺旋体和梭形杆菌的混合感染引起。口腔恶臭,多个或单个牙龈乳头和边缘龈的坏死为其特征性损害,牙龈红肿,龈缘及龈乳头有灰黄色坏死组织,极易出血。尤以下前牙多见。急性期有溃疡,由于反复发作,致使牙龈萎缩。

(3) 坏死(溃疡)性牙周炎(necrotizing ulcerative periodontitis,NUP)　发生在牙龈、牙周韧带、牙骨质和牙槽骨部位的炎症,多数病例由牙龈炎发展而来。患者疼痛明显,牙齿松动,经常有自发性出血,口腔有恶臭味,以溃疡、软组织坏死和缺损为特点。

NUG 和 NUP 究竟是同一疾病的两个阶段,或为两个独立的疾病,目前尚无明确结论,有待进一步研究,因此 1999 年的新分类法中将两者合并为“坏死性牙周病”。

(4) 坏死性口炎(necrotizing stomatitis,NS)　艾滋病相关牙周病变有时可发展为坏死性口炎。表现为广泛的软组织坏死，骨组织外露及局部牙槽骨坏死。可见分离的坏死骨片、骨块，严重者与走马牙疳相似。是艾滋病患者最严重的口腔感染之一，可危及生命。

六、艾滋病相关性口腔肿瘤

艾滋病免疫功能低下，免疫监视作用降低，不能及时发现和清除体内发生突变的细胞，促进了恶性肿瘤的发病率。最常见的是卡波西肉瘤。Baughan 等研究了艾滋病和肿瘤的关系，发现艾滋病患者中有 35%出现卡波西肉瘤，4%出现非霍奇金淋巴瘤，还有 2%为霍奇金病、乳头状瘤、鳞状上皮癌等其他肿瘤。艾滋病伴有肿瘤时，病程进展快、死亡早。

1. 卡波西肉瘤　在 HIV 感染/AIDS 患者中的发生率仅次于白假丝酵母菌病和毛状黏膜白斑病，是最常见的与艾滋病有关的肿瘤。最早在 1872 年由皮肤病学家 Kaposi 报道。本病是一种罕见的血管恶性肿瘤，此肿瘤在艾滋病患者的表现是全身性的，发展阶段分为斑块期和结节期，其中半数以上患者皆表现为口腔卡波西肉瘤。卡波西肉瘤的男女比例约为 20∶1，多为同性恋或两性恋者，偶见于静脉吸毒者。根据资料统计，仅出现卡波西肉瘤而不合并机会性感染者，平均生存期为 14 个月，生存 5 年以上者极少。合并机会性感染者的平均生存期约 8 个月。

（1）病因　HIV 感染/AIDS 患者与卡波西肉瘤的关系尚不明。已在艾滋病相关卡波西肉瘤、非洲流行性 Kaposi 肉瘤及地中海型卡波西肉瘤中分离出标志人类疱疹病毒 8 的疱疹病毒样 DNA 序列，高度提示其对卡波西肉瘤的发病作用。

（2）临床表现　可单发或多发于口腔黏膜，好发于腭部和牙龈，其次为咽部黏膜，还可发生于牙龈、腮腺等部位，呈单个或多个褐色、红色、蓝色或紫红色类似血管瘤的斑块或肿块。早期病变平伏，不高出黏膜表面，继之颜色变深，一般无明显疼痛。逐渐发展高出黏膜，晚期大部分隆起呈包块状，扪之柔软，似血管瘤硬度，可出现分叶，甚至溃疡、出血及坏死。若出现溃疡常有触痛，影响饮食。约半数以上患者同时合并口腔黏膜的白假丝酵母菌感染。位于颌面部皮肤的卡波西肉瘤可见红色或紫红色的斑疹、丘疹和浸润性肿块。肿瘤由纵横交错的梭形细胞、网状纤维和胶原纤维中的血管结构组成。梭形细胞的胞核大小不一，形态各异。早期的组织像可见肉芽组织中出现的向血管腔突出的内皮细胞，并有溢出的红细胞及含铁血黄素。晚期有广泛的结缔组织增生，与一般肉瘤不易区分(图 24－11～图 24－15，见彩页)。

（3）诊断及鉴别诊断　HIV 检查阳性。组织病理活检可确诊。口腔卡波西肉瘤应与恶性黑素瘤、淋巴瘤、良性血管瘤及脓性肉芽肿相鉴别。

恶性黑素瘤多由色素痣恶性变而来，亦可自然发生。临床诊断应根据病变的外观及病变本身的近期变化，如发展迅速、妊娠时发展更快来判断。不宜行活组织检查确诊，以免使肿瘤播散，发生远处转移。

恶性淋巴瘤无痛性、进行性淋巴组织增生，尤以浅表淋巴结为显著，常伴有脾肿大。晚期有贫血、发热和恶病质等表现。

良性血管瘤及脓性肉芽肿：活组织检查确诊。

（4）治疗　无特效疗法。采用手术切除、烧灼刮除或冷冻治疗，可以改善功能和美观。对早期较小的病变可用烧灼刮除、激光或冷冻治疗，注意预防继发感染。口腔卡波西肉瘤对放射治疗极为敏感，肿瘤经放射可明显缩小或消失，但易复发。放疗可产生严重的黏膜炎，可把放射剂量分成几部分，延长放射周期，减少并发症。对口腔及全身多发性卡波西肉瘤患者，应配合全身用药。化疗常选择的药物有长春新碱、长春花碱、阿霉素、蒽环类抗生素、依托泊苷。此外还可以配合生物疗法。干扰素 a－2A 及 a－2B 亦有效。

2. 非霍奇金淋巴瘤 淋巴瘤是原发于淋巴结或淋巴组织的恶性肿瘤。约 10% HIV 感染/AIDS 患者可发生非霍奇金淋巴瘤(non-Hodgkin's lymphoma NHL)，其发病率较非 HIV 感染/AIDS 患者高 60 倍。为确诊 HIV 感染/AIDS 患者的指征之一。该病可发生于任何年龄，但以青壮年患者居多，男多于女。本病不经治疗的自然生存期为 6～18 个月，也有个别达数年之久的病例。

(1) 病因及发病机制 病因尚不明确。现研究发现可能与两种病毒有关，即 EB 病毒和人体嗜 T 细胞病毒(HTLV－1)。

发病机制：可因疾病的组织学亚型或所侵犯的部位而异。在遗传性或获得性免疫障碍的情况下，淋巴细胞长期受到外源性或内源性抗原的刺激，导致增殖反应，由于 T 抑制细胞的缺失或功能障碍，淋巴细胞对抗原刺激的增殖反应失去正常的反馈控制，因而出现无限制的增殖，最后导致淋巴瘤的发生。

(2) 临床表现 伴发 NHL 的艾滋病患者常见无原因的颈或锁骨上等表浅淋巴结无痛性肿大，触之硬韧，早期可活动，彼此不粘连，病情发展迅速。晚期多发生粘连及多个肿大淋巴结融合成块。有些患者表现局部病变，但在多数患者是多部位受侵犯，在局部淋巴结增大的同时易发生远处扩散，或出现全身症状，如体重减轻(超过 10%体重)、全身无力、食欲不振、盗汗及不规则发热表现。症状因肿瘤的部位和扩散程度而异。口内好发于软腭、牙龈、舌根等部位，表现为口腔黏膜软组织的肿胀、固定而有弹性的红色或紫色肿块、可有溃疡(图 24－16，见彩页)。

NHL 首发于咽 waldeyer 淋巴环时，常伴随膈下侵犯，临床表现为咽痛、异物感、呼吸不畅和声音嘶哑等。

NHL 常见的两个问题：由于上腔静脉受压迫(上腔静脉或上纵隔综合征)造成面部和颈部充血和水肿；由于盆腔淋巴结压迫泌尿道，影响尿流通畅可导致继发性肾功能衰竭。

(2) 诊断 NHL 的诊断主要依靠临床表现、病理学、免疫组化、分子生物学等技术进行确诊。脑脊液检查应列为基本检查项目。外周血出现异常淋巴细胞或意外的全血细胞减少提示骨髓受到侵犯，通过活检可确诊。

(3) 治疗 艾滋病患者发生的肿瘤，多属恶性肿瘤，可用局部切除。对局限性体表的结外病变，可行手术根治切除，再继以放疗和化疗。对进展型 NHL 应选用全身性多药化疗，联合使用抗反转录病毒药物和造血生长因子进行治疗。晚期艾滋病患者因免疫力低下而难以耐受化疗时，可用大剂量 α 干扰素以增强免疫力，使用修改剂量的方案。

(4) 预后 NHL 的播散规律不明显，认为是呈离心性或跳跃性播散。患者功能状态差，骨髓受侵犯，有条件感染史以及高度恶性组织亚型，其预后较差。其他对预后有不良影响的因素有：年龄＞60 岁，乳酸脱氢酶（LDH）水平增高，肿块的直径＞10 cm 以及淋巴结外病变部位＞2 处。某些艾滋病患者伴淋巴瘤可有 c-myc 基因重排，对化疗可能有效。

3. 鳞状细胞癌　1982 年首次报道在年轻的同性恋患者出现口腔鳞状细胞癌（squamous cell carcinoma），简称鳞癌。随之发现 AIDS 患者中，口腔鳞癌发生率为 1%以上，平均年龄 36 岁，而在一般人群中，口腔鳞癌发生率为 1/10 万，而且年龄在 40 岁以上。

口腔鳞癌是最常见的口腔黏膜恶性肿瘤，多发生在舌、颊、牙龈、腭等部位，可见红斑性病损，类似过敏性反应。虽然口腔的鳞癌部位表浅，但大部分患者早期并无自觉症状，临床表现形式也多种多样，不少口腔鳞癌患者首诊时已属晚期。因此，应特别注意口腔鳞癌的潜在表现，口腔任何部位的局限性硬结、白色斑膜、干痂、红色毛绒状区域、破溃糜烂经久不愈、皲裂、慢性溃疡等等都必须引起高度重视。

（1）病因　最新一项研究证实，感染一种被称为“人乳头状瘤病毒（HPV）”后，可导致口腔鳞癌。

（2）临床表现　鳞癌在不同个体和口腔不同部位，增长速度不一致。早期表现为黏膜白斑，表面粗糙。晚期发展为乳头状、菜花样或溃疡型，边缘外翻。其中以溃疡型多见。肿物无包膜，与周围正常组织无明显界限，易向周围浸润生长。当出现组织的坏死、腐败、分解时，则出现明显恶臭。如侵及牙槽骨和颌骨则出现牙齿松动、脱落。X 线片显示不规则的骨质破坏阴影。侵及神经时，有局部疼痛或反向性头痛。下唇麻木常是中央性颌骨癌的首要症状。

（3）诊断　取适当部位活体组织标本进行病理检查是最安全有效准确的诊断方法。

（4）治疗　以外科手术为主。舌癌应以综合疗法为主。为了保存舌的功能，有时对早期病例可选用间质内放射治疗，待原发灶控制后再施行颈淋巴清扫术。早期小的颊黏膜鳞癌、口底癌、唇癌可采用放射、激光或低温治疗。口咽癌恶性程度较高，治疗效果一般较其他口腔癌差。

（5）预后　鳞癌常向区域淋巴结转移，晚期可发生远处转移。舌癌早期转移率最高，口底癌次之。舌癌发生远处转移，一般多转移至肺部。唇癌的转移一般较其他口腔癌少见，而且转移时间较迟。中央性颌骨癌因可向区域性淋巴结及血循环转移，预后较差。

（郭瑞章）

参考文献

1. 邱蔚六.口腔颌面外科理论与实践. 北京：人民卫生出版社，1988，348－434，1178－1198.
2. 陈新谦，金有豫，汤光.新编药物学.第 15 版.北京：人民卫生出版社，2003，44－136.
3. Peterson L J. Contemporary Oral and Maxillofacial Surgery. St.Louis：C.V. Mosby Co，1998，383.
4. 孔维佳.耳鼻咽喉头颈外科学.全国高等学校 8 年制教材.北京：人民卫生出版社，2005.

5. 徐治鸿.中西医结合口腔黏膜病学.北京 :人民卫生出版社,2008 :382－399.
6. 徐治鸿.中西医结合口腔黏膜病学.北京:人民卫生出版社,2008,197－204.
7. 贝政平,苏剑生,周长江,等.口腔、皮肤科疾病诊断标准.第 2 版.北京,科学出版社,2007.
8. 惠延年.眼科学.全国高等学校教材.北京:人民卫生出版社,2005.
9. Iyer NG, Tan DS, Tan VK, et al. Randomized trial comparing surgery and adjuvant radiotherapy versus concurrent chemoradiotherapy in patient with advanced,nonmetastatic squamous cell carcinoma of the head and neck: 10-year update and subset analysis[J]. Cancer,2015,121(10):1599－607.
10. Epstein J B,Epstein J D,Le N D,et al.Characteristics of oral and paraoral malignant lymphoma:a population-based review of 361 cases[J].Oral Surg Oral Medoral Pathol Oral Radiol Ended,2001,92(5):519－525.

第二十五章

眼科感染性疾病

第一节　感染性结膜炎

一、细菌性结膜炎

（一）临床表现

急性乳头状结膜炎伴有卡他性或黏液脓性渗出物是多数细菌性结膜炎的特点。患眼刺激症状明显。常见致病菌有奈瑟属菌、金黄色葡萄球菌、肺炎双球菌、流感嗜血杆菌、摩拉克菌等。最初单眼发病，通过手接触传播后波及双眼。超急性细菌性结膜炎患者迅速引起角膜混浊、浸润、溃荡，治疗不及时可发生角膜穿孔。急性细菌性结膜炎可有膜或假膜形成，坏死脱落后形成瘢痕，导致险球粘连、睑内翻及倒睫等并发症。急性结膜炎迁延可导致慢性结膜炎。

（二）诊断

根据临床表现、分泌物涂片、结膜刮片等检查，可以诊断。对大量脓性分泌物者、结膜炎严重的儿童及治疗效果不佳者，应进行细菌培养和药敏试验。

（三）治疗

超急性细菌性结膜炎治疗应在诊断性标本收集后立即进行，局部和全身用药并重。成人急性或亚急性细菌性结膜炎一般选择滴眼剂，儿童则选择眼膏。慢性细菌性结膜炎治疗基本原则与急性结膜炎相似，需长期治疗，疗效取决于患者的依从性。

1. 局部治疗　当患眼分泌物多时，可用无刺激性的冲洗剂如 3% 硼酸水或生理盐水冲洗结膜囊。局部使用抗生素眼液和眼膏。急性阶段 1～2 h 1 次。目前常用广谱氨基糖苷类或喹诺酮类，耐药性葡萄球菌性结膜炎可使用 5 mg/ml 万古霉素滴眼液。慢性葡萄球菌性结膜炎对杆菌肽和红霉素反应良好，还可适当使用收敛剂，如0.25%硫酸锌滴眼剂。

2. 全身治疗 奈瑟菌性结膜炎应全身及时使用足量抗生素，肌注或静脉用青霉素或头孢菌素类抗生素。青霉素过敏者可用大观霉素。可联合口服1 g阿奇霉素或100 mg多西环素。流感嗜血杆菌性结膜炎患者应口服头孢菌素类抗生素或利福平。慢性结膜炎的难治病例和伴有酒糟鼻患者需口服多西环素100 mg，每日1次或2次，持续数月。

3. 并发症处理 对于睑球粘连、结膜囊狭窄者，应行睑球粘连分离及结膜囊成形术。对于眼睑内翻、倒睫患者，应行眼睑内翻矫正术、倒睫矫正术。对于角膜穿孔，治疗失败者可行角膜移植手术。

二、衣原体性结膜炎

沙眼衣原体感染可引起沙眼、包涵体性结膜炎及性病淋巴肉芽肿性结膜炎，沙眼最常见。

（一）临床表现

沙眼一般起病缓慢，双眼发病，程度不等，潜伏期5～14 d。沙眼急性期刺激症状明显，黏液脓性分泌物较多，结膜明显充血，乳头增生，上下穹隆部结膜布满滤泡，可合并弥漫性角膜上皮炎及耳前淋巴结肿大。慢性期症状有眼痒、异物感、干燥和烧灼感。结膜充血减轻，污秽肥厚，有乳头及滤泡增生，可出现垂帘状角膜血管翳。病变过程中，病变组织逐渐为结缔组织所取代，形成瘢痕。角膜缘滤泡发生瘢痕化改变。沙眼性角膜血管翳及睑结膜瘢痕是沙眼的特有体征。晚期发生睑内翻与倒睫、上睑下垂、睑球粘连、角膜混浊、实质性结膜干燥症、慢性泪囊炎等并发症，可严重影响视力，甚至失明。

（二）诊断

多数沙眼根据乳头、滤泡、上皮角膜炎、血管翳、角膜缘滤泡、Herbert小凹等特异性体征可作出诊断。结膜刮片后行吉姆萨(Giemsa)染色可显示位于核周围的胞质内的包涵体。

（三）治疗

1. 药物治疗 局部用0.1%利福平滴眼液、0.5%新霉素滴眼液等，夜间使用红霉素类、四环素类眼膏，疗程最少10周。急性期或严重的沙眼应全身应用多西环素或红霉素等抗生素，一般疗程为3～4周。儿童及孕妇忌用四环素。

2. 手术治疗 睑内翻、倒睫患者，行眼睑内翻矫正术及倒睫矫正术。睑球粘连患者，行睑球粘连分离松解及结膜囊成形术。角膜瘢痕或混浊严重影响视力者，可行角膜移植手术。慢性化脓性泪囊炎者，可行鼻腔泪囊吻合术。

三、病毒性结膜炎

病毒性结膜炎病情因个人免疫状况、病毒毒力大小而不同，有自限性。临床上按病程分急性和慢性2种，以急性多见，包括流行性角结膜炎、流行性出血性结膜炎、咽结膜热、单纯疱疹病毒性结膜炎和新城鸡瘟结膜炎等。流行性角结膜炎传染性较强，可有假膜形成，导致睑球粘连。流行性出血性结膜炎可引起暴发流行。慢性病毒性结膜炎包括传染性软疣性睑结膜炎、水痘-带状疱疹病毒性睑结膜炎和麻疹病毒性角结膜炎等。

治疗

局部用抗病毒滴眼液治疗，如0.1%阿昔洛韦滴眼液、0.15%更昔洛韦滴眼液等。急性期可冷敷，使用血管收缩剂。出现上皮或上皮下角膜炎时，可考虑使用糖皮质激素滴眼剂，病情控制后应减少滴眼频度。晚期并发睑球粘连患者，行睑球粘连分离松解及结膜囊成形术。

第二节　感染性角膜炎

一、细菌性角膜炎

（一）概述

细菌性角膜炎是一种严重的、有潜在致盲危险的感染性角膜病变。常见致病菌有肺炎球菌、葡萄球菌、铜绿假单胞菌、莫拉菌等。角膜外伤、异物、长期佩戴角膜接触镜、眼表条件差、局部或全身应用免疫抑制剂是细菌性角膜炎的易感因素。

（二）临床表现

异物感、疼痛、畏光等刺激症状明显。根据感染程度和致病菌不同，体征有所差异。常表现为混合性充血、结膜水肿、角膜上皮缺损、角膜基质缺损、角膜溃疡。浸润周围角膜基质水肿、角膜融解、后弹力层皱褶、严重者膨出、穿孔、严重的虹膜睫状体炎、前房积脓等。革兰阳性球菌所致角膜溃疡常表现为圆形或椭圆形局灶性脓肿，周围有灰白色浸润区。革兰阴性球菌所致角膜溃疡常表现为迅速发展的角膜液化性坏死。

（三）诊断

根据临床表现通常不能做出病因诊断。在治疗前，从浸润灶刮取病变组织，涂片染色查找细菌，有助于病因诊断。刮取组织作细菌培养及药敏试验，为筛选敏感抗生素提供依据。

（四）治疗

局部使用抗生素是治疗细菌性角膜炎最有效的途径，急性期用高浓度的抗生素眼药水频繁滴眼。在角膜溃疡发展迅速或患者使用滴眼液依从性不佳时，可使用结膜下注射的方式给药。并发虹膜睫状体炎者应给予1%阿托品眼药水或眼膏散瞳。局部使用胶原酶抑制剂。

对于药物治疗无效者，病情急剧发展，出现角膜溃疡穿孔者，应考虑结膜覆盖术。或根据角膜溃疡状况，行板层角膜移植术、穿透性角膜移植术。对于角膜遗留瘢痕且影响视力者，可行角膜移植术。

二、单纯疱疹病毒性角膜炎

（一）概述

单纯疱疹病毒性角膜炎是由单纯疱疹病毒引起的角膜感染，是致盲性角膜病最主要的原因，其临床特点为反复发作，多次发作使角膜病变加重，最终可导致失明。

HSV感染分为原发和复发性两种类型。原发性HSV感染均可导致HSV潜伏在三叉神经节的感觉神经元。复发性HSV感染是由潜伏病毒的再活化所致，活化的病毒在三叉神经内逆轴浆流移行到达角膜上皮细胞，引起单纯疱疹性角膜炎（HSK）复发。

（二）临床表现

1. 原发性单纯疱疹病毒感染 自限性。眼部受累主要表现为角膜上皮病变、急性滤泡性结膜炎、假膜性结膜炎、眼睑皮肤疱疹。

2. 复发性单纯疱疹病毒感染 上皮型角膜炎溃疡的特点是树枝末端可见分叉及结节状膨大，周围可见水肿的边界。营养性角膜病变，溃疡呈圆形或椭圆形，边缘呈灰色增厚。盘状免疫性基质型角膜炎反复发作可引起大泡性角膜病变及角膜新生血管、角膜瘢痕。坏死性基质型角膜炎，角膜基质内单个或多个黄白色坏死浸润灶、基质溶解坏死及上皮广泛缺损，严重者可形成灰白色脓肿病灶、角膜后沉积物、虹膜睫状体炎和眼压增高等。坏死性角膜基质炎常诱发基质层新生血管，从周边角膜伸向中央基质的浸润区。严重的盘状角膜内皮炎导致角膜内皮功能失代偿。

（三）诊断

根据病史，角膜树枝状、地图状溃疡，或盘状角膜基质炎等体征可以诊断。实验室检查有助于诊断，如角膜刮片发现多核巨细胞，病灶分离到单纯疱疹病毒，免疫荧光电镜、单克隆抗体组织化学染色发现病毒颗粒，血清学测试病毒抗体等。

（四）治疗

1. 药物治疗 不同类型的HSK治疗重点有差异。上皮型角膜炎须给予有效的抗病毒药物抑制病毒活性。基质型角膜炎除抗病毒外，抗炎治疗尤为重要。内皮性角膜炎在给予抗病毒、抗炎治疗同时，还应该采取保护角膜内皮细胞功能的措施。营养性角膜病变的治疗原则与神经麻痹性角膜溃疡类似。常用抗病毒药物有0.15%更昔洛韦眼药水、眼膏，0.1%阿昔洛韦眼药水等。

2. 手术治疗对角膜上皮难以修复、溃疡难以控制者，可行羊膜移植术。已穿孔的患者可行穿透性角膜移植术。对HSK痊愈后形成的角膜瘢痕明显影响视力者，穿透性角膜移植是复明的有效手段。术后局部使用激素同时局部和全身使用抗病毒药物以预防复发。

三、真菌性角膜炎

（一）临床表现

致盲率较高，多有植物性角膜外伤史或长期使用激素和抗生素病史。起病缓慢，亚急性经过，刺激症状较轻，伴视力障碍。角膜浸润灶呈白色或乳白色、致密，表面欠光泽呈牙膏状，溃疡周围有基质溶解形成的浅沟或免疫环。前房积脓灰白色，黏稠。严重者数周内引起角膜穿孔。丝状真菌可穿透角膜进入眼内，引起青光眼及眼内炎。

（二）诊断

根据植物外伤史或用药病史，结合角膜病灶的特征可以作出初步诊断。实验室检查找真菌和菌丝可以确诊。角膜刮片及培养均为阴性，而临床高度怀疑者，可考虑做角膜组织活检。角膜共聚焦显微镜可在病变早期阶段直接发现病灶内的真菌菌丝。

（三）治疗

1. 药物治疗 局部使用抗真菌药物治疗。丝状真菌首选 5%那他霉素眼药水，假丝酵母菌属可选用 0.15%两性霉素 B、2%氟康唑、1%氟胞嘧啶眼药水，联合使用有协同作用。严重者可结膜下注射两性霉素 B 0.1 mg。病情严重者，可联合全身使用抗真菌药物。使用抗真菌药物应至少持续 6 周。并发虹膜睫状体炎者，应使用 1%阿托品眼药水或眼膏散瞳。

2. 手术治疗 经药物治疗病情不能控制者，需考虑手术治疗，包括清创术、结膜瓣遮盖术和角膜移植术。早期施行病灶清创术可促进药物进入角膜基质，提高病灶中药物浓度和清除病原体。结膜瓣遮盖术可利用结膜瓣的血供为病变区输送抗炎因子，达到杀灭真菌的目的。角膜溃疡即将或已经穿孔者，可考虑角膜移植术。术后继续抗真菌药物治疗，以防止术后感染复发。

四、棘阿米巴角膜炎

（一）临床表现

约 85%患者与角膜接触镜使用有关，角膜外伤、角膜移植和接触棘阿米巴污染的水源也是常见原因。多为单眼发病，患眼畏光、流泪、视物模糊、眼痛剧烈，病程可长达数月。感染初期表现为上皮混浊、微囊样水肿或假树枝状，上皮可完整，少数患者可出现特征性放射状角膜神经炎。病情进展，角膜出现中央或旁中央环状浸润，可伴有上皮缺损。晚期由于组织蛋白酶和胶原酶的释放，导致基质溶解、形成脓肿、角膜溃疡甚至穿孔。但前房反应少见。棘阿米巴性角巩膜炎是棘阿米巴角膜炎的严重并发症，治疗困难。

（二）诊断

棘阿米巴角膜炎的诊断建立在从角膜病灶中取材涂片染色找到棘阿米巴原虫或从角膜刮片培养出棘阿米巴上。角膜共聚焦显微镜活体检查有助于棘阿米巴角膜炎的诊断。

（三）治疗

1. 药物治疗 可选用氨基糖苷类、聚双胍类、双咪或联咪类和咪唑类，通常联合用药。一般疗程较长，治疗初期局部用药1次/h，待症状明显改善后逐渐减少为4～6次/d，疗程4个月以上，直至感染完全控制。早期可试行病灶区角膜上皮刮除。

2. 手术治疗 病灶局限、药物治疗无效或治愈后形成角膜混浊严重影响视力者，可行穿透性角膜移植术。术后应继续药物治疗，以减少术后复发。

第三节　感染性眼内炎

一、概述

感染性眼内炎是一种非常严重的眼科急症，炎性反应迅速波及眼内组织。即使大量给予抗生素并进行手术治疗，仍然无法避免丧失视力。因此，及时发现眼内炎，判别病原体，给予正确处理，对于挽救患者视力或者减少视力损伤非常重要。眼内炎包括外源性和内源性眼内炎。外源性眼内炎主要有手术后眼内炎和外伤后眼内炎两类，内源性眼内炎是由血源感染或免疫抑制引起的。

术后眼内炎易发生于睑缘炎、泪管炎、睑内、外翻、糖尿病、肾功能障碍、肿瘤及长期使用糖皮质激素的患者。手术时间延长、术中玻璃体脱出、术后伤口闭合不良是眼内炎发生的危险因素。急性感染最常见的病原菌为表皮葡萄球菌、金黄色葡萄球菌、链球菌，少见的有革兰阴性菌和厌氧菌。如在术后1周至1月甚至更长时间发生的眼内炎为迟发感染。常见病原菌有真菌、痤疮丙酸菌属等。

开放性眼外伤，特别是伴有眼球内异物者，易发生创伤性眼内炎。如果为蜡样芽孢杆菌污染，则预后较差。我国常见的眼穿通伤性眼内炎多是由卡介苗注射针头所致，其毒性强，预后差。该病为急诊，需要即刻处理。

内源性眼内炎是由血源感染或免疫抑制引起。双眼发病约占25%，单眼发病时常以左眼为主。半数以上内源性眼内炎由真菌引起，其中80%为白假丝酵母菌。细菌性眼内炎的病原体包括链球菌和葡萄球菌，也有肺炎链球菌、嗜血杆菌及奈瑟菌属等。

二、眼内炎的临床表现

1. 症状 眼痛，手术患者术后眼痛消失后又重出现眼痛；视力下降，严重者可降至手动。

2. 体征 球结膜充血、水肿，青光眼滤过术后出现脓性分泌物时需检查青光眼滤过泡上是否也存在脓性物。早期常有角膜Descemet膜皱褶、基质层水肿、角膜后有各种形态的沉着物，脂状角膜后沉着物常提示丙酸菌属感染。前房闪辉、浮游细胞、前房积脓。晶状体或人工晶状体表面有渗出物沉积。玻璃体混浊，丙酸菌属感染者炎性反应轻，但持续存在；真菌感染者玻璃体腔内有串珠样或棉絮状混浊，但眼底窥视较清楚；表皮葡萄球菌感染者玻璃体浸润较轻，金黄色葡萄球菌、链球菌的玻璃体浸润较重，红光反射常消失，脓性物常蔓延到视网膜下。视网膜可有黄色病灶，视网膜血管收缩，有出血斑和白色结节状浸润斑。眼部B超示玻璃体混浊均匀致密。

三、诊断

1. 根据患者手术史、外伤史、全身状况及临床表现，大多可作出初步诊断。确诊应当做病原学检查，取患眼前房水和玻璃体标本进行细菌、真菌培养及药敏检查。

四、治疗

1. 药物治疗　尽快消除病原体，迅速控制免疫反应。

玻璃体内给药直接作用于病原体是较好的给药途径。玻璃体腔内注药要掌握抗生素浓度，避免视网膜中毒性反应。常用的有万古霉素、头孢他啶、两性霉素。根据药敏结果，可给予口服或静脉用药。对外源性细菌性眼内炎建议联合使用糖皮质激素，以减轻细菌的毒性产物导致的损伤。

2. 手术治疗　玻璃体切除术。

（1）优点　清除病原体、毒性产物及炎性物质等，恢复玻璃体腔的透明。

（2）缺点　有炎性反应的视网膜容易在玻璃体切除时形成裂孔，特别是玻璃体基底部。此时最好使用低负压高频率切除玻璃体。眼内炎玻璃体切除术后的视网膜易发生增生性玻璃体视网膜病变，造成手术的复杂性。

（3）手术治疗时机　重度眼内炎可先行注药也可直接做玻璃体切除，主要取决于对严重程度的判断。对于无法看清视乳头，甚至红光反射消失的重度眼内炎及玻璃体注药后效果不好的眼内炎，应及早做玻璃体切除术。

第四节　急性视网膜坏死综合征

一、临床表现

1. 症状　通常发病隐匿，可出现单侧眼红、眼痛、眶周疼痛、刺激感或异物感，早期一般无明显视力下降，但后期由于黄斑区受累及视网膜脱离可出现显著的视力下降，眼前黑影。

2. 体征　视网膜中周部呈斑块状或大片状黄白色坏死病灶，病灶致密，并从中周部向后极部推进。视网膜血管炎通常累及视网膜动脉，表现为血管白鞘、血管闭塞、视网膜出血。玻璃体重度炎症反应。部分可出现视神经炎、视乳头水肿、黄斑水肿、传入性瞳孔传导阻滞等改变。眼前节反应一般较轻。后期发生视网膜萎缩并有椒盐样色素沉着，增殖性玻璃体视网膜病变、视网膜新生血管、视神经萎缩、并发性白内障及视网膜脱离等。

荧光素眼底血管造影：视网膜动、静脉节段性扩张、染料渗漏和血管壁染色，动脉期可看到局灶性脉络膜灌注缺损，在静脉期，活动性病灶区无或仅有少量的视网膜灌注，动脉和静脉内荧光均显示突然“截止”的外观。

二、诊断

1. 典型的临床特征 中周部视网膜坏死病灶，并逐渐向后极部视网膜推进；以视网膜动脉炎为主的视网膜血管炎，血管闭塞；中等度以上玻璃体混浊和炎症反应。荧光素眼底血管造影特点。

2. 病原学检测 此病与单纯疱疹病毒或水痘带状疱疹病毒感染有关。对可疑患者可行诊断性玻璃体切除和(或)视网膜活组织检查，标本可进行病毒培养、组织学和免疫组化学检查、PCR 检测、原位杂交等。房水和玻璃体中发现单纯疱疹病毒或水痘带状疱疹病毒抗体对诊断有重要帮助。

三、治疗

1. 药物治疗 全身应用抗病毒药物，如无环鸟苷、丙氧鸟苷。在有效抗病毒治疗的前提下，使用糖皮质激素。对于有前房反应者，应同时应用糖皮质激素、非甾体类抗炎药及睫状肌麻痹剂滴眼。口服小剂量抗凝剂有助于减轻视网膜血管炎。

2. 手术治疗 对于视网膜新生血管，可予以激光光凝治疗。玻璃体切除手术用于视网膜脱离，根据患眼具体情况，联合眼内光凝、玻璃体内硅油或气体填充等。对于并发性白内障，可行超声乳化术及人工晶状体植入术。

第五节　巨细胞病毒性视网膜炎

一、临床表现

多见于获得性免疫缺陷综合征及免疫功能抑制者。患者有视物模糊、眼前黑影、暗点、闪光感等。眼底检查可见黄白色或灰白色坏死性视网膜病灶，视网膜坏死病变多沿着视网膜大血管分布，可伴视网膜出血和视网膜血管鞘，进展性病灶均有颗粒状边缘，病变也可发生于中周部视网膜。轻度玻璃体炎性反应。严重视网膜炎可出现前房炎性反应。视网膜脱离及并发性白内障是常见并发症。

荧光素眼底血管造影：小动脉充盈延迟，出血或色素堆积造成荧光遮蔽，视网膜坏死区出血血管渗漏和相对低荧光。

二、诊断

主要根据患者免疫功能低下、典型的眼底改变做出临床诊断。血清学检查 CMV-IgM 阳性、CMV-IgG 抗体效价增加 4 倍以上,对诊断有帮助。测定房水、玻璃体液、视网膜下液、视网膜组织中巨细胞病毒的核酸,阳性结果支持诊断。

三、治疗

1. 药物治疗 全身应用更昔洛韦、缬更昔洛韦、膦钾酸钠等抗病毒药物,分诱导期及维持期二个阶段。玻璃体腔注射抗病毒药物效果较好,更昔洛韦 2～4 mg,也可玻璃体腔植入更昔洛韦缓释体。全身用药应注意不良反应。

2. 手术治疗 视网膜脱离、并发性白内障需要手术治疗。视网膜脱离者给予玻璃体切除术、视网膜复位、视网膜激光光凝术及玻璃体注入硅油手术,白内障者给予白内障超声乳化术及人工晶状体植入术。

第六节 梅毒性眼部病变

一、临床表现

各期梅毒都可能出现眼部病变,可累及眼部的各个部位,各种年龄、性别均可发生,常双眼同时受累。

梅毒性角膜基质炎在先天性梅毒常见,以细胞浸润和血管化为特点的非化脓性炎症。起病时有刺激症状,视力明显下降。早期可见角膜炎症浸润,可伴角膜后沉积物。随着病情进展,角膜基质深层出现毛刷状新生血管,最终炎症扩展至角膜中央。炎症消退后,水肿消失,少数患者遗留瘢痕造成视力障碍,基质内遗留灰白色纤细丝状物。

梅毒性脉络膜视网膜炎在后天性梅毒常见,但其发生也可迟至梅毒感染后 10 年或更久。约半数病例双眼患病,一眼受累后迅速累及另眼。患眼视力下降,视物变形和畏光,玻璃体混浊明显,眼底见灰黄色急性炎症病灶,视网膜水肿,视乳头边界不清,浅层视网膜出血视网膜血管可被渗出物环绕。部分患者有眼前节炎性反应,治疗不及时者,虹膜后粘连,继发青光眼。

二、诊断

根据梅毒病史及眼部临床表现,可做出临床诊断。血清学梅毒抗体阳性,不加热反应高滴度支持诊断。眼内液梅毒抗体阳性、不加热反应高滴度可确诊。

三、治疗

全身给予抗梅毒治疗。在炎症急性期，应局部使用睫状肌麻痹剂和糖皮质激素。对于药物治疗效果不佳、玻璃体混浊严重者，可行玻璃体切除术。角膜瘢痕形成造成视力障碍者，可行板层或穿透性角膜移植术治疗。继发性青光眼药物治疗无效者，可给予小梁切除术等抗青光眼手术治疗，或行虹膜激光打孔术。

第七节　结核性眼部病变

一、临床表现

结核杆菌可引起全身多脏器的结核病变。可累及除晶状体外的眼部所有组织。

结核性葡萄膜炎是最常见的眼部结核。患者有眼痛、畏光、视力下降等症状。结核性前葡萄膜炎，虹膜或睫状体出现灰黄色结节，结节可融合成团球状，其表面可见新生血管。肿块向前增大，甚至可充满前房。病情进展可出现浆液性纤维素性渗出物、出血和干酪样前房积脓，可发生继发性青光眼、白内障，甚至在角膜缘处穿破，发生全眼球炎，最后眼球萎缩。脉络膜结核可表现为眼底后极部视网膜下 0.5～2 mm 大小黄白色圆形小结节，迅速增大或融合成较大的病灶。也可表现为一个较大的脉络膜病灶，逐渐增大呈黄色球状隆起。视网膜水肿坏死，玻璃体浑浊。眼底病变吸收后遗留白色瘢痕，其周围有色素沉着。慢性结核性全葡萄膜炎反复发作或持续发展多见，可致虹膜后黏连而视力显著下降，严重者发生继发性青光眼而失明。

眼睑结核初期表现为大小不等的圆形结节，类似霰粒肿，后发生干酪样坏死，表面溃烂，形成溃疡及瘘管，向深处侵及眶骨，形成结核性眼眶骨膜炎、骨髓炎，久治难愈。溃疡愈合后，常形成瘢痕引起睑外翻、睑闭合不全或暴露性角膜炎等。

眼眶结核患者有疼痛感、流泪和眼球突出等症状。眼睑和球结膜水肿，睑外翻，眶骨壁上下缘隆起，晚期形成冷脓肿并有瘘管和死骨形成。结膜结核瘤早期表现为急性结膜炎，急性期后发展为结核灶。溃疡性角膜结核可致角膜穿孔。浸润型角膜结核病变多呈灰白色结节状或结核瘤状，严重者可形成角膜后部脓疡，病程很长，形成白斑，严重影响视力。巩膜结核表现为巩膜炎，若病变侵及角膜时，形成角巩膜炎。泪腺结核及视神经结核少见。

二、诊断

眼部结核的诊断存在困难，须综合考虑并注意鉴别诊断。某些类型的结核病具有特征性，如急性粟粒性结核和结核瘤，可根据临床特点而作出诊断。而渗出性葡萄膜炎难以确定其病因，须同时排除其他原因引起的葡萄膜肉芽肿性疾病。脉络膜的结核瘤，要与脉络膜黑色素瘤、视网膜母细胞瘤鉴别。身体其他部位的结核病、结核菌素试验阳性有一定参考意义。眼内液检测结核菌核酸阳性可以明确诊断。临床表现似结核病而又无确切证据者，用抗结核药物加强治疗3周左右，观察病情是否好转也有助于诊断。

三、治疗

1. 药物治疗　应遵循全身使用抗结核药物的原则，足量、足疗程、联合用药。眼睑结核局部可用3%硼酸软膏。结核性角膜炎、虹膜睫状体炎局部使用睫状肌麻痹剂和糖皮质激素。

2. 手术治疗　眼睑结核可行眼睑肿块切除术。眼睑、眼眶结核形成脓肿者，应尽早切开引流、取出死骨、搔刮窦道。眼睑内、外翻者，可行眼睑内、外翻矫正术。对于结核性眼内炎，药物治疗无效，且已丧失视功能的患者，可考虑行眼内容剜除术或眼球摘除术。角膜瘢痕形成造成视力障碍者，可行角膜移植术。对于继发性青光眼，药物控制眼压不佳者，在结核完全控制后，可考虑行滤过性小梁切除术，或青光眼阀植入术。对于并发性白内障患者，可行超声乳化术及人工晶状体植入术。

第八节　眼弓形虫病

一、临床表现

弓形虫病是潜在致盲性眼病的常见原因。弓形虫感染引起的眼部病变，以视网膜脉络膜炎最常见。

陈旧性病灶常为双侧性，多位于黄斑部，病灶2～3个视乳头直径大小，病灶中央为灰白色增殖组织，无新生血管，周围为呈锯齿状排列黑素沉着，病灶与其周围正常视网膜境界清楚。再发病灶表现为局限性渗出性视网膜脉络膜炎，病变多位于黄斑部或视乳头周围，病灶处视网膜灰白色水肿，境界不清，2～3个月后视网膜水肿渗出逐渐消退，最后呈瘢痕性病灶。眼底荧光血管造影在弓形虫病活动性病灶显示高荧光，在血管炎的区域可观察到早期荧光渗漏和晚期着色。眼弓形虫病的并发症包括继发性青光眼、黄斑囊样水肿、视网膜血管阻塞、视网膜新生血管形成、脉络膜新生血管形成等，可致视力丧失。

二、诊断

眼部弓形虫病诊断应具备以下条件：眼底病变的临床过程和表现形态符合上述典型眼弓形虫病的特征；血清学抗弓形虫抗体阳性；除外引起眼底相似病变的其他可能病因。

三、治疗

陈旧性病灶一般无需治疗。局限性渗出病灶可用抗弓形虫药治疗。再发病灶可给予抗弓形虫药物合并糖皮质类固醇激素。病灶消退后可作预防性视网膜光凝术，以不影响视乳头黄斑束为原则。并发视网膜新生血管者，可给予玻璃体腔注药术，注射抗血管内皮生长因子受体(VEGF)药物，也可行视网膜激光光凝术。并发脉络膜新生血管者，可给予玻璃体腔注射抗VEGF药物，还可行光动力手术治疗。

第九节　眼猪囊尾蚴病

一、病因及发病机制

猪肉绦虫的六钩蚴经眼动脉分布到其所支配的所有组织，尤其是睫状后短动脉。经睫状后短动脉，六钩蚴容易进入脉络膜至视网膜下，或穿过视网膜进入玻璃体。少部分通过视网膜中央动脉进入视网膜，寄生于视网膜神经纤维层与内界膜之间，也可游入玻璃体中成为玻璃体囊尾蚴。眼部其他组织包括眼睑、结膜、眶内组织等同样可由相应的血管系统受到感染。猪囊尾蚴在眼内可以引起眼组织机械性损伤，也可由异体抗原引起免疫性炎症反应，另外，虫体代谢产物引起眼组织的中毒性损害，尤以死亡虫体分解释放出的毒性产物危害最为严重。

二、临床表现

囊尾蚴感染的不同阶段，可有不同的临床表现。

1. 症状　眼内囊尾蚴在早期幼虫时，或虫体位于眼底周边部，患者多无症状。虫体增大时，出现渐进性无痛性视力减退。但寄生于眼底后极部的囊尾蚴，常极早出现症状，眼前可有逐渐增大的圆形或椭圆形暗影，视力减退，视物变形。寄生于视网膜下或局部视网膜脱离时，可出现视野缺损。视神经乳头部的囊尾蚴常引起象限性视野缺损。幼虫死亡释放出毒性产物引起严重的眼内炎症反应，睫状充血并有疼痛感，视力下降甚至失明。玻璃体囊尾蚴由于虫体蠕动范围大，患者常有变形的类圆形球状阴影在游动，玻璃体混浊，有弥漫性的飞蚊症。

2. 体征

(1) 玻璃体囊尾蚴　在玻璃体不太混浊的情况下，可发现玻璃体内有游动的球形或椭圆形灰白色半透明的囊体，囊壁光滑，边缘常有金黄色珍珠样反光。囊体可有自发性蠕动，有时可看到三角形的头节伸出，在玻璃体内摆动。

(2) 视网膜下囊尾蚴　在视网膜下可见一球形或椭圆形黄白色隆起，呈囊泡样，边界清楚，并有金黄色反光边，视网膜血管迂曲爬行于隆起的表面。隆起的周围视网膜水肿、渗出、出血，囊体可有蠕动感，甚至在视网膜下移位。可有局限性视网膜脱离，重者可有大面积脱离。当囊体攻破视网膜时，可见局部有视网膜裂孔形成，导致视网膜脱离。

（3）视网膜内囊尾蚴　囊体位于视网膜内界膜与神经纤维层之间，在视网膜表面可见一边界清楚的灰黄色囊泡样隆起，并有金黄色反光边，因内界膜的限制，使囊体相对固定、无游走性，但仍有蠕动感。

（4）前房内囊尾蚴　裂隙灯显微镜可在前房内看到游动的虫体，伴有严重的虹膜炎，睫状充血，角膜后沉着物较多，前房内较多炎性细胞，闪辉明显。

（5）视乳头部位的囊尾蚴，或来自视网膜中央动脉的囊尾蚴，寄生在视乳头周围，常引起视乳头水肿或变形，并有视野缺损。

三、诊断

根据裂隙灯显微镜及检眼镜检查，依据囊尾蚴的特殊形态及蠕动现象即可诊断。但在玻璃体混浊或有严重葡萄膜炎反应时，对眼底无法窥视者，或因虫体周围水肿渗出较多，遮盖虫体，不能观察到蠕动，尤其是虫体死亡难以确定者，则需特殊检查以协助诊断。

1. 荧光素眼底血管造影　对视网膜下囊尾蚴，荧光造影早期囊体处呈遮蔽荧光，囊体前的视网膜血管荧光充盈正常。后期囊尾蚴寄生处及周围荧光素渗漏，囊体表面呈强荧光。虫体原所在处，早期为弱荧光，后期荧光染色，或者出现荧光或染色相间的征象。

2. B 超　生存状态下的玻璃体囊尾蚴可见到特有的纤细光环及其中的强回声球形光斑和蠕动现象。视网膜内囊尾蚴表现为球壁浅层呈膜状隆起，超声特征为纤细光带，缺乏后运动。死亡的虫体呈强回声光斑伴声影，无蠕动。眶内囊尾蚴多寄生于眼外肌或肌肉附着处，由于囊泡邻近组织反应，声像学表现为眼肌增厚，蠕动时囊体之球形光斑时大时小。

3. 影像学检查　眼内存活期的囊尾蚴，CT 表现为环形的低密度区，其内有点状高密度影，囊泡及其头节对比鲜明，具特征性诊断意义。死亡虫体多有钙化斑，CT 表现为高密度区，增强扫描不强化。MRI 检查 T_1 加权像，囊泡为低信号，其内的头节为高信号，对比鲜明。T_2 加权像囊泡呈高信号。

4. 实验室检查　一般血象检查嗜酸粒细胞增多，血沉加快。免疫学检查有间接红细胞凝集实验和酶联免疫吸附实验，免疫学阳性可帮助诊断，阴性者不能完全排除诊断。

5. 活体组织检查　对皮下结节，包括眼睑及结膜疑诊囊虫者，应做活体组织检查，病理切片中见到囊腔内含有囊尾蚴头节为其特征。

四、治疗

眼内囊尾蚴一旦确诊应尽快手术取出囊体。

1. 手术治疗　玻璃体切割手术用于玻璃体、视网膜内及视网膜下囊尾蚴。对玻璃体囊尾蚴，手术切除变性的玻璃体，游离出囊体，然后取出。视网膜下囊尾蚴可在寄生部位切开视网膜，游离出囊体，然后吸出，同时作视网膜光凝封闭裂孔。若合并视网膜脱离，可同时切除牵引灶,激光封闭裂孔,必要时作硅油或气体填充。

前房内囊尾蚴,可适当应用激素减轻反应,同时尽快取出虫体。手术在角膜缘经隧道式切口进入前房,在囊尾蚴的下方或后方注入粘弹剂,推压或吸出虫体。结膜下虫体可直接切开结膜取出。

2. 药物驱虫治疗 眶内囊尾蚴一般不需要手术取出,对合并全身其他部位囊尾蚴者,要同时进行驱虫治疗。目前首选阿苯达唑,其次为吡喹酮。

第十节 眼犬弓蛔虫病

一、病因及发病机制

眼犬弓蛔虫病是由侵入人体内的犬弓蛔虫或猫弓蛔虫的幼虫移行到眼内所形成的感染性疾病。通常被反应性的炎症肉芽肿所包裹,幼虫可在包囊中存活多年。犬弓蛔虫的幼虫直接损伤或与炎症和瘢痕化有关的继发性损害造成眼部病变。

病理改变主要是由犬弓蛔虫幼虫所引起的嗜酸性肉芽肿反映,幼虫被嗜酸性粒细胞包围在肉芽肿的中央,外层围绕单核细胞、组织细胞、上皮细胞和巨细胞。

二、临床表现

眼犬弓蛔虫病多见于 4 岁以下的健康小儿。多为单眼及眼内单个幼虫感染,常有接触幼犬的经历,主要临床特点为眼底肉芽肿、慢性眼内炎及其他特殊表现。

眼底周边肉芽肿病灶是眼犬弓蛔虫病最常见的表现。发病初期,可见急性弥漫性玻璃体炎症,在玻璃体逐渐恢复透明后,周边部可见位于睫状体附近的单一的炎性肿块。在视盘和周边部肉芽肿之间致密的纤维性增生条带和镰刀状视网膜皱褶是本病的典型变现。视网膜脱离、黄斑皱褶是常见并发症。睫状体雪堤样渗出,多发的周边部肉芽肿罕见。

后极部肉芽肿可呈边界不清的视网膜下或视网膜内的灰白色肿块,病灶多为 1/2～2 PD 大小,多位于视盘颞侧,急性期病灶附近的玻璃体可见炎症细胞,但往往就诊时炎症表现已极其轻微。随着病程进展,肉芽肿处形成致密的纤维增生条带,可引起视网膜脱离,视力障碍多为幼虫直接损伤黄斑所致。

在年龄较小的患儿可表现为慢性眼内炎,多见前房的轻度肉芽肿反应,少数患者出现前房积脓。玻璃体炎症细胞浸润致眼底难以窥清,偶尔可透过混浊的玻璃体发现眼底白色肿块或视网膜脱离。后期在玻璃体逐渐清晰后,可见白色纤维膜形成。部分患儿可有视盘水肿或炎症、弥漫性脉络膜视网膜炎表现或发现视网膜下活动的幼虫。

血清抗体的酶联免疫吸附测定对犬弓蛔虫的感染具有较高的敏感性和特异性。多数人认为，如果眼部具有犬弓蛔虫病的症状体征，血清抗体 1∶8 的滴度，足以证实眼犬弓蛔虫病。

三、诊断

临床可根据疾病特点及血清抗体检测等对眼弓形虫病进行诊断。

四、治疗

主要以对症治疗为主。抗寄生虫药物如噻苯达唑、阿苯达唑、甲苯咪唑和乙胺嗪可以杀死犬弓蛔虫。对于眼内炎症可使用糖皮质激素和睫状肌麻痹剂。玻璃体手术广泛用于眼犬弓蛔虫病的治疗，主要针对玻璃体纤维增生和视网膜牵引等并发症，对药物治疗反应不佳的病例，应早期考虑玻璃体切除手术。

第十一节　获得性免疫缺陷综合征眼部病变

获得性免疫缺陷综合征（AIDS）是由人类免疫缺陷病毒引起的一种严重传染病。本病的不同时期均可累及眼部，引起视力损害或丧失。

一、临床表现

该病对眼部的影响有眼部微循环障碍病变、机会感染（巨细胞病毒视网膜炎、弓形虫性视网膜脉络膜炎、水痘-带状疱疹性视网膜炎或急性视网膜坏死、非结核分枝杆菌葡萄膜炎、真菌性眼内炎、病毒性角膜炎等）、机会性肿瘤（眼淋巴瘤、卡波西肉瘤等）。眼内机会感染常严重影响视功能，并导致并发性白内障、玻璃体增生、视网膜脱落、视神经萎缩、视网膜新生血管、新生血管性青光眼等并发症。眼眶淋巴瘤可引起为上睑下垂、眼球运动障碍、瞳孔对光反应迟钝或消失。

二、诊断

有根据明确的 AIDS 病史，典型的临床表现，通常可作出临床诊断。

三、治疗

1. 药物治疗　针对 HIV 及机会感染的病原学治疗。机会肿瘤者，给予抗肿瘤治疗。

2. 手术治疗　对于眼睑、结膜局限性卡波西肉瘤，可给予局部肿瘤切除。应用白内障超声乳化术及人工晶状体植入术治疗并发性白内障。用玻璃体切除术治疗严重的玻璃体混浊及增生性玻璃体视网膜病变。应用玻璃体切除术、视网膜复位、视网膜光凝及硅油填充治疗视网膜脱离。对于青光眼患者，根据不同情况选择小梁切除术、青光眼阀植入术或虹膜激光打孔术等不同的抗青光眼手术。对于视网膜新生血管患者，应行玻璃体腔注药术(抗 VEGF)及视网膜光凝术。

(杨娅玲)

参考文献

1. 刘家琦，李凤鸣.实用眼科学.第 3 版.北京：人民卫生出版社，2010.
2. 李凤鸣.中华眼科学.第 2 版.北京：人民卫生出版社，2006.
3. 赵堪兴，杨培增.眼科学.第 8 版.北京：人民卫生出版社，2013.
4. 黎晓新，张正.眼内炎的诊断与处理及预防[J].中华眼科杂志，2006，42(10)：946－950.
5. 眼科检验协助组.感染性眼病细菌学检查操作专家共识[J].中华眼视光学与视觉科学杂志，2016，1(1)：1－4.
6. 李兰娟，任红.传染病学.第 8 版.北京：人民卫生出版社，2013.
7. De Benedetti Z ME，Carranza L B，Gotuzzo H E，et al. Ocular tuberculosis[J]. Revista Chilena de Infectologia.2007，24(4)：284－295.
8. 杨娅玲，江睿，何太雯，等. 获得性免疫缺陷综合征合并巨细胞病毒视网膜炎 80 例患者的临床特点，中华眼科杂志，2014，50(3)：197－202.
9. Shi Y，Lu H，He T，et al. Prevalence and clinical management of cytomegalovirus retinitis in AIDS patients in Shanghai，China. BMC Infect Dis，2011，11：326.
10. 中华医学会眼科学分会神经眼科学组. 视神经炎诊断和治疗专家共识. 中华眼科杂志，2014，50(6)：459－462.

第二十六章

耳鼻咽喉科感染性疾病

第一节　耳鼻咽喉结核

结核病虽以肺部结核病为主，但也可以发生于耳鼻咽喉及颈部淋巴结。得病后也会有消瘦、低热、痰中带血、淋巴结肿大等表现。近年来，结核病的发病率在我国有回升趋势，耳鼻咽喉结核病疫情的变化也同样受到了关注。在耳鼻咽喉结核中，以喉结核及颈淋巴结结核最为多见，鼻腔结核最少。

一、鼻腔结核

鼻腔结核病很少见。大多继发于其他部位的结核病灶，肺结核多见。局部炎症较明显，常有剧痛，多破坏鼻软骨，很少破坏骨质。

（一）临床表现

病变好发于鼻中隔前端、鼻腔底部，侧壁及鼻前庭亦可受侵。早期症状常很轻微，可仅有鼻前部瘙痒、烧灼感、鼻前庭湿疹、有少量渗出液或毛囊炎病变。随着病变发展，鼻前部皮肤及黏膜有粉红色小结节，分泌物增多，可有涕中带血，出现不同程度鼻塞，常可见鼻腔内有痂皮，其下黏膜有深浅不一的溃疡及苍白松软的肉芽增生，边缘不整，触之易出血，嗅觉障碍。严重者鼻中隔软骨或骨部支架遭破坏，致鼻中隔穿孔，鼻翼塌陷或鞍鼻，甚至形成鼻面部瘘管。可有消瘦、发热、流泪、耳鸣等全身症状。侵及鼻窦则有头昏、头痛等鼻窦炎表现。

（二）诊断

涂片、刮片查找抗酸杆菌，活体组织检查助诊。

（三）鉴别诊断

鼻结核须与寻常狼疮、鼻腔肿瘤及发生于鼻部的其他特殊传染性疾病如梅毒、麻风等相鉴别。单凭肉眼观察甚难，需进行活检确诊。

（四）治疗

一旦确诊，除进行全身抗结核治疗外，可辅以局部治疗：5%～10%链霉素液或利福平液滴鼻；肉芽面用 30%三氯醋酸或 20%硝酸银烧灼。

二、咽结核

分为鼻咽结核、口咽及喉咽结核和扁桃体结核。与鼻腔结核相反，鼻咽结核多为原发性。多为肺结核患者痰中结核菌接触损伤的咽部黏膜而发病，或由喉结核向上蔓延而来，也可发生于结核菌的血行播散。口咽结核和喉咽结核通常并存，大多继发于严重的肺结核和喉结核。

（一）临床表现

1. 鼻咽结核 与鼻咽癌有些相似，如鼻塞、流涕，间有涕中带血、耳鸣、听力下降、一侧头痛等，常伴颈部淋巴结肿大。与鼻咽癌不同的是结核病损好发于鼻咽顶部，可向鼻咽侧壁及口咽部扩散。病变黏膜多呈苍白色，表面粗糙不平，或有结节状增生之肉芽，或为结核性溃疡。

2. 口咽及喉咽结核 剧烈的咽部疼痛是本病的重要症状，咽痛可向耳部放射，患者常因吞咽疼痛难忍而拒绝饮食。伴有明显的全身中毒症状，如发热，盗汗，消瘦，咳嗽等。

3. 扁桃体结核 常无明显症状，称为隐性结核。伴有颈部结核性淋巴结炎。（腭）扁桃体通过吸入或接触带菌之饮食、痰液，以及经血循环或淋巴管感染结核分枝杆菌，但不引起相应的症状及体征，仅因行扁桃体切除术后，在对标本作常规的病理学检查时发现。由于本病不影响创口愈合，一般情况下术后对局部无需特殊处理。

（二）治疗

全身治疗以抗痨为主。局部治疗主要是减轻疼痛及吞咽困难。对慢性溃疡型而病变范围不大者，可用 50%～80%乳酸、20%硝酸银或钝铬酸烧灼，促使溃疡愈合。局部用 1%链霉素漱口或喷咽。注意增加营养和维持口腔清洁。

三、喉结核

喉结核为耳鼻咽喉结核中最常见疾病。原发性甚少，多继发于较严重的肺结核或其他器官的结核。近年来有增多的趋势。本病好发年龄为 20～30 岁的青年男性，随着老年肺结核发病率的增高，喉结核的好发年龄也向中老年偏移。临床分浸润型、溃疡型与肿块型三型，好发部位为喉的后部、声带、室带、会厌等处。喉结核易蔓延至邻近组织，并经淋巴道播散引起颈淋巴结结核。颈部可触及单个淋巴结。

（一）感染途径

喉结核可通过直接接触、血循环或淋巴途径传播而感染，其中以接触性感染为主。喉部的接触性传染是因带菌痰液附着于喉部黏膜或黏膜皱褶处，细菌经微小创口或腺管开口侵入黏膜深部而引起。

（二）临床表现

主要症状为声嘶和喉痛。声嘶初期较轻，逐渐加重，晚期可完全失声。软骨膜受累时喉痛加剧。喉部病变广泛者，可因肉芽或增生性病变组织、黏膜水肿等引起喉阻塞，出现吸入性呼吸困难。

（三）诊断

病变组织的病理学检查。

（四）治疗

对喉结核应采取积极的全身抗痨治疗，并注意支持疗法和发声休息，发现严重呼吸困难时应早期作气管切开术。

1. 全身抗结核药物治疗　常用的药物有：①异烟肼；②链霉素；③利福平；④乙胺丁醇；⑤对氨基水杨酸钠；⑥氯硫脲、吡嗪酰胺等。因注意早期用药，联合用药，病情轻者两种药物、重者三种或四种药物联合应用。

局部可雾化吸入。

2. 支持疗法　注意全身及喉部休息，减少说话，增加营养。

3. 糖皮质激素的应用　过去严禁将其应用于结核病患者。但随着抗结核药物的不断开发和应用，以及对结核病免疫反应的新认识，目前认为，在强有力的抗结核药物控制下，糖皮质激素对减轻过强的变态反应，改善重症患者的症状，促进病灶吸收等方面，具有明显的辅助作用。

四、结核性中耳炎

结核性中耳炎以小儿多见。中耳的原发性结核很少，大多继发于肺结核，亦可由鼻咽结核或骨、关节结核及颈淋巴结结核等播散而来。结核分枝杆菌可经血循环或淋巴途径、也可循咽鼓管入侵中耳。

（一）临床表现

本病起病隐匿，多为无痛性耳溢液，分泌物较稀薄，黄色或淡红色（混有血液）。早期即可出现明显的听力下降，并迅速加重，初为传导性，病变侵袭内耳则为混合性听力损失。鼓膜的典型病损为多发性穿孔，但因穿孔迅速融合，故临床所见均为紧张部单个大穿孔，穿孔边缘可达鼓沟。如未合并化脓菌感染，则鼓室黏膜为灰白色，有大量增生之肉芽。面神经及迷路骨质遭破坏时可出现面瘫及眩晕。乳突外侧骨壁破坏并向耳后穿破即形成耳后瘘管。耳下淋巴结可增大。

（二）辅助检查

颞骨 CT 示鼓室及乳突有骨质破坏，常见死骨形成。

（三）诊断和鉴别诊断

本病易被误诊为化脓性中耳炎，常在肉芽组织的常规病检中得以确诊。胸部 CT 检查应作为常规检查。同时应注意本病可合并化脓菌感染。

（四）并发症

病变若侵入颅内，可并发结核性脑膜炎。

（五）治疗

早期全身应用抗结核药物并结合乳突根治术以清除病灶是本病的治疗原则。凡有死骨形成、耳后瘘管、局部引流不畅或合并面瘫者，只要患者一般情况允许，均应施行乳突根治术。若有条件作鼓室成形术，宜待次期进行。

第二节　白　　喉

白喉是由白喉杆菌引起的急性呼吸道传染病，属于乙类传染病。主要通过空气中的飞沫、尘埃等经呼吸道直接传播。其次为通过接触患者带菌的物品如衣服、毛巾、用具、餐具、书报或玩具等间接传染。本病四季均可发病，以秋、冬、初春季节较多。人群普遍易感。新生儿可以通过胎盘及母乳获得免疫力，此免疫力到 1 岁时几乎全部消失，以后随着年龄的增长易感性逐渐增高。学龄前儿童发病率最高，2～5 岁为高峰。我国自新中国以来重视预防接种工作，近年来，施行白喉疫苗接种后，本病已少见。好发年龄也向大年龄组推移，甚至可在成人中引起流行。

一、传染源

白喉患者或白喉带菌者是本病的传染源。白喉杆菌侵袭力弱，仅在局部黏膜或皮肤生长繁殖，白喉杆菌产生的外毒素是致病的主要因素，流行期间典型病例仅占全部患者的2%～6%，不典型及轻症患者易于漏诊，因此，有更多散播传染机会，传染期一般为1～2周，个别患者可持续带菌6个月或更久。国外曾有报道皮肤白喉为白喉杆菌的宿主及传染源。

二、传播途径

主要为飞沫传染，亦可通过污染的手、玩具、食具等物品或尘埃传播。白喉杆菌可在牛奶内繁殖从而引起暴发流行。

三、临床表现

本病潜伏期1～7 d，多为2～4 d。临床白喉发生率由高到低依次为咽白喉、喉白喉、鼻白喉、耳白喉，其中咽白喉发生率最高。临床主要特征为耳、鼻、咽、喉等部位黏膜充血肿胀、灰白色粗厚的假膜形成；以及因白喉杆菌产生的外毒素引起的心肌、神经、肾上腺及其他脏器的损害，并伴有发热、乏力、恶心呕吐头痛等全身中毒症状。

四、诊断

（1）根据临床表现、结合流行病学、白喉接触史、既往未患白喉或未接种过白喉毒素。

（2）细菌培养及毒力试验：假膜或分泌物涂片镜检、免疫荧光检查及培养阳性。

五、治疗

（一）白喉抗毒素

治疗白喉的特效疗法，须尽早、足量注射。早期应用可减少对心肌及其他脏器的损害，并明显降低病死率。凡可疑患者，可不等培养结果，先给抗毒素。剂量应根据中毒症状、病程长短及治疗早晚而定，与年龄无关。临床症状轻微，一般可用1万～2万单位；较重2万～4万单位；重症患者4万～6万单位。若剂量足够，12～24 h后即可见假膜从边缘开始自行剥脱。此时，应警惕脱落的假膜阻塞气管引起窒息。若一次用量假膜未见剥脱，必要时重复注射一次，时间最好不要超过3 d。抗毒素注射前必须做过敏试验，阳性者按脱敏法注射，不能采用静脉注射。

（二）抗生素

与抗毒素同时应用。青霉素有消灭白喉杆菌和防止继发感染的效果，故应首选。青霉素过敏者可选用红霉素。

（三）并发症治疗

心肌损害，患儿应卧床休息 3～6 周，并请儿科医生会诊。

（四）急救措施

喉白喉着重于保持呼吸道通畅，必要时通过气管镜吸引脱下的伪膜，以防堵塞气道。发生喉梗阻时，应及早进行气管插管或气管切开术，呼吸肌麻痹应进行人工辅助机械呼吸。短期大剂量激素疗法对早期喉梗阻可起缓解作用。

（五）护理

严格隔离，卧床休息 2～4 周，重症患者 4～6 周。注意口腔及鼻部清洁。饮食应易消化和富有营养。咽肌麻痹吞咽不便时，需鼻饲。防止吸入性肺炎。呼吸肌麻痹应进行人工辅助机械呼吸。

六、预后

大多患者预后良好。重型白喉毒素吸收量多，毒血症严重，预后欠佳。患本病后可获得终身免疫。

第三节　耳鼻咽喉麻风

麻风(leprosis)是麻风杆菌引起的慢性传染病，是世界上最早有记录的传染病之一。麻风杆菌主要通过麻风患者破溃的皮肤和黏膜排出体外，其他在乳汁、泪液、精液及阴道分泌物中，也有麻风杆菌，但菌量很少。本病流行于热带以及亚热带地区，在西藏、朝鲜等寒冷地区也可出现。青年多见，男性多于女性。

一、传播途径

麻风主要通过接触性传染。

二、临床表现

麻风杆菌侵入机体后潜伏期很长，而且病变发展缓慢。它主要侵犯人体皮肤、黏膜和周围神经，引起相应症状，以鼻麻风最为常见。如果不治疗可引起皮肤、神经、四肢和眼的进行性和永久性损害。根据临床病变逐渐移行的特点分为 5 个类型，主要是结核样型和瘤型，其他型在变化中。

三、根据耳鼻咽喉病变部位分类

（一）鼻麻风

鼻部症状最为常见，也是麻风最早侵犯的部位。几乎都是瘤型麻风。主要表现为鼻干、脓涕、结痂、鼻出血、鼻塞等。也可出现黏膜肿胀，结节形成，破溃后出现溃疡或粘连。严重时导致鼻中隔穿孔、鼻尖下榻。

（二）咽麻风

多由鼻麻风扩散形成。急性期可出现水肿，慢性期则表现为黏膜干燥、结痂、结节形成、溃疡、放射状白色瘢痕形成。有时可出现软腭坏死穿孔，悬雍垂或咽腭弓与咽后壁粘连。由于侵犯神经，部分患者可出现咽反射消失、腭肌麻痹，开放性鼻音以及食物反流现象。

（三）喉麻风

咽麻风进一步可发展为喉麻风，出现结节侵润及溃疡，最后瘢痕形成。好发于会厌根部及前联合，出现声嘶、喉鸣以及呼吸困难。

（四）耳麻风

多见于耳垂出现结节样改变。耳大神经增粗，呈条索状改变并有压痛是诊断麻风的一个重要体征。

四、根据临床表现分型

麻风病可由于气候变化、感染、情绪精神变化等情况下突然发生急性或亚急性症状，称为麻风反应。临床分为Ⅰ型和Ⅱ型。

大约50%麻风患者有眼部损害，表现为：秃眉、秃睫毛、倒睫、眼睑闭合不全、上睑下垂、下睑外翻、泪囊炎、卡他性结膜炎、角膜炎、巩膜炎、虹膜睫状体炎，虹膜表面可见结节或孤立性麻风结节。

五、诊断

根据接触史及全身和局部的黏膜、皮肤、神经的特征性表现可以进行初步诊断。各类型麻风均有各自的组织病理变化和组织查菌结果。

六、治疗

以全身治疗为主，局部以及对症治疗为辅。通过联合化疗可以治愈。

全身治疗主要用药有氨苯矾、氨苯砜、利福平和氯苯吩嗪。氨苯砜为首选药物。对症治疗可防止并发畸形。对患者产生的临床不适进行对症处理。

七、并发症

面肌逐渐变性、萎缩、瘫痪。

八、预后

结核样型可自愈，预后好。瘤型可引起肢体畸形。严重者甚至肢端残废。

九、预防

迄今尚无预防药物和完全成熟的麻风菌苗。在家庭有密切接触史的可疑麻风患者，尤其是 16 岁以下的儿童，应采取预防性服用氨苯砜。瘤型麻风过去认为是不治之症，现认为可防可治。

第四节　耳鼻咽喉梅毒

梅毒在发病过程中可侵入人体任何器官组织，耳鼻咽喉是性器官以外较为常见的发病部位，大部分为二期梅毒，具有极强的直接和间接传染的特点。发病年龄以中青年为多，男性多于女性，大多有不洁性生活史。起病较为隐匿，患者常隐瞒病史，易被漏诊。耳鼻咽喉梅毒临床可表现出各种不同的症状，也可隐匿多年甚至终身而无症状。

一、临床表现

（一）耳梅毒

早期先天性耳梅毒患儿一般在出生后 1～2 年发病，多因脑膜炎、神经炎或中耳、迷路炎导致聋哑。晚期先天性耳梅毒患儿常于 8～10 岁发病，主要为颞骨多发性梅毒瘤导致迷路炎而全聋。骨迷路破坏形成瘘管或环韧带软化使镫骨足板松动，均可出现瘘管试验阳性，称为安贝尔（Hennebert）征，其特点为只有当向外耳道内施加负压时，方出现数次眼震。

后天性耳梅毒患者其内耳梅毒的症状与晚期先天性内耳梅毒基本相同。一期耳梅毒为外耳下疳。二期耳梅毒极为少见。三期耳梅毒多表现为面神经瘫痪、迷路炎、一侧突发性聋。

（二）鼻梅毒

鼻梅毒先天性患者多发生于 3 岁至青春期，可因先天感染梅毒导致鼻部畸形。后天鼻梅毒患者因梅毒螺旋体可侵犯身体任何器官，临床表现复杂多样。一、二期鼻梅毒少见，多为三期鼻梅毒。

（三）咽梅毒

咽部淋巴组织丰富，各期梅毒均可在咽部发生，而且较多见。临床约有36.3%的二期梅毒患者发生咽梅毒。病程一般2个月到半年，甚至可长达2年。咽梅毒病变可累及腭弓、扁桃体、软腭、咽后壁、齿龈、喉、鼻及舌底。扁桃体隐窝的特殊结构是易被感染的重要原因之一。出现喉梗阻患者宜及早进行气管切开术。

（四）喉梅毒

发生于喉部者较少。此期常伴有全身淋巴结肿大及弥漫性皮疹，局部黏膜充血，多在声带、杓间隙及会厌发生息肉样黏膜斑。

先天性喉梅毒有声嘶、喉痉挛及喉狭窄等现象，常伴身体其他部位的梅毒症状，如皮疹、鼻部及耳部症状等。

后天性喉梅毒多见于中年人。一期极少见，可在会厌部出现下疳。二期类似卡他性喉炎。二期梅毒的黏膜斑病损以黏膜白斑为主，梅毒斑开始为潮红斑、水肿、边界清楚，白色的圆形、椭圆形黏膜斑是二期梅毒的特征。好发于悬雍垂、软腭及扁桃体等处。半数以上有咽喉轻痛、声音嘶哑、耳鸣等。三期较多见，其病变可分为梅毒瘤型、溃疡型、软骨膜及软骨炎型、瘢痕及粘连型四型。患者声嘶、发音粗糙，严重者可失音。常咳出恶臭的痰液、痰中带血。梅毒瘤可波及会厌或甲状软骨，引起喉瘢痕性狭窄。若梅毒瘤溃烂则发生疼痛、吞咽困难，晚期因喉狭窄而出现呼吸困难。

二、诊断

1. 有明确的家族史、梅毒接触史、个人不洁性生活史、其母小产史，结合症状体征及血清学梅毒筛选试验和梅毒特异性确诊试验阳性可做出诊断。

2. 病理学检查发现黏膜梅毒的组织学证据。早期梅毒应做梅毒螺旋体暗视野显微镜检查，病变局部分泌物涂片可找到梅毒螺旋体。

3. 喉镜检查见主要发病部位为会厌，并由此向杓会厌皱襞、杓状软骨、室带及声带扩展，表现为梅毒瘤性肿块、溃疡、弥漫性增生、软骨坏死及瘢痕形成等，多种病变可以共存。

三、治疗

（一）驱梅疗法

越早越好，规范用药，足剂量，足疗程。首选青霉素。治疗后定期追踪观察，并对其配偶及性伴侣同时进行检查及治疗。

（二）对症治疗

清洗创面，杀灭螺旋体。保持局部清洁，促进创面愈合与上皮生长，防止继发感染。对于瘢痕所致的畸形可行修补成形手术。

（三）隔离

采取隔离措施，避免交叉感染。

（四）治愈标准

1. 临床症状消失。

2. 血清学检查：RPR 转阴。

3. 治疗后随访：第 1 年每 3 个月复查快速血浆试验（RPR）1 次，第 2 年每半年复查 1 次，直至血清完全转阴为止。

第五节　HIV 感染者合并耳鼻咽喉科疾病

人类免疫缺陷病毒于 20 世纪 80 年代初被美、法两国科学家发现、分离和命名。艾滋病男性多于女性，是由 HIV 感染人体后破坏免疫系统表现为严重致命传染性病患。HIV 主要寄生于辅助性 $CD4^{+}$ T 细胞，在胞内复制、繁殖，然后出胞、再感染其他淋巴细胞。HIV 从初始感染到终末期，是一个漫长又充满各种疾病风险的过程。很有必要认识和关切耳鼻咽喉头颈部与 HIV 密切相关性疾病。

一、病毒性疾病

（一）耳郭带状疱疹

耳郭病毒感染虽不多见，带状疱疹病毒（varicella zoster virus，VZV）当被提及，VZV 可能是拔牙或颌面术后迟发性面瘫病因。VZV 所致面瘫占面瘫份额 2%～10%，是潜伏在面膝状神经节。VZV 再发作并传播、波及整个面神经。

1. 临床表现　症状与体征和其病理进展紧密相关，总体上讲，耳郭及其周围出现针刺样痛或火灼样疼痛，80%～90%患者这些部位和口腔黏膜见到含有液体疱疹。在上述症状前、后或同时面神经迅速发生瘫痪，并出现严重面神经脱髓鞘改变，从而带来面神经持续抽搐和痉挛发生。还有耳周、下颌角后抑或颈部淋巴结肿大。

2. 诊断　①从皮损疱疹取样，运用聚合酶链反应（PCR）快速诊断；②标本分离病毒；③实验室血清病毒滴度补体结合试验有助于诊断；④颞骨和内听道 MRI 检查排除面瘫其他病因；⑤面神经功能和病损定位诊断（面神经电生理或面神经肌电图）。

3. 治疗

（1）药物治疗　伐昔洛韦联合激素治疗 14 d 或阿昔洛韦静脉给药。

（2）手术　过去提倡面神经减压手术，尤其在骨迷路和膝状神经节段。但因 VZV 可沿着面神经扩展导致广泛炎症使减压手术效果大打折扣，故一直以来对减压手术真正效果存有非议。

（二）大疱性鼓膜炎

又名出血性大疱性鼓膜炎。是由病毒引起的鼓膜及其毗邻组织包括外耳道皮肤急性炎症。

1. 病因　和流感病毒、脊髓灰质炎病毒和上呼吸道其他病毒等感染有关；也有少数病案由肺炎支原体引起。大疱性鼓膜炎多发生于儿童和 30 岁以下年轻人。

2. 临床表现　耳痛是本病最突出症状，往往在流感发热退热后 2～3 天突然发生，疼痛剧烈，并向同侧面颊部和头部放射。大疱破裂后，流出少许血性或淡黄色浆液性液体。伴有耳鸣和耳闷胀感。因内耳无明显波及，无明显眩晕；听觉轻度受损也只是传导性的。可伴有低热、乏力、食欲减退和全身不适。耳镜检查可见外耳道深部皮肤和鼓膜充血，并有红褐色或紫红色血疱。如果血疱破溃，流出血性或血浆样分泌物。

3. 诊断　根据近几日感冒（流感）病史，结合上述症状和体征，不难确立诊断。

4. 治疗　①口服镇痛药物；②口服抗病毒药物；③口服抗生素，预防细菌感染；④局部处理：血疱未破，可穿刺减压；破裂后，使用抗生素滴剂预防继发性感染。

（三）疱疹性咽峡炎

小孩多见、免疫功能低下患者也可以发生。柯萨奇 A 组病毒引起。常继发于上下呼吸道感染、肺炎、疟疾和流行性脑膜炎等疾病；也可单独发生。以呼吸道或口—粪为传播途径，感染性强，但不属于传染病范畴。

1. 临床表现

（1）症状　急性起病，高热、严重咽痛、影响吞咽而流涎、烦躁不安、厌食和全身不适。小儿哭闹不安、拒食；严重者精神萎靡，甚或惊厥。

（2）体征　咽部急性充血，在舌腭弓、咽腭弓、悬雍垂和软腭黏膜上有数量不等的大小为 2～4 mm 灰白色疱疹，其周边存有红晕。1～2 d 疱疹可以破溃融合成小片状溃疡，表面披覆白色或淡黄色假膜。疱疹病损也可见于口腔其他部位。下颌淋巴结肿大、压痛明显。病程大约 1 周自愈，但免疫功能低下者愈合存在不同程度延迟现象。

（3）实验室检查　一是呈现一般病毒感染血象特点：即外周血白细胞计数正常或偏低，中性粒细胞减少，淋巴细胞增高。二是病毒分离和血清学检查可以确立病原。三是借助于分子生物学 PCR 快速做出诊断。四是获取咽拭子进行培养能够发现致病菌。

2. 诊断　综合临床表现，不难确立诊断。

3. 治疗

(1) 支持治疗　补充水、电解质和维生素满足生理需求;更多安慰患者和家长:疾病可以自愈,病程 1 周余。

(2) 药物治疗　可口服抗病毒药物如利巴韦林,不主张使用抗生素。

(3) 对症处理　高热口服退热药或物理降温;发生热性惊厥,需要镇静安神和止惊;咽痛可以口服润喉片。

(4) 中医中药　诸如龙胆泻肝汤、金铃子散、荆防败毒散、益胃升阳汤、增液汤、泻青散、清解汤等辨证基础之上加减而治,效果确切。

(四) 传染性单核细胞增多症

传染性单核细胞增多症由 EB 病毒引起,不规则发热,伴有颈淋巴结肿大和肝脾肿大,外周血淋巴细胞明显增多并有异常淋巴细胞出现的急性或亚急性疾病。

1. 流行特征

四季散发,也可发生小流行,以晚秋初冬季节多见。疾病痊愈后可获持久免疫能力。

2. 临床表现　潜伏期为 5～15 d,多数在 9～11 d。约 1/3 患者有前驱症状,如全身不适、乏力、纳差、恶心、头疼、大便溏薄、畏寒,历时 4～5 d。其后逐渐加重,出现发热、淋巴结肿大、咽峡炎、肝脾肿大、皮疹和神经系统症状。持续 1～3 周,少数病例迁延数月。

3. 诊断与鉴别诊断　主要根据全身症状和体征;特殊血象,淋巴细胞占 50%～90%,并见异型淋巴细胞;血清试验,嗜异凝集试验及 EBV 抗体检测和 EBV-DNA 检测等进行诊断。当出现流行现象,则注意收集、综合流行病学资料。

本病应与以咽峡炎表现类似疾病如风湿热、链球菌感染、疱疹性咽峡炎加以鉴别;与以发热和淋巴结肿大的疾病例如淋巴细胞白血病、网状内皮细胞瘤、结核等鉴别;与以黄疸和肝功异常为特征的病毒性肝炎及化验结果类似的传染性淋巴细胞增多症、MCV 感染、血清病等鉴别。此外,与风疹、病毒性脑炎及心肌炎也要进行鉴别。

4. 治疗

(1) 卧床休息,对症处理。

(2) 有黄疸和肝脾肿大者,及时保肝治疗。脾肿大者避免剧烈运动和外伤,防止脾脏破裂。一旦脾脏破裂,立即纠正出血性休克和紧急施行脾切除术。

(3) 应用抗生素预防或治疗继发性感染。

(4) 严重病例,酌情使用激素。

5. 预后　预后大多良好,病程不超过 2 周,但可以复发。个别病例可以迁延久远,从数周、数月到数年。病死率 1%～2%,脾破裂、脑膜炎和心肌炎是主要死因。免疫功能极端低下者,病情可能迅速恶化而死亡。

二、真菌感染

（一）口腔白假丝酵母菌病（鹅口疮）

由白假丝酵母菌引起的感染性口腔与咽炎，见于婴儿和久病体虚成人。

1. 病因　正常人口腔黏膜也存在白假丝酵母菌，因机体抵抗力强而不发病。当长期使用抗生素、激素和免疫抑制剂（包括化疗药）后，口腔原生态改变，尤其黏膜分泌性抗体、补体和溶菌酶等不足，原本不致病微生物趁机大量繁殖而致病。身体久病虚弱者、糖尿病患者、器官移植者和HIV感染者成为易感人群，个别抵抗力很差的孕妇也成为受害者。婴儿鹅口疮（thrush）可能与产道污染或奶瓶污染有关。

2. 临床表现

（1）症状　口干、咽痛，婴儿出现流涎与拒食。体温正常或低热，全身症状轻。偶有合并喉部真菌感染导致呼吸困难之特殊情况。白假丝酵母菌病扩展到食管非常罕见，一旦发生无疑妨碍进食。

（2）体征　咽部、牙龈、舌、扁桃体等处有像凝固奶之白色斑片沉积物，非常触目。沉积物比较容易去除，或稍有粘连，用力刮之，黏膜面微量渗血。

3. 诊断　根据局部表现不难建立诊断，但需要注意同喉白喉相鉴别。喉白喉全身中毒症状严重，白膜为真膜，不容易撕下；且创面渗血明显。

4. 治疗　局部可用生理盐水冲洗、保洁。2%苏打水涂抹或成人漱口（过去用甲紫涂抹）都十分有效。制霉菌素局部使用效果确切。改善全身营养状态和抵抗力或合理运用中药调理体质有助于疾病恢复和减少复发。中药用白毛夏枯草、百部与白花蛇舌草煎汁含漱或雾化。

（二）鼻窦真菌病

鼻窦真菌病是真菌在鼻腔、鼻窦内引起的一种感染性或和变态反应性疾病。烟曲霉菌是鼻腔、鼻窦里面最常见条件致病菌。常发生在体质十分虚弱或处于免疫抑制状态患者。如：①长期使用激素和抗生素及免疫抑制剂。②器官移植接受者、放化疗肿瘤患者和HIV感染者。环境卫生与否也起很重要作用。

1. 病理　可感染真菌种类繁多，毒力强真菌可导致患者死亡。所幸一般真菌毒力较弱。病理表现为非特异性肉芽肿形成，黏膜下淋巴细胞、浆细胞和多形核细胞浸润，血管周围有炎性反应，血管微血栓生成。可找到菌丝和孢子。骨组织常有不同程度腐蚀、吸收或重塑。

2. 临床表现　初始可无任何症状，后来出现鼻塞、鼻涕增多、头胀等慢性鼻窦炎表现。鼻涕带血或涕中排出颜色污秽之胶冻状物或痂皮物是本病典型症状。如果真菌毒力强、破坏窦腔骨壁、侵入邻近组织则出现相应症状，冠以侵袭性鼻窦真菌病。

白细胞升高在早期不到20%患者中展示。80%患者逐步出现鼻腔坏死、常常发生在下鼻甲和中鼻甲，这种损害可以向口腔组织延伸。

3. 诊断 初始鼻窦炎症状仅能起提示作用；X线平片缺乏特异性；CT上证据滞后表现等给诊断带来困难。但窦腔外毗邻组织快速损伤表现有强烈的警示作用。进一步获得吸取液和组织活检样本立即经使用苏木精与伊红染色或Gomori六亚甲基四胺银染色法（GMS）发现真菌成分。急骤起病者还不能依赖真菌培养，因为培养出结果需要数天、数周；再者，也会出现假阳性结果；甚或数据结果因标本处理不当而失败。X线平片不敏感，或只显示黏膜增厚；CT上骨质破坏证据总滞后于疾病进展。

4. 治疗 ①尽快纠正免疫低下状态；②根治性手术；③需多次清仓治疗（清除坏死组织）；④全身抗真菌治疗。

（三）耳部真菌感染

耳部真菌病，以外耳道感染多见，好发于多雨或湿热地区。下列因素增加了疾病易感性：①使用不洁工具挖耳、掏耳；②佩戴受污染助听器；③外耳道狭窄；④长期使用抗生素与激素；⑤器官移植者或HIV感染等免疫功能低下者；⑥糖尿病患者和全身消耗性疾病患者。

1. 临床表现 耳部剧烈瘙痒；外耳道有较多腐臭分泌物产生；轻微耳鸣或听力下降。

2. 诊断 耳部真菌病根据患者症状、体征不难诊断，尤其是外耳道高产量灰褐色腐臭块状物为主要特征。合并细菌感染或湿疹时，症状不典型，容易漏诊或误诊，应密切注意脓液和痂皮性状，及时进行真菌涂片检查或进行微生物培养与鉴定。一般来说，真菌涂片镜检和或培养可获确诊。镜检发现菌丝或芽孢状物能够快速诊断。真菌培养需要时日，多数患者为黑曲霉菌和毛霉菌，少数患者为白假丝酵母菌和近平滑假丝酵母菌。

3. 治疗 耳真菌病为浅部真菌感染，主要侵及皮肤角质层，进行局部治疗即可。往往在局部用药无效或合并全身真菌感染时才予以全身用药。外耳道用药前须彻底清理痂皮和污秽物，再用4%硼酸酒精滴耳或涂抹达克宁霜剂或制霉菌素粉剂均匀喷于外耳道，每日2次。遇到顽固性病例，可给予微波治疗，隔天一次，连续7～14 d。严重者或复发者，需全身应用抗真菌药物，如酮康唑0.2 g，2次/d或服用斯皮仁诺（伊曲康唑）0.2 g，2次/d，或两性霉素B等治疗，并对肝功能进行监测。

三、细菌性感染

（一）鼻窦炎合并HIV感染

鼻窦鼻腔疾病在HIV感染患者中很常见。变态反应鼻炎与鼻窦炎发生在HIV感染患者是非艾滋病病毒感染者2倍，由于免疫低下导致过量的IgE之故。化脓性鼻窦炎则和黏膜表面分泌性抗体及溶菌酶质次量低有关。综合以上因素，HIV感染患者中高达68%患者有鼻窦炎病史。

1. 临床表现 鼻塞是鼻变态反应和鼻窦炎最常见症状；增生体肥大或鼻新生物也可有鼻

塞症状。Kaposi肉瘤或非霍奇金淋巴瘤也有鼻塞、流涕或鼻出血。成年阶段发生腺样体肥大或增厚提示HIV感染可能。HIV变态反应鼻炎同样能够在鼻腔局部使用激素和抗组胺药得以缓解。HIV感染者急性鼻窦炎病因和普通正常人相似，然而慢性鼻窦炎涉及葡萄球菌、铜绿假单胞菌、厌氧菌和真菌等微生物机会性感染更为多见。

2. 治疗

（1）患者 $CD4^+$ T细胞计数＞200个/μl：口服阿莫西林-克拉维酸甲片或使用针剂；局部使用减鼻充血剂喷鼻。

（2）患者 $CD4^+$ T细胞＜200个/μl：使用抗菌谱应覆盖金黄色葡萄球菌、铜绿假单胞菌和厌氧菌之抗生素（例如环丙沙星和克林霉素）。

（3）严重感染者，住院使用抗生素静脉给药，必要时甚至需要外科手术引流。

（4）对于治疗获益不明显者，需进行鼻腔分泌物培养和药物敏感试验以修正临床用药；并且用药时间较长，需持续4～6周。

（5）部分有鼻窦内镜手术指征者，则尽早予以实施。

（二）急性扁桃体炎

为腭扁桃体之急性感染。中医称此病为“乳蛾”或“喉蛾”，为年长儿童及青少年的常见病。在气候骤冷、疲劳过度、受热受湿等诱因下容易发病。成年免疫功能低下者包括HIV感染者发生急性扁桃体炎机会显著增加。

1. 致病因素　大部分扁桃体炎症由病毒引起，或继发于呼吸道感染或为上呼吸道感染的一部分。其症状较轻，不太受重视。然而，细菌引起化脓性扁桃体炎，则症状较重，尤其以A组B溶血性链球菌感染最为常见。

2. 临床表现

（1）症状　咽痛，潜伏期3～4 d之后，骤起咽痛，吞咽时加重，有时可放射至耳部。多伴有流涎和口臭。学龄前儿童有时咽疼表现不突出，可合并急性腺样体炎。发热。发热前往往先有寒颤，体温升高，常达39℃以上，小儿可引起抽搐。头疼、关节疼、肌肉酸楚和全身不适等。

（2）检查　咽部弥漫性充血，扁桃体红肿，隐窝表面隐窝满布散在稀饭性分泌物，可融合成片状，容易剔除而无明显出血。伴颌下淋巴结肿大、压痛，活动度可。很少单侧发病。

（3）并发症　急性扁桃体炎可引起扁桃体周围脓肿、急性中耳炎、急性肾炎、风湿热和风湿性关节炎等，并出现相应症状和体征。

3. 实验室检查　血、尿常规分析及血沉（ESR）、抗核抗体、C反应蛋白、抗链“O”、肾功能（肌酐）和心肌酶谱等与风湿热或与急性链球菌感染后肾小球性肾炎紧密相关的指标。必要时进行咽拭子培养。

4. 诊断　根据病史和检查结果不难建立诊断；但不可忽视并发症。咽拭子培养有利于确诊病原；并在用药时做到有的放矢。

5. 治疗

（1）抗生素　本病多属链球菌感染，首选足量青霉素。如遇青霉素过敏，酌情使用林可霉素或红霉素。

（2）漱口　复方硼酸液或 1∶5 000 呋喃西林液或含薄荷淡盐水清洁口腔，每日数次。

（3）滴鼻　如遇急性鼻炎表现或合并急性增殖体炎，给予 1%麻黄素滴鼻，每日 2 次或 3 次。

（4）卧床休息　鼓励饮食和保持大便通畅，有利于早日康复。

（5）并发症治疗　经年累月屡发，或伴有全身并发症者，可在急性炎症消退后 1 个月时实施扁桃体摘除术。

（三）扁桃体结核性脓肿

发生在扁桃体组织内由结核分枝杆菌形成的慢性感染，病程长短不一，难以具体界定。

1. 临床表现

（1）症状　主要表现打鼾、自觉疲劳；可无明显发热与咽痛，亦无吞咽和呼吸困难。个别伴有轻微盗汗。

（2）检查　见双侧扁桃体Ⅲ度肿大，或与悬雍垂之间只有狭窄气道，令人惊异却不见明显呼吸困难和吞咽困难，可能和脓肿缓慢发展、出现了长期代偿有关。颈部 CT 或 MRI 可见扁桃体内有较大囊肿样改变、包膜完整。

（3）实验室检查　红细胞和血红蛋白显著增高。心电图或有轻度 ST 段异常。

2. 诊断　打鼾明显、病程久远、症状与体征不太符合的患者出现高血红蛋白血症且伴有心电 ST 异常，要考虑该病可能。颈部 CT 或 MRI 提示双侧扁桃体区域有囊肿样物。进一步穿刺涂片或培养可获确诊。鉴别诊断：与慢性扁桃体炎、咽神经鞘膜瘤、咽旁间隙结核性脓肿和红细胞增多症等多种疾病相鉴别。

3. 治疗

（1）扁桃体摘除术。

（2）围手术期需抗痨而常使用异烟肼，术前 1 周和术后 1 个月之内每日服用。

四、常见肿瘤

艾滋病相关性肿瘤在头颈部为卡波西肉瘤和非霍奇金淋巴瘤，发病率很高。其他耳鼻咽喉部位恶性肿瘤发生率也同步上升。

（一）卡波西肉瘤（kaposi sarcoma，KS）

卡波西肉瘤亦称之为多发性特发性出血性肉瘤，由匈牙利医生 Kaposi 在 1872 年首先加以描述，此为经典型。后来又发现艾滋病相关型，系艾滋病最常见机会性肿瘤之一，大约 1/3 艾滋病患者罹患 Kaposi 肉瘤，Kaposi 肉瘤是诊断艾滋病的指征性疾病。因此，头颈部 Kaposi

肉瘤患者具有和艾滋病共性、特征性表现如长期发热、体重明显下降、反复腹泻，持续咳嗽、淋巴组织增生、疱疹、口腔真菌感染等。

1. 临床表现　卡波西肉瘤可见于HIV感染各个时期，即使$CD4^+$ T细胞计数在正常范围也会发生。但多数发生在$CD4^+$ T细胞计数<200/μl患者。男性高于女性。

鼻咽喉部病变：上腭或舌体黏膜紫红色斑片样病灶，牙龈与颊黏膜紫红色结节；进行性鼻塞、反复鼻腔出血，鼻镜见一侧或双侧鼻腔紫红色结节样病变，触之易出血；下咽部黏膜结节；扁桃体Kaposi肉瘤表现为双侧扁桃体暗红色肿大。这些病损可以继续扩大，发生出血和溃疡，出现疼痛和肿胀甚或导致功能障碍等。

2. 辅助检查　艾滋病相关型和经典型卡波西肉瘤在病理形态上无明显差别。首先表现为慢性炎症或肉芽肿性炎症、组织水肿和出血、新生血管和淋巴管形成。当肉芽组织中有大而突出之内皮细胞，夹杂红细胞和含铁血黄素颗粒，赋予早期诊断意义。晚期病变呈现内皮细胞和毛细血管周围成纤维细胞同步显著增生，终致广泛结缔组织形成，就很难与一般肉瘤区别了，需要借助于免疫组化来甄别。

3. 诊断　发现典型皮损能够轻而易举建立诊断，若皮肤病变以水肿为主时，需要仔细搜集包括口腔、咽喉黏膜和消化道内病变之线索。卡波西肉瘤确诊离不开组织活检。HIV相关卡波西肉瘤多数为中青年患者，口腔、舌体，咽喉部黏膜及颌面都可见到，表现为多发性紫斑，暗紫色结节，小结和木质样浸润等。就诊前往往耽搁了些时日，就诊时或许已全身播散，累及内脏、淋巴结和皮肤，进展迅速。

4. 治疗　治疗卡波西肉瘤，首先应联合用药高效抗反转录病毒治疗(HAART)；其次是针对卡波西肉瘤进行治疗。

(1) 局部治疗　头颈与颌面部局限、比较孤立病灶治疗有多种办法：9-顺式视黄醇凝胶局部外涂；瘤体内注射长春新碱或十四烷硫酸钠；液氮冷冻、激光；或手术切除；或者放射治疗。这些举措，虽然不能治愈卡波西肉瘤，但可以减轻症状、改善外貌，提高患者的社会交往信心和生活质量。

(2) 化疗+放疗　脂质体多柔比星和脂质体柔红霉素联合化疗，作为一线用药；紫杉醇为新型化疗药有优势也有较大不良反应，使用前需要使用地塞米松来避免过敏所导致的严重反应；α干扰素作为免疫治疗法受人推崇，但要求$CD4^+$ T细胞≥200个/μl；其他诸如血管生成抑制剂等治疗都在尝试与运用中。

放疗对于局部或广泛的卡波西肉瘤都适用。病变位于腹股沟和腋窝之处则不可放疗，否则影响淋巴回流、引起顽固性淋巴性水肿。

5. 预后　kaposi肉瘤预后较差。$CD4^+$ T细胞计数高低是其存活率长短正相关指标。未经治疗的Kaposi肉瘤进展迅速，很快导致患者死亡；诊断后平均存活期<1年，2年以上存活率大约10%。先前存在的机会性感染及发热、盗汗、体重减轻以及疾病进展快速者提示预后较差。

（二）霍奇金病

1. 临床特征

（1）见于青春发育期青年，属于恶性淋巴网状内皮系统疾病。

（2）罕见于5岁内儿童。男性发病为女性2倍。

（3）90%病例有淋巴结表现。

（4）淋巴结之外表现与疾病进展有关联，脾脏是淋巴结外病变最常见受累器官或组织。

（5）受累淋巴结以颈部淋巴结和锁骨上淋巴结最常见，其次为腋窝、腹股沟和腹腔淋巴结。

（6）Waldeyer's 环几乎不受累及。

2. 诊断

（1）病理诊断　淋巴结活检，标本保鲜、尽快送检。关键有否多核巨细胞出现。病变淋巴结正常结构遭破坏，部分或全部被肿瘤组织所取代。镜下可见单核或多核斯-瑞巨细胞，有淋巴细胞嗜酸细胞和浆细胞浸润伴纤维组织形成。找到斯-瑞巨细胞是诊断本病的依据。

（2）胸片或胸部CT。

（3）腹部CT或剖腹探查。

（4）骨髓抽吸活检。

（5）骨扫描。

3. 治疗

（1）取决于疾病临床分期。

（2）手术在诊断和分期中的作用。

（3）放疗用于疾病早期。

（4）放化疗用于进展期患者。

4. 预后

（1）90%患者不论分期对治疗初始治疗反应良好。

（2）长期生存率早期90%，进展期为35%。

（3）有发生继发性恶性肿瘤风险。

（三）非霍奇金淋巴瘤

非霍奇金淋巴瘤是一组组织学类型、临床表现以及生物学行为有显著差异的淋巴细胞肿瘤性疾病。临床表现以无痛性淋巴结肿大为主（约发生于2/3的患者），结外病变可侵犯Waldeyer 咽环、胃肠道、骨、骨髓、皮肤、唾液腺、甲状腺、神经系统、睾丸等。分别表现为局部肿块、压迫、浸润或出血等症状。20%～30%患者出现发热、体重减轻、盗汗等全身症状。接受器官移植者，免疫处于抑制状态，此病发生率为正常人40～100倍，尤其是弥漫性组织细胞淋巴瘤。

在艾滋病患者中，非霍奇金淋巴瘤发生率明显上升，比一般人群高60倍。随着高效联合抗病毒治疗的普及，该病已经成为长期生存艾滋病者中越来越多的并发症之一。在大约50%非霍奇金淋巴瘤与近100%原发中枢神经系统淋巴瘤患者中可以检测到EBV。非霍奇金淋巴瘤发病率在艾滋病患者和普通人群中都是呈上升趋势，且男性多于女性。

1. 临床特征

(1) 最常发生在2～12岁年龄段儿童和HIV感染患者。

(2) 男性更多见。

(3) 在免疫抑制或免疫低下儿童风险增高。

(4) 颈部和锁骨上淋巴结是最常见受累部位。

(5) 无明显症状但鼻咽部增殖体肥大。

(6) 可以累及Waldeyer咽淋巴环。

(7) 儿童常常表现出快速进展状态。

2. 诊断　主要依靠细胞形态学和免疫表型。

3. 治疗

(1) 早期病例单纯放疗。

(2) 中晚进展期病例(放疗＋化疗)联合治疗。

(3) (低分化淋巴瘤)可采用免疫加放疗。

4. 预后　预后和分期密切相关。伴随中枢神经系统损害者预后较差。

(四) 伯基特淋巴瘤(Burkitt's lymphoma，BL)

BL为高度侵袭性淋巴瘤，常发生在淋巴结之外组织器官或部分表现为急性白血病。主要由细胞单一、中等大小B细胞组成，胞质嗜碱性，核分裂活跃。常有*myc*基因异位。部分病例有EBV感染。

1. 临床特征　与EBV感染有关。几乎专属于儿童发病，男性发病率高。快速分化增生。非洲型(地方性)常常累及颌骨，颅面骨(眼眶)。空肠、回肠和网膜及卵巢、肾与乳腺也可受累。出现牙齿松动，面部肿胀与肿块，面部畸形，张口困难等。而北美型(散在性)几乎不涉及颅面骨，多数病例表现为腹部肿块，空肠、回肠是最常累及的部位。腹膜后肿块可压迫脊髓导致截瘫。卵巢、肾、乳腺也较常累及。大约25%患者头颈部受累，(无症状)腺样体肥大为最常见，为其显著特征。扁桃体也可受累。

2. 诊断

(1) 病理形态　肿瘤细胞大小形态一致，主要由小无裂细胞组成，混杂少量免疫母细胞。肿瘤细胞边界不清晰，胞质少、嗜碱性和甲基绿-派洛宁染色为强阳性；核呈圆形或类圆形，有丝分裂像多见。其中镶嵌吞噬了已凋亡瘤细胞碎片的巨噬细胞，整个图像看起来像“满天星”，为本病组织学特点。

(2) 分期同非霍奇金淋巴瘤。

(3) 诊断相关检查　根据临床表现,凭借特征性病理形态确诊。瘤细胞免疫表型和 EBV 检测有助于诊断和鉴别诊断。

3. 治疗

(1) 化疗　按照侵袭性淋巴瘤治疗原则,不论分期应以化疗为主,放疗为辅。CHOP 方案,即环磷酰胺、阿霉素、长春新碱和泼尼松联合治疗。

(2) 发生肠梗阻时需要减积手术(属于姑息性手术)。

4. 预后　一开始 90%患者对治疗完全反应。2 年生存率为 50%。小于 12 岁儿童有较好预后。北美型具有很高抗 EBV 抗原滴度者有较好预后。

恶性淋巴瘤起源于淋巴网状内皮系统恶性肿瘤,可发生于全身多器官和多种组织。占全身肿瘤 10%,占头颈部肿瘤 5%。由 HL 和 NHL 组成,大部分是 NHL,HL 大约为 NHL 之 1/5,尤其后者还特别属于 HIV 相关肿瘤之一。患者的预后与临床分期、早期诊断及组织学分级等有密切关系。

(五)喉(咽)癌

喉癌发病率在头颈部恶性肿瘤中仅次于鼻咽癌和鼻腔鼻窦癌,为全身恶性肿瘤第 16 位;以 50～70 岁男性为高发人群,喉癌两性发病率有显著差别,男女之比为 8∶1,近年来女性喉癌有上升趋势。

喉癌因早期症状不太明显、不被警觉;且部位隐蔽,容易遭到忽视。艾滋病病毒感染者因长期性免疫力低下和对疾病焦虑,使得机会性肿瘤发生率大大增加。尽管喉癌不像卡波西肉瘤、非霍奇金淋巴瘤和肛门生殖器(包括宫颈癌)恶性肿瘤属于艾滋病感染者相关性肿瘤,因 HAART 显著降低了艾滋病相关性肿瘤发生率,也使其生命得以显著延长,故喉癌发病呈现相对上升趋势。艾滋病病毒感染者喉癌进展迅速,鲜见早期发现和早期治疗的。临床上所见艾滋病病毒感染者所患喉癌多数属于中晚期;加上一般状况恶化,其治疗方案选择显得颇为有限。预后也明显较差。

1. 病因

(1) 吸烟　流行病学统计发现,吸烟不但与肺癌密切相关,而且是整个呼吸道致癌因素。

(2) 空气污染　工业废气和雾霾天气越来越严重和普遍,已经成为促发肿瘤的突出因素。

(3) 病毒因素　病毒和肿瘤发生之间存在一定关系,例如,喉乳头状瘤和病毒相关,屡次复发喉乳头状瘤容易癌变。

(4) 酗酒　声门上型癌中多数患者有大量饮酒史。

(5) 喉白斑病　喉白斑和角化症为癌前期病变。

2. 病理

喉部恶性肿瘤　以鳞状细胞癌为最常见,占 95%～98%。

(1) 喉疣状癌　是一种病理组织学属于良性,而临床上却是恶性病变。

(2) 喉腺癌　并不常见,占 1%～2%。肉瘤少见,有纤维肉瘤、横纹肌肉瘤,软骨肉瘤等。

3. 临床表现

（1）症状　按不同类型而异。

1）声门上型　早期肿瘤刺激症如咽部不适和异物感，发展阶段有咽部疼痛、并可向同侧耳部放射。若侵犯梨状窝，可影响吞咽。当癌肿表面溃烂可引起咳嗽、痰血或臭痰、咯血。当肿瘤侵犯声带或披裂，则出现声音嘶哑。

2）声门型　该型为最常见类型，占 60%。好发于声带前 1/3 部位，影响声带闭合和发声，故早期就有声音嘶哑可能，随着肿瘤进展，声嘶进行性加重。由于肿瘤刺激和分泌物潴留可引起咳嗽。若癌肿发声溃烂，则痰中带血，但很少出现大量咯血。因为声门为呼吸道最狭窄部位，肿瘤占位可堵塞声门而发生喉梗阻。肿瘤局限于声带，较少发生颈部淋巴结转移。当肿瘤累及相邻声门上区或声门下区，容易发生同侧颈部颈总动脉分叉处的淋巴结转移。

3）声门下型　早期常无症状，当癌肿增大到一定程度则可引起咳嗽和呼吸困难。若溃破出血则有痰血。如果往上发展侵犯声带时，则可出现声音嘶哑。

4）喉咽癌　癌肿位于喉咽后壁、梨状窝或环后区。早期有喉咽部不适或异物感，出现频繁清嗓动作。随着肿瘤进展增大，可有吞咽困难和吞咽疼痛感。晚期影响披裂运动，也可出现声音嘶哑。喉咽癌容易发生颈部淋巴结转移和全身转移。因该型部位隐蔽，极易漏诊。

（2）体征　间接喉镜检查或内镜检查可发现喉内新生物，以声门区喉癌多见。注意观察杓间区、前联合和声门下区等较隐蔽部位，防止漏诊。还要观察声带和披裂运动功能。

对颈部软组织进行触诊，判定有否喉外侵袭性生长、喉体活动度以及颈部淋巴结情况。喉(咽)癌颈部淋巴结转移常发生在颈总动脉分叉处，质地很硬，活动度差，无明显压痛。后期淋巴结融合可以出现表面不光滑或胀痛。远处转移至肺、骨、肝和前列腺等部位，并出现相应症状和体征。

（3）辅助检查　增强 CT 检查对喉部肿瘤可以精确定位，判定肿瘤周边浸润情况，发现颈部淋巴结转移情况；提示肿瘤与局部转移病灶和血管之间的关系等。直接喉镜或纤维内镜下检查加活检。

4. 诊断

依据临床表现、结合影像和病理确立诊断。

5. 治疗　主要根据喉癌累及范围，可以选择以下治疗：

（1）激光治疗或射频消融　仅适用于原位癌。

（2）放射治疗　喉癌因鳞癌多对放疗敏感，并能保留喉部正常解剖结构和正常发音功能，维持患者生活质量。

（3）全喉切除术　为喉癌治疗最主要方式。

（4）半喉切除术　分水平半喉切除术和垂直半喉截除术。如果有颈部淋巴结转移，同时行颈淋巴结清扫术。部分喉手术优势在于保留发声功能，但需要严格掌握适应证。

（5）新喉再造术或喉改良手术　适用于Ⅱ期到Ⅲ期喉癌、不宜单纯放疗，患者又不愿意做全喉切除或水平半喉切除者。其手术原则是在根治病变基础之上，同时进行喉功能重建。

(6) 结肠代喉咽及食管上移术　适用于喉咽癌已侵犯梨状窝和食管入口，不能用胸大肌皮瓣或颈部皮瓣来修复之时，可用游离结肠段来代替切除的喉咽和食管上段缺损组织。

(7) 同步放化疗　认为是晚期喉癌或复发性喉癌最主要治疗模式，对于艾滋病患者合并Ⅲ、Ⅳ期喉癌者，是为首推方案。

尽管同步放化疗明显优于以根治性为目的之单纯放疗和术后补充放疗，但同步放化疗也使放射性咽喉炎、剧烈胃肠道反应和严重骨髓抑制现象十分突出。一个虚弱机体面临放、化疗不良反应双重打击，度过重重难关殊属不易。大多都经历了口咽干燥、食欲减低，尤其白细胞显著降低不得不暂时中断放化疗的事件。幸亏有中医扶正、激发骨髓活力、促进白细胞生成加以弥补。

6. 预后　Singh 等作者报道 24 例艾滋病病毒感染者上呼吸道鳞癌中 1 年和 2 年生存率分别是 57%和 23%，而非艾滋病病毒感染者相同部位鳞癌 1 年和 2 年存活率分别是 74%和 59%。笔者收治 10 例艾滋病合并喉(咽)癌患者存活期从 2 个月到 36 个月以上，60%～70%患者存活期在 18 个月以内。生存率与艾滋病病毒感染者本身存在许多不利因素相关：①全身营养状况差(食物质量和肠道吸收不佳)；②长期焦虑；③艾滋病病毒感染者免疫状态长期低下、再进入快速恶化时期，尤其 $CD4^+$ T 细胞少于 200 个/μl 之终末期；④如果肿瘤处于局部晚期，获得选择根治性手术治疗机会十分有限，艾滋病患者手术还有引起严重感染和伤口很难愈合之虞；⑤局部晚期喉癌对放化疗效应也差。

艾滋病病毒感染者喉癌就诊迟加上各种促使癌症形成与发展因素的持续作用，尤其是当免疫状态进入极端低下状况后，使得这些特殊喉癌预后与常人普通喉癌相比要逊色得多；治疗方法选择也棘手得多。

(六) 鼻咽癌

鼻咽癌是我国常见肿瘤之一，广东、广西、福建、台湾、香港、湖南和江西等地区为高发区域。粤语华裔移民及其后代也比当地居民要高。发病年龄以 50～60 岁多发，男性发病率为女性 2～3 倍。HIV 感染者合并鼻咽癌不及 HIV 感染者合并鼻腔鼻窦癌和喉(咽)癌多发。

1. 病因

(1) 遗传因素　广东籍人较非广东裔人发病率明显增高；许多鼻咽癌患者有明确家族史。

(2) 病毒因素　伯基特淋巴瘤(Burkitt lymphoma)是非洲地方性儿童之淋巴瘤，1964 年 Epstein Achong Barr 发现在该瘤体组织中培养出疱疹病毒样颗粒，称之为 Epstein-Barr 病毒(EBV)，后来诸多研究指向 EBV 病毒感染和鼻咽癌病因密切相关。

(3) 生活习性　经常吸烟，常吃含亚硝胺盐的咸鱼类食物(尤其咸虾子酱和蟹糊)及吃含黄曲霉菌之坚果类，可能成为诱因或触发因素。

2. 病理分类　绝大多数是鳞状细胞癌，其次为腺癌。鳞癌中，又以低分化癌肿居于首位。

此外，也包括恶性淋巴瘤、横纹肌肉瘤和平滑肌肉瘤等少见肿瘤。

3. 临床表现

（1）回吸性鼻涕带血　通过回吸鼻涕从嘴里吐出血性分泌物，为鼻咽癌初始症状，血性物量少而频，往往"晨痰"第一、二口"见红"。

（2）鼻塞　早期多不影响呼吸，只有当肿瘤较大阻塞气道时可导致不同程度单侧或双侧鼻塞，并进行性加重。或伴有打鼾现象。鼻塞和涕血甚或鼻出血可以同时出现。

（3）耳部闷胀、耳鸣和听力下降　这些症状在鼻咽部肿瘤遮盖咽鼓管开口或深度侵犯咽鼓管时发生。往往成为许多患者首发症状或就诊主诉。

（4）头疼　许多患者经常发生单侧性头疼，时轻时重，是为早期血管神经反射疼痛。晚期侵袭颅底或颅内引起剧烈头疼，可伴有颅高压表现；或当颈部转移性肿瘤压迫颈内静脉导致回流障碍引起。

（5）复视　鼻咽癌累及眼球运动神经（常见外展神经和动眼神经）导致复视现象；甚至没有明显眼球运动障碍和其他症状和体征也出现复视，可能是就诊唯一症候。

（6）颈部淋巴结肿大　鼻咽癌容易发生转移，通常转移到同侧颈深上淋巴结，以后再转移到对侧淋巴结，也有首先发生向对侧淋巴结转移。

（7）脑神经症状　常见有Ⅴ、Ⅵ、Ⅸ、Ⅻ之脑神经损伤症状。三叉神经受累表现为眼支、上颌支、下颌支相应的感觉和运动障碍；外展神经受累导致复视和眼球不能外展；舌咽神经受累出现吞咽困难；舌下神经受累，伸舌偏向患侧。

（8）远处转移　通常在发生全身转移之前往往见到颈区淋巴结转移，但也有个别率先发生远处转移的。

4. 诊断　依据症状主要是耳鼻症候，不论有否颈部淋巴结转移，均应对鼻腔和鼻咽部做细致检查。鼻内镜可以看得更清晰、能够直视下取得病理标本，并能留存鼻咽部图像以资对照。临床上，因表现咽鼓管阻塞症状或渗出性中耳炎时，千万不可当作一般感冒或鼻炎鼻窦炎简单化处理而忽视关键鼻咽病变、尤其是早期病变。

（1）活检　一般情况先经间接鼻咽镜检查，对鼻咽不能充分暴露患者立即行鼻内镜检查，旨在发现可疑病变。鼻咽癌好发部位于咽隐窝和顶后壁，不论是新生物还是黏膜糜烂都要取样活检。

（2）影像学诊断　过去通过鼻咽侧位片和颅底片识别病变，现使用增强 CT 或 MRI 更能准确判断病灶范围与良恶性；亦为治疗方案制订奠定基础。

（3）血清学检查　鼻咽癌患者对 EBV 抗原具有高滴度血清学反应，采用 VCA 和 IgA 抗体检测方法作为辅助诊断和治疗后随访手段。

5. 鉴别诊断　注意与增殖体肥大、鼻咽结核，鼻咽纤维血管瘤和鼻咽炎等鉴别。

（1）增殖体肥大　多见于小儿，可有相似耳部症状，但无血涕史。但在 HIV 感染患者可以见到增殖体肥大、同时合并扁桃体肥大、增生，犹如"枯树发新芽"，强烈提示隐藏这种特殊感染可能。

（2）鼻咽结核　常伴有肺结核，颈部淋巴结可呈串珠状（中医称之为瘰疬），质地较软，发生干酪样坏死时具有波动感。两者最后确诊都必须依赖活检。

（3）鼻咽纤维血管瘤　男性青春发育期疾病，11～20 岁多见，部分年龄可以偏大。出血凶猛，肿瘤光滑，色红，常具血管纹。常呈哑铃状，可以出现鼻塞和渗出性中耳炎表现。肿瘤穿过鼻咽侧壁，进入翼颌窝，可以延伸到眶锥导致突眼与视力减退，再越过上颌窦外后壁导致面颊肿块。CT 或 MRI 平扫，血供极为丰富团块组织肿瘤呈现哑铃状，一头位于鼻咽，另一头位于翼颌窝。

（4）鼻咽炎　呈弥漫性充血，疼痛突出，可伴有耳部相似症状，分泌物散在，无经常涕血史。

6. 治疗

（1）放射治疗　为鼻咽癌最主要的治疗方法。常用钴^{60}，近年来使用直线加速器。

（2）化学治疗　常用环磷酰胺、5-氟尿嘧啶、博来霉素、长春新碱、甲氨蝶呤、顺铂和紫杉醇等。

（3）同步放化疗　优化组合、增强疗效。

（4）手术　适用于放疗后仍有肿瘤残留或肿瘤复发不宜再行放疗者，进行侧颅底手术；对于鼻咽癌转移性肿块放化治疗后仍未彻底者也可实施手术。

（5）其他方法　如冷冻，激光对于放疗后仍有肿瘤残留或肿瘤复发且部位表浅者使用。

（6）中医中药　通过扶正祛邪原理增强患者体质和改善症候，提升白细胞和免疫能力而获益。

（7）HIV 合并鼻咽癌者，在抗艾滋病治疗——HAART 基础之上，以放化疗为主。

（邹国民）

参考文献

1. 孔维佳.耳鼻咽喉头颈外科学[M]（全国高等学校 8 年制教材）.北京：人民卫生出版社，2005.
2. 李梦东，王宇明.实用传染病学[M].北京：人民卫生出版社，2005.
3. 张涛源，王福祥.耳鼻咽喉 HIV 感染和艾滋病[J].中国人兽共患病杂志，2000，16：113.
4. Wackym P A. Molecular temporal bone pathology：Ⅱ. Ramsay Hunt syndrome（herpes zoster oticus）.Laryngoscope，1997，107：1165－1175.
5. Furuta Y，Ohtani F，Fukuda S，et al.Reactivation of varicella-zoster virus in delayed facial palsy after dental treatment and oro-facial surgery[J].J Med Virol，2000，62(1)：42－45.
6. Murakami S，et al. Varicella zoster virus distribution in Ramsay Hunt syndrome revealed by Polymerase Chain Reaction. Acta Otolaryngol（Stockh），1998，118：145－149.
7. Uri N，Greenberg E，Meyer W，et al. Herpes zoster oticus：treatment with acyclovir. Ann Otol Rhinol Laryngol，1992，101：161－162.

8. 赵长青.鼻—鼻窦真菌性疾病[J].中华耳鼻咽喉—头颈外科杂志,2005,40:236-240.
9. Ponikau J, Sherris D, Kern E, et al. The diagnosis and incidence of allergic fungal sinusitis. Mayo Clin Proc,1999,74:877.
10. Ferguson B. Definition of fungal rhinosinusitis. Otolaryngol Clin North Am, 2000, 33:227.
11. Houser S, Corey J. Allergic fungal rhinosinusitis: Pathophysiology, epidemiology, and diagnosis. Otolaryngol Clin North Am,2000,33:399.
12. Marpel B. Allergic fungal rhinosinisitis: Surgical management. Otolaryngol Clin North Am,2000,33:409.
13. Ferguson B. Mucormycosis of the nose and paranasal sinuses. Otolaryngol Clin North Am,2000,33:389.
14. Stringer S, Ryan M. Chronic invasive fungal rhinosinusitis. Otolaryngol Clin North Am, 2000,33:375.
15. Tami T, Wawrose S. Disease of the nose and paranasal sinuses in the human immunodeficiency virus infected population. Otolaryngol Clin North Am,1992,25:1199.
16. Truitt, Tami T. Otolaryngologic manifestations of human immunodeficiency virus infection. Med Clin North Am,1999,83:303.
17. 房高丽,孙挥宇,伦文辉,等.与艾滋病相关的外鼻 Kaposi 肉瘤一例.中华耳鼻咽喉头颈外科杂志,2011,46(9):772.
18. 李永强,黄健,张文山.人类免疫缺陷病毒感染在耳鼻咽喉头颈外科的临床表现.中华耳鼻咽喉头颈外科杂志,2011,46(3):232-234.
19. 王镜,白维仁,王立荣.临床艾滋病[M].北京:北京医科大学中国协和医科大学联合出版社,1992.
20. 卢洪洲,张永信,张志勇.临床感染疾病治疗学[M].上海:上海交通大学出版社,2011.
21. International collaboration on HIV and cancer. Highly active antiretroviral therapy and incidence of cancer in human immunodeficiency virus-infected adults. J Natt cancer inst, 2000,15:1823-1830.
22. Nguyen P, Vin-Christian K, Ming ME, Berger T. Aggressive squamous cell carcinomas in persons with the human immunodeficiency virus. Arch Dermatol,2002,138:758-763.
23. Jay S, Cooper, Thomas F. Pajak, Arlene A. Forastiere, et al. Postoperative Concurrent Radiotherapy and Chemotherapy for High-Risk Squamous-Cell Carcinoma of the Head and Neck. N Engl J Med,2004,350:1937-1944.
24. Forastiere A A, Goepfert H, Maor M, et al. Concurrent chemotherapy and radiotherapy for organ preservation in advanced laryngeal cancer[J]. N Engl J Med,2003,349(22): 2091-2098.

25. Betlejewski S, Bilewicz R, Stankiewicz C, et al. Malignant tumors of the nose and paranasal sinuses in the years 1992—2001 [J]. Otolaryngol Pol, 2006, 60: 729-736.
26. Baier G, Volter C, Steigerwald I, et al. Malignant paranasal sinus tumors. Diagnosis, therapy and results [J]. HNO, 2005, 53(11): 957-965.

第二十七章

器官移植后感染防治

随着移植外科技术的成熟、新一代免疫抑制剂和器官保存液的应用，器官移植已成为成功救治终末期肝病和肾病等重要器官功能衰竭患者的最有效方法。免疫排异反应一直是器官移植受体存活所关注的重点，然而，随着他克莫司、霉酚酸酯等免疫抑制剂的成功应用，它对受体生存的威胁越来越小。相反，器官移植后的感染却成为导致受体死亡的主要原因之一。移植后感染在传染病学中把它归为免疫缺陷感染或免疫抑制相关感染的范畴，近年来，由于广谱抗生素的滥用及社会自然环境的一些原因，细菌、真菌、病毒等病原体的流行病学较 10 年前发生了很大变化，机会菌和耐药菌明显增多，并出现了一些少见病原体感染和机会感染，在这样的大背景下器官移植后感染的防治则更具挑战性。

第一节　器官移植后感染的危险因素

器官移植后感染取决于两个因素，即受体的免疫抑制状态和感染危险因素的暴露强度。具体分为供体、受体及移植环境三大方面，供体因素最容易受到忽视，国外活体和捐赠器官比较多，供体的菌血症易引起细菌的转位(bacterial transposition)；目前国内器官移植的主要来源是心脏(脑)死亡后的器官捐献，供者在监护室停留的时间较久，容易合并感染，器官移植后容易引起细菌转位，导致受体术后感染。另外，供体携带的乙肝病毒可以引起受体乙肝的再发，我国有 1.2 亿乙肝病毒携带者，供体资源规范管理势在必行。移植环境在许多医院作为硬件建设的重要内容，如移植病房、无菌 ICU、移植手术室、移植通道、移植检查设备(床旁彩超、床旁 X 线摄片机)等，但更应强调移植病房的无菌化管理。受体因素包括术前、术中和术后因素，比如总结肝移植术后感染的高危因素，发现术前的危险因素有暴发性肝衰竭肝移植、再次移植、近期有感染、肝肾综合征、伴 CMV 感染和肝性脑病、重度腹水；术中的危险因素是肝动脉门静脉吻合不理想、胆肠吻合、无肝期超过 90 min、手术时间$>$10 h、输血超过 2 000 ml 等；术后危险因素是气管插管时间$>$5 d，TPN 治疗时间超过 1 周、抗排异反应治疗、术后出血、再次腹部手术、误吸等。认清各种易患因素，区分出高危受体，对其早期进行干预是感染防治需要考虑的第一步。

一、调查分析

通过对器官移植患者病历资料进行调查分析，了解器官移植术后感染的特点及其危险因素、感染的病原学分布、移植患者抗菌药物的应用情况及其对术后感染发生的影响，为器官移植术后感染的防治提供依据。

（一）方法

（1）抽出器官移植病历，按移植器官的种类，分别进行移植术后感染发生率、发生时间与部位等特征分析。并根据文献，选择可能对器官移植术后感染产生影响的因素，设计成表格，逐条进行信息采集，分析其对术后感染的影响。利用 SPSS15.0 将原始数据转化为数据文件，进行统计学分析。

（2）记录、统计移植术后患者多种标本如血液、深部咳痰或经气管插管吸痰、清洁中段尿、大便、腹水、腹腔引流液、咽拭子等各种标本中细菌和真菌培养的结果及药敏情况。根据患者的症状与体征，结合标本细菌、真菌培养所分离出的病原菌及其敏感性，判断可能的感染部位、感染的病原菌分布与病原菌的耐药情况。

（3）根据《抗菌药物临床应用指导原则》制定抗菌药物使用合理性评价标准；详细记录器官移植患者抗菌药物应用的品种、用法用量、用药时程、联合用药情况等，并将器官移植手术预防性应用抗菌药物和治疗性应用抗菌药物情况分别进行分析。

（二）结果

一项研究报道，在 244 例器官移植（心脏移植 12 例、肝脏移植 62 例、肾移植 170 例）患者中有 121 例发生感染，发生率为 49.6%，发生感染的时间为术后 1d 到术后 1 年内，术后 1 个月内是感染的高发期，68 例占感染病例的 56.2%；2～3 个月 26 例，占感染病例的 21.5%；4～6 个月 17 例，占感染病例的 14.0%；半年后的感染 9 例，占感染病例的 7.4%。这些感染中以肺部感染为主，其次是泌尿系统、腹腔和胆道。对移植患者感染的可能危险因素进行统计学分析显示，影响器官移植后感染的主要危险因素依次是：术后进行气管插管、留置导管、高血糖、低蛋白血症、贫血以及超过 60 岁的高龄患者。121 例移植后感染患者的标本中共检出病原菌 417 株，革兰阳性球菌 162 株，居前 5 位的是表皮葡萄球菌、金黄色葡萄球菌、粪肠球菌、屎肠球菌、D 群链球菌。革兰阴性杆菌 145 株，铜绿假单胞菌株数最多，其余依次为大肠埃希菌、肺炎克雷伯菌、鲍氏不动杆菌、嗜麦芽窄食单胞菌、阴沟肠杆菌等。还有 90 株真菌菌株，数量由高到低依次是白假丝酵母菌、热带假丝酵母菌、光滑假丝酵母菌、毛霉菌、克柔假丝酵母菌。药敏结果提示：革兰阳性球菌中表皮葡萄球菌、金黄色葡萄球菌对参与本试验的多种药物的耐药率＞50.0%，没有检测出耐万古霉素的葡萄球菌：革兰阴性杆菌中对亚胺培南的耐药率均较低，嗜麦芽窄食单胞菌对亚胺培南天然耐药；白假丝酵母菌对 4 种抗真菌药物 5－氟胞嘧啶、氟康唑、伊曲康唑及两性霉素 B 均敏感。

二、结论

本研究调查的三种器官移植患者抗菌药物的使用率为 100.0%，没有发生 1 例切口感染。抗菌药物的预防性应用以静脉滴注为主，使用单一品种占多数，其中 59.0%是第三代头孢菌素，平均使用时间为 7 d。治疗性应用抗菌药物涉及十二大类 19 种，平均每人使用 4 种，抗菌药应用总例次 1 016 次，使用频率最高的是头孢他啶 169 次，占 16.6%。抗菌药连续用药时间最长 38 d，单品种用药时间最长 27 d，联合用药时间最长 10 d，未出现三种以上的联合用药情况。在这些患者中，存在用药时间长、剂量大、档次高这三大突出问题。本研究的结论是感染为器官移植后的主要并发症之一，可高达 49.6%。术后感染在不同的时间段中，具有不同的特征，术后半年内是感染的高发时期，随着时间的推移感染逐渐减少；移植术后感染可发生在不同部位，以肺部感染居多；对感染影响因素的分析发现，气管插管、留置导管、既往糖尿病或术后新发糖尿病、年龄≥60 岁，是术后感染的独立危险因素。研究还发现，高耐药性细菌与真菌的混合感染是导致移植患者术后死亡的重要原因之一。抗菌药物应用与预防感染应用抗菌药物时的主要问题是术前应用时机不恰当、手术时间超过 3 h 的术中未追加用药、预防用药时间过长；治疗性使用抗菌药物时存在问题严重，如用药时机不当、档次较高、疗程过长、频繁换药、盲目联合、强强联合。

第二节　移植后细菌感染

一、多药耐药的革兰阴性菌感染

（一）流行病学与危险因素

多药耐药是指某细菌种属对三种或三种以上种类的抗生素不敏感，全耐药指某细菌种属对现有所有种类的抗生素均不敏感。近年来随着广谱抗生素的滥用，多药耐药革兰阴性菌感染的发病率在全球范围呈不断上升的趋势。在器官移植患者群体中，多药耐药革兰阴性菌感染的发病率也逐年增加，主要的耐药型致病菌包括多药耐药的肠杆菌、不动杆菌以及铜绿假单胞菌。在多药耐药的肠杆菌和不动杆菌中，耐碳青霉烯类抗生素的种群尤为值得关注。

感染多药耐药菌的危险因素包括：无指征的预防性抗菌治疗、留置导尿管和（或）中心静脉置管、住院天数延长以及患者原有基础性疾病加重等。对于感染多药耐药型铜绿假单胞菌，其危险因素还包括术后抗生素疗程延长及长期使用同一种抗生素等。移植相关的感染多药耐药型肠杆菌及不动杆菌的危险因素包括：肾功能不全、多器官联合移植、输尿管梗阻及术后血液透析治疗。对于儿童肾移植来说,低龄也是重要的危险因素。

(二)诊断

当患者对抗生素治疗不敏感,或本身具备多种以上危险因素,抑或之前患有多药耐药细菌感染的病史时,医生应高度怀疑患者罹患多药耐药革兰阴性菌感染的可能性。此时,从合适的样本(如血、痰、尿液)中分离培养致病菌并进行抗生素(尤其是碳青霉烯类)的药敏试验是非常必要的。

(三)治疗

对于肾移植受者多药耐药菌感染的治疗,与一般群体相同,控制感染源是应首先考虑的最重要的措施。抗生素的选用除参考体外药敏试验的结果外,还应考虑到感染部位、费用、给药方式及药物的不良反应。对于可疑多药耐药菌感染的经验性治疗应考虑感染类型、患者的抗生素用药史及感染的严重程度而进行。对于抗生素使用疗程目前没有统一意见,应视患者具体情况而定。

(四)预防

对于不同种类的多药耐药革兰阴性菌的预防措施不尽相同,但是非常重要的共同预防措施是减少术前和术后抗生素的暴露,任何预防性抗生素治疗不应超过术后 48 h。尽量缩短静脉置管和导尿管的留置时间、减少侵入性检查和治疗,限制长期的高级护理对于防止肾移植患者感染多药耐药菌也很重要。此外应对供者进行全面的评估,对于有潜在感染风险的供者,应对受者进行针对性的预防治疗。

1. 多药耐药的肠杆菌 对于碳青霉烯类敏感的多药耐药肠杆菌的感染,碳青霉烯类抗生素是普遍采用的药物。对于产广谱 β 内酰胺酶的肠杆菌引起的感染,可根据药敏结果选择头孢吡肟和哌拉西林/他唑巴坦。对于碳青霉烯类耐药的肠杆菌的治疗目前仍然是巨大的挑战,因为此种肠杆菌通常只对多黏菌素、替加环素、磷霉素和某些种类的氨基糖苷类抗生素敏感。多黏菌素的不良反应包括肾毒性和神经毒性。替加环素是一种可行的选择,其不良反应相对可以接受,最常见的不良反应是恶心。但是替加环素通常不用于泌尿系感染,也不单独用于治疗血行感染。磷霉素通常用于治疗碳青霉烯类耐药的肠杆菌引起的尿路感染,然而细菌对其耐药性也在逐年增加。另外,磷霉素对于不动杆菌感染是没有作用的。此外,有文献报道,对于碳青霉烯类耐药的肠杆菌感染给予联合用药,包括大剂量使用或复合使用碳青霉烯类抗生素,但其疗效缺乏前瞻性研究的支持。

2. 多药耐药的鲍曼不动杆菌 对于多药耐药的鲍曼不动杆菌感染,如对碳青霉烯类抗生素敏感可使用碳青霉烯类抗生素(厄他培南除外)治疗。对于碳青霉烯类耐药的鲍曼不动杆菌感染,可根据药敏结果选择氨苄西林/舒巴坦或氨基糖苷类。然而,很多情况下鲍曼不动杆菌只对多黏菌素敏感。替加环素是不予推荐的,因其耐药性可在细菌中广泛转移。尽管利福平被用于治疗多药耐药的鲍曼不动杆菌感染的联合用药方案中，其与钙调神经素抑制剂和mTOR抑制剂的相互作用也限制了其临床应用。

3. 多药耐药的铜绿假单胞菌　对于非多药耐药的铜绿假单胞菌感染，抗生素治疗方案通常是为期3～5 d的β内酰胺类＋氨基糖苷类的二联治疗，然后β内酰胺类单药治疗以避免长期使用氨基糖苷类抗生素所引起的肾毒性。对于多药耐药的铜绿假单胞菌感染，推荐2～3种不同种类的抗生素联合用药（如β内酰胺类＋氨基糖苷类＋氟喹诺酮类），疗程为7～10 d。在评估患者感染控制情况和复发风险后可适当减少用药种类。新的联合用药方案还包括多黏菌素、多利培南、氨基糖苷类和磷霉素等。

二、甲氧西林耐药的、万古霉素中介的和万古霉素耐药的金黄色葡萄球菌感染

（一）流行病学和危险因素

金黄色葡萄球菌是引起肾移植术后感染的最常见的革兰阳性菌之一。金葡菌感染通常发生在移植术后3个月之内，其中约25%～50%是由甲氧西林耐药的金葡菌引起的。

罹患甲氧西林耐药金葡菌（MRSA）感染的危险因素包括：长时间的住院治疗、长期使用广谱抗生素、长期收住于ICU、近期手术史、与感染MRSA患者密切接触史、植入或留置医疗器械以及MRSA高流行地区旅行史等。对于等待肾移植治疗的尿毒症患者来说，血液透析也是罹患MRSA感染的危险因素。另外，肾移植受者罹患供者来源的MSRA感染也不乏报道。

（二）诊断

金葡菌感染通常发生在肾移植术后3个月以内，其发生与近期手术史、中心静脉导管植入和气管内插管等有创治疗密切相关。MRSA通常引起血流、下呼吸道、伤口及心脏内膜等部位感染。确诊主要依赖从感染部位的标本中分离培养出金葡菌致病菌株。另外，在痰液、伤口渗液及引流液等其他体液标本中分离培养出金葡菌也有确诊意义。分离出致病菌株后需行药敏试验。通常认为甲氧西林最小抑菌浓度（MIC）＞16 μg/ml为甲氧西林耐药；万古霉素MIC＜2 μg/ml为万古霉素敏感，MIC介于4～8 μg/ml之间为万古霉素中介，＞16 μg/ml为万古霉素耐药。

（三）治疗

1. 万古霉素　可用于治疗MRSA引起的严重感染，但对于甲氧西林敏感型金葡菌引起的感染，其杀菌效果不如β内酰胺类抗生素。在使用剂量方面，对于治疗MRSA引起的严重感染，如心内膜炎、菌血症、脑膜炎和肺炎，推荐万古霉素的血液中药物谷浓度不低于15～20 μg/ml。对于肾功能正常的患者，维持这个血药浓度所需的万古霉素剂量通常为每8～12 h 15～20 mg/kg。对于极度感染的患者，可考虑每8～12 h给予25～30 mg/kg的剂量。

2. 达托霉素 被批准用于治疗MRSA引起的复杂性皮肤软组织感染、菌血症和右侧心内膜炎。由于其可被肺泡表面的活性物质灭活，达托霉素不能用于治疗MRSA引起的肺部感染。在使用剂量方面，达托霉素在用于治疗肾功能正常的菌血症患者时标准用量为每日6 mg/kg，用于治疗严重的复杂性感染期＝其用量可达到每日8～10 mg/kg。

3. 利奈唑胺 被批准用于治疗复杂性和非复杂性皮肤软组织感染以及医院获得性MRSA肺炎。此药不能用于治疗MRSA引起的菌血症和心内膜炎。利奈唑胺主要的不良反应有血小板减少症、高乳酸血症、周围神经炎和视神经炎。肾功能不全患者用药时需注意可加重药物毒性。单中心的随机对照研究显示，利奈唑胺在用于治疗医院获得性MRSA肺炎时，其疗效优于万古霉素。

4. 复方磺胺甲噁唑 可用于治疗MRSA引起的皮肤软组织感染和骨髓炎。在肾移植患者中此药可预防性使用。复方磺胺甲噁唑会增加甲氨蝶呤的骨髓毒性和环孢素A的肾毒性，可在不影响肾功能的情况下降低肌酐的排泄。

5. 克林霉素 可用于治疗MRSA引起的复杂性皮肤软组织感染、肺炎和心内膜炎。

6. 替加环素 可用于治疗复杂性皮肤软组织感染，不推荐用于治疗严重感染，如菌血症和心内膜炎。

7. 头孢洛林 作为第五代头孢菌素，头孢洛林被批准用于治疗复杂性皮肤软组织感染和社区获得性MSSA肺炎，而不用于治疗MRSA肺炎。

8. 替考拉宁 只用于治疗复杂性皮肤软组织感染。

（四）预防与感染控制

预防MRSA感染的主要措施有：感染源监测与及时上报，对患者和疑似感染者进行隔离治疗，医务人员严格手部消毒，医院内医疗环境消毒，严格的抗生素使用管理等。

三、难辨梭菌感染

（一）流行病学和危险因素

难辨梭菌是一种产芽孢的革兰阳性厌氧菌，其感染与长期使用抗生素密切相关。难辨梭菌感染在肾移植患者群体中的发病率为3.5%～16%，高于其他住院患者群体的发病率（不足1%）。在发病时间上，肾移植患者在术后3个月内的发病率最高，这可能与术后3个月内频繁的抗生素暴露、大剂量免疫抑制剂的使用和长时间的住院治疗有关。

抗生素暴露是难辨梭菌感染最重要的危险因素，尤其是长疗程多联使用抗生素。在肾移植患者群体中，免疫系统抑制状态也是一项重要的危险因素。其他危险因素还有使用抑制胃酸分泌的药物及高龄等。

（二）诊断

难辨梭菌感染诊断的金标准是在患者的粪便标本中检出产毒型难辨梭菌，但是由于这项检查的假阳性率较高，因此并不推荐对没有腹泻症状的患者采用这项检测。肾移植患者由于特殊的免疫抑制状态常表现出非典型症状，如无腹泻、高热、腹痛、腹胀、无原因的肠梗阻及粒细胞显著升高的类白血病症状。此时，行腹盆腔 CT 检查可发现患者有无明显的肠壁水肿及腹水，这有助于判断难辨梭菌感染的严重程度。

（三）治疗

难辨梭菌感染可根据严重程度分为三个级别：轻中度感染、重度感染及合并并发症的重度感染。轻、中度感染的患者通常只有腹泻，也可能有轻度的腹痛和轻微的全身症状。重度感染的表现包括严重腹泻、腹痛、白细胞增多、高热及其他全身系统性症状。合并并发症的重度感染包括以上重度感染的表现并伴有麻痹性肠梗阻、中毒性巨结肠、难治性的低血压和继发性多器官衰竭等严重威胁生命的状况。

任何患者发生难辨梭菌感染后首先应采取的干预措施是停止使用抗生素。对于轻、中度感染的患者，推荐口服甲硝唑，成人剂量为 500 mg，每日 3 次，儿童剂量为每日 30～50 mg/kg（不超过成人剂量）。对于重度感染的患者，推荐口服万古霉素，成人剂量为 125 mg，每日 4 次，儿童剂量为每日 40～50 mg/kg（不超过成人剂量）。对于重度感染合并并发症的患者，口服万古霉素的剂量可增加到 500 mg，每日 4 次。万古霉素也可以通过清洁灌肠的方式给药。此外还可以联合静脉滴注甲硝唑。复杂的严重难辨梭菌感染可考虑外科手术。对于反复复发难辨梭菌感染的患者，可延长口服万古霉素的疗程至 10～14 d。此外，静脉注射免疫球蛋白、口服益生菌及毒素吸附树脂也可采用，但缺乏充足的循证医学证据支持。

（四）预防与卫生

严格管理限制抗生素的使用，减少其他危险因素的暴露，如减少胃酸分泌抑制剂的使用、缩短住院时间等。严格执行手部消毒，规范管理患者排泄物。在家庭卫生方面，家用漂白剂可以起到良好的消毒作用。

四、结核分枝杆菌感染

（一）流行病学与危险因素

实体器官移植患者中结核感染率是一般人群的 20～74 倍，其中 2/3 的活动性结核在移植后 1 年以内发病，中位时间为 6～11 个月。大多数移植术后的结核感染来自于受体陈旧的感染灶复发，而来源于供体的感染只占 5%。

肾移植术后结核感染的危险因素除了一般的危险因素（如吸烟、糖尿病、营养不良、慢性消耗性疾病）外，还有未治愈的结核病史、胸片提示陈旧性结核灶、免疫抑制状态、移植前长期血透以及丙肝感染史。

（二）诊断

结核感染的典型症状如低热、盗汗和体重减轻在一些病例可能出现，但并不是在所有感染病例都会出现。此外，应注意如化脓性肌炎、皮肤溃疡和腱鞘炎等非典型症状。

感染结核的肾移植患者胸片表现上很难见到结核空洞，而大多呈现为粟粒样改变、小结节、渗出样改变以及间质弥散的高密度影等。

结核感染的确诊依赖于支气管镜活检或支气管肺泡灌洗液中检出抗酸染色阳性的分枝杆菌。潜在结核感染（LTBI）的诊断可根据有阳性结果的结核菌素皮肤试验（TST）和干扰素 γ 释放试验（IGRA）（包括 QFT 试验和 T-spot 试验）。应当注意，肾移植患者处于免疫抑制状态，其 TST 和 IGRA 试验结果的假阴性率比较高。

（三）评估与治疗

1. 移植前供者和受体的评估 应仔细询问其有无结核感染病史，有无结核高发地区的接触史。

术前应常规行胸片检查（建议胸部 CT 平扫），以确定肺部有无陈旧性结核感染灶。

对于有结核感染史的受体应行 TST 试验。

对于未处于免疫抑制状态的受体可行敏感度更高的 QFT 试验或 T-spot 试验。

2. 潜在结核感染的治疗 目前推荐对 TST 和（或）IGRA（＋）的 LTBI 移植受体给予抗结核治疗。对于处于结核高发流行地区的移植受体在术后 1 年内给予预防性抗结核治疗。

（四）治疗方案

1. 异烟肼每日疗法 成人每日 5 mg/kg（最高剂量 300 mg/d），儿童每日 10～15 mg/kg（最高剂量 300 mg/d），推荐疗程 9 个月。

2. 异烟肼每周两次疗法 成人每次 15 mg/kg（最高剂量 900 mg/次），儿童每次 20～25 mg/kg（最高剂量 900 mg/次），疗程为 9 个月。

3. 利福平疗法 成人 10 mg/kg（最高为 600 mg），儿童 10～20 mg/kg（最高为 600 mg），疗程为 4 个月。

4. 异烟肼＋利福平联合疗法 成人异烟肼为每周 15 mg/kg（最高为每剂 900 mg），利福平为每周 750 mg（体重 50 kg 以下）或 900 mg（体重＞50 kg）。

儿童异烟肼剂量同成人剂量；利福平每周 600 mg（体重 25～32 kg）或每周 750 mg（体重 32～50 kg）。疗程为连续 12 周，每周给药一次。

使用异烟肼时给予维生素 B_6 25～50 mg/d 以降低异烟肼的神经毒性，肾功能不全者适度减量。最好在移植前结束疗程以避免利福平与免疫抑制剂的相互作用。

如果不能耐受以上标准方案，替代方案有乙胺丁醇＋左氧氟沙星，或乙胺丁醇＋莫西沙星。

（五）活动性结核感染的治疗

活动性结核感染的治疗推荐一线抗结核药物异烟肼＋利福平＋吡嗪酰胺＋乙胺丁醇四联用药方案。

对于肝功能不全或难以耐受标准治疗引起的肝毒性的患者可考虑二线抗结核药物，如左氧氟沙星和莫西沙星。

疗程标准为6个月，通常在疗程的前2个月给予四联用药，而在后4个月给予异烟肼＋利福平二联用药方案。

有以下情况应考虑延长治疗疗程：①骨关节结核、中枢神经系统结核、有严重的结核播散灶；②二线抗结核药物用药方案；③利福平耐药型结核分枝杆菌感染；④空洞型肺结核。

应注意利福平与钙调神经素抑制剂、mTOR抑制剂的相互作用可使后两者的血药浓度升高2～5倍。活动性结核感染的治疗过程中应密切监测免疫抑制剂的药物浓度。此外，异烟肼、利福平和吡嗪酰胺均有肝毒性，联用时应密切监测肝功能。

五、非典型分枝杆菌结核感染

（一）流行病学与危险因素

非典型分枝杆菌是指除结核分枝杆菌之外引起结核病的分枝杆菌，主要有鸟-胞内分枝杆菌复合菌组（如堪萨斯分枝杆菌、海洋分枝杆菌和嗜血分枝杆菌）和快速生长型分枝杆菌（如偶发分枝杆菌、龟分枝杆菌和脓肿分枝杆菌）两大类。非典型的分枝杆菌通常可以抵抗一般的消毒措施，对抗结核药敏感度也较低，一旦感染治疗难度较大。其引起的结核感染在肾移植患者群体中的发病率据报道在0.16%～0.38%。对于肾移植患者，罹患非典型分枝杆菌结核的高危因素有术中ATG诱导、2～3种免疫抑制药物联用、皮肤黏膜有缺损、具有器官结构先天性畸形等。

（二）诊断

非典型分枝杆菌结核感染的临床表现有肺部感染、皮肤软组织感染、肌肉骨骼感染、播散性感染、导管相关的感染和淋巴结炎六大类。其中肺部感染最常见，主要症状有慢性咳嗽、咳痰、呼吸不畅和咯血，X线胸片表现为孤立性结节、肺部浸润灶、脓肿和结核空洞等。皮肤软组织感染表现为四肢或手术区域单发或成簇的痛性红色或紫色皮下结节。肾移植患者中肺外的播散灶也较为常见，占肺部感染患者的50%左右。

目前非典型分枝杆菌结核感染的诊断相当困难，移植随访医生首先要做的是应在结核的鉴别诊断中考虑到非典型分枝杆菌结核感染的可能性。诊断依据除上述临床表现外，主要依赖实验室病原生物学检查，包括两次痰涂片中分离培养出病原菌、在支气管灌洗液中分离培养出病原菌和（或）经支气管镜支气管或肺活检的组织标本中分离培养出病原菌。分离培养出的病原菌进行种属鉴定具有重要的临床意义，因为对于不同种属的非典型分枝杆菌感染的治疗方案是不同的。

（三）治疗

1. 快速增长型非典型结核分枝杆菌感染 首先可根据种属鉴定结果给予经验治疗，待药敏结果出来后再做调整。经验治疗方案如下：

（1）脓肿分枝杆菌 阿奇霉素＋阿米卡星/亚胺培南/头孢西丁。

（2）龟分枝杆菌 阿奇霉素＋阿米卡星/妥布霉素＋利奈唑胺/替加环素/亚胺培南。

（3）偶发分枝杆菌 阿米卡星＋环丙沙星/磺胺甲噁唑。

2. 慢速增长型非典型结核分枝杆菌感染 药敏试验意义不大，一般根据种属给予经验性治疗如下：

（1）鸟-胞内分枝杆菌复合菌 阿奇霉素＋利福布汀＋乙胺丁醇。

（2）堪萨斯分枝杆菌 利福布汀＋乙胺丁醇＋异烟肼＋维生素 B_6。

（3）海洋分枝杆菌 阿奇霉素＋乙胺丁醇(严重病例可考虑增加利福布汀)。

（4）嗜血分枝杆菌 阿奇霉素＋利福布汀＋环丙沙星。应用利福布汀时，应注意其和钙调神经素抑制剂及 mTOR 抑制剂的相互作用。

六、诺卡菌感染

（一）流行病学与危险因素

诺卡菌是普遍存在于自然界的腐生性革兰阳性细菌，不属于人体正常菌群。在已确定的 80 个诺卡菌种属中有 30 个种属具有致病性，最常见的致病种属有星型诺卡菌、巴西诺卡菌等。随着诺卡菌检测和分离技术的进步，诺卡菌感染的发病率呈上升趋势，在实体器官移植受体中，诺卡菌病的发病率在 0.7％～3.5％。

肾移植患者中诺卡菌感染大多数在术后 1 年内，但极少在术后 1 个月内发病。诺卡菌感染的高危因素有使用利妥昔单抗诱导、低 γ 球蛋白血症以及使用 CD52 单抗(阿伦单抗)治疗急性排斥等。

（二）诊断

诺卡菌感染的主要途径是经呼吸道，在肺部定植侵袭后引起诺卡肺炎。肺部影像学表现为不规则的结节状病损，病损部位可有空洞化，并伴有特征性的“光晕”征。然而，严重的肺部感染也可表现为弥散性的肺部浸润灶合并胸膜渗出性炎症。此外，诺卡菌还可以从肺部播散到其他组织，尤其是脑部，引起诺卡脑炎。因此怀疑诺卡肺炎的诊断后应常规行脑部 MRI。诺卡菌也可引起皮肤及皮下组织感染，严重者可有疖、痈，甚至引起骨脓肿。

诺卡菌感染的确诊依赖于感染部位分离培养出病原菌。诺卡菌呈分枝状，抗酸染色阳性，可形成气生菌丝，此菌生长较为缓慢，培养时间相对较长。对于诺卡菌种属的鉴定有助于指导治疗方案的选择。

（三）治疗

诺卡菌感染的治疗主要是使用抗生素，应根据感染部位、感染严重程度、药物相互作用、致病的诺卡菌种属以及药敏试验结果选择抗生素。对于严重感染或有感染播散灶或有中枢系统感染的患者应考虑多种抗生素联合用药。抗生素选择有：

1. 高剂量磺胺类药物　复方磺胺甲噁唑（SMZ）是治疗大多数诺卡菌感染的首选药物，该药可以在常见感染部位（如肺、脑、皮肤和骨）达到较高的药物浓度。推荐剂量是每日15 mg/kg，分2～4次口服或静脉注射。肾移植患者在服用SMZ时应特别警惕药物的肾毒性。某些种属的诺卡菌对磺胺类药物具有耐药性，因此使用前推荐行药敏试验。

2. 阿米卡星、亚胺培南　适用于磺胺类耐药的诺卡菌感染。阿米卡星和亚胺培南对诺卡菌也具有协同的杀菌活性，阿米卡星＋亚胺培南二联用药或再加SMZ的三联用药可用于治疗诺卡脑病和严重的诺卡菌感染。

3. 美罗培南　该药可以很好地透过血脑屏障，因此特别用于诺卡菌引起的脑脓肿。

4. 第三代头孢菌素　如头孢曲松和头孢噻肟，可以透过血脑屏障，是用于治疗颅内诺卡菌感染的替代方案。

5. 米诺环素　可作为磺胺类药物的替代方案，推荐剂量为200 mg，每日2次口服或静脉用药。

在抗生素治疗疗程方面，肺外的局限性脓肿疗程约8周，肺部和软组织感染的疗程为6～12个月，而中枢神经系统感染的疗程至少为9个月。

（四）预防

肾移植术后预防诺卡菌感染的最佳方法是预防性使用SMZ，预防的时间推荐为术后6个月，至少为术后3个月。

七、万古霉素耐药的肠球菌感染

（一）流行病学与危险因素

近年来，万古霉素耐药的肠球菌（VRE）感染，尤其是粪肠球菌感染的发病率逐年升高，且病死率可达33％～82％。

感染VRE的危险因素有长期服用万古霉素、头孢菌素和其他抗厌氧菌的抗生素、长期住院、留置导管或其他医疗设备、密切接触感染肠球菌的患者或其排泄物等。

对于肾移植患者，其危险因素还包括感染丙型肝炎、胰-肾联合移植、移植后血液透析、再次手术等。

（二）诊断

从正常无菌部位分离培养出VRE具有确诊感染的意义，而从长期留置的导管或引流管培养出 VRE，只能说明有 VRE 定植而不能诊断为 VRE 感染。当出现长时间的无原发因素的菌血症或血行感染时，应考虑心内膜炎的诊断。分离培养出 VRE 应行药敏试验，通常认为万古霉素的最小抑菌浓度（MIC）大于 32 μg/ml 为万古霉素耐药型。

（三）治疗

大多数屎肠球菌对氨苄西林敏感，因此在药敏结果显示万古霉素耐药而氨苄西林敏感时，首选氨苄西林。

控制感染源也是一项重要的治疗措施，包括及时移除不必要的导管、脓肿切开引流和清洁伤口。

抗生素的选择应根据不同的感染类型、感染严重程度、药物的相关作用和毒副反应而个性化用药。主要的药物有以下几类：

1. 奎奴普丁-达福普丁 主要用于治疗万古霉素耐药的粪肠球菌感染，而对非粪肠球菌的其他肠球菌感染无效。奎奴普丁-达福普丁能够抑制肝药酶 CYP450－3A4 的活性，从而使钙调神经素抑制剂的血药浓度升高。

2. 利奈唑胺 用于治疗万古霉素耐药的粪肠球菌和屎肠球菌感染，但对其引起的心内膜炎疗效不佳。

3. 达托霉素 主要用于治疗 VRE 引起的皮肤软组织感染和万古霉素敏感的屎肠球菌引起的血流感染，对肺部感染无效。

4. 替加环素 通常用于治疗 VRE 引起的复杂性皮肤软组织感染和万古霉素敏感型屎肠球菌引起的腹腔感染，不用于血流感染和泌尿系感染。

5. 特拉万星 用于治疗万古霉素敏感型屎肠球菌引起的皮肤软组织感染。对携带 VanA 型耐药基因的肠球菌治疗效果不佳。

6. 头孢洛林 用于治疗万古霉素敏感型和耐药型屎肠球菌引起的复杂性皮肤软组织感染和肺部感染，而对粪肠球菌引起的感染无效。

八、总结及本中心经验

感染是导致肾移植患者术后早期死亡的最主要原因。由于免疫诱导治疗、免疫维持治疗及治疗急性排斥反应所导致的机体免疫抑制状态，超过 80％的肾移植患者在术后第 1 年至少发生过一次感染。细菌是肾移植患者术后感染最常见、最主要的致病微生物之一，尤其是在肾移植术后早期。在肾移植术后的 1 个月内，最常见的感染类型与普通患者类似，如切口感染、细菌性肺炎、泌尿系统感染等。本中心针对目前国内肾移植的供肾来源以公民死亡后器官捐献为主的特点，对供肾灌洗液进行常规病原体培养，以监控因供者在监护室期间感染的多药耐药菌累及肾移植受者的风险。此外，术后前 3 d 每日对切口引流液进行常规病原体培养，如发现培养阳性则尽早根据细菌类型及药敏结果进行针对性的抗感染治疗。肾移植手术中及修肾时精细操作，以减少术后尿漏及淋巴漏等并发症，尽早拔除导尿管、手术区引流管及深静脉穿刺置管等，以减少因留置导管所并发的感染。术后预防性使用3个月抗生素，应用抗生素时不同种类的药物交替使用，避免因长期使用同一种抗生素所引起的细菌耐药。对于住院期间发生感染的肾移植患者，根据细菌的类型及耐药性，必要时进行隔离，以避免多种耐药菌在肾移植患者之间的传播。近年来，肾移植术后结核的发生率有增长的趋势，重视器官移植术后结核的早期诊断，尤其对于其他病原体治疗效果不佳的患者，要注意排除结合感染的可能性。如怀疑患者有结核分枝杆菌感染，除常规的结核诊断性检查外，尽早进行纤维支气管镜等检查，留取肺泡灌洗液并取活检，以提高结核的诊断率及治愈率。

第三节　移植后真菌及寄生虫感染

一、假丝酵母菌（念珠菌）感染

（一）流行病学与危险因素

假丝酵母菌属感染是器官移植患者中最常见的侵袭性真菌感染，占该群体所有侵袭性真菌感染的一半以上。侵袭性假丝酵母菌病是典型的医院获得性感染，通常发生在移植后的前3个月内，早于其他真菌所致的侵袭性感染。常见的感染部位是血液感染、肺部感染、腹腔感染和尿路感染。白假丝酵母菌是假丝酵母菌属中最常见的病原体，约占分离菌株的50%。非白假丝酵母菌中以光滑假丝酵母菌最为常见。

器官移植后免疫抑制状态易导致侵袭性假丝酵母菌病的发生。器官移植后侵袭性假丝酵母菌病的危险因素还包括高龄、使用广谱抗生素、留置中心静脉导管、肠外营养、肾脏替代治疗、长期重症监护室治疗、长期中性粒细胞减少症、糖尿病等。移植患者中侵袭性假丝酵母菌病的独特危险因素包括移植类型和外科吻合方式。例如，在肝脏移植受者中，胆总管空肠吻合术与胆总管胆囊切除术吻合相比具有更高的侵袭性假丝酵母菌病风险。移植受者中其他的风险包括急性肾衰竭、巨细胞病毒(CMV)感染、原发性移植物衰竭、早期假丝酵母菌定植和早期再次手术探查。

（二）诊断

病原体培养是侵袭性假丝酵母菌病的确诊手段。但假丝酵母菌属血培养的总体敏感性约为70%。因此，发展非病原体培养的诊断方法是十分必要的。目前非病原体培养的诊断方法在临床中应用非常有限。其中，1～3β-D葡聚糖(BDG)测定是相对可靠的，其敏感性和特异性分别为70%和87%。此外，一种基于PCR的多重测定方法正在研发中。在一项前瞻性研究中，BDG(≥80 pmol/ml)和PCR方法对侵袭性假丝酵母菌病诊断的敏感性分别为56%和80%，特异性分别为73%和70%。这两种诊断方法的敏感性不受抗真菌治疗的影响。血培养结合 BDG 或 PCR 方法诊断侵袭性假丝酵母菌病的敏感性分别为 79%和 98%。

鉴定假丝酵母菌的菌株对选择抗真菌治疗至关重要。胚芽试管是鉴定白假丝酵母菌的性价比高和特异性高的方法。肽核酸荧光原位杂交测定(PNA - FISH)可识别阳性血培养中的白假丝酵母菌、近平滑假丝酵母菌、热带假丝酵母菌、光滑假丝酵母菌和克鲁斯假丝酵母菌。显色琼脂可用以区分白假丝酵母菌、热带假丝酵母菌和克鲁斯假丝酵母菌。临床上明确的假丝酵母菌菌株分离鉴定阳性,药敏试验并非必需。可以根据具体菌株和当地流行病学资料预测抗真菌药物敏感性。

(三)治疗

1. 假丝酵母菌血症 用于治疗假丝酵母菌血症的任何特定药物的选择应考虑在过去 90 d 内的唑类药物治疗史、对抗真菌药物不耐受病史、病原体培养的具体假丝酵母菌属菌株和当地目前的药敏数据。此外,疾病的严重程度、相关的并发症和侵袭导致其他器官系统感染的证据均是重要的考虑因素。早期治疗是假丝酵母菌病治疗成功的关键。

氟康唑仍然是假丝酵母菌血症患者的标准治疗选择。氟康唑是轻至中度感染且近期无唑类药物应用史患者的一线选择,但光滑假丝酵母菌感染不宜使用。

棘白菌素类对所有假丝酵母菌属均具有良好的杀菌作用,在随机临床试验中约有 75%的有效率。由于具有良好的功效和安全性,棘白菌素类药物可作为近期有唑类应用史和中、重度假丝酵母菌感染、有唑类过敏史或不耐受史、克鲁斯假丝酵母菌或光滑假丝酵母菌感染高度可能的患者的初始治疗选择。经过短期的静脉滴注棘白菌素治疗后,若患者病情稳定,且无耐药情况,氟康唑是降级治疗的合理选择。

伏立康唑可用于治疗中重度假丝酵母菌血症,但伏立康唑对他克莫司血药浓度影响较大,使用时应减少他克莫司用量,严密监测他克莫司血药浓度。

两性霉素 B 脂质体由于具有潜在的肾毒性,在肾移植患者中的使用受到限制。两性霉素 B 脂质体并非一线选择,通常用于对其他药物的治疗不耐受或难治的个体。

若无特殊情况,强烈建议去除假丝酵母菌血症患者的中心静脉导管。如果假丝酵母菌血症的病原体来源不明确,则应去除所有留置导管。无转移性感染的假丝酵母菌血症的治疗时间通常是在血培养阴性及临床症状消失后 2 周。若存在转移性感染则需更长时间的治疗。合并存在中性粒细胞减少症的器官移植患者,更强调使用棘白菌素类和两性霉素脂质体 B。

2. 尿路感染 在无发热或其他全身感染证据的情况下,器官移植患者的假丝酵母菌菌尿通常不需要治疗。可将假丝酵母菌菌尿分为有症状和无症状两类,除非患者正在接受泌尿系统手术或是合并存在中性粒细胞减少症,否则无症状假丝酵母菌菌尿通常是无需治疗的。可考虑行泌尿系统影像学检查,以排除脓肿、真菌球或泌尿系统畸形。

对于有症状的假丝酵母菌菌尿患者和疑似播散性假丝酵母菌病的患者中,适合按照假丝酵母菌血症治疗。对于氟康唑敏感性假丝酵母菌属引起的泌尿系统感染的患者,建议使用氟康唑。对于氟康唑耐药假丝酵母菌属，建议使用两性霉素脂质体 B 或口服氟胞嘧啶。因尿液药物浓度低，棘白菌素类通常应避免使用。

3. 假丝酵母菌肺炎　假丝酵母菌肺炎的治疗药物的选择与假丝酵母菌血症原则相同。如无呼吸道症状及肺部影像学改变，单纯从呼吸道分泌物分离出假丝酵母菌通常并不表明是侵袭性假丝酵母菌病，一般无需使用抗真菌治疗。但对于肺移植受者，假丝酵母菌引起的吻合性气管支气管炎是需要警惕的。假丝酵母菌气管支气管炎的证据基于目视检查和组织学确认，通常伴有相应的病原体培养阳性。治疗药物的选择与假丝酵母菌血症原则相同。

钙调神经磷酸酶抑制剂(CNI)与唑类有明显的药物相互作用。因此使用唑类药物，应减少 CNI 类药物的剂量，并监测 CNI 浓度。

（四）预防

识别存在高危感染风险的患者对于制定合理的预防策略是至关重要的。用于预防的理想的抗真菌药物应包括以下特点：安全、不良反应小、对移植器官及其他器官均有效、药物相互作用小、给药途径便捷、经济负担小。抗真菌感染预防用药的持续时间没有明确定义，但一般而言，至少使用至移植后 2 周。

二、曲霉菌感染

（一）流行病学与危险因素

侵袭性曲霉病(invasive aspergillosis, IA)在实体器官移植(solid organ transplant, SOT)受者中的发生率为 1%～15%，病死率为 22%。IA 在肾移植受体中的发病率为 0.7%～4%，与其他器官移植患者相比相对较低，但仍然是导致肾移植患者死亡的重要因素，病死率为 67%～75%。

免疫抑制状态包括免疫抑制方案的强度是肾移植患者罹患侵袭性曲霉菌病的主要决定因素。IA 通常通过吸入分生孢子获得。大剂量和持续较长时间的激素治疗，移植失败需要透析治疗和高强度免疫抑制治疗是 IA 感染的危险因素。

（二）诊断

在侵袭性曲霉菌诊断中，呼吸道分泌物的培养物缺乏灵敏性，曲霉菌可能仅在疾病晚期的临床样品中才能够检测到。半乳甘露聚糖测试在早期诊断侵袭性曲霉菌病中的敏感性和特异性，随着器官移植类型的不同也不同。最近，两种基于 PCR 的曲霉分子诊断试剂盒已经商品化(Viracor-IBT Laboratories, Myconostica)，其在诊断肺移植患者浸润性肺曲霉病中的灵敏度和特异性分别为 100%和 88%。

胸部 CT 在诊断侵袭性真菌感染中起着重要作用，其典型的影像学表现为“晕标志”或多个中心低密度结节和(或)肿块，特异性较好但敏感性较差。这些胸部 CT 的特征性表现在干细胞移植受体中更普遍。肺结节在早期肺和心脏移植受者中的发展速度提示侵袭性真菌感染。因此,临床医生应该高度警惕受者胸部CT的表现。

(三)治疗

即刻开始抗真菌治疗是侵袭性曲霉病感染的实体器官移植患者获得较好预后的关键。

由于两性霉素B的脂质制剂肾毒性较低,目前已成为治疗实体器官移植患者侵袭性曲霉病的主要方法。研究显示使用两性霉素B的脂质制剂治疗侵袭性曲霉病感染患者,90 d的总体死亡率为49%,侵袭性曲霉病相关的病死率为43%。另一项研究比较了两性霉素B脂质复合物和两性霉素B脱氧胆酸盐在治疗实体器官移植患者侵袭性曲霉病中的疗效,两性霉素B脂质复合物治疗组的相关死亡率为33%和25%,而在两性霉素B脱氧胆酸盐治疗组为83%和76%。

对伏立康唑不耐受或者伏立康唑初始治疗失败的患者,脂质体两性霉素B或两性霉素B脂质复合物可以作为替代疗法。曲霉病属如土曲霉通常对多烯耐药,但对伏立康唑敏感。然而,实体器官移植受体中仅有5%～6%的侵袭性曲霉病是由土曲霉引起的。

抗真菌最佳的治疗持续时间取决于患者对药物的反应,以及患者的基础疾病或机体的免疫状态。抗真菌治疗通常需要持续12周,具体的治疗时间由临床治疗的反应决定。合理的治疗过程是连续的治疗,直到患者的临床表现和影像学异常都已消失,如果能获得病原学的培养结果确认也可以。

此外,减轻免疫抑制强度在侵袭性曲霉病治疗具有重要作用。但需要密切监测环孢素A/他克莫司的血药浓度和移植肾功能。

在对肾移植患者进行侵袭性曲霉病治疗时,需要考虑抗真菌药物与免疫抑制药物之间的相互作用。三唑类药物是CYP34A同工酶的抑制剂,能够增加环孢素A/他克莫司和西罗莫司的血药浓度。伊曲康唑能够增加环孢素A或他克莫司的血药浓度水平40%～83%。使用伏立康唑可能需要将环孢素A或他克莫司的剂量减少50%～60%。有报道认为在接受伏立康唑治疗的患者中禁用西罗莫司,也有报道认为,两种药物可以安全地共同使用,但西罗莫司的剂量需要减少75%～90%。

三、隐球菌感染

(一)流行病学与危险因素

隐球菌是肾移植术后患者第三常见的真菌感染病原体,侵袭性真菌感染中约8%是由于隐球菌引起,隐球菌病发病率为0.2%～5%。相较于肝移植和肺移植受者,肾移植受者隐球菌病通常是在移植后期发生,平均时间为移植后16～21个月。器官移植患者隐球菌病多为静态再活化感染,流行病学调查表明移植后原发的隐球菌感染也有发生。

隐球菌感染被认为是患者吸入了来源于鸟粪或土壤等的病原体(酵母形式或者担孢子)引起的。从供者器官和组织移植传播隐球菌感染虽然罕见,但也有少量报道。器官移植受者在移植后 30 d 诊断隐球菌病，或者接受同一供者的多个器官的受者均被诊断为隐球菌病，应考虑供者来源隐球菌。

（二）临床表现

隐球菌通常表现为中枢神经系统疾病（脑膜炎）或肺炎，但也可影响多个组织器官，其中包括皮肤和软组织、前列腺、肝、肾、骨和关节等。隐球菌感染肺部疾病的严重程度可表现为无症状的真菌定植或感染，也可出现严重的肺炎甚至呼吸衰竭。隐球菌感染的影像学表现无特异性，包括结节影或肿块、较少的融合或积液。对于累及的器官，孤立性肺疾病占 33%，有 50%～75%有肺外疾病或中枢神经系统受累，高达 33%的隐球菌患者有真菌血症。皮肤隐球菌病可出现丘疹、结节状、溃疡性病变或蜂窝织炎，多分布在上下肢，与中枢神经系统相关。隐球菌病的病死率为 33%～42%，如发生在中枢神经其病死率可高达 49%。

（三）诊断

肾移植患者隐球菌病诊断的重要目标是确定病变的部位和程度，这将有助于治疗方案的制定。所有疑似或诊断为隐球菌感染者都应该接受肺外器官组织的全面评估，包括腰椎穿刺、血液和尿液培养等。如果考虑孤立性肺部疾病，支气管肺泡灌洗对排除其他病因非常重要。脑脊髓液（CSF）应进行革兰染色、细胞计数、蛋白质、葡萄糖和隐球菌抗原检测等，CSF 隐球菌抗原检测比墨汁染色或真菌培养的敏感性和特异性都高。隐球菌血清抗原检测也是敏感性非常好的方法（90%）。脑部 CT 检查可以在腰椎穿刺之前进行，以确定颅内肿块或脑积水的程度，但在评估隐球菌肉芽肿方面灵敏度不高，MRI 在诊断颅内病变方面比 CT 更为敏感。神经系统外的隐球菌感染可发生在皮肤、前列腺、肝脏和肾脏，活检并组织培养可明确诊断。迄今为止，隐球菌药敏试验 MIC 与临床效果的关系还没有得以确认，所以，目前隐球菌药敏试验不推荐临床使用。

（四）治疗

抗真菌药物的选择取决于感染部位、免疫抑制状态和疾病严重程度。初始治疗时，区分播散性疾病、局限性肺部疾病或无症状疾病非常重要。中枢神经系统疾病、播散性疾病或严重呼吸系统疾病，推荐使用多烯类抗菌剂和氟胞嘧啶进行治疗。氟胞嘧啶的不良反应包括骨髓抑制和肾毒性等，为避免这些不良反应，应监测氟胞嘧啶的药物浓度水平。利用两性霉素 B 脂质制剂优于脱氧胆酸两性霉素 B，因为脱氧胆酸两性霉素 B 的肾毒性较为常见。

推荐的治疗方案为两性霉素 B 脂质体诱导治疗或两性霉素 B 脂质复合物加氟胞嘧啶，疗程至少 14 d，然后联合氟康唑治疗 8 周，最后使用氟康唑治疗 6～12 个月。氟康唑的用量需要根据疾病的临床进程和患者的免疫抑制状态进行调整。偶发肺部疾病或无症状患者使用氟康唑 6～12 个月。停药治疗前必须全面评估患者的症状、体征以及免疫抑制的水平。密切监测氟康唑和钙调神经磷酸酶抑制剂之间的相互作用，长期的氟康唑治疗已经被证明是安全的。干扰素-C已经被用来作为HIV患者抗真菌治疗的辅助药物，然而干扰素-C在普通肾移植患者中可能诱发移植肾排斥反应，所以不作为推荐。隐球菌治疗同时需要注意调整免疫抑制的强度，在治疗期间应逐渐减少免疫抑制剂的用量。

一般不建议对SOT患者进行隐球菌的常规预防性抗真菌治疗，因为目前没有明确特定的高风险因素。

四、寄生虫感染

随着器官移植的普遍开展，旅游、移民和往返世界各地变得越来越普遍，感染寄生虫病的移植患者不断增加。近年来有关移植患者寄生虫感染的论文数量也在不断增加。虽然临床中遇到的寄生虫感染非常少见，但在临床工作中也应引起重视。移植受者感染寄生虫病可能会影响移植器官的预后，感染可为复发感染或新发感染，传播途径包括受者的自发感染或供者器官传播到受者。移植患者寄生虫感染可由于多种因素引起：①随着器官移植的普遍开展，寄生虫感染流行区域患者接受器官移植；②移植器官的供者来自疫区，潜伏或无症状感染；③移植后，移植患者移民到其他国家，不了解自己的感染状态，或移民后新发感染；④随着旅游增加，移植患者前往寄生虫病流行地区，感染危险增加；⑤基于环孢素的减量方案或使用的新药缺乏环孢素的抗寄生虫效果，可能导致较高的寄生虫感染率。总之，对移植器官捐献者进行全面评估，可预防移植器官携带的寄生虫感染。建议器官移植患者在移植后，不要去寄生虫病流行区域。

五、总结及本中心经验

近年来，由于免疫抑制剂强度增加以及广谱抗生素的大量使用，肾移植术后真菌感染呈上升趋势，且已成为移植肾丢失和受者死亡的主要原因之一。肾移植术后真菌感染诊断方法及治疗手段有限，且治疗药物非常昂贵，给肾移植受者带来生命威胁和巨大的经济负担。

肾移植术后真菌感染可以侵犯肺部及全身器官，最常见的真菌感染包括假丝酵母菌属、曲霉菌和隐球菌等。假丝酵母菌属感染是器官移植患者中最常见的侵袭性真菌感染，器官移植后免疫抑制状态易导致侵袭性假丝酵母菌病的发生。常见的感染部位是血行感染和肺部感染。病原体培养是侵袭性假丝酵母菌病的确诊手段，1～3β-D葡聚糖(BDG)测定是相对可靠的非病原学培养检测手段。氟康唑是轻至中度感染且近期无唑类药物应用史患者的一线选择，伏立康唑可用于治疗中、重度假丝酵母菌血症。棘白菌素类对所有假丝酵母菌属均具有良好的杀菌作用，可作为近期有唑类应用史、中重度假丝酵母菌感染、有唑类过敏史或不耐受史患者的初始治疗选择。曲霉菌与隐球菌为其次常见的真菌感染，其诊断与治疗方法与假丝酵母菌属类似。

抗真菌最佳的治疗持续时间取决于患者对药物的反应，以及患者的基础疾病及机体的免疫状态。抗真菌治疗通常需要持续较长时间，具体的治疗时间由临床治疗的反应决定。合理的治疗过程是连续的治疗，直到患者的临床表现和影像学异常都已消失，如果能获得病原学的培养结果确认也可以。

另外，抗真菌药物与肾移植常用免疫抑制剂具有协同作用，能够增加钙调神经磷酸酶抑制剂(环孢素 A、他克莫司)和雷帕霉素等浓度，因此使用抗真菌类药物，应减少这些免疫抑制剂药物的剂量，并密切监测药物浓度和移植肾功能。

寄生虫感染本中心很少遇到，建议对移植器官捐献者进行全面评估，可预防移植器官携带的寄生虫感染。建议器官移植患者在移植后，不要去寄生虫病流行区域。

第四节 移植后病毒感染

一、巨细胞病毒感染

(一) 流行病学与危险因素

巨细胞病毒(CMV)是一种人类普遍易感的常见疱疹病毒，巨细胞病毒血清阳性率 30%～97%。在实体器官移植(如肾移植)受者中，巨细胞病毒感染是主要的致病因素，但也是可预防的因素。在不采取任何预防策略的情况下，巨细胞病毒疾病通常出现在肾移植后的前 3 个月，而巨细胞病毒预防可以延迟这一时间窗。

巨细胞病毒感染：存在巨细胞病毒复制，无论有无症状(应与静止性巨细胞病毒鉴别)。

巨细胞病毒疾病：巨细胞病毒感染且伴有临床表现和症状。巨细胞病毒疾病可分类为：①巨细胞病毒综合征，表现为高热和(或)委靡，白细胞减少或血小板减少；②组织浸润性巨细胞病毒疾病(如胃肠道疾病、肺炎、肝炎、肾炎、心肌炎、胰腺炎、视网膜炎等)。不伴有任何临床表现的巨细胞病毒感染应视为“无症状性巨细胞病毒感染”。

缺乏巨细胞病毒特异性免疫力的肾移植患者首次感染巨细胞病毒时发生巨细胞病毒疾病的风险很高，如供者巨细胞病毒血清阳性，而受者巨细胞病毒血清阴性(D+R-)的患者。其他危险因素包括免疫抑制状态、机体情况(如年龄、并发症、白细胞减少、淋巴细胞减少和遗传因素等)和其他(如冷缺血时间、重大疾病、应激等)；淋巴细胞耗竭剂的使用(如抗淋巴细胞抗体)与巨细胞病毒疾病的发生有关，尤其是用于治疗排斥反应时。感染人类疱疹病毒(HHV-6 和HHV-7)也被认为是风险因素。

(二) 诊断

实验室确诊巨细胞病毒感染的方法包括：①组织病理学；②病毒培养；③血清学；④抗原血症；⑤检测并定量巨细胞病毒核酸(NAT)的分子实验。

组织病理学用于明确组织浸润性巨细胞病毒疾病，该法需有创性获得组织用于诊断。鉴于该法在血液巨细胞病毒感染这些非侵入或微侵入检测的有效性不高，现已少用。

巨细胞病毒血清学在移植后通过检测 CMV-IgM 和 IgG 抗体来诊断巨细胞病毒疾病，具有局限性。由于免疫抑制，肾移植患者对巨细胞病毒感染产生抗体反应的能力可能延迟或受损。

病毒培养对于诊断巨细胞病毒感染具有高度特异性，但低敏感性和较慢的培养周期限制了其临床使用。

抗原血症是一种检测巨细胞病毒感染的外周血白细胞中抗原 pp65 的半定量方法。抗原血症检测较病毒培养有较高的敏感性，与通过聚合酶联反应（PCR）进行的核酸检测（NAT）敏感性相仿。

检测 CMV DNA 或 RNA 的分子实验适用于诊断肾移植后的巨细胞病毒感染。通常，检测出 CMV RNA 提示活跃的巨细胞病毒复制。相反，检测出 CMV DNA 并不能反映巨细胞病毒复制，因为高敏感的核酸实验会扩增静止的病毒 DNA。

（三）预防

肾移植患者巨细胞病毒预防的方法因移植人群和风险情况的不同而异。两种主要的巨细胞病毒预防策略是：①抗病毒预防：对肾移植后某段时期“易感”患者抗病毒药物的使用和管理；②干预性治疗：指使用抗病毒药物预防出现早期巨细胞病毒复制的无症状患者发展为巨细胞病毒疾病。

（四）抗病毒预防

用于巨细胞病毒预防的抗病毒药物包括口服缬更昔洛韦（900 mg，每日 1 次），口服更昔洛韦（1 g，每日 3 次）或者静脉使用更昔洛韦（5 mg/kg，每日 1 次），推荐疗程为 6 个月。对于肾移植患者而言，伐昔洛韦常为备用选择，阿昔洛韦不应用于抗巨细胞病毒预防。

有研究建议在肾移植患者预防策略中联用巨细胞病毒免疫球蛋白（CMV-Ig）或者静脉用免疫球蛋白（IVIg）。

（五）干预性治疗

当肾移植患者出现早期巨细胞病毒复制证据时，应每周监测，并给予缬更昔洛韦或静脉使用更昔洛韦来预防其进展为症状性疾病。干预性治疗推荐的抗病毒药物是缬更昔洛韦（900 mg，每日 2 次）或静脉使用更昔洛韦（5 mg/kg，每日 2 次）。

（六）治疗

治疗巨细胞病毒疾病的抗病毒药物包括静脉使用更昔洛韦（5 mg/kg，每天 2 次）和口服缬更昔洛韦（900 mg，每日 2 次）。口服更昔洛韦不应用于巨细胞病毒疾病的治疗，因为其口服生物利用度较低将导致血药浓度不足。当肾移植患者表现出巨细胞病毒疾病时，应谨慎考虑降低免疫抑制药物用量。治疗周期应根据临床和病毒学反应来定，为 2～4 周。口服缬更昔洛韦的血药浓度与静脉用更昔洛韦治疗一致，已被用于治疗中、重度巨细胞病毒疾病。3 周口服缬更昔洛韦和静脉使用更昔洛韦在第 21 天时清除病毒血症的效率一致，如果患者呈现病毒血症，仍需进一步延长抗病毒治疗周期。

抗病毒治疗的周期应根据临床症状的缓解和病毒清除率因人而异，伴有巨细胞病毒疾病的受者应接受足量的抗病毒治疗，直到监测提示 CMV DNA 血症或抗原血症降低至难以检出或阴性水平。

（七）总结和本中心经验

本中心在治疗巨细胞病毒感染中也有一些体会，现总结如下：

（1）巨细胞病毒疾病应通过静脉使用更昔洛韦或口服缬更昔洛韦。对于严重的或者危及生命的巨细胞病毒疾病、高病毒负荷者以及怀疑胃肠吸收有困难者，推荐静脉使用更昔洛韦。口服缬更昔洛韦对于中、重度巨细胞病毒感染可作为有效的起始方案。

（2）治疗巨细胞病毒疾病应一直持续到出现以下标准：①临床症状缓解；②实验室检查阴性；③至少 2 周的抗病毒治疗。

（3）一旦临床症状和病毒感染得到控制，伴有巨细胞病毒疾病的移植受者，静脉用更昔洛韦可以改为口服缬更昔洛韦。

（4）对于极为严重的巨细胞病毒感染和合并其他严重的疾病形式者，可考虑联用 IVIg。

（5）完成一次足量的抗病毒治疗后，应根据临床情况给予 1～3 个月的二次预防。

（6）当受者表现出巨细胞病毒疾病表现时，应谨慎考虑降低免疫抑制药物的用量。

二、人类细小病毒 B19 感染

（一）流行病学与危险因素

人类细小病毒隶属红病毒属，细小病毒科。细小病毒 B19 的天然宿主是人类红系祖细胞，因而对其有特异性攻击性，病毒的细胞受体为红细胞糖苷，又称红细胞 P 抗原，可表达于红细胞、红细胞前体细胞、胎盘及胎儿心肌红细胞、胎肝及骨髓巨核细胞和内皮细胞。

儿童中，细小病毒 B19 的感染广泛存在，是一种常见疾病。15 岁以前，半数人口中可检出细小病毒 IgG 抗体。由于缺乏有效的调查数据，器官移植患者中细小病毒 B19 的感染发病率仍属未知。一项研究检测了肾移植患者外周血中细小病毒 DNA 的水平，结果 12%的肾移植术后贫血患者中存在细小病毒感染。

B19 病毒感染的潜伏期为 4～14 d，其主要的传播方式为呼吸道分泌物，胎儿可通过垂直传播感染，但通过血制品的传播罕见。通过器官移植也可能发生细小病毒 B19 的传播。

（二）临床表现与诊断

免疫低下患者中感染细小病毒 B19 的临床表现并不典型。在感染细小病毒 B19 的实体器官移植患者中，常见症状为发热（25%）、关节痛（7%）和皮疹（6%），然而，贫血可出现于99%的患者中。实体器官移植患者中出现EPO治疗抵抗的贫血时应高度怀疑存在B19感染。

细小病毒B19感染可通过血清学诊断或临床标本如血液、骨髓和其他器官（如肝、肺、肾）中直接检测病毒而诊断。在发病初期，仅有75%的尸体器官移植患者中出现细小病毒B19 IgM抗体。单纯的细小病毒B19 IgG抗体检测阳性常提示远期感染，而这种情况在移植术后的微小病毒B19感染中比较罕见（仅有约7%的患者）。

目前使用的聚合酶链反应（PCR）检测显著提高了病毒DNA的检出率。然而，部分非B19病毒株通过PCR方法无法检出，如基因型2和基因型3病毒株。另外，高水平病毒血症时，PCR检测结果可能为假阴性。急性感染期之后，患者血清中的细小病毒B19 DNA可长时间存在并被PCR所检出。因此，B19病毒PCR检测阳性并不一定代表急性感染。在临床表现高度怀疑细小病毒B19感染而PCR及血清学检查阴性的情况下，应用原位杂交和免疫组化染色的骨髓检查将有助于确定诊断。典型的骨髓检查发现包括整体细胞过多、巨原红细胞（又称灯笼细胞，表现为细颗粒的细胞质、核内包涵体和玻璃样透明中央晕）的存在、晚期正常红细胞的缺失。

肾移植患者中出现如下情况应高度怀疑细小病毒B19感染：EPO治疗抵抗性贫血或伴有网织红细胞反应不当的贫血，伴或不伴有：①发热、关节痛和皮疹；②器官的侵袭性疾病，如肝炎、心肌炎、肺炎、神经系统疾病或血管炎；③全血细胞减少。

（三）治疗

抗病毒药物不能用于细小病毒B19感染的治疗。大量研究证实，静脉注射免疫球蛋白（IVIG）对于治疗实体器官移植患者的细小病毒B19感染有效，然而IVIG用于治疗B19感染的最佳给药剂量及疗程尚不明确。推荐剂量为每日400 mg/kg，连续使用5 d的IVIG治疗。对于首次应用IVIG治疗无反应或治疗后复发的B19感染病例，可追加使用IVIG治疗（每日400 mg/kg，共计5 d）。

IVIG治疗的不良反应包括发热、寒战、头痛、肌痛、恶心、高血压、胸痛和肾衰竭。

免疫抑制剂减量被认为有助于细小病毒B19感染的控制。然而，免疫抑制剂减量的时机（即在IVIG治疗之前还是之后）仍然存在争议。

（四）预防

在实体器官移植患者人群中，目前仍缺乏针对细小病毒B19感染证实有效的具体预防策略。不建议对供受者进行细小病毒B19感染的常规血清学筛查。

为了避免医源性传输，在患者存在明确的活动性感染时，应实施标准的预防措施。

由于在实体器官移植患者人群中缺乏有效的证据，且症状性细小病毒B19感染的发病率相对较低、IVIG治疗的成本较高且存在潜在毒性，因而不推荐预防性应用IVIG。

（五）总结及本中心经验

本中心在肾移植受者 B19 病毒感染的诊疗经验总结如下：

（1）肾移植患者中出现 EPO 治疗抵抗性贫血，伴或不伴有发热、关节痛和皮疹、全血细胞减少，均应怀疑 B19 病毒感染。

（2）B19 病毒 PCR 检测是诊断 B19 病毒感染的重要依据，但仍需结合临床表现综合判断。在临床表现高度怀疑细小病毒 B19 感染而 PCR 及血清学检查阴性的情况下，应用原位杂交和免疫组化染色的骨髓检查将有助于确定诊断。

（3）IVIG 是治疗 B19 感染的有效手段。本中心推荐剂量为 10～15 g/d，连续使用 5 d 的 IVIG 治疗。对于首次应用 IVIG 治疗无反应或治疗后复发的 B19 感染病例，可追加使用 IVIG 治疗（15～20 g/d，共计 5 d）。

（4）对于症状明显的确诊 B19 感染病例，酌情进行免疫抑制剂减量。减量时机多与 IVIG 治疗同时进行，优先考虑 MPA 类药物减量。

三、EB 病毒感染

（一）流行病学

人类是目前所知 EB 病毒（EBV）唯一的宿主，免疫功能正常的人群中常以体液传播，实体器官移植患者中血清学阳性的移植器官是重要的传染源。在发达国家和地区中，40 岁的公民中 EB 病毒血清学阳性比例为 90%，而在较贫穷的地区 90%的公民在 5 岁前 EB 病毒血清学阳性。

原发性 EB 病毒感染的中位发病时间是器官移植术后 6 周，再发和感染事件最常见于移植术后 2～3 个月。

（二）临床表现与诊断

EB 病毒感染可与移植后淋巴增殖性疾病（PTLD）相伴随。PTLD 是器官移植后最严重的并发症之一。在＞90%的实体器官移植术后 1 年内的 B 细胞 PTLD 中均有 EB 病毒基因组存在。EB 病毒相关性 PTLD 特征为移植后淋巴细胞增殖，可无临床表现，也可表现为传染性单核细胞增生至实体瘤等。病变多局限于移植器官。病灶局限者往往进展缓慢，若病灶广泛者可呈暴发性多系统败血症样综合征。

EB 病毒血清学检查　在免疫功能正常的患者中，原发 EB 病毒感染可通过 EB 病毒抗体 IgM 和 IgG、抗早期抗原抗体（抗 EA 抗体）以及 EB 病毒抗核抗体水平进行诊断。血清学检测在免疫功能低下的患者中不可作为 EB 病毒感染的诊断依据，因为相应的体液免疫反应可能延迟或缺如。

组织中 EB 病毒核酸或蛋白检测　目前推荐针对 EB 病毒编码的小 RNA（EBER）原位杂

交技术。该技术在诊断 EB 病毒感染细胞中敏感性高于针对病毒 DNA 的原位杂交技术。EVB DNA 扩增技术由于无法提供受感染细胞的信息而较少使用。

病毒定量　目前尚无理想的用于临床检测、诊断和随访的 EB 病毒载量定量检测方法。目前，EB 病毒载量和在显性 EB 病毒感染的早期诊断中的灵敏度和特异性研究有限。该方法的特异性较低，导致阴性预测值高（>90%），阳性预测值低（28%～65%）。

（三）预防

化学预防：本中心对高危患者（供者 EBV 阳性，受体 EBV 阴性）使用预防性抗病毒治疗，然而目前仍没有足够的证据支持常用的阿昔洛韦和更昔洛韦的预防作用。

（四）治疗

由于更昔洛韦在体内对 EB 病毒的作用活性是阿昔洛韦的 10 倍，多选用更昔洛韦作为抗病毒药。然而该做法的效果仍不明确，也没有证据支持抗病毒药在缺乏其他包括免疫抑制剂减量和抗 CD20 治疗的干预手段的情况下单独使用。

精氨酸丁酸作为组蛋白脱乙酰酶抑制剂可诱导 EB 病毒的裂解循环启动，使得 EB 病毒感染的细胞对更昔洛韦治疗更敏感。

化学治疗药物蛋白酶体抑制剂硼替佐米亦可诱导 EB 病毒的裂解循环启动，正处于临床试验期。

使用供者特异的 EB 病毒细胞毒性 T 细胞在肝细胞移植患者的预防和治疗中均有效，但在实体器官移植中的经验有限。

（五）总结及本中心经验

要在 EB 病毒的发病机制和防治上做出突破，未来需要在以下几个方面重点进行研究：

（1）EB 病毒载量的评估和标准化。

（2）在 EB 病毒载量的基础上寻求更完善的筛查/诊断方法以增加早期发现 PTLD 的能力。

（3）寻找移植术后具有 EB 病毒相关疾病风险患者理想的抗病毒±免疫球蛋白治疗方案。

（4）不同模式的抢先治疗的临床试验，包括免疫抑制剂减量以及利妥昔单抗。

（5）EB 病毒疫苗在拟行器官移植的患者中的评估。

（6）有关慢性病毒携带状态意义的前瞻性研究。

（7）影响 EB 病毒和 EB 病毒相关结局的因素，包括宿主和病毒遗传学研究。

第五节　移植后感染的治疗原则

根据感染相关因素筛选出高危患者，进行预防性干预。对来自 DCD/DBCD 的器官移植，术前对供者进行仔细的感染评估，并留取器官灌注液常规进行细菌、真菌培养，获取术前的病原学资料。器官移植后，在移植监护病房每日进行各种引流、分泌液及体液培养和药敏实验，建立细菌流行病学的监测系统。通过建立移植中心的细菌、真菌感染数据库，可定期获得（每 3 个月）移植中心感染病原学的流行病学报告，指导临床抗生素的合理使用。根据发热、细菌学、临床证据分为证据感染、临床感染、病原学感染、无原因感染。制订经验性用药、病原针对性治疗和撤退性治疗计划。在经验预防用药中，三代头孢不应作为首选，因为 MRSA 和 ESBL 细菌较多，应选用有酶抑制剂的广谱抗生素；发热性针对治疗主要根据细菌学的结果，对于阳性菌（MRSA、MRSE）选用万古霉素，也可以考虑替考拉宁，对于 VRE 主要考虑替考拉宁。阴性菌中，产 ESBL-的大肠埃希菌和肺炎克雷伯菌为代表的这类细菌，可选择三代头孢菌素。对于阴沟肠杆菌、沙雷菌、枸橼酸菌属这些高产 AmpC 酶的细菌，可以考虑碳青霉烯类、四代头孢菌素（头孢吡肟）。对于非发酵菌属可以考虑加酶抑制剂的，包括舒普深、特治星，还有四代头孢菌素（马斯平），也可以考虑碳青霉烯类。另外，对嗜麦芽、洋葱假单孢菌这类细菌治疗非常困难，嗜麦芽假嗜单胞菌对碳青霉烯类天然耐药，治疗可选择磺胺针剂联合四代奎洛酮类；而洋葱伯霍尔德菌可以选用美罗培南。厄他培南是新一代碳青霉烯类抗生素，抗菌谱比亚胺培南窄，对非发酵菌属无效，但对假单胞菌、不动杆菌、肠杆菌及大多数葡萄球菌属有效，且在治疗过程中耐药性产生极低，可以作为移植前的预防用药。需要强调的是，发热治疗应在第一时间、强有力的控制感染。撤退性治疗应根据药敏试验选用窄谱抗生素，减少二重感染机会，及早口服抗生素，注意防止真菌感染。

除此之外，感染防治还应在免疫抑制方案、术后营养方式及监护病房管理等几个方面进行调整，借此降低术后感染率。①选用联合抑制方案，减少用药剂量及时间，密切监测免疫抑制药物的浓度，及时调整免疫抑制剂的用量；对肾功能不全患者选用无肝肾毒性的治疗方案，如小剂量他克莫司＋雷帕霉素或小剂量激素＋雷帕霉素。②肠内营养优于 TPN：早期渐进的肠内营养减少肠道菌群易位，营养物质经肝脏代谢而不直接进入体循环，有利于肝功能的恢复，促进蛋白的合成。③加强病区隔离保护是降低院内感染的基本条件，尤其是注意预防监护室内的交叉感染。④导致感染的外科因素必须解除，如有血管、胆道的并发症，腹腔、肝脾脓肿应积极治疗，包括 ERCP、ETU、腔内血管和外科手术治疗。最后需要强调，其实并没有真正意义上的器官移植后感染治疗的用药指南，只有建立各自器官移植中心细菌的流行病学监测系统，才能使抗器官移植后感染的治疗从经验用药走上循证医学的道路。

（朱同玉）

参考文献

1. Lubetzky M, Chun S, Joelson A, et al. Safety and Efficacy of Treatment of Hepatitis C in kidney transplant recipients with directly acting antiviral agents. *Transplantation*. 2016,(12):22.
2. Cacoub P, Desbois AC, Isnard-Bagnis C, et al. Hepatitis C virus infection and chronic kidney disease: Time for reappraisal. *J Hepatol*. 2016,(10):65(1 Suppl):S82-94.
3. Rostaing L, Alric L, Kamar N. Use of direct-acting agents for hepatitis C virus-positive kidney transplant candidates and kidney transplant recipients. *Transpl Int*. 2016,29(12):1257-1265.
4. Aljumah AA, Saeed MA, Al Flaiw AI, et al. Efficacy and safety of treatment of hepatitis C virus infection in renal transplant recipients. *World J Gastroenterol*. 2012,18(1):55-63.
5. Abad CL, Razonable RR. α herpes virus infections among renal transplant recipients. *Semin Nephrol*. 2016,36(5):344-350.
6. Florescu DF, Sandkovsky U. Cryptosporidium infection in solid organ transplantation. *World J Transplant*. 2016,6(3):460-471.
7. Muñoz L, Santin M. Prevention and management of tuberculosis in transplant recipients: from guidelines to clinical practice. *Transplantation*. 2016,100(9):1840-1852.
8. Torre-Cisneros J, Aguado JM, Caston JJ, et al. Management of cytomegalovirus infection in solid organ transplant recipients: SET/GESITRA-SEIMC/REIPI recommendations. *Transplant Rev (Orlando)*. 2016,30(3):119-143.
9. Lewis JD, Sifri CD. Multidrug-resistant bacterial donor-derived infections in solid organ transplantation. *Curr Infect Dis Rep*. 2016,18(6):18.
10. Maziarz EK, Perfect JR. Cryptococcosis. *Infect Dis Clin North Am*. 2016, 30(1):179-206.
11. Anesi JA, Baddley JW. Approach to the solid organ transplant patient with suspected fungal infection. *Infect Dis Clin North Am*. 2016,30(1):277-296.
12. Haspot F, Halary FA. Infectious diseases in transplantation-report of the 20th nantes actualités transplantation meeting. *Transplantation*, 2015,99(12):2444-2447.
13. Anastasopoulos NA, Duni A, Peschos D, et al. The spectrum of infectious diseases in kidney transplantation: A review of the classification, pathogens and clinical manifestations. *In Vivo*, 2015,29(4):415-422.

14. Lumbreras C, Manuel O, Len O, et al. Cytomegalovirus infection in solid organ transplant recipients. *Clin Microbiol Infect*, 2014, 20 Suppl 7:19 - 26.
15. Martin-Gandul C, Stampf S, Héquet D, et al. Preventive strategies against cytomegalovirus and incidence of α-Herpesvirus infections in solid organ transplant recipients: A nationwide cohort study. *Am J Transplant*, 2016, (12):31.

第二十八章

组织工程与组织器官修复重建

第一节　再生医学与组织工程

一、组织工程研究

再生医学(regenerative medicine,RM)有着悠久的历史,原先指体内组织再生的理论、技术和外科操作。现在,其内涵已不断扩大,包括组织工程、细胞和细胞因子治疗、基因治疗。组织工程学(tissue engineering,TE)是20世纪80年代后期提出的一个新概念,它是以细胞生物学和材料工程学相结合,进行体外或体内构建组织或器官的一门新型学科。TE是一门新兴的边缘学科,是生物学、细胞学、材料学、医学等学科结合的产物,是RM目前研究的热点方向。虽然TE学诞生于20世纪80年代,但它的发展却非常迅速,尤其是皮肤、软骨等组织的研究,目前已商品化并应用于临床。简单地讲,TE学是指通过应用工程学和生命科学的原理,产生有生命力的活体组织或器官,并将其用于对病损组织或器官进行结构、形态和功能的重建甚至永久替代的学科。它的主要任务是实现受损组织或器官的修复和重建,延长寿命和提高健康水平。RM的几个方面中,利用TE学原理修复和再生受损组织或器官具有以下几个优点:首先,TE只利用少量的组织或器官,便可扩增出大块的组织或完整的器官,可达到完全修复;其次,TE修复损伤是利用与受区有相同功能的细胞经扩增后形成活的组织或器官来修复,具有与原器官相同的结构及功能,能够达到功能修复;最后,在修复过程中,可利用生物工程原理对TE化组织或器官进行塑形,使它与原组织或器官相符,达到形态重建。由此可见,TE是RM的外延,拓宽了RM的广度和深度。将传统组织修复与生物工程相结合,具有很大的潜力,并已成为RM研究和发展的主要方向。国际再生医学基金会(International Foundation of Regenerative Medicine,IFRM)明确把组织工程学定为再生医学的分支学科,但很多情况下,两者常混用。

创伤、肿瘤等原因造成的组织、器官缺损和功能障碍是危害人类健康的重要原因,而缺损组织、器官的修复和功能重建也是目前临床外科面临的主要难题。大面积的缺损通常都需要采用自体或异体组织、器官移植进行修复，自体移植存在着“以创伤修复创伤”的遗憾，而异体移植中供体来源不足、免疫排斥是主要的缺陷。组织工程学的提出、建立和发展，为解决这一难题提供了新的途径，它的基本原理是将少量种子细胞经体外扩增后与生物材料复合，构建出新的组织或器官，用于替代和修复病变、缺损的组织器官，重建生理功能。

组织工程学被认为是继细胞生物学和分子生物学之后，生命科学发展史上又一新的里程碑，也是一场意义深远的医学革命。组织工程最初是用来描述组织体外构建的有关理论和技术。现在，其内涵也在不断扩大，凡是能引导组织再生的各种方法和技术均被列入到组织工程范畴内，并已广泛用于体内组织再生和体外的组织重建。组织工程学的科学意义不仅在于提出了一个新的治疗手段，更主要的是提出了复制组织和器官的新理念，使再生医学进入了一个面临重大机遇与挑战的新时代。如何把握好这个难得的机遇，迎接这一挑战是我们要认真思考和研究的问题。第一位提出“组织工程学”这一术语的是美籍华裔学者冯元祯教授。1987年，美国国家科学基金会根据冯教授的建议，正式采用“组织工程学”这一术语来描述这一新兴的领域，并正式建立了这门新学科。

组织工程的基本原理是从机体获取少量活组织，将功能细胞（种子细胞）从组织中分离出来并在体外进行培养、扩增，然后与可降解、吸收的三维支架材料按一定比例混合，植入体内病损部位，生物材料在体内逐渐被降解和吸收，植入的细胞在体内增生和分泌细胞外基质，最后形成所需的组织或器官，以达到创伤修复和功能重建的目的。以往强调，要有种子细胞和生物材料两者同时介入以进行组织构建和再生才算是组织工程。现在不少学者提出，仅用生长因子或转基因载体与生物材料复合就可达到组织工程化构建的目的，因此也属组织工程学内容。

从外科学的发展历程来看，先后经历了三个“R”阶段，即切除（recection）、修补（repair）和替代（replacement）。组织工程学的出现，意味着外科学已进入“再生医学（regenerative medicine）”的新阶段，是第4个“R”。

二、组织工程研究面临的问题

（一）种子细胞

1. 自体细胞　可来自自体组织，分离培养功能细胞；也可由骨髓培养的间充质干细胞，再定向诱导分化为所需的功能细胞。其优点很多，但操作费时，需经过分离、培养、扩增、鉴定，并与人工细胞外基质联合培养一段时间才能植入人体，因此对急症手术的组织修复或恶性肿瘤切除后修复不适用。老年人自体细胞的增生能力差，形成新组织相对较少。研究自体细胞简易培养、扩增技术，使其能在短时间内获得足够数量和功能很强的种子细胞，并能降低成本，则临床应用价值会更大。

2. 同种异体细胞　经基因改造，建立无致瘤倾向的标准细胞系才能进行产业化生产。胚胎来源的同种异体细胞优于成体细胞，但需降低其抗原性（如应用免疫隔离技术等）。要保证临床应用的安全性，其致瘤性、遗传物质的改变等应作出长期评价。目前尚无经过基因改造的细胞用于组织工程临床。

3. 胚胎干细胞(ESC) 要研究ESC形成组织的微环境及条件;ESC定向分化功能细胞的条件及调控;ESC成组织的功能状态及最后结局;应用ESC的社会伦理等。

4. 异种细胞 目前研究较多的是猪,必须解决排斥反应问题。

(二)细胞培养技术

1. 快速扩增细胞的形态、功能检测 要确认经快速扩增后仍能保持原代细胞的形态和功能时,才能用于构建组织工程产品。

2. 生长因子应用 生长因子在体内的促增殖、促分化作用是由自身调节机制控制;在体外如何调控,生长因子作用后细胞遗传物质是否会发生改变,临床应用给药途径及安全性等问题,都需进一步探讨。

3. 细胞生长与应力的关系 细胞在体外培养条件下,失去体内的力学环境,其形态、功能均会受到影响。对于什么样的应力,多大量的应力,应力作用的持续时间和方式,应力作用下细胞的改变等均需作深入研究。

(三)生物活性材料

生物材料促进组织愈合与再生的研究已有很长的历史,近10年来发现了很多具有引导或诱导组织再生的材料。Chester和Anthony(2004)将组织工程材料分为3类:①天然衍生材料,如胶原、几丁质等;②脱细胞基质,如脱细胞膀胱黏膜下层、小肠黏膜下层、脱细胞骨等;③合成高分子材料,如PLA、PGA、PLGA等。理想的生物支架材料应具备以下特点:①生物相容性好;②可降解,其降解产物对人体无害;③有一定力学强度;④可塑形;⑤材料降解速度与细胞的功能发挥尽可能相匹配;⑥材料本身具有引导或诱导组织再生的能力。目前,所有支架均不完全具备上述要求,因此不仅要研究单一成分材料,更要研究复合材料及生物衍生材料,经去脂、去细胞、去抗原处理后,可能成为较好的胞外基质用于临床。

(四)细胞与支架材料的相互作用

细胞停泊在支架材料上,不仅是一种物理行为,而且还可能有生物化学、分子生物学、遗传性状的改变。细胞与支架材料的相互作用研究较少涉及分子水平、蛋白水平、基因水平的研究,而这正是临床应用安全性需要阐明的基础理论。

(五)临床验证研究

经政府批准,确保安全、患者知情的条件下,做双盲临床试验,包括局部组织反应、全身反应、组织的愈合再生能力、修复组织的功能状态、在人体内细胞与支架的结合、修复组织的远期结果等,对结果进行评估后,再提出更完善的研究计划。

三、细胞治疗

从胚胎或成人组织(器官)分离培养功能细胞在技术上已经十分成熟,制约临床应用的主要因素是大规模扩增技术,现已基本得到解决。如从患者活检得到的皮肤或从包皮切除术中得到的皮肤分离培养成纤维细胞和表皮细胞,均可达到相当大的扩增量,已经可在体外培养成为单层表皮层用于皮肤的修复。Grande(1989)首先用兔的自体关节软骨细胞移植修复关节软骨缺损,组织学观察证明有82%的软骨修复。1997年美国FDA批准用于临床。通过关节镜技术操作,创伤小,并发症少。随访观察发现74%为透明软骨,组织学显示了接近正常的关节软骨结构,可用于15 cm^2 全层软骨缺损的修复。

干细胞是具有自我更新、高度增生和多向分化潜能的细胞群体,即这些细胞可通过分裂维持自身细胞的特性和大小,又可进一步分化为各种组织细胞,从而构成各种复杂的组织器官。干细胞是组织再生的源泉和基础,是RM研究的前提。采用干细胞移植可直接再生组织和器官:①用干细胞携带治疗基因,经过诱导分化为成体细胞;②利用细胞转化的特性,可用干细胞进行自体组织和器官的修复;③干细胞作为种子细胞,还可与降解支架材料联合培养,在体外构建组织或器官。干细胞主要包括胚胎干细胞(embryonic stem cell,ESC)和成体干细胞(adult stem cell,ASC)。ESC是指当受精卵分裂发育成囊胚时内细胞团的细胞,它具有体外培养无限增生、自我更新和多向分化的特性。无论在体外还是体内环境,ESC都能被诱导分化为机体几乎所有的细胞类型,所以又被称为全能干细胞,这使ESC成为TE中最好的种子细胞的条件,但对ESC的研究以及应用都涉及社会伦理学的问题,目前尚未解决,一些国家甚至明令禁止对ESC的研究。因此,对ESC应用做进一步的研究首先要解决伦理学的问题,相信ESC应用于TE相对于它所涉及的伦理问题,肯定是利大于弊的。ASC是指存在于已分化组织中的未分化细胞,这种细胞能够自我更新并且能够特化形成组成该类型组织的细胞。现已证明ASC普遍存在于机体的各种组织器官中,在体内特定的微环境中,大多处于休眠状态,在病理状态或在外因诱导下可表现出不同程度的再生和更新能力,当组织受损时,微环境中的间质细胞能够产生一系列生长因子或配体,与干细胞相互作用,控制干细胞的更新和分化。利用这一原理,我们可在体外培养时,通过改变微环境中的生长因子以及其他因素,来定向诱导干细胞的分化。比如骨髓间充质干细胞、表皮干细胞、脂肪干细胞、胰腺来源的干细胞等均在组织修复及再生中发挥重要作用。远隔损伤处的干细胞经动员后出现“归巢”(游离干细胞定向迁移过程)而至损伤区参与修复过程。

尽管干细胞在细胞治疗、组织器官修复、发育生物学、药物学等领域有着广阔的应用前景。但仍存在许多问题,主要有以下几点:①维持SC未分化状态的机制;②干细胞定向诱导分化的调控机制;③获得高数量和高浓度的分化细胞,为组织工程提供种子细胞;④是否具有形成复杂器官的能力;⑤用干细胞作替代治疗的移植排斥问题;⑥临床应用的安全性;⑦可塑性机制;⑧“归巢”的调控机制;⑨相关的伦理和社会学问题等均有待深入研究。

四、展望

在近几年的研究及临床实践中,已经证明干细胞、组织工程植入物在组织器官的愈合、再生中发挥了重要作用。虽然有些科学问题尚待阐明,有些技术难题尚待攻克,但其发展趋势必然会为病损组织器官的愈合、再生创造出更多、更新、更实用的治疗方法,在挽救患者生命、减少伤残及最大限度地恢复功能方面发挥巨大作用。因此有人预言,组织工程的出现是“一场意义深远的医学革命”;对成体干细胞可塑性的认识及人胚胎干细胞的建系及定向分化,为细胞治疗奠定了基础,使医学研究进入了“再生医学的新时代”。但是,构建不同的具有正常生理功能的器官,特别是重要的生命器官,难度非常大,甚至是否具有形成复杂器官的能力,目前还不清楚,所谓“生物科学人体时代”的到来,还言之过早。在今后相当长的时间内,再生医学(组织工程)将和替代外科平行发展,相互补充。再生医学的发展还面临着伦理学问题,哪些是可以突破的?哪些是不应突破的?这些都有待我们在前进中逐步解决。

第二节　骨髓的组成与骨髓移植

一、骨髓的组成与功能

骨髓是人体的造血组织,由血管、血窦、不同发育阶段的血细胞、网状结缔组织组成。位于身体的许多骨骼内。能产生血细胞的骨髓略呈红色,称为红骨髓。人出生时,红骨髓充满全身骨髓腔,随着年龄增大,长骨(如肱骨、股骨)的骨髓腔脂肪细胞增多,相当部分红骨髓被黄骨髓取代,最后几乎只有扁平骨骨髓腔中有红骨髓。所以成年人的骨髓分两种:红骨髓和黄骨髓。

红骨髓存在于扁平骨(如髂骨)的稀松骨质间的网眼中,是一种海绵状的组织,骨髓造血干细胞能自我更新、有较强分化发育和再生能力、可以产生各种类型血细胞。红骨髓能制造红细胞、血小板和各种白细胞。血小板有止血作用,白细胞能杀灭与抑制各种病原体,包括细菌、病毒等;某些淋巴细胞能制造抗体。因此,骨髓不但是造血器官,它还是重要的免疫器官。

骨髓多能造血干细胞(hemopoietic stem cell,HSC)在骨髓中增生。其一,高度的自我更新或自我复制能力;其二,可分化成所有类型的血细胞。造血干细胞采用不对称的分裂方式:由一个细胞分裂为两个细胞。其中一个细胞仍然保持干细胞的一切生物特性,从而保持身体内干细胞数量相对稳定,这就是干细胞自我更新。而另一个则进一步增殖分化为各类血细胞、前体细胞和成熟血细胞,释放到外周血中,执行各自任务,直至衰老死亡,这一过程是不停地进行着的。1957 年,美国华盛顿大学多纳尔・托玛斯发现正常人的骨髓移植到患者体内,可以治疗造血功能障碍。这一技术的发现,使多纳尔・托玛斯本人荣获了诺贝尔奖。这一技术很快得到全世界的认可,并已成为根治白血病等病的主要手段。造血干细胞移植技术的发现和应用为人类战胜疾病带来新的希望。特别是21世纪初人类开始的生命方舟计划对于造血干细胞移植技术的发现和应用取得了突破性的进展。

造血干细胞(HSC)又称专能干细胞。是存在于造血组织中的一群原始造血细胞。也可以说它是一切血细胞的原始细胞。由造血干细胞定向分化、增生为不同的血细胞系,并进一步生成血细胞。人类造血干细胞首先出现于胚龄第2～3周的卵黄囊,在胚胎早期(第2～3月)迁至肝、脾,第5个月又从肝、脾迁至骨髓。在胚胎末期一直到出生后,骨髓成为造血干细胞的主要来源。具有多潜能性,即具有自身复制和分化两种功能。在胚胎和迅速再生的骨髓中,造血干细胞多处于增生周期之中;而在正常骨髓中,则多数处于静止期(G_0期),当机体需要时,其中一部分分化成熟,另一部分进行分化增生,以维持造血干细胞的数量相对稳定。造血干细胞进一步分化发育成不同血细胞系的定向干细胞。定向干细胞多数处于增殖周期之中,并进一步分化为各系统的血细胞系,如红细胞系、粒细胞系、单核-吞噬细胞系、巨核细胞系以及淋巴细胞系。由造血干细胞分化出来的淋巴细胞有两个发育途径,一个受胸腺的作用,在胸腺素的催化下分化成熟为胸腺依赖性淋巴细胞,即T细胞;另一个不受胸腺,而受腔上囊(鸟类)或类囊器官(哺乳动物)的影响,分化成熟为囊依赖性淋巴细胞或骨髓依赖性淋巴细胞,即B细胞。并分别由T、B细胞引起细胞免疫及体液免疫。如机体内造血干细胞缺陷,则可引起严重的免疫缺陷病。造血干细胞具有高度的自我更新、自我复制的能力,可分化生成各种血细胞。造血干细胞有很强的再生能力,失血或捐献造血干细胞后,可刺激骨髓加速造血,1～2周内,血液中各种成分可恢复到原来水平。

二、骨髓移植

骨髓移植(bone marrow transplantation,BMT)是器官移植的一种,用于取代病变骨髓,重建患者的造血功能和免疫功能,达到治疗某些疾病的目的。骨髓移植一般是将正常骨髓由静脉输入患者体内,以取代病变骨髓的治疗方法。用以治疗造血功能异常、免疫功能缺陷、血液系统恶性肿瘤及其他一些恶性肿瘤。

20世纪70年代以来临床应用异基因骨髓移植治疗血液病,已取得很大的成功。它需有与患者人类白细胞抗原(HLA)相匹配的同胞兄弟、姐妹以及极少数的无亲缘关系的供髓者所输入的异体骨髓,或家庭成员间如父母和子女的骨髓移植;以及与患者HLA不很匹配的无关供者的骨髓。非同胞的兄弟姐妹虽HLA相匹配,但易发生轻重不等的移植物抗宿主病(GVHD),尤其在后一种情况更严重。另一类为同基因骨髓移植,即极少数的同卵双胎孪生兄弟或姐妹间的骨髓移植。

20世纪80年代临床应用自体骨髓移植(ABMT)。用自身的骨髓,不需寻找供髓者,此法简便,易于推广,可用于独生子女,并且无GVHD的发生。用于白血病、淋巴瘤和多种实体瘤的治疗。

人类白细胞抗原(HLA)基因位点同时存在于两条第6号染色体的短臂上,每条上又由紧密连锁的复杂的基因位点组成。每个位点都由几个或几十个等位基因中的一个组成。在细胞膜上，目前所发现的抗原已有 200 种左右。在实验室目前所能检测到的 HLA 抗原只有 HLA－A、－B、－C、－D/DR 这几大类。实验室所测得两人之间这几种抗原相符合，不等于两人的全部抗原中没有不相符之处。在同胞兄弟、姐妹中从父母各接受一条染色体上每种基因的一个，所以是单倍体基因遗传。同胞兄弟姐妹间基因配合方式完全相同率仅占 25%，父母与子代间总有一个单一型染色体上 HLA 的 A、B 等位点的配合不同，故除同卵的孪生兄弟或姐妹外，家庭成员间及无关供者间 HLA 相匹配的概率是极少的。HLA 最初是作为人类的主要组织相容性复合物(MHC)被发现的，其基因编码所表达的抗原，参与控制免疫识别及细胞亚群间相互作用，故 HLA 不相匹配对移植物与受者组织之间的相互排斥有影响。临床上一方面可产生移植物不能植活，另一方面可产生轻重不等的急性与慢性移植物抗宿主病，表现为皮肤、肝脏和胃肠道病变，严重者可导致死亡。因此，HLA 的组织配型对供髓者的选择和骨髓移植的成功与否，是重要环节之一。约 60%的成人急性白血病患者，经过异基因或同基因骨髓移植可达 3 年以上长生存期，部分已达 5 年以上。在慢性粒细胞白血病慢性期，约 80%的患者可存活 3 年以上，部分已存活 5 年以上，可谓根治。有人比较了只用常规联合化学治疗，不做骨髓移植的急性白血病，仅有 10～15%的人存活到 3 年，平均生存期仅 1 年左右。慢性粒细胞白血病的生存期平均 3～4 年，病程虽缓慢，但用目前化疗方法无根治的可能。因此，骨髓移植所取得的疗效较常规化疗为佳。对淋巴瘤及其他实体瘤应用自体骨髓移植亦可达到根治的目的。

第三节　自体骨髓移植治疗肝硬化

骨髓间充质干细胞具有长期存活、不断地自我繁殖的特性。骨髓间充质干细胞具有特殊的生物学多样性，特别是多相分化潜能，间充质干细胞植入肝脏后，遂向病变部位迁移，成为病变部位的前体细胞，并分化为终末成熟细胞。已开展的临床研究显示自体间充质干细胞对肝硬化患者肝功能及临床症状具有改善作用。

2009 年开始笔者对 14 例艾滋病合并失代偿期肝硬化患者进行脾脏切除手术加自体骨髓经门静脉输注治疗，结果 2 例患者手术后 2 d 死于腹腔出血和肝功能衰竭，12 例患者在手术后 3 个月由原来的肝功能 Child-Pugh 分级从 C 级或者 B 级全部恢复到 A 级。1 例手术后第 3 年死于吸毒引起的癫痫发作，其余 11 例至今肝功能维持在 A 级，全身情况明显好转。我们将这种方法应用到 100 多例没有艾滋病病毒感染的一般肝硬化患者，结果收到更好疗效。例如 1 例患者男，56 岁，失代偿肝硬化大量腹水合并脐疝(图 28－1，见彩页)。CT 检查提示肝脏明显萎缩，肝脏体积 1 302 ml，大量腹水，脾脏肿大(图 28－2)。在多家医院就诊后都认为需要做肝移植。我们对患者进行脾切除加脐疝修补，自体骨髓经门静脉输注治疗。手术后 3 个月，肝功能 Child-Pugh 分级从 C 级转成 A 级，手术后 1 年，肝功能正常，腹部伤口愈合良好

(图 28－3,见彩页)。CT 检查提示肝脏明显增大,体积 1 796 ml,腹水基本消失(图 28－4)。对于肝功能 C 级的患者手术风险比较高,围手术期输注白蛋白,凝血酶原复合物,纤维蛋白原,改善肝脏功能,手术中经胃网膜右静脉插管埋置骨髓输注装置,输注自体骨髓。随着自体骨髓干细胞在肝内发生复杂的变化,肝硬化组织中的胶原纤维被降解和吸收,肝脏组织的增生和体积增大,肝功能好转,门静脉压力会逐渐降低。

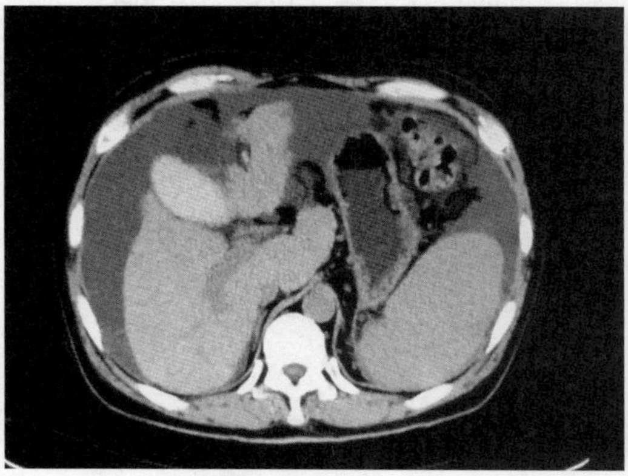

图 28－2　手术前腹部 CT 断层照片

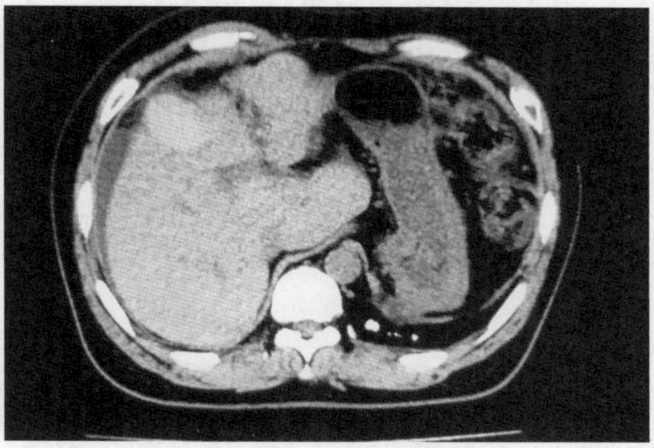

图 28－4　骨髓输注 1 年后对比手术前同一部位 CT 断层照片

第四节　自体骨髓肝内输注促进艾滋病患者的免疫重建

免疫重建是指免疫缺陷个体经过自身调节机制或过继转输等治疗手段作用后重新建立健全有效的免疫系统的过程。免疫重建是相对于免疫损伤而言的。人类免疫缺陷病毒(HIV)感染可以引起以细胞免疫缺陷为主的获得性免疫缺陷综合征即艾滋病(AIDS)。HIV 特异性地侵犯处于人体免疫系统中枢地位的 $CD4^+$ T 细胞,造成 $CD4^+$ T 细胞数量进行性减少,细胞免疫功能缺陷,最后导致各种机会性感染和肿瘤的发生。免疫重建的目标是反转 HIV 感染造成的免疫损伤,使 HIV 感染/AIDS 患者经抗病毒治疗或其他治疗后,HIV 感染引起的免疫损伤得以恢复到正常水平或接近正常水平。国内外主要的监测指标是 $CD4^+$ T 细胞数量和功能的恢复、免疫活化状态的自稳以及淋巴结结构的修复。随着抗反转录病毒治疗(ART)的应用,HIV 感染者体内的病毒受到显著抑制,其免疫功能也得到了不同程度的恢复即免疫重建。研究表明,长期 ART 控制病毒复制,可能使部分艾滋病患者获得有效的免疫重建。

一、ART 对 T 细胞亚群数量的影响

$CD4^+$ T 细胞又可分为:未接触过特异抗原刺激的幼稚 $CD4^+$ T 细胞(naive,表达 CD45RA

和 CD62L 分子）和记忆 $CD4^+$ T 细胞（表达 CD45RO 而不表达 CD45RA），在正常人各占约 50%。幼稚 $CD4^+$ T 细胞经特异抗原刺激可变为记忆淋巴细胞，在 HIV－1 感染早期记忆 $CD4^+$ T 细胞（$CD45RO^+$）下降，而疾病的进展阶段是幼稚型 $CD4^+$ T 细胞下降。

（一）$CD4^+$ T 细胞数量的重建

艾滋病患者经联合抗病毒治疗后，其 $CD4^+$ T 细胞数量的重建分两个阶段，第一阶段为快速增长期，发生在治疗后的最初 3 个月内；伴随着病毒载量的快速下降，外周 $CD4^+$ T 细胞数迅速上升，经流式细胞仪检测证实主要为 $CD45RO^+$ T 细胞群增生，也可见到 $CD45RA^+$ T 细胞亚群增殖，但较少，其上升的机制可能有几个方面：①淋巴组织中滞留的记忆型细胞重新分布；②已存在的细胞克隆的增殖；③细胞凋亡的减少。可伴随一定数量的 B 细胞上升，NK 细胞的上升尚未观察到。

（二）$CD4^+$ T 细胞功能的重建

对于艾滋病的免疫功能重建来说，$CD4^+$ T 细胞数量的恢复固然重要，但更重要的是这些新增加的细胞是有正常免疫功能的细胞。以前有报道称，艾滋病患者 $CD4^+$ T 细胞数量增加后，仍发生机会性感染，因而认为艾滋病患者经 ART 后新增加的细胞是无正常免疫功能的细胞。ART 第二阶段为缓慢增长期，紧随第一期之后，以 $CD4^+$ T 细胞的缓慢增加为特征。第二阶段 $CD4^+$ T 细胞的增加比第一阶段更为重要，因为它意味着真正的免疫重建。第二时相发生在治疗开始 2～3 个月后，$CD4^+$ T 细胞数量缓慢而稳定地上升，持续 1 年或更长，此期主要是幼稚型 $CD4^+$ T 细胞的增加，其机制则可能是病毒受抑制后胸腺产生的新的 T 细胞，使外周幼稚 T 细胞增加，因为该期内 $CD4^+$ T 幼稚细胞群可见到上升的信号节 T 细胞受体重排切除环（T cell receptor rearrangement excision circle，TRECs），由于 T 细胞在未从胸腺释放入血液之前能产生 DNA 环行片断（TRECs），TRECs 可作为新近从胸腺释放出来的 T 细胞的标记。TRECs 存在于幼稚 T 细胞，而不存在于记忆 T 细胞，随年龄增长，TRECs 阳性逐渐消失，但 70 多岁时仍有少数人存在。HIV 感染者的 TRECs 阳性细胞明显低于正常同龄人，当 ART 后多数病例 TRECs 阳性细胞很快并持久地上升。另外一些人认为该期内增殖的 $CD4^+$ T淋巴细胞 Ki67 表达也增加，而 Ki67 是细胞增生的标志。有人认为其变化与年龄和胸腺的大小有关，因为抗病毒治疗后，儿童 T 细胞恢复的速度是成人的 10～40 倍。有人通过 MRI 测量胸腺大小，发现胸腺大者恢复快，而小者则恢复慢。

（三）异常的免疫激活好转

伴随着血浆病毒载量的下降，异常的免疫激活也明显好转。治疗前升高的 T 细胞激活标志 CD25、CD69、CD38、HLA－DR、Fas 均下降，且与 HIV 血浆 RNA 病毒载量的下降有良好相关性。基于上述结果，提出了艾滋病患者的免疫功能是可以重新恢复的新理论，即艾滋病患者经 ART 治疗后，只要病毒的活动复制被有效控制而且能维持足够长的时间，其免疫功能就可能逐渐恢复。

（四）抗病毒治疗对免疫功能重建的局限性

单纯 ART 治疗对艾滋病免疫功能重建也有其局限性，只有 60%患者的 HIV 病毒活动复制能被长期有效地控制，故仅有这些患者可以得到免疫功能重建，但是否能恢复到正常水平尚未证实。更为遗憾的是，患者 $CD4^+$ T 细胞特异性抗 HIV 的免疫反应能力未能恢复。

HIV 复制被抑制是免疫重建的主要因素。但是在临床上发现接受 ART 的患者 $CD4^+$ T 细胞上升与病毒的抑制并不完全一致，许多患者在治疗后 HIV - RNA 病毒载量仍高居不下的情况下可出现临床症状的改善和免疫功能增强，而另外一部分患者病毒载量低到检测水平以下，但 $CD4^+$ T 细胞不升高，AIDS 相关病变却仍然发生，仍然存在明显的免疫缺陷，其他因素如既往治疗史、治疗开始时间、是否合并重叠感染以及年龄、种族等也影响免疫重建的效果。ART 不能完全恢复患者的免疫功能，而且 ART 不能根除病毒，HIV 储存库仍然存在，免疫系统也因此不可能完全恢复。

另有人发现，早期抗病毒治疗患者体内还会出现抗 HIV - 1 特异性的细胞免疫。然而，早期抗病毒的弊端也应考虑在内，包括较高的药物不良反应发生率及耐药的出现，尤其需要引起注意的是，最近发现抗病毒药物可引起脂质和糖类代谢紊乱，包括胆固醇和三酰甘油的升高、糖耐量的异常、脂肪代谢障碍，长期治疗可引起心血管系统并发症，因此早期抗病毒治疗需慎重选择。

二、免疫重建失败的定义、原因及处理

虽然有效抗病毒治疗可以完全抑制 HIV 的复制，但是临床观察发现约有 20%经过抗病毒治疗的患者仍然表现为免疫重建失败，导致患者机会性感染、肿瘤、心血管疾病、肝脏疾病等的发病率和病死率显著升高。研究表明，抗病毒治疗前 $CD4^+$ T 细胞计数少与 AIDS 相关并发症发病率呈显著正相关，也更容易发生非 AIDS 相关事件，包括心血管疾病、肝脏疾病、肾脏疾病和肿瘤疾病的发生。鉴于此，国际上如何治疗免疫重建失败患者成为本领域重大难题之一。

目前，免疫重建失败尚无统一的定义，主要争论的焦点在于 $CD4^+$ T 细胞计数恢复的水平和时间。2011 年美国艾滋病诊疗指南将免疫重建失败定义为：HIV 感染/AIDS 患者接受抗病毒治疗后，虽然可以长期抑制病毒的复制（病毒载量低于检测水平），但 $CD4^+$ T 细胞计数仍不能达到正常水平的一种免疫状态。然而，一些学者提出抗病毒治疗 4～7 年后，如果 $CD4^+$ T 细胞计数不能恢复到 350 cell/μl，则认为是免疫重建失败；另一些学者则将抗病毒治疗一定时间内 $CD4^+$ T 细胞计数增加不超过治疗前水平的 50 cell/μl 或 100 cell/μl 定义为免疫重建失败。根据我国的临床研究结果，目前提出免疫重建失败即 HIV 感染/AIDS 患者接受抗病毒治疗＞2 年，期间病毒复制被有效抑制（病毒载量＜50 copy/μl），但 $CD4^+$ T 细胞计数持续＜200 cell/μl。现在认为免疫重建失败的发生率取决于如何将其定义以及患者初始抗病毒治疗

时 $CD4^+$ T 细胞数量。一项研究根据抗病毒治疗前 $CD4^+$ T 细胞计数将患者分成 3 组，随访 6 年观察结果如下：开始治疗时 $CD4^+$ T 细胞计数＜200 cell/μl 的患者，在随访结束时有 42％的患者 $CD4^+$ T 细胞计数＞500 cell/μl；在开始治疗时 $CD4^+$ T 细胞计数为 200～350 cell/μl 的患者中，该比例上升到 66％；而在开始治疗时 $CD4^+$ T 细胞计数＞350 个/mm^3 的患者中，该比例可达到 85％。该研究提示，抗病毒治疗开始时基线 $CD4^+$ T 细胞计数与免疫重建失败的发生密切相关。

ART 是当前治疗 HIV 慢性感染和 AIDS 最主要的临床手段，可持久抑制病毒复制，在一定程度上改善患者的免疫功能，部分实现免疫重建，明显改善 HIV 感染/AIDS 患者的疾病进展和预后 但是，ART 介导的免疫重建有其局限性。ART 不能帮助所有 HIV 感染者实现免疫功能重建，HIV 复制被抑制是 ART 介导的免疫重建最主要的因素。虽然 ART 可以使患者血浆中检测不到病毒，但患者体内仍然存在低水平的病毒复制，HIV 可以巧妙地储藏在不明的细胞场所或解剖学场所，此场所被称之为 HIV 储藏库。一旦停止药物治疗，储藏库内的病毒会迅速反弹。HIV 难以在体内被完全清除的一个重要原因就是 HIV 储藏库的长期存在。最近的研究显示：接受 ART 后血浆 HIV 载量长期检测不到的患者，外周 $CD4^+$ T 细胞仍可检测到整合的病毒，经进一步鉴定，HIV 储藏库主要存在于中枢记忆性 T 细胞和短期记忆性 T 细胞内，前者依赖低水平的抗原刺激，随着时间逐渐消失，而后者依赖白细胞介素-7 介导的稳态而长期存活。不仅如此，HIV 储藏库还存在于巨噬细胞、树突状细胞和 NK 细胞等细胞内；作为解剖学位置的 HIV 储藏库还存在于中枢神经系统、骨髓以及淋巴结、生殖道等器官。HIV 储藏库衰减缓慢，以至于期望在个体生存期内，仅靠 ART 将其彻底清除是不可能的。因此，HIV 储藏库的存在已成为目前 ART 实现免疫重建和根治 AIDS 的最大障碍。此外，免疫重建失败的发生还与其他多个因素密切相关，例如老龄、发生共感染（HCV、HIV－2 和人淋巴细胞病毒-1 等）、治疗的依从性差或治疗中途停药、持久的免疫系统炎症和超活化、骨髓再生障碍和免疫细胞发育抑制等。

对于何时治疗及如何治疗免疫重建失败患者更缺乏共识，一些学者报道在原治疗基础上加入新的药物或许能减少免疫重建失败的发生率，但之后被证实效果甚微；此外，改变治疗药物的种类[如把非核苷类反转录酶抑制剂改成蛋白酶抑制剂和整合酶抑制剂或趋化因子受体 5(chemokine receptor 5，CCR5)拮抗剂]也未能获得满意的治疗效果；虽然免疫治疗如白细胞介素-2 治疗可阶段性增加 $CD4^+$ T 细胞计数，但患者的临床预后也未得到明显改善，因此 IL－2治疗未纳入 AIDS 的诊疗指南。

三、HIV 感染的免疫损伤

HIV 感染后免疫激活的概念包括 T 细胞、B 细胞、NK 细胞及其他相关细胞更新率的提高，T 细胞和 B 细胞激活表型的增多，血浆中炎症细胞因子和趋化因子浓度的增加等。这种激活并不限于 HIV 特异性 T 细胞而是全身广泛激活。早期对 HIV 的研究显示 HIV 感染并杀死血液和淋巴结中 $CCR5^+$、$CD4^+$ 效应记忆 T 细胞，导致 HIV 感染者 $CD4^+$ T 细胞减少并最终导致 AIDS。但是一些研究发现外周血 $CD4^+$ T 细胞的有效感染程度可以很低，HIV 优先感染激活的 $CD4^+$ T 细胞且无论这些激活细胞是否被感染都会死亡。高效抗反转录病毒治疗不能立刻改变 $CD4^+$ T 细胞的高病死率，在慢性感染阶段 $CD4^+$ T、$CD8^+$ T 细胞病死率同时提高。因此对 T 细胞死亡的原因与效应的争论越来越多争论的焦点主要集中在是 HIV 感染直接导致了大量 $CD4^+$ T 细胞的死亡还是病毒感染诱导的广泛免疫激活导致了 $CD4^+$ T 细胞的死亡。

肠相关淋巴样组织(gut associated lymphoid tissue，GALT)在保护宿主不被外界抗原和微生物感染的过程中发挥重要作用。肠道含有人体最多的 T 细胞，是人体最大的免疫器官。HIV 感染急性期使得局部免疫失调，破坏黏膜表面的完整性，增加了肠道菌群易位，导致全身的免疫激活；慢性免疫激活是 HIV 感染慢性期的一个独有特点。HIV 感染后主要特点是持续的系统性免疫活化，导致了耗竭性的免疫反应，促炎因子的产生和病毒在活化的 $CD4^+$ T 细胞复制失控，免疫活化带来的结果大部分对身体都是有害的。慢性持续的免疫刺激会导致免疫缺陷，HIV 感染慢性期的免疫活化包括 T 细胞比例倒置，T 细胞和 B 细胞活化状态增加，血清促炎因子和趋化因子增加 $CD4^+$ T 和 $CD8^+$ T 细胞自稳机制破坏和寿命变短，记忆性 $CD4^+$ T细胞存储量的大量减少，异常存在的效应性 T 细胞使得淋巴结纤维化，高比例的 $CD4^+$ T 细胞减少和增生贯穿于整个慢性期，使胸腺功能紊乱和纤维化，幼稚 T 细胞减少，大量研究强调了 GALT 的 $CD4^+$ T、$CCR5^+$ T 细胞快速严重不可逆减少是 HIV 感染后病情进展的决定因素。HIV 感染后的黏膜免疫功能紊乱与肠腔内的细菌及其产物易位到血液循环有关，引起了慢性的免疫活化，其机制可能是局部的细菌通过 Toll 样受体介导损伤的肠黏膜刺激局部免疫系统引起的。

总之，HIV 感染胃肠道屏障的破坏，包括胃肠道大量 $CD4^+$ T 细胞减少和病毒感染复制，肠上皮细胞凋亡，肠上皮细胞紧密链接的破坏、淋巴组织的纤维化和菌群易位等各种病理改变贯穿于 AIDS 患者的整个病程中，对 HIV 感染后进展为 AIDS，疾病的转归，患者的预后都有很重要的作用。现在的 ART 方案只能使 HIV 感染者的胃肠道黏膜 $CD4^+$ T 细胞部分重建，寻找新的治疗方法应该把焦点集中于阻止或减少 HIV 在黏膜表面的传播和重建黏膜免疫或肠道上皮细胞的完整性。

四、降低免疫活化的策略

由于 ART 的局限性，近年来，过继性细胞免疫治疗、细胞因子治疗以及减少负性调节因素和降低免疫活化等新型的抗 HIV 免疫治疗方法不断涌现，逐渐成为研究热点，并已呈现出良好的应用前景如前所述。过度的免疫激活和相关的炎症反应在 HIV 感染的发病过程中扮演着重要的角色，目前机体的免疫激活状态已经作为直接评价 HIV 感染者病情进展情况的主要指标。一系列抑制免疫激活状态的治疗方法开始尝试性应用于 HIV 感染者，IL－2 被广泛地用做促进 $CD4^+$ T 细胞增殖的药物，但研究表明其作用机制主要是长期抑制 T 细胞活化和凋亡，泼尼松、羟基脲、吗替麦考酚酯和环孢素等免疫抑制剂都被用于 HIV 感染者的治疗，虽然最终的疗效有待进一步的确认，但是这些尝试为抗 HIV 治疗提供了一个全新的思路。近年来，间充质干细胞由于相对容易分离和培养、体外可大量扩增、遗传背景相对稳定、体内植入反应弱、易于接受外源基因的导入和表达等优势已广泛应用于临床多种疾病的治疗。更重要的是，间充质干细胞还具有广泛的免疫抑制功能（涉及 T 细胞、NK 细胞和 B 细胞等），这一特点使得 MSC 在器官移植、自身免疫病、肿瘤的侵袭及转移中发挥重要的治疗作用。综上所述，HIV 免疫激活的特点，MSC 也能在抗 HIV 治疗中发挥类似作用。

HIV 感染可引起多层次的免疫损伤和免疫异常，而现在的抗病毒治疗只是在抑制病毒复制的基础上，部分实现免疫重建。因此，必须针对 HIV 感染的各种病理特征，进行多角度多层次的治疗，包括抑制过度免疫活化、改善各器官微环境等，才有可能最终实现免疫重建。对新发展的免疫治疗策略可直接补充丢失的免疫成分或削弱异常的免疫反应，在一定程度上弥补了 ART 的不足，进一步增强了机体的免疫重建能力。然而这些治疗最终的疗效还有待于严格的临床队列研究进一步确认。

五、自体骨髓肝内输注促进艾滋病患者的免疫重建

我们自 2010 年对 12 例艾滋病合并失代偿期肝硬化进行了脾切除加自体骨髓经门静脉输注。术后观察到患者肝功能明显改善。在对患者随访中意外发现 $CD4^+$ T 细胞较快的增加。临床实践提示，自体骨髓输注到肝脏后促进了艾滋病患者免疫重建。

随后我们对没有肝硬化的艾滋病合并外科疾病的患者，在进行腹部手术时顺便经网膜右静脉插管，埋置骨髓输注装置，建立自体骨髓经门静脉输注到肝内的通道，试用自体骨髓经门静脉输注，结果发现一些患者免疫系统重建加快。

例如，患者，男，33 岁。进行性消瘦，间断腹泻，腹痛，发热 2 年，明显腹痛腹胀，呕吐 8 d，以艾滋病合并肠结核完全肠梗阻收住外科。入院时检查，恶病质状态，重度营养不良。腹胀，全腹部压痛，肠鸣音弱。WBC 2.6×10^9/L，Hb 100 g/L，Plate36×10^9/L。$CD4^+$ T 细胞仅 1 cell/μl。$CD8^+$ T 细胞仅 83 cell/μl。HIV 病毒载量 99 300 copy/ml，血清白蛋白 24.4 g/L。X 线检查提示双侧胸腔少量积液，腹腔可见肠管扩张，多个气液平面。

2013 年 5 月 2 日在全麻下剖腹探查，发现腹腔多发干酪样坏死病灶，广泛肠粘连，回肠末端梗阻。手术进行腹腔干酪样坏死病灶清除和腹腔引流，回肠造瘘。继续营养支持，抗结核，抗病毒治疗。手术后 6 个月，患者 $CD4^+$ T 细胞 20 cell/μl。仍然很消瘦。再次手术做回肠造瘘口关闭，回肠升结肠吻合，同时做经网膜右静脉置管，把植入式骨髓输注装置埋置在上腹部。然后经髂前上棘穿刺采集自体骨髓，做自体骨髓经骨髓输注装置输入门静脉，每次输注骨髓 20 ml，间隔 1 个月输注一次自体骨髓，共输注 3 次。第二次手术后 1 个月，$CD4^+$ T 细胞 54 cell/μl。第二次手术后 2 个月，$CD4^+$ T 细胞 70 cell/μl。第二次手术后 6 个月，$CD4^+$ T 细胞 210 cell/μl。HIV 病毒载量检测不到，全身情况明显好转，患者体重在 6 个月中增加 6 kg，和正常健康人一样生活。手术后 3 年，$CD4^+$ T 细胞 480 cell/μl，免疫系统基本恢复到正常状态。这例当时的晚期艾滋病患者临床基本治愈。

我们对这例患者清除腹腔结核病灶，继续抗反转录病毒治疗，抗结核及营养支持治疗。患者的 $CD4^+$ T 细胞从 1 cell/μl 增加到 20 cell/μl 经历了第一次手术后的 6 个月时间。然后第二次手术关闭回肠造瘘，做回肠升结肠肠吻合，同时经网膜右静脉插管埋置骨髓输注装置，做自体骨髓经门静脉肝内输注。第二次手术后 6 个月 $CD4^+$ T 细胞从 20 cell/μl 增加到 210 cell/μl。明显促进了免疫重建。现在手术后已 3 年余，$CD4^+$ T 细胞 480 cell/μl，这例当时的晚期艾滋病患者临床基本治愈。通过本例患者的提示，对 $CD4^+$ T 细胞极低的患者，在抗反转录病毒治疗的基础上，加自体骨髓经门静脉输注，有可能促进免疫重建。

第五节 化疗致骨髓抑制的一般治疗

一、化疗致骨髓抑制的分级

化疗是恶性肿瘤的主要治疗方法之一，骨髓抑制是其主要的不良反应。骨髓抑制不仅延缓化疗的进行而影响治疗效果，而且可能导致并发症而危及患者生命。一些恶性肿瘤患者或许不会很快死于疾病本身，却可能由于骨髓抑制致命。目前化疗后骨髓抑制的分度采用的是世界卫生组织抗癌药物急性及亚急性毒性反应分度标准（表 28－1）。以前对红系抑制的关注较少，原因在于贫血的处理相对简单而且见效迅速，输血或输入浓缩红细胞均可。但实际上贫血不仅使患者的组织乏氧导致一般状况差，而且还可能降低放疗或化疗的效果。对粒系抑制而言，中性粒细胞绝对值比白细胞总数更为重要。注意两个关键节点：一是中性粒细胞绝对值低于 1×10^9/L，二是血小板计数低于 50×10^9/L。它们分别是Ⅲ度粒细胞减少和Ⅲ度血小板减少的临界点，是容易出现并发症的信号，也是需要给予干预的指征。

表 28－1 化疗后骨髓抑制的分度

	0	1	2	3	4
血红蛋白(g/L)	≥110	109～95	94～80	79～65	<65
白细胞(10^9/L)	≥4.0	3.9～3.0	2.9～2.0	1.9～1.0	<1.0
粒细胞(10^9/L)	≥2.0	1.9～1.5	1.4～1.0	0.9～0.5	<0.5
血小板(10^9/L)	≥100	99～75	74～50	49～25	<25

骨髓抑制是指骨髓中的血细胞前体的活性下降。血流里的红细胞和白细胞都源于骨髓中的干细胞。血流里的血细胞寿命短，常常需要不断补充。为了达到及时补充的目的，作为血细胞前体的干细胞必须快速分裂。化学治疗（chemotherapy）和放射治疗（radiation），以及许多其他抗肿瘤治疗方法，都是针对快速分裂的细胞，因而常常导致正常骨髓细胞受抑。骨髓抑制

是多数化疗药的常见毒性反应，大多数化疗药均可引起有不同程度的骨髓抑制，使周围血细胞数量减少，血细胞由多种成分组成，每一种成分都对人体起着不可缺少的作用，任何一种成分的减少都使机体产生相应的不良反应。一般认为，粒细胞的减少通常开始于化疗停药后一周，至停药 10～14 d 达到最低点，在低水平维持 2～3 d 后缓慢回升，至第 21～28 d 恢复正常，呈 U 型。血小板降低比粒细胞降低出现稍晚，也在 2 周左右下降到最低值，其下降迅速，在谷底停留时间较短即迅速回升，呈 V 型。红细胞下降出现的时间更晚。

化疗后骨髓抑制的规律具有以下意义：①它限定化疗疗程的间隔时间。理论上，化疗应该在最短时间内施以最强剂量，以迅速抑制或杀灭肿瘤细胞。但化疗后骨髓抑制的恢复需要时间，故很多化疗是 4～6 周进行一次；②涉及对二度骨髓抑制的处理。对于Ⅲ度和Ⅳ度骨髓抑制必须给予干预已经成为共识，但对于Ⅱ度骨髓抑制，何时必须干预，何时可以短暂观察则较为困惑。利用上述规律，有助于决策；③有助于及早发现骨髓抑制。根据化疗后骨髓抑制的规律，能及早发现这一问题并行相应处理。化疗后每两天检查一次血常规即可达到这一目的。

二、骨髓抑制作用突出的常用化疗药物

化疗药物针对的是生长活跃的细胞。除恶性肿瘤细胞外，骨髓造血干细胞、消化道黏膜、皮肤及其附属器、子宫内膜和卵巢等器官或组织的细胞更新亦较快，这是化疗药物导致相应不良反应的组织学基础。可以认为，几乎所有化疗药物都具有骨髓抑制作用，差别仅在于程度而已。在常用化疗药物中，烷化剂（环磷酰胺、氮芥等）和鬼臼毒素的骨髓抑制作用较强。在铂类药物中，卡铂的肾脏毒性小于顺铂，但其骨髓抑制的作用强于后者。紫杉醇类药物的主要不良反应是过敏反应和周围神经炎，骨髓抑制作用尚不及烷化剂，但多烯紫杉醇（泰索蒂）的骨髓抑制作用较强。拓泊替康的骨髓抑制作用很强，曾与卡铂联合用于大剂量化疗加外周血造血干细胞移植时骨髓动员前的抑制药物。

三、化疗后贫血的处理

输入浓缩红细胞的优点是能迅速提高贫血患者的携氧能力，缺点是存在输血相关的风险。当血红蛋白达到 70～80 g/L 时，绝大多数患者的携氧能力正常。对于化疗患者，如果有明显乏力、气短、心动过速等，有输血指征。如果患者血红蛋白为 70 g/L，每单位浓缩红细胞可增加 10 g/L 的血红蛋白。关于重组人促红细胞生成素（促红素，EPO）的应用：EPO 是由肝脏和肾脏合成的激素，能调节红细胞的生成。很多化疗药物都不同程度地影响肾功能（尤其是铂类药物），从而引起促红素分泌减少。因此，促红素尤其适用肾功能有损害的患者，或对输血相关风险顾虑过多的患者。用法为促红素 150 U/kg 皮下注射，每周 3 次。使用的同时应该补充铁剂和维生素 B_{12}、叶酸等。当血红蛋白高于 80 g/L 或血细胞比积＞40％后应停药。不良反应少见。

四、粒细胞减少的处理

一般认为，对于粒细胞减少伴有发热的患者，均使用抗生素；对于Ⅳ度骨髓抑制的患者，无

论有无发热，均必须预防性使用抗生素。理论上抗生素的使用应该以药敏为依据，但实际工作中很难实现，故多为经验性用药。通常用广谱抗生素，特别是需要涵盖革兰阴性菌和厌氧菌，如三代或四代头孢菌素。如果患者有发热，应在发热消退至少 48 h 后停；如果患者为Ⅳ度粒细胞减少但无发热，待粒细胞上升至正常后可停用。

关于重组人粒细胞集落刺激因子(G－CSF)的应用：G－CSF 的人工合成被认为是恶性肿瘤化疗的重要里程碑，如何使用好这一类药物对于保障化疗的进行非常重要。

（一）何时用

对于Ⅲ度和Ⅳ度粒细胞减少，必须使用。对于Ⅰ度粒细胞减少，原则上不用；对于Ⅱ度粒细胞减少，是否应用基于两点：查历史，即检查患者是否有Ⅲ度以上骨髓抑制的历史。如果有，则需要使用；观现状，即明确患者目前处于化疗后的时间。如果化疗后很快出现Ⅱ度骨髓抑制(2 周以内)，尤其是患者有Ⅲ度以上粒细胞减少历史，最好使用。如果患者是在化疗两周以后出现Ⅱ度粒细胞减少，而此前又没有Ⅲ度以上骨髓抑制的历史，则可以密切观察，暂时不用。

（二）如何用

1. 治疗性　每日 5～7 μg/kg，如果按体重平均 50 kg 计算，一般用 300 μg/d；主要用于Ⅲ～Ⅳ度粒细胞减少。

2. 预防性　每日 3～5 μg/kg，一般用 150 μg/d，主要用于此前有过Ⅳ度骨髓抑制历史的患者，或者为了保障短疗程高密度化疗(如周疗)的进行。通常自化疗结束后 48 h 开始使用。

3.“对付性”　如前所述，对于Ⅰ度粒细胞减少，原则上不用。但如果患者即将化疗而又顾虑很大，为了安慰患者和规避风险，有时也使用 G－CSF 150 μg 1～2 d。一般不提倡这种用法。

（三）何时停

对于治疗性使用，应在中性粒细胞绝对值连续两次大于 10×10^9/L 后停药。然而，临床上很多患者由于反复化疗，两次中性粒细胞绝对值大于上述标准比较困难，故当白细胞总数两次超过 10×10^9/L 亦可考虑停药。对于预防性使用，应在下次化疗前 48 h 停用。

五、血小板减少的处理

关于血小板减少患者的护理：对于血小板减少而言，护理与药物同等重要。应注意以下问题：①减少活动，防止受伤，必要时绝对卧床；②避免增加腹压的动作，注意通便和镇咳；③减少黏膜损伤的机会：进软食，禁止掏鼻挖耳等行为，禁止刷牙，用口腔护理代替；④鼻出血的处理：如果是前鼻腔，可采取压迫止血。如果是后鼻腔，则需要请耳鼻喉科会诊，进行填塞；⑤颅内出血的观察：注意患者神志、感觉和运动的变化及呼吸节律的改变。

关于单采血小板的使用：输注单采血小板能迅速提升血小板数量，从而防止在血小板最低阶段出血的发生。如果患者有Ⅲ度血小板减少而且有出血倾向，则应输注单采血小板；如果患者为Ⅳ度血小板减少，无论有无出血倾向，均应使用。一般而言，1 单位单采血小板可提高血小板计数 1 万～2 万。然而，外源性血小板的寿命通常仅能维持 72 h 左右，而且反复输入后患者体内会产生抗体。因此，近年出现了一些新型药物，如重组人促血小板生成素。关于重组人促血小板生成素(rhTPO)的应用：rhTPO 为特异性的巨核细胞生长因子，作用于血小板生成阶段的多个环节，能减少单采血小板的输入量和缩短血小板降低持续的时间。用法为每日 300 U/kg，(15 000 U/d)皮下注射，7 d 为一疗程。当血小板计数超过 50×10^9/L 可停用。其不足之处是起效较慢，通常需要连续使用 5 d 以后才有效果，故在有Ⅳ度血小板减少历史的患者中预防性使用，其效果可能更好，有关的临床试验正在进行之中。

第六节　化疗前后自体骨髓保存回输促进骨髓重建

艾滋病患者比正常人更容易患恶性肿瘤。化疗是治疗恶性肿瘤的一种重要治疗方法。但是对于免疫功能严重损伤的艾滋病患者，化疗进一步加重免疫损伤和骨髓抑制，有可能危及生命。我们对 12 例艾滋病合并恶性肿瘤准备化疗患者埋置骨髓输注装置，化疗前采集骨髓保存，化疗后 5 d，待化疗药物基本排出体外以后，将保存的自体骨髓经骨髓输注装置输入到门静脉。发现这种方法可以促进化疗后骨髓抑制情况得到缓解，周围血中白细胞、血小板和红细胞数量较快回升，也就是促进了化疗后骨髓重建，而且也促进免疫重建。例如，患者，男，27 岁。进行性消瘦，乏力，发热 3 个月，发现右侧腿部肿块 1 个月。以艾滋病收住院。入院检查 $CD4^+$ T 细胞数 13 cell/μl，$CD8^+$ T 细胞数 230 cell/μl，$CD4^+$ T/$CD8^+$ T＝0.01。WBC4.26×10^9/L，Hb94 g/L，Plate317×10^9/L。HIV 病毒载量 150 000 copy/ml，ALT 23 AST 56 ALP 274γ－GT 234 总胆红素 8.7 μmol/L 直接胆红素 7 μmol/L，血清白蛋白 35.1/L。在上海市公共卫生临床中心外科切取腿部肿块病理活检报告为卡波西肉瘤。给予抗反转录病毒治疗和脂质体阿霉素化疗。第一次化疗后 $CD4^+$ T 细胞数 5 cell/μl，肛门周围破溃。每日大便十余次，为淡黄色稀水样便。局部换药治疗后肛门周围破溃逐渐增大。做乙状结肠造瘘和经乙状结肠静脉插管埋置骨髓输注装置，肛门周围组织活检为慢性炎症合并真菌感染。再次化疗前采集自体骨髓 40 ml 放置骨髓保存液，－80℃冰箱保存，化疗后 5 d 后经埋置的骨髓输注装置回输自体骨髓。共 6 个疗程化疗后肛门周围破溃基本愈合，体重增加约6 kg。$CD4^+$ T 细胞数增加到 219 cell/μl。全身情况明显好转。再次手术关闭乙状结肠造瘘，还纳乙状结肠回腹腔，恢复正常从肛门排大便，肛门部溃疡完全愈合。

化疗有可能杀灭 Kaposi 肉瘤的肿瘤细胞，联合化疗(如长春新碱、长春碱、博来霉素、阿霉素)对 Kaposi 肉瘤有效。脂质体阿霉素有更好的疗效。脂质体是类似生物膜结构的双分子小囊，是具有单个或多个双层磷脂膜的囊泡，其主要成分是磷脂，磷脂分子中含磷酸基团的部分具有强烈极性(亲水性),碳氢链具有非极性(疏水性)。具有下述优点:①体内可被生物降解,免疫原性小。②水溶和脂溶性药物都可包埋运载,药物缓释,药效持续时间长。③通过细胞内吞融合作用,脂质体可直接将药物送入细胞内,避免使用高浓度游离药物从而降低不良反应。④正常组织毛细血管壁完整,大部分的脂质体不能渗透,而肿瘤生长部位毛细血管的通透性增加,使脂质体阿霉素聚集量增加,并由于阿霉素的缓释,直接用于肿瘤部位,增加了治疗效果。但是化疗有可能加重免疫损伤,加重机会性感染而危及生命。本例患者已经有肛门周围慢性炎症溃疡,在先进行一次化疗后肛门周围溃疡加重。我们采用乙状结肠造瘘,使粪便不经过直肠,减少对肛门污染刺激。在进行乙状结肠造瘘时顺便经乙状结肠静脉插管,埋置输液港在左下腹部皮下。这样可以在化疗前采集自体骨髓放置-80℃冰箱保存,化疗结束5 d后,化疗药物已经基本排出体外。这时我们再经穿刺埋置在左下腹皮下输液港的穿刺窗,将保存的骨髓解冻后经过输液港输注到门静脉。

已知肝脏在胚胎期有造血功能,我们假设自体骨髓造血干细胞输注到肝脏后,受某些细胞因子的作用,促进了前体T细胞的胸腺外发育。那么这种假设如果成立,对没有肝硬化的艾滋病患者经门静脉输注自体骨髓也应该促进免疫重建。我们对这例患者切除Kaposi肉瘤病灶,继续抗反转录病毒治疗、营养支持治疗和化疗。患者的$CD4^+$ T细胞从第2次化疗前5 cell/μl,化疗后自体骨髓经门静脉输注,增加到219 cell/μl,明显促进了免疫重建。现在化疗已经结束,血中检测不到艾滋病病毒。等待再次手术关闭乙状结肠造瘘,期待患者免疫重建,达到临床治愈。

目前骨髓干细胞采集多是通过应用粒细胞刺激因子等药物,动员骨髓中的干细胞进入周围血液,然后从周围血液中采集干细胞。但是采集的这些主要是造血干细胞,很少能采集到间充质干细胞及更原始的干细胞。直接骨髓穿刺可以采集到间充质干细胞及更原始的干细胞。普通骨穿针主要是用于采集骨髓涂片检查,采集0.1 ml就够用。但是做骨髓移植需要采集约100 ml。需要多点穿刺采集更多干细胞。我们设计的骨髓采集器前端有多个侧孔,增加了与骨髓腔中骨小梁的接触面积,可以采集到更多的骨髓干细胞。我们在局部麻醉下从一个穿刺点采集40 ml骨髓,既可以满足自体骨髓经门静脉移植的临床疗效。我们的这项发明已经获得国家实用新型专利。

第七节　自体骨髓促进局部损伤组织修复重建

笔者用自体骨髓经门静脉输注促进了肝硬化患者的肝功能重建,推理如果将骨髓输注到有组织损伤的部位,有可能促进局部损伤组织的修复重建。下肢浅静脉曲张患者由于循环障碍,一旦局部损伤后可能出现经久不愈的溃疡创面。例如,患者,男性,66岁,有轻度下肢浅静脉曲张,不慎碰伤右下肢,皮肤破损,1年未愈合(图28-5,见彩页)。手术切除曲张的浅静脉后陈旧创面仍然不愈。我们为患者在髂前上棘穿刺采集骨髓 20 ml，然后作股动脉穿刺，置入导管，将自体骨髓输注到股动脉，每个月输注 1 次，4 个月后下肢溃疡逐渐愈合（图 28－6，图 28－7，见彩页）。另一例气性坏疽并感染性休克患者，做切开引流，控制感染和纠正休克以后，右下肢大面积创面愈合困难。笔者用同样方法采集患者自体骨髓，经股动脉输注骨髓促进创面肉芽组织增生，然后植皮促进创面愈合（图 28－8～图 28－10，见彩页）。

第八节　自体骨髓肝内输注治疗肝硬化合并骨髓增生异常综合征

骨髓增生异常综合征（myelodysplastic syndrome，MDS）是起源于造血干细胞的一组异质性髓系克隆性疾病，特点是髓系细胞分化及发育异常，表现为无效造血、难治性血细胞减少、造血功能衰竭，有较高的病死率。失代偿期肝硬化的治疗是目前医学中的难题。如果 MDS 合并失代偿肝硬化，用常规的保守治疗方法疗效更差。我们用脾切除加自体骨髓经门静脉肝内输注治疗 1 例 MDS 合并失代偿肝硬化，收到较好疗效。

患者，男，63 岁。慢性乙型肝炎病史 20 年。腹胀，乏力，牙龈及全身皮下反复出血及瘀斑 12 个月。2014 年 3 月以肝硬化失代偿期合并 MDS 住外科病房。患者 20 年前因腹胀，乏力到医院检查发现感染乙型肝炎，用一般保肝药物治疗。1 年前出现有腹胀、乏力、牙龈出血，用拉咪夫定，保肝药物加用螺内酯和呋塞米利尿药物治疗。5 个月前牙龈及皮下出血明显，血小板低至 $(2\sim3)\times10^9/L$，间断输注血小板治疗。间断输注血小板治疗。每次输一个单采血小板后可达到 $(20\sim25)\times10^9/L$，一般 10 d 后血小板降低至 $(2.5\sim3)\times10^9/L$，每 7～10 d 输注 1 次血小板。

入院后检查：全身皮肤、巩膜有轻度黄染、牙龈有出血，皮下有散在瘀血斑。无蜘蛛痣。胸部无异常。腹部平坦，脾脏可触及在左肋缘下 3 cm，叩诊腹部有移动性浊音。血常规检查：WBC $6.25\times10^9/L$，Hb 91 g/L，血小板 $24\times10^9/L$，肝功能：ALT 33 U/L，AST 56 U/L，总胆红素 63.7 μmol/L，直接胆红素 37.2 μmol/L，白蛋白 46 g/L。腹部 CT 检查提示肝硬化，肝脏体积小，肝周围有腹水，脾脏肿大。

治疗经过：2014 年 3 月 7 日在全身麻醉下进行脾切除加经网膜右静脉置管，连接埋置皮下的液体输注系统，建立经皮穿刺可以输注液体至门静脉的通道。手术开始前先输注 1 个单采血小板。取上腹部正中切口，排出腹水 2 200 ml。先结扎脾动脉，然后游离脾脏周围韧带，切除脾脏。将脾脏中残存的血液和切脾创面的渗血约 1 200 ml 经血细胞回输系统洗涤后从患者周围静脉回输。切取小块肝组织作病理检查。手术顺利。手术后 1 d 复查血常规，白细胞 $40.69\times10^9/L$，Hb 104 g/L，血小板 $68\times10^9/L$，手术后 14 d 复查血常规，白细胞 $16.42\times10^9/L$，Hb 103 g/L，血小板 $5.2\times10^9/L$。再次输注血小板，经埋置皮下的液体输注系统输注自体骨髓 20 ml。手术后 30 d 复查血常规，WBC $14.12\times10^9/L$，Hb 96 g/L，血小板 $8\times10^9/L$。肝功能：ALT 28 U/L，AST 37 U/L，总胆红素 36.3 μmol/L，直接胆红素

12.4 μmol/L，白蛋白 38.7 g/L。腹水基本消失，逐渐减量然后停用利尿剂。再次输注血小板。手术后 60 d 复查血常规，WBC 12.12×10^9/L，Hb 98 g/L，血小板 14×10^9/L，肝功能：ALT 20 U/L，AST 37 U/L，总胆红素 19.3 μmol/L，直接胆红素 9.4 μmol/L，白蛋白 41.7/L。第二次经埋置皮下的骨髓输注系统输注自体骨髓 20 ml。手术后 90 d 复查血常规，WBC 14.12×10^9/L，Hb 124 g/L，血小板 28×10^9/L，肝功能：ALT 34 U/L，AST 37 U/L，总胆红素 11.8 μmol/L 直接胆红素 5.5 μmol/L，白蛋白 40.9 g/L。第三次经埋置皮下的骨髓输注系统输注自体骨髓20 ml。复查腹部 CT 检查提示肝硬化，肝脏体积较手术前轻度增大，肝周围没有腹水，脾缺失。血小板 55×10^9/L。患者手术后 6 个月体重增加 8 kg，停用利尿剂后仍然没有腹水，停止输注血小板后没有自发性出血。全身情况明显好转。手术后 1 年随访，肝功能正常，血小板 50×10^9/L。骨髓涂片检查，未见巨核细胞。

用间充质干细胞移植治疗肝炎后肝硬化、自身免疫性肝病、酒精性肝硬化、血吸虫性肝硬化等，有一定疗效。对这例失代偿期肝硬化合并 MDS 患者，我们用同样方法做了脾切除加自体骨髓经门静脉输注。在经过术前治疗，血小板 24×10^9/L 的基础上，术前再输注 1 个单采血小板。术中先分离结扎脾动脉，使脾脏中储存的大量血小板经脾静脉输入门静脉中。术中取出巨大脾脏，脾脏残余的血液和创面渗血经血细胞回输装置洗涤后输回周围静脉。所以手术后第一天血小板明显增多，达到 68×10^9/L，由于巨核细胞系统克隆性造血异常，几乎不产生血小板，所以术后 14 d 血小板减低到 5.2×10^9/L。再次输注血小板，同时经术中埋置的骨髓输注通道作第一次自体骨髓门静脉输注。术后 30 d，肝功能好转。腹水基本消失。利尿剂逐步减量，30 d 后停用。说明自体骨髓肝内输注后明显促进了肝功能重建。骨髓中含有间充质干细胞，造血干细胞，脂肪细胞和多种细胞因子等成分，促进肝功能重建的可能主要是间充质干细胞。胚胎期肝脏有造血功能。将自体骨髓输注到肝脏后，骨髓中的造血干细胞是否在肝脏恢复了造血功能，或分泌某种细胞因子促使巨核细胞系列恢复正常造血功能。临床观察到的现象是脾脏切除后由于输注血小板和术中先结扎脾动脉，使巨脾中的血液自体回输，术后第一天血小板达到 68×10^9/L，随后血小板迅速下降。在自体骨髓经门静脉输注后肝脏功能逐步恢复正常，同时血小板数量也逐渐增加，第二次自体骨髓门静脉输注后，不需要再输注血小板了，自发性出血现象消失。血小板计数持续性增加。

MDS 分为原发性，即原因不明。也有继发性(继发于长期化疗、放疗后，或继发于肿瘤、自身免疫病等)。临床表现多样化，缺乏特殊表现，常以贫血、出血和感染就诊。主要表现为全血细胞减少或某一系细胞明显减少，但骨髓增生活跃，成熟和幼稚细胞有形态异常即病态造血。目前认为本病是发生在较早期造血干细胞，受到损害后出现克隆性变异的结果。对骨髓细胞进行染色体显带分析和葡萄糖-6-磷酸脱氢酶(G6PD)同功酶研究，提示 MDS 系由干细胞演变而来，故为克隆性疾病。本病起病多隐袭，以男性中老年多见，约 70%病例 50 岁以上。是否年龄可降低细胞内修复基因突变功能亦可能是致病因素之一。对不能解释的难治性贫血，排除其他可以导致血细胞减少和病态造血的造血及非造血系统疾患应考虑到 MDS。

对 MDS 的一般支持治疗包括输血、促红细胞生成素(Epo)、粒细胞集落刺激因子

(G-CSF)或粒-巨噬细胞集落刺激因子(GM-CSF)。为大多数高龄 MDS、低危 MDS 所采用。支持治疗的主要目的是改善 MDS 症状、预防感染出血和提高生活质量。我们对这例失代偿期肝硬化合并 MDS 患者经门静脉输注自体骨髓，不但恢复了肝功能，而且使血小板异常的 MDS 临床症状消失。这对其他 MDS 的治疗提供了有意义的参考。

（刘保池　时玉舫　徐念沁　徐　庆　张　辉）

参考文献

1. Mark Hull, Stephen Shafran, Alex Wong. CIHR Canadian HIV Trials Network Coinfection and Concurrent Diseases Core Research Group: 2016 Updated Canadian HIV/Hepatitis C Adult Guidelines for Management and Treatment[J]. Can J Infect Dis Med Microbiol, 2016; 2016: 4385643. Published online, 2016, Jul 4. doi: 10. 1155/2016/4385643
2. Deneve, J L, J G Shantha, A J Page, et al. CD4 count is predictive of outcome in HIV - positive patients undergoing abdominal operations. The American Journal of Surgery, 2010, 200: 694 - 700.
3. Jacob, S T, C C Moore, P Banura, et al. Severe sepsis in two Ugandan hospitals: a prospective observational study of management and outcomes in a predominantly HIV - 1 infected population. PLoS One, 2009, 4: e7782.
4. Liu B L, Zhang R Guo, et al. Anti-infective treatment in HIV - infected patients during perioperative period. AIDS Research and Therapy, 2012, doi: 10.1186.
5. Tienan Feng, Xiuling Feng, Chenghua Jiang, et al. Sepsis risk factors associated with HIV - 1 patients undergoing surgery[J]. Emerging Microbes and Infections, (2015)4, e59, doi: 10.1038/emi.2015.59.
6. Baochi Liu, Xiaodong Chen, Yufang Shi. Curative Effect of Hepatic Portal Venous Administration of Autologous Bone Marrow in AIDS Patients with Decompensated Liver Cirrhosis[J]. Cell Death & Disease, (2013)4, e739; doi: 10.1038/cddis.2013.261.
7. Moskowitz A J, Yahalom J, Kewalramani T, et al. Pretransplantation functional imaging predicts outcome following autologous stem cell transplantation for relapsed and refractory Hodgkin lymphoma. Blood, 2010, 116(23): 4934 - 4937.
8. Feller L, Khammissa RA, Gugushe TS. HIV-associated Kaposi sarcoma in African children. J. SADJ, 2010, 65(1): 20 - 22.
9. 刘保池，苏锦松，张磊，等. 自体骨髓治疗艾滋病失代偿期肝硬化研究[J]. 中华全科医学，2013，11(5)：675 - 676.
10. 刘保池，李垒，司炎辉，等. 失代偿肝硬化合并胆囊结石的自体骨髓肝内输注治疗[J]. 肝胆胰外科杂志，2016，28(1)：10 - 12.

第二十九章

特殊感染患者的护理

第一节　破伤风患者的护理

一、概念

破伤风(tetanus)是常和创伤相关联的一种特异性感染，是由破伤风厌氧杆菌引起的一种急性传染病。其临床特征为全身骨骼肌强直性痉挛，角弓反张，阵发性抽搐，张口、咀嚼、吞咽困难，呈特殊的苦面笑容。可因咽喉部肌肉和呼吸肌痉挛导致呼吸困难、发绀、窒息而危及生命。

二、传播途径

破伤风杆菌是革兰阳性的厌氧性梭状芽孢杆菌，广泛存在于灰尘、土壤及粪便中。破伤风杆菌无法侵入正常的皮肤与黏膜，因此，破伤风最常见于各种创伤。破伤风杆菌的滋生、繁殖需要无氧环境。创伤组织缺血坏死，合并其他细菌感染使得组织氧化还原电位显著降低时，为破伤风杆菌的滋生提供了有利条件。因此，未按常规处理的污染严重的伤口、有撕碎组织血运差的伤口、引流不畅合并有需氧化脓菌感染的伤口，均为易感伤口。破伤风也见于新生儿脐端处理消毒不严和产后感染。少数破伤风可在无明显伤口存在的情况下发生，称为隐源性破伤风。

三、消毒隔离

1. 破伤风杆菌芽孢具有顽强的抵抗力，须经煮沸 30 min、高压蒸气 10 min 或浸泡石炭酸 10～12 h 方可杀灭。

2. 其所有器械及敷料均需专用，接触过伤口的器械须先用 1∶1 000 有效氯浸泡 30 min (器械要先用 1%过氧乙酸溶液浸泡 10 min)。清洗后进行高压蒸汽灭菌。敷料用后双层马夹袋包扎焚烧处理。

3. 破伤风患者置单间病室。

4. 室内应执行接触隔离制度，避免与其他有伤口的患者发生交叉感染。

四、职业防护

1. 医务人员在接触破伤风患者时应严格执行无菌操作。

2. 穿隔离衣、戴手套，特别是为破伤风患者行气管切开术及护理时更应加强个人防护，需戴面罩及护目镜。

3. 诊疗患者后应及时洗手、消毒。洗手用的自来水开关最好采用脚踏式或感应式，否则需应用避污纸开关水龙头，可以减少病毒在手上停留，避免感染。

4. 尽量避免用未经清洁、消毒的手去触摸自己的脸部。

五、病情观察

1. 密切观察全身骨骼肌强直的持续时间、程度及阵发性痉挛、角弓反张、张口、咀嚼、吞咽困难，苦面笑容。

2. 观察呼吸频率、喉肌痉挛、喉部肌肉和呼吸肌痉挛引起呼吸困难、发绀、窒息及生命体征。

3. 潜伏期少于 5 d 的患者，重点观察外伤部位及有无明显化脓感染。

六、护理要点

1. 破伤风患者一般在入院当时病情尚未发展至高峰，多不严重，但常在 3～4 d 日益加重。如有下列情况很可能属于重者，对有以下四种情况的患者宜重点进行治疗和护理。

(1) 潜伏期少于 5 d。

(2) 严重外伤而且有明显的化脓性感染。

(3) 伤口靠近头面部。

(4) 出现症状(如张口困难)后短时间(1～2 d)内迅速发展为全身性痉挛。

2. 单人置暗室，室内应装置有门帘、窗帘，保持病室内外绝对安静、温暖，避免噪声、强光、震动等刺激。

3. 医护人员说话动作应轻柔，各种检查治疗、护理宜尽量集中进行，可在使用镇静剂后 30 min内进行，以免经常刺激打扰患者，而增加抽搐。

4. 注意安全，床栏保护，防止坠床，在痉挛发作时不能对患者强制约束，以免因刺激而使痉挛更为加剧。

5. 预防压疮，患者发热、脉速、多汗，且因阵发性痉挛而往往大汗淋漓，故须适当翻身，及时整理和更换床单，勤擦澡换衣，防止长期仰卧而发生压疮。

6. 根据病情做好应急抢救措施，准备好止痉和急救器械、急救物品，如压舌板、张口器、吸引器、氧气、气管切开器械等。

7. 控制痉挛，掌握镇静药物的用药剂量和时间，做好各项记录。如痉挛发作次数，持续时间，用药后变化等。

8. 注意营养和补液，维持水、电解质平衡，凡能进食的以高热量、高蛋白质糊状饮食为宜，婴儿以母乳为宜，不能吸吮者用滴管滴入，一般不用鼻饲。应在充分镇静剂控制下插胃管鼻饲，缓慢注入混合奶或其他流质食物，防止食物反流引起窒息。患者发热多汗，水分丧失，同时消耗大量能量，常导致衰竭酸中毒死亡，故输液以补充营养和水分尤为重要。

9. 准确记录尿量(留置导尿管时)，患者往往因膀胱括约肌痉挛而有尿潴留现象。重症患者在阵发性痉挛时往往小便溢出，排尿不能控制，故必要时可给留置导尿管，记录尿量以供输液时掌握速度之参考(24 h 尿量应达 1 000 ml)。

10. 保持呼吸道通畅，注意口腔护理，对痉挛严重者可在使用镇静松弛药后及时吸出口腔内分泌物。对重型或呼吸道分泌物多、抽搐频繁而持续时间较长者、有呼吸衰竭先兆者应及早予气管切开，行机械通气。

11. 脐部的处理及时清创，除去异物及坏死组织，伤口应暴露，接触空气，引流不畅或患儿脐部有分泌物时可用 3%过氧化氢溶液或1∶5 000高锰酸钾溶液，清洗或持续湿敷。

12. 加强心理护理，破伤风患者因害怕声、光等刺激，需单独居住隔离病室，减少陪伴，隔离噪声与强光，同时病房内要配置多种抢救器材及药物，患者心理上会有危险感和恐惧感。护士要耐心倾听患者主诉，予以相应的心理支持，帮助患者及其家属减轻紧张恐惧心理，树立战胜疾病的信心，增强心理防御能力，促进疾病康复。

13. 破伤风抗毒血清之应用

(1) 一般在受伤后 24 h 内应用 TAT 1 500～3 000 U 肌内注射，预防作用维持 10～14 d。

(2) 肌内注射前应先做皮试，稀释到 1∶100 的 TAT，0.1 ml 前臂内侧皮内注射，如皮试无反应，方可注射。

(3) 如以发病可应用 TAT 2 万～5 万 U 可分次肌内注射或加入 5%葡萄糖盐水中，一次静脉滴注。剂量过大并不能提高治愈率，因 TAT 不能中和已作用于神经系统的毒素，但能中和血液中游离的毒素，应用后可防止病情加重。

(4) 皮试阳性，应用脱敏注射。

1) TAT 稀释 10 倍，0.1 ml 皮下，15 min 内观察有无气喘、呼吸短促、脉快、发绀、血压下降等现象发生。

2) 无反应，再注稀释 10 倍的血清 0.2 ml 观察 15 min。

3) 仍无反应，再注稀释 10 倍的血清 0.6 ml 再观察 15 min。

4) 无反应肌内注射全部剂量。

七、健康宣教

1. 创伤后应及时接种破伤风类毒素。

2. 加强劳动保护，防止工伤事故。

3. 创伤较深、污染较重者宜彻底清创，遵医嘱给予应用注射破伤风抗毒素。

4. 产妇要到正规医院分娩。

第二节　气性坏疽患者的护理

一、概念

气性坏疽(gas gangrene)是由厌氧芽孢梭菌属中的某些病原菌所引起的一种梭菌性软组织感染，多由创伤引起，肌肉坏死和全身毒性症状是其主要特点，临床表现包括水肿、疼痛、气体捻发音、恶臭味、广泛色素沉着以及休克或肾衰竭、起病急、进展快。致病菌多来自土壤，也可来自肠道或胆道。临床上主要通过视诊和气味来进行诊断，确诊需进行厌氧菌培养。治疗主要是青霉素加手术清创，高压厌氧亦有一定的疗效。

二、传播途径

（一）空气飞沫与尘埃传播

1. 经飞沫传播　当患者呼气、大声说话、嚎哭、打鼾、咳嗽、打喷嚏时，可从鼻咽部喷出大量含有病原体的黏液飞沫(15～100 μm)，在空气中悬浮的时间不久(通常不超过几秒)。人在说话时，可产生 170 个左右飞沫，飘扬 1 m 远，最远达 1.2 m。咳嗽时排出 460 个左右飞沫，打喷嚏时喷出的飞沫最多达 1 万个以上，最远可喷出 9 m 远。在飞沫中大部分是水分，还含有少量蛋白质、脱落细胞和病菌。这些微小的飞沫从口腔排出后，一部分散落于地，较为细小的在空气中随水分蒸发，形成更为细小的“飞沫核”悬浮于空气中，成为传播呼吸道疾病的凶手。飞沫传播的范围仅限于患者或携带者周围的密切接触者。从卫生角度考虑，交谈最佳距离应为 1.3 m。这样不会因交谈而感染上飞沫传染的疾病。

2. 经尘埃传播　含有病原体的分泌物以较大的飞沫散落在地上，干燥后成为尘埃。落在衣服、床单、手帕或地板上。当整理衣服或清扫地面时，带有病原体的尘埃飞扬而造成呼吸道传播。凡耐干燥的病原体，皆可经此方式传播，如结核分枝杆菌、炭疽芽孢等。

（二）饮水与食物传播

病原体借粪便排出体外，污染水和食物，易感者通过进食受污染食物或饮用受污染的水受染。

（三）接触传播

有直接接触与间接接触两种传播方式。

1. 直接接触　指一些体表传染病通过传染源与易感者身体直接接触如抚摸、拥抱等而传染的疾病。因为接触含有病原体的"疫水"，病原体经皮肤黏膜侵入体内而传染，亦为直接接触传播。

2. 间接接触　通过手接触或共用被传染源的排泄物或分泌物污染的日常生活用品而传染，称为间接传播。

（四）经土壤传播

土壤受污染的机会很多，如人粪施肥使肠道病病原体或寄生虫虫卵污染土壤，如破伤风、炭疽、气性坏疽等。若遇皮肤破损，可以经土壤引起感染。

三、消毒隔离

1. 患者的安置应实施标准预防的原则，根据疾病的传播途径采取相应的隔离措施；对已确诊的传染患者应立即转科或转院隔离治疗，在未转之前，必须采取相应的隔离治疗措施。

2. 传染患者应在指定的范围内活动，不准乱串病室及外出。

3. 凡遇有厌氧菌、铜绿假单胞菌等特殊感染的患者，应严密隔离，用过的房间要消毒，用过的敷料要烧毁，对其被褥、衣服必须消毒；医护人员出入病室必须穿隔离衣、帽、鞋，并每出入一次必须换衣、帽、鞋并及时消毒处理。

4. 患者的被套、床单、枕套和诊查单不准带有血、尿、便痕迹，做到随脏随换。禁止在病房、走道上清点衣被。

5. 病室内要保持环境整洁，空气新鲜无异味，经常通风换气，消除污染。每日用紫外线进行空气消毒 1 次，每次 1 h；地面应湿式清扫，遇污染时即刻用消毒液拖地消毒。

6. 病床每天湿式清扫一次，一床一套；床头柜等物体表面每天擦拭一次，一桌一抹布，用后消毒，有污染的物体表面随时消毒。

7. 治疗室、病房、厕所等的拖帕，应标识清楚，分开清洗，悬挂晾干，每周用消毒液浸泡消毒处理。

8. 血压计袖带应每周清洗，特殊污染后随时消毒。听诊器保持清洁，接触患者后及时消毒。

9. 弯盘、治疗碗用后即放入消毒液进行预处理浸泡消毒后，送消毒供应室灭菌后再用；体温计用后放入消毒液内浸泡消毒，清水冲洗后晾干备用。

10. 患者出院、转科或死亡后，必须进行床单元的终末消毒，其他物品按病室消毒隔离措施执行。

四、病情观察

1. 观察伤口处的颜色变化　苍白色—红色或青铜色—黑绿色。

2. 观察伤口周围有无明显肿胀、剧烈的疼痛。

3. 观察伤口处有无化脓性感染和组织坏死，有无恶臭和气体产生。

4. 密切观察有无明显的中毒症状，如心动过速、皮肤苍白、低血压。

5. 坏疽部位如出现大量溶血，立即报告医师。

五、护理要点

1. 病室保持安静，整洁舒适，空气流通。

2. 注意生命体征的变化，如有心动过速、皮肤苍白、血压降低等休克和肾衰竭表现应立即报告医师。

3. 心理护理，对需要截肢的患者，耐心细致地多与患者交流，给予安慰，帮助患者渡过难关。

4. 饮食宜高糖、高蛋白质、易消化，鼓励患者多吃新鲜蔬菜、水果，补充维生素。必要时静脉高营养治疗。

5. 床单元和患者衣裤需保持平整、清洁、干燥，有污染随时更换。

6. 厌氧菌培养标本　无菌部位获取。获取后立即送检，而且运送过程中还需提供无氧的含 CO_2、氢气及氮气的气体环境。

7. 伤口护理　3%过氧化氢或 1∶3 000～5 000 高锰酸钾溶液冲洗，伤口不缝合。手术后继续用氧化剂定时冲洗，每日换湿敷敷料 1 次或 2 次。

8. 按医嘱使用抗生素治疗　首选青霉素及高压氧疗法。

9. 消毒隔离　单人病室，患者使用过的一切衣物均需消毒处理；有条件者使用一次性敷料、器材，用后焚毁。应煮沸消毒 1 h 以上，防止交叉感染。

10. 对四肢的重度挤压或穿透伤导致的组织剥离和无氧环境，需注意异物或污染存在，防止感染。

11. 创伤部位外伤后伤口不应接触泥土，创伤后尤其是深部创伤应尽快彻底清创、扩创、清除异物，彻底止血。

12. 深部不规则的伤口应保持开放。不宜包扎过紧；应注意止血带或绷带的正确使用，注意保留血供。

13. 伤后可以使用青霉素预防本病的发生，青霉素过敏者，可以使用氯霉素进行预防。

六、健康教育

1. 搞好环境卫生，保持室内通风。

2. 注意个人卫生，勤晒衣被，饭前便后勤洗手。

3. 儿童在流行期间尽量避免到公共场所活动。

第三节　多耐或泛耐药菌感染患者的护理

一、概念

多药耐药菌主要是指对临床使用的三类或三类以上抗菌药物同时呈现耐药的细菌。常见多药耐药菌包括耐甲氧西林金黄色葡萄球菌(MRSA)、耐万古霉素肠球菌(VRE)、耐碳青霉烯类抗菌药物肠杆菌科细菌(CRE)、耐碳青霉烯类抗菌药物鲍曼不动杆菌(CR-AB)、多药耐药/泛耐药铜绿假单胞菌(MDR/PDR-PA)和多药耐药结核分枝杆菌等。其主要感染类型包括:泌尿道感染、外科手术部位感染、医院获得性肺炎、导管相关血流感染等。

二、传染源

1. 患者与携带 MRSA 的人群(健康医务人员、患者、来访者)是 MRSA 传播的最基本来源。

2. 污染的环境中的 MRSA 可成为第二传染源。

3. MRSA 可定植在人体、鼻前庭、皮肤伤口上,还可在医务人员手、空气及物体表面检出。

三、传播途径

1. 入侵途径主要为有损伤的皮肤和黏膜。

2. 摄入含有肠毒素的食物或吸入染菌的尘埃。

3. 通过医务人员的手、衣物、敷料等物品。

四、易感人群

1. 有创口的外科患者(包括烧伤)。

2. 新生儿。

3. 老年人。

4. 免疫缺陷者。

五、消毒隔离

1. 凡发现多药耐药菌阳性者,须在患者的病床及病历做明显警示标识。

2. 阳性者置于单间,与其他患者分隔。或在相同的房间内安置携带相同微生物的感染或定植患者,但应注意:在同一病房不同患者间操作也要严格遵循手卫生措施。不能将多药耐药菌感染患者或者定植患者与气管插管、深静脉留置导管、有开放伤口或者免疫功能抑制患者安置在同一房间。

3. 严格遵循手卫生规范，接触患者前后及周围环境后、摘脱手套后、应立即洗手和（或）卫生手消毒。

4. 被单等非一次性物品，更换后放在双层袋中密闭后拿出房间，送洗。

5. 地面、床旁桌每日用含有效氯 1 000 mg/L 的消毒液擦拭，每日 2 次。

6. 患者病历记录应该放在房间外面。一般医疗器械如听诊器、体温表、血压计等应专用，不能专用的物品如轮椅等应每次使用后消毒。

7. 患者出院后房间须彻底清洁消毒。空气消毒：强度合格的紫外线灯进行照射，照射时间不少于 30 min。物体表面用 0.2%～0.4%（2 000～4 000 mg/L）过氧乙酸喷洒作用 30～60 min或用含有效氯 1 000 mg/L 的消毒液擦拭。

8. 尽量限制探视人群，并嘱探视者执行严格的消毒隔离措施。

9. 检出耐药菌部位连续 3 次培养无耐药菌出现或临床感染症状消除 1 周以上时，解除耐药菌隔离措施。

10. 凡有多药耐药菌感染的患者进行手术时，手术医生必须在手术通知单上注明，手术结束后按规定进行严格的终末处理。

六、职业防护

医务人员应穿隔离服、带口罩进入病房，对可能产生气溶胶或飞溅的步骤使用一次性口罩和眼罩，这些一次性用品在离开病房前必须弃掉，按感染性废弃物处置，非一次性物品需及时浸泡或擦拭消毒，可选择使用 75%乙醇或含有效氯浓度为 1 000 mg/L 的含氯制剂处置。

七、加强监测

1. 样品收集　对于可疑患者抗生素使用前对相关部位标本送检。

2. 平时注意对医护的鼻腔、手、空气、换药台、门把、病例夹、止血带进行采样培养，对可疑标本分离和筛检。

3. 监测频率　入院患者抗生素使用前采样一次，抗菌治疗结束至少 48 h 后采样一次，两次均为阴性者为阴性。入院检测为多药耐药菌阳性感染者出院时抗菌治疗结束至少 48 h 后需连续 3 次检测均为阴性方可认为阴性。

八、护理要点

1. 加强基础护理　保持病室内环境清洁，室温适中，定时通气换风，保持病室空气新鲜，减少空气污染。保持床单位平整、清洁、干燥，定时翻身，翻身时避免拖拉，以防止擦伤，减轻局部压力，防止压疮发生。

2. 加强管路护理

（1）长期留置导尿管的护理　病情允许的情况下鼓励患者每日摄入足够的液体，使尿量维持在 2 000 ml 以上，保持引流管通畅，避免导尿管受压、扭曲、堵塞。保持尿道口清洁，每日会阴护理 2 次，每日更换引流袋。

（2）深静脉置管护理：每日观察穿刺点有无红肿、渗血、渗液及导管脱出，以便及时处理。每周 2 次或渗血、渗液明显时及时用安尔碘皮肤消毒剂消毒导管周围皮肤并更换无菌敷贴，每日检查导管的通畅度，确保导管在位，每日用肝素钠稀释液进行冲管、封闭。若发现导管口处红肿，立即报告医生处理。详细记录置管时间及天数。

（3）呼吸道管理

1）气管导管的固定　保持呼吸机管道连接紧密，气囊无漏气，鼻插或口插管者每班交接气管插管深度并做好记录，选择合适的固定方法妥善固定。

2）有效的口腔清洁　根据口腔具体情况选择有效的漱口溶液，每日口腔护理 2 次，保持口腔清洁。

3）有效的吸痰　新的观点认为，按需吸痰比定时吸痰更有效。根据患者的痰鸣音、气道压力升高或报警、心电监护仪提示血氧饱和度下降作为吸痰指征。吸痰时严格遵守无菌技术操作规程。

4）合适的呼吸道湿化　每日的湿化量根据痰液黏稠度进行调节，以符合呼吸道对湿度的生理需求。

3. 保护易感人群

（1）医务人员严格掌握洗手指征，提高医务人员手卫生依从性。

（2）严格消毒病室　病室内每日用强度合格的紫外线灯进行照射，照射时间不少于 30 min。物体表面用 0.2%～0.4%（2 000～4 000 mg/L）过氧乙酸喷洒作用 30～60 min 或用含有效氯 1 000 mg/L 的消毒液擦拭。

（3）严格无菌操作　执行护理操作应严格遵循无菌技术原则，尿管保持密闭状态，灭菌引流瓶保持负压，引流通畅。有伤口部位及时换药，引流部位用无菌敷料覆盖。气管套管、雾化器接头、湿化瓶、氧气接头、呼吸机的管道按时消毒。

（4）减少有创性检查治疗的频度，尽量减少各类插管放置时间，减少反复插管对消化道的损伤和污染。

4. 密切观察患者生命体征尤其体温的变化，如高热时做好高热的护理。遵医嘱定时监测血象变化。

5. 加强心理护理：　耐心倾听患者主诉，予以相应的心理支持，帮助患者及其家属减轻紧张、恐惧心理，向患者及家属讲解耐药菌产生的原因，主要的治疗方法及消毒隔离注意事项，树立战胜疾病的信心，增强心理防御能力，促进疾病康复。

6. 提高机体抵抗力：　耐多药菌感染的患者往往免疫力低下，故应注意营养的补充。饮食多样化，鼓励患者选用蛋类、奶类、瘦肉、禽类、鱼类及豆制品，以供给患者必要的氨基酸。多食新鲜蔬菜、水果，含维生素丰富的食物，摄入足量的糖类，提高蛋白质的利用和储存，提高患者对治疗的耐受力。不能进食者给予鼻饲饮食或静脉补充营养。必要时遵医嘱给以静脉高营养，适当的成分输血、补充白蛋白、应用免疫增强剂或造血因子。

7. 针对引起感染发生的薄弱环节，严格执行隔离和无菌技术，抓好消毒灭菌及妥善处理医疗垃圾，切断传播途径。

8. 根据药敏监测结果合理应用抗生素，注意观察药物疗效及不良反应。

九、健康宣教

1. 疾病知识指导，向患者及家属讲解疾病的发生、发展和转归，使患者理解康复保健的意义与目的。

2. 指导患者合理安排生活，注意劳逸结合，保证充足的睡眠和休息时间。

3. 指导患者合理安排膳食，加强营养，达到改善体质的目的。

4. 合理使用抗生素，勿滥用抗生素。

第四节　艾滋病患者的护理

一、概念

艾滋病(AIDS)是获得性免疫缺陷综合征的简称，由人类免疫缺陷病毒所引起的致命性慢性传染病。当人感染这种病毒后，在相当长的时间里，可能数年(5～8年)不出现症状，称为艾滋病病毒感染者；只有当感染者的免疫功能损害到一定程度时，才出现有关症状，当达到一定的标准时才可确诊为艾滋病患者。

二、传播途径

艾滋病病毒感染者虽然外表和正常人一样，但他们的血液、精液、阴道分泌物、皮肤黏膜破损或炎症溃疡的渗出液里都含有大量艾滋病病毒，具有很强的传染性；乳汁也含病毒，有传染性。唾液、泪水、汗液和尿液中也能发现病毒，但含病毒很少，传染性不大。

高危人群有：同性恋者、性乱者和有多个性伙伴者、静脉药瘾者、接受输血以及血液制品者、血友病患者、父母是艾滋病患者的儿童。最近认为性病患者，特别是有生殖器溃疡者(如梅毒、软下疳、生殖器疱疹)也应列为艾滋病的高危人群。

艾滋病传染途径主要有三条，其核心是通过性传播和血传播，一般的接触并不能传染艾滋病，所以艾滋病患者在生活当中不应受到歧视，如共同进餐、握手等都不会传染艾滋病。

（一）性接触传播

包括同性及异性之间的性接触。肛交、口交有着更大的传染危险。

（二）血液传播

（1）输入污染了 HIV 的血液或血液制品。

（2）静脉药瘾者共用受 HIV 污染的、未消毒的针头及注射器。

（3）共用其他医疗器械或生活用具（如与感染者共用牙刷、剃刀）也可能经破损处传染，但罕见。

（4）注射器和针头消毒不彻底或不消毒，特别是儿童预防注射未做到一人一针一管危险更大；口腔科器械、接生器械、外科手术器械、针刺治疗用针消毒不严密或不消毒。

（5）理发、美容（如文眉、穿耳）、文身等的刀具、针具，浴室的修脚刀不消毒。

（6）和他人共用刮脸刀、剃须刀、或共用牙刷。

（7）输用未经艾滋病病毒抗体检查的供血者的血或血液制品，以及类似情况下的输骨髓和器官移值。

（8）救护流血的伤员时，救护者本身破损的皮肤接触伤员的血液。

（三）母婴传播

也称围产期传播，即感染了 HIV 的母亲在产前、分娩过程中及产后不久将 HIV 传染给了胎儿或婴儿。可通过胎盘，或分娩时通过产道，也可通过哺乳传染。

三、预防措施

HIV 在外环境中抵抗力并不太强，对乙肝病毒有效的消毒方法和消毒剂，对 HIV 均有良好的杀灭作用。

（一）预防经血传播

（1）严格筛选献血员，保证医疗用血安全。

（2）临床医生要严格掌握用血指征，尽量减少不必要的输血。

（3）劝告吸毒者积极戒毒。

（4）要严格医疗用品的消毒和灭菌，有条件者最好使用一次性医疗用品。

（二）预防性传播

（1）提倡洁身自好，遵守性道德是预防艾滋病的关键。

（2）避免性传播的最有效的方法是保证性行为的安全性，正确使用安全套。

（三）预防母婴传播

有感染 HIV 危险的妇女，在怀孕前或怀孕期应做 HIV 抗体的检测，如已确定感染了 HIV 应避免怀孕。

四、消毒隔离

（一）病房的布局

艾滋病病房可划分为污染区、半污染区和清洁区。

(1) 不同的区域所能造成 HIV 传播的危险程度不同。高危险程度的污染区要有更加严格和明确的措施和制度，以降低 HIV 传播的可能性。

(2) 污染区是指对患者进行各项治疗的场所、患者居住的房间、各种废弃物和污染物的处理场所等，包括病房、病房间的过渡间、病房外走廊、治疗室、污物间等。在这些区域，对患者进行各种各样的诊疗、护理和操作，经常接触到患者血液、体液，发生职业暴露的可能性较大。

(3) 半污染区包括医生办公室、护士站、配药治疗室、病房内走廊等。

(4) 清洁区包括工作人员休息室、生活区。

（二）病房的设备

(1) 每间病房的床位数为 2～4 张。无症状或症状相对较轻的患者可住 4 人间。

(2) 患者病情复杂危重(如昏迷、消化道呼吸道出血、呼吸循环衰竭等)，需要进行多种治疗和仪器监测时，应保留出足够的空间。

(3) 病房内的生活设施力求实用、简洁。便于擦拭及消毒。

(4) 每间病房配备独立洗手间，不使用座式便器，防止接触性传播。

(5) 地面应进行防滑处理，防止患者意外受伤。

(6) 洗手间内配有生活垃圾袋，病房专用拖把及常用消毒液。

(7) 提供充分和必要的室内照明设备，保证医务人员在医疗操作过程中有良好的视觉条件。

（三）室内保洁

(1) HIV 对热敏感，56℃ 30 min 能灭活，75%乙醇，0.2%次氯酸钠及漂白粉也能灭活病毒。但对 0.1%甲醛溶液、紫外线和 γ 射线不敏感。

(2) HIV 在 pH7.1，37℃的条件下可以存活 24 h。

(3) 玻片表面的 HIV 经过干燥处理后，其活性降低 1/12～1/5 倍。

(4) 经冷冻处理，其活性降低至 1/5～1/4 倍。

(5) HIV 不耐酸，pH3.0 时病毒滴度在 10 min 下降 4 个对数。

（四）地面消毒

（1）通常采用湿式清扫，用含有效氯 1 000 mg/L 的消毒液擦、拖地面和台面每日 1 次或 2 次，清除地面的污秽和部分微生物。

（2）当地面受到 HIV 污染时，通常采用含有效氯 1 000 mg/L 的消毒液或 0.2%过氧乙酸溶液拖地或喷洒地面。

（五）墙面消毒

（1）当受到 HIV 污染时，可采用化学消毒剂喷雾或擦洗，墙面消毒高度一般为 2～2.5 m。

（2）严重污染可用含有效氯 1 000～3 000 mg/L 的消毒剂溶液喷雾和擦洗处理，有较好的杀灭效果。

（六）物品消毒

（1）室内用品的表面受到 HIV 污染时，可用 1 000 mg/L 的含氯消毒剂进行擦拭消毒。

（2）患者用过的医疗用品，没有保留价值的废弃物，如敷料、纱布等应焚烧处理。

（3）需重复应用的可采用 1 000 mg/L 的含氯消毒剂进行擦拭消毒，能耐热的可再经高压蒸汽灭菌。

（七）常用室内空气的消毒方法

（1）臭氧。

（2）紫外线。

（3）空气消毒机。

（八）抹布和拖把的消毒

（1）擦床抹布　①治疗室，换药室，办公室等抹布分别使用，不得混用。②使用 1 000 mg/L有效氯消毒液进行擦拭，一床一巾湿扫法。③用后在 1 000 mg/L 有效氯消毒液中浸泡消毒 30 min，清洗干净，晒干备用。

（2）拖把　①不同场所不得混用。②使用后应先消毒，用 1 000 mg/L 有效氯消毒液浸泡消毒30 min，清洗干净、晾干备用。

五、职业防护

1. 医务人员在接触艾滋病患者，进行可能被血液、体液污染的医疗护理操作时，应穿隔离衣，戴手套，必要时戴保护眼镜和口罩。

2. 接触污染物后要严格洗手。

3. 医务人员手上有伤口不宜参与艾滋病患者的直接治疗和护理。

4. 进行内镜检查、拔牙、镶牙、手术等与血液和体液接触的工作时，要穿防护衣，戴口罩、眼罩和双层手套。

5. 运送检验标本要注意密闭，标本要标明“提防污染”。

6. 处理被污染物品时，要戴手套和穿围裙。

7. 医疗废物须用不透水的双层黄色胶袋密封，贴上警示标签方可送焚化。

8. 被污染的衣物，也要标明醒目标志以便特殊处理。

六、职业暴露

职业暴露是指医务人员从事诊疗、护理、实验等工作过程中意外被病原微生物（乙型肝炎病毒、丙型肝炎病毒、HIV、狂犬病病毒等）感染者或患者的血液、体液污染了皮肤或黏膜，或者被含有细菌、病毒的血液、体液污染了的针头及其他锐器刺破皮肤，或结核分枝杆菌呼吸道暴露等，有可能被病原体感染的情况。

1. 如误被 HIV 污染的尖锐器械刺伤，应立即用清水冲洗，尽快把血液从伤口挤出，再用碘酒、乙醇消毒，然后报告相关部门，根据暴露源程度及暴露级别考虑尽早（最好 4 h 内，不超过 24 h，）进行预防性用药。即使超过 24 h，也应当实施预防性用药。同时立即抽血对相应病毒指标进行检测。

2. 若为眼睛或口腔受到血液或体液污染，则要用大量的清水反复冲洗干净，然后同上述方法进行报告及预防用药。

3. 即时及 3 个月后分别做艾滋病毒抗体检测。

4. HIV 暴露后预防性用药对神经系统及消化道等不良反应较大，根据用药反应和各医院具体规章可给予公休。

七、艾滋病病毒职业暴露分级

（一）一级暴露

（1）暴露源为体液、血液或者含有体液、血液的医疗器械、物品。

（3）暴露类型为暴露源沾染了有损伤的皮肤或者黏膜，暴露量小且暴露时间较短。

（二）二级暴露

（1）暴露源为体液、血液或者含有体液、血液的医疗器械、物品。

（2）暴露类型为暴露源沾染了有损伤的皮肤或者黏膜，暴露量大且暴露时间较长；或者暴露类型为暴露源刺伤或者割伤皮肤，但损伤程度较轻，为表皮擦伤或者针刺伤。

（三）三级暴露

（1）暴露源为体液、血液或者含有体液、血液的医疗器械、物品。

（2）暴露类型为暴露源刺伤或者割伤皮肤，但损伤程度较重，为深部伤口或者割伤物有明显可见的血液。

（四）暴露源的病毒载量水平分为轻度、重度和暴露源不明三种类型

（1）经检验，暴露源为艾滋病病毒阳性，但滴度低、艾滋病病毒感染者无临床症状、CD4计数正常者，为轻度类型。

（2）经检验，暴露源为艾滋病病毒阳性，但滴度高、艾滋病病毒感染者有临床症状、CD4计数低者，为重度类型。

（3）不能确定暴露源是否为艾滋病病毒阳性者，为暴露源不明型。

八、病情观察

1. 观察与AIDS相关情况（AIDS-related condition，ARC）。机会性感染引起的体重下降、淋巴结肿大、腹泻、疲乏。如卡波西肉瘤、卡氏肺孢子虫性肺炎、隐球菌脑膜炎的发生。

2. 严密观察体温、呼吸、脉搏、血压、瞳孔大小等病情变化。

3. 观察用药后的反应。

九、护理要点

1. 艾滋病患者发生条件致病菌感染时应严格卧床休息，降低机体消耗。

2. 给予高热量、高蛋白质、高维生素等易消化饮食，不能进食者输液，维持水电解质平衡。

3. 针对患者出现的各种症状，按护理常规做好各项对症处理，如发热、咳嗽、呼吸困难、呕吐、腹泻等护理。

4. 预防继发感染，做好皮肤护理、口腔护理。

5. 密切观察药物治疗的不良反应，主要治疗药物是拉米夫定（AZT），有较严重的不良反应，主要是骨髓抑制、贫血、恶心、呕吐、头痛等症状。

十、对症处理

1. HIV感染者经历和忍受着综合能力丧失的痛苦，处于异常焦虑和痛苦之中，护士应多与患者交流，听取患者的诉说，给予生理、心理上的支持，并向患者讲清楚病情发展过程和目前治疗发展，增加对病情的了解，激发患者生活的勇气。

2. 腹泻时，做好肛门周围皮肤护理，以防皮肤破裂，鼓励患者进流质或半流质以补充丢失的液体和电解质；遵医嘱给患者服止泻药。

3. 频繁恶心呕吐者，暂禁食，以后逐渐给予水、少量流质，嘱患者多漱口；遵医嘱在饭前30 min给止吐药；静脉补液以保持水、电解质和酸碱平衡。

4. 持续发热者，每4 h测体温一次；遵医嘱给退热剂，鼓励多饮水；给予温水擦浴。

5. 发生卡氏肺孢子虫性肺炎、巨细胞病毒性肺炎的患者，可引起咳嗽、呼吸困难，注意患者皮肤色泽,测定呼吸的频率、节律、深浅,抬高床头或取坐位,使横膈下降,有利呼吸,减少氧耗,同时给予氧气吸入,气管切开者按气管切开护理常规。

6. 皮肤瘙痒性皮炎、反复出现单纯性疱疹和带状疱疹、全身淋巴结肿大而造成皮肤破损时,注意保护皮肤,破损处按外科伤口换药,严格执行无菌操作,防止进一步溃破感染。

7. 口腔护理,督促每餐后漱口,保持口腔清洁。

8. 临终患者给予临终关怀。

十一、健康教育

1. 患者要进行安全的性行为,性生活要坚持使用安全套。

2. 不要与他人共用针头、剃刀、牙刷等。

3. 患者不要献血,也避免怀孕。如果考虑怀孕要向有关医生咨询,在医生指导下减少母婴传播的机会。

4. 艾滋病病毒一旦离开血液和体液,在自然界环境中抵抗力很弱而不具备传染性,高温和许多消毒剂都可以迅速杀灭艾滋病病毒。

5. 如果感染者发生出血,在包扎和处理用物时,要注意避免不要直接接触艾滋病患者血液,戴橡胶手套。

6. 避免不必要的输血和注射。有效使用一次性医疗用品。

第五节　肠结核患者的围手术期护理

一、概念

肠结核是结核分枝杆菌(TMB)引起的肠道慢性特异性感染。主要由人型结核分枝杆菌引起。少数地区有因饮用未经消毒的带菌牛奶或乳制品而发生牛型结核分枝杆菌肠结核。本病一般见于中青年人,女性稍多于男性。

二、护理评估

(一)健康史

了解患者的一般情况。发病前有诱因;有无腹痛、腹胀、呕吐、停止排便排气等症状的初发时间、程度、是否进行性加重;呕吐物、排泄物的量及性状。既往有无腹部手术史、各种急慢性肠道疾病史及个人卫生史等。

（二）身体状况

了解患者是否存在以下临床表现：

1. 局部表现　术前评估有无抗结核治疗、治疗情况。腹部是否对称、胀满，是否见肠形，有无腹部压痛、程度，有无腹膜刺激征及其程度和范围。评估患者有无发生腹腔内感染或肠瘘等并发症；腹腔引流管是否通畅有效，引流液的色、性状和量。

2. 全身表现　有无出现脱水或休克的征象；包括生命体征、有无眼窝凹陷、皮肤弹性降低等。

3. 心理—社会状况　评估患者的心理情况，有无接受手术治疗的心理准备；有无过度焦虑或恐惧；是否了解围手术期的相关知识。了解患者的家庭、社会支持情况，包括家属对肠结核相关知识的掌握程度，对患者经济和心理的支持情况。

三、常见护理问题和预防目标

（一）疼痛

腹痛与肠结核及伴有肠梗阻等有关。通过护理使患者疼痛减轻或缓解。

（二）腹泻

与溃疡型肠结核致肠功能紊乱有关。通过护理使患者腹泻减轻或缓解。

（三）营养失调

低于机体需要量与结核分枝杆菌毒性作用、消化吸收功能障碍有关。通过护理使患者能主动进食富含蛋白质、热量、维生素等营养均衡饮食或接受营养支持治疗。

（四）便秘

与肠道狭窄、梗阻或胃肠功能紊乱有关。通过护理使患者便秘减轻或缓解。

（五）潜在并发症

腹腔感染、肠瘘、肠粘连。通过护理患者未发生腹腔感染、肠瘘、肠粘连等。

四、术前护理

1. 按普外科术前一般护理常规。禁烟酒、保证睡眠，预防受凉感冒引起的呼吸道感染。

2. 积极完成各器官功能检查及各项生化检验。指导患者进行术前适应性锻炼，做有效的咳嗽咳痰，练习床上解大小便等。

3. 术前积极抗结核治疗，遵医嘱应用抗结核药物，密切观察有无肝脏受损、多发性神经炎及听神经损害如耳鸣、耳聋等毒性反应的发生，及时采取措施。

4. 告知术前 12 h 禁食，6 h 禁饮。遵医嘱留置胃管、导尿管，防止麻醉及手术过程中呕吐、误吸，便于术中操作，减少手术时腹腔污染。防止术中误伤膀胱。

五、术后护理

1. 按普外科术后一般护理常规。观察生命体征及腹部情况，注意有无内出血、腹膜炎及腹腔内残余感染，肠切除吻合者，观察有无吻合口瘘的发生。

2. 术后平卧 6 h，血压稳定后改半卧位。禁食，胃肠减压，每 2 h 翻身一次，肠蠕动恢复后进食，以易消化软食为宜，勿暴饮暴食。术后 3～5 d 可下床活动。

3. 作肠造瘘者，按肠瘘处理。老年患者，鼓励咳嗽，排痰，注意心肺功能变化，预防肺炎、肺不张的发生。

六、健康教育

1. 向患者及家属解释有关病因，配合医生积极治疗，并定期复查。指导患者加强身体的锻炼，合理营养，生活规律，劳逸结合，保持良好心态，以增强抵抗力。

2. 指导患者注意个人卫生，提倡分餐制，牛奶应煮沸后再饮用。对肠结核患者的粪便要消毒处理，防止病原体传播。发生腹泻时要做好肛周护理，以免频繁刺激引起肛周皮肤糜烂。

3. 定期复查肝功能，如有不适及时就诊。

七、消毒隔离

合并 HIV 按血液体液传播隔离。

第六节　埋入式输注系统植入术的围手术期护理

一、概念

埋入式输注系统是一种可植入皮下，长期留置在体内的输注装置，是将输注系统中的输液壶埋入皮下放置在上腹部，将输液壶连接导管插入门静脉。手术后采集自体骨髓，经上腹部埋置的输注系统输注到肝内。

二、自体骨髓输注的适应证

肝硬化和获得性免疫缺陷综合征（外周血 $CD4^{+}$ T 细胞数量＜200 个/μl）。

三、护理评估

（一）健康史

了解患者的一般情况，有无慢性肝炎、血吸虫病，有无大量饮酒史，是否进食粗硬、刺激性食物；是否有腹腔内压力骤然升高的因素，如剧烈咳嗽、呕吐、打喷嚏或用力排便等。

（二）身体状况

了解患者是否有如下临床表现：

1. 脾大及脾功能亢进 正常情况下在体表触摸不到脾。门静脉高压脾肿大后，则在左肋缘下可触及，大者可达脐下。巨型脾多见于血吸虫性肝硬化者。早期，肿大的脾质软、活动；晚期，由于脾内纤维组织增生粘连而活动度减少，脾质地较硬。脾大均伴发程度不同的脾功能亢进，患者表现为容易发生感染，感染后较难控制，黏膜及皮下出血，可出现贫血。

2. 呕血和黑便 食管、胃底曲张静脉破裂出血是门静脉高压症患者常见的危及生命的并发症，一次出血量可达 1 000～2 000 ml，出血部位多在食管下 1/3 和胃底。患者发生急性出血时，呕吐鲜红色血液，伴有柏油样黑便。由于肝功能损害是凝血酶原合成发生障碍和脾功能亢进使血小板减少，一旦发生出血，难以自止。约 50％患者在第一次大出血时可因失血引起严重休克，或因肝组织严重缺血缺氧而引起肝衰竭死亡。

3. 腹水 约 1/3 患者会出现腹水，伴有腹胀、气急、食欲减退、下肢水肿，腹部叩诊可有移动性浊音，大出血后常引起或加剧腹水的形成。

4. 其他 部分患者会出现肝大、黄疸、蜘蛛痣、肝掌、男性乳腺增生、消瘦乏力、腹部膨隆、腹壁静脉怒张等。

（三）心理—社会状况

患者因长期患病容易对治疗丧失信心，突然大量呕血、便血使患者和家属出现紧张、恐惧等心理反应。

四、辅助检查

（一）实验室检查

脾功能亢进时，血常规提示全血细胞计数减少，白细胞计数降至 3×10^9/L 以下，血小板计数减少至(70～80)$\times10^9$/L 以下，血红蛋白和血细胞比容下降。肝功能检查有肝功能损害表现和酶谱变化，出现低蛋白血症，白/球蛋白比例倒置，凝血酶原时间延长，血清胆红素增高等。国外 Pugh 提出的 Child-Pugh 肝功能分级标准有助于临床判断，总分 5～6 分者肝功能良好(A 级)，7～9 分者肝功能中等(B 级)，10 分以上肝功能差(C 级)。

（二）影像学检查

食管吞钡X线的阳性率为70％～80％，食管为钡剂充盈时，曲张的静脉使食管的轮廓呈虫蚀状改变；排空时，曲张的静脉表现为蚯蚓样或串珠状负影。超声检查有助于了解有无肝硬化、腹水、脾大小。还可以测定脾、门静脉的直径与走向。静脉肾盂造影可了解双肾情况，为脾肾分流做准备。

（三）内镜检查

是诊断食管静脉曲张的重要手段，可以直接观察食管、胃底部有无静脉曲张，阳性率高于食管吞钡X线检查。急诊内镜检查有助于明确呕血者的出血部位和原因。

五、主要护理诊断和问题

（一）恐惧

与突然大量呕血、便血、病情危重有关。

（二）有体液不足和体液过多的危险

与食管胃底曲张静脉破裂出血有关。而腹水与肝功能损害致低蛋白血症、血浆胶体渗透压降低及醛固酮分泌增加有关。

（三）营养失调

低于机体需要量与肝功能损害、营养摄入不足、消化吸收障碍有关。

（四）潜在并发症

出血、肝性脑病、感染和静脉血栓形成。

（五）知识缺乏

缺乏肝硬化或艾滋病的相关知识，缺乏自体骨髓输注相关知识。

六、预期目标

1. 患者恐惧心理得到减轻或者缓解，情绪稳定。能描述出肝硬化、艾滋病或自体骨髓输注相关知识。

2. 体液不足得到改善。腹水减少，体液平衡能得到维持。

3. 能主动进食富营养均衡饮食或接受营养支持治疗。未出现肝性脑病、膈下积液、感染或静脉血栓等。

七、埋入式输注系统术前护理

1. 按普外科围手术术前护理。饮食指导：术前应给予高蛋白质、高热量、丰富维生素、易于消化的饮食，禁烟、酒，少喝咖啡和浓茶；避免进食粗糙、干硬、带骨、渣或鱼刺、油炸及辛辣食物；饮食不宜过热。

2. 合理休息与适当活动，避免过于劳累。注意营养状况，保护肝脏。

3. 埋入式输注系统是一种新型的输注装置，自体骨髓血回输是一种新技术，患者这方面的信息来源较少，做好患者的心理护理，讲解相关知识，保持情绪稳定。

八、埋入式输注系统术后护理

1. 普外科术后一般护理。观察生命体征的变化，观察切口渗出情况，防止术后腹腔内出血及切口出血。

2. 全麻清醒后，可取半卧位，局麻患者自由体位。术后 1 周配合医生从髂前上脊穿刺抽取骨髓 20 ml，然后经皮穿刺埋置在上腹部皮下的骨髓输注系统穿刺窗，将自体骨髓缓慢推注进入门静脉，最后用肝素盐水 5 ml 注入骨髓输注系统防止输注系统凝血。并告知患者术后 1 个月和 3 个月分别再次输注自体骨髓 20 ml。输注术后平卧 6 h，并观察有无渗血渗液。及时观察评估患者心理状态，倾听患者主诉，消除患者焦虑感。

3. 观察有无发生出血、局部血肿和局部感染的形成等并发症并预防。

九、自体骨髓治疗流程

1. 患者通过筛选，签署知情同意书及协议后，经随机入组。入组 5 d 后按临床诊断及治疗原则实施腹部手术，同时经网膜静脉穿刺至肝门静脉放置皮下骨髓输注装置。腹部手术后 1 周，骨髓输注组患者经髂前上棘抽取 20 ml 自体骨髓，肝素抗凝处理后，经患者皮下埋置的骨髓输注装置推注进入肝门脉。

2. 常规治疗对照组　研究者根据受试者病情进行常规支持和对症治疗（保肝、抗病毒，以及利尿等）。第一次骨髓输注后观察 1 周后（腹部手术后 15 d）出院。

3. 腹部手术 1 个月后入院复查，第 2 天采集样品进行各项检测，第 4 天经髂前上棘抽取 20 ml 自体骨髓，肝素抗凝处理后，经皮下埋放骨髓输注装置实施第二次骨髓输注；第 5～6 天出院。腹部手术 3 个月后入院复查，第 2 天采集样品进行各项检测，第 4 天经髂前上棘抽取 20 ml自体骨髓，肝素抗凝处理后，经皮下埋放骨髓输注装置实施第三次骨髓输注（每名患者进行 3 次骨髓输注）；第 6 天出院。

4. 进行长期随访（术后 6 个月、术后 12 个月，以及术后 24 个月随访）。患者经腹部手术 15 天出院后（已完成第一次自体骨髓输注）发给患者随访卡，进行随访要求说明，同时记录患者本人，以及其直系亲属联系方式。由专人进行电话随访了解相关情况，并在规定来院随访时间点前半个月进行通知并安排相关行程。

十、健康教育

1. 避免劳累和较重的体力活动，保证充分的休息。少喝咖啡、浓茶，避免粗糙、干硬、过热、辛辣食物，以免诱发出血。指导患者制订戒烟戒酒计划。

2. 保持乐观、稳定的心理状态，避免情绪波动。自我保护，如有不适及时就医。

3. 定期行自体骨髓血回输，定期复查血常规、CD4 及肝肾功能情况。慎做磁共振检查。

4. 避免引起腹内压增高的因素：咳嗽、打喷嚏、用力排便、提举重物等。

十一、消毒隔离

合并 HIV 按血液体液传播隔离，合并结核按呼吸道传播隔离。

第七节　艾滋病合并血友病的围手术期护理

一、概念

血友病为一组遗传性凝血功能障碍的出血性疾病，其共同的特征是活性凝血活酶生成障碍，凝血时间延长，终身具有轻微创伤后出血倾向，重症患者没有明显外伤也可发生“自发性”出血。

二、临床表现

出血为本病主要的表现。终身有轻微损伤或手术后长时间出血的倾向。出血程度及发病的早晚与患者血浆中凝血因子Ⅷ活性水平有关。根据出血轻重与血浆中凝血因子活性的水平，本病分为 4 型。

三、治疗

（一）局部止血治疗

伤口小者局部加压 5 min 以上；伤口大者，用纱布或棉球蘸正常人血浆或凝血酶、肾上腺素等敷于伤口，加压包扎。国外有人配制止血剂内含冷沉淀 5 ml、氨基己酸 750 mg、凝血酶 50 U于生理盐水中，当口腔、皮肤、包皮损伤部位出血时，可外用止血，疗效较好。关节腔内出血时应减少活动，局部冷敷，当肿胀不再继续加重时改为热敷。

（二）替代疗法

是治疗血友病的有效方法，目的是将患者血浆因子水平提高到止血水平。

1. 输血浆　为轻型血友病 A、B 的首选治疗方法。

2. 冷沉淀物冰冻　-20℃冷沉淀制剂中，每袋含凝血因子Ⅷ的活性平均为 100 U，可使体内因子Ⅷ的血浆浓度提高到正常的 50%以上。具有效力大而容量小的优点。适用于轻型和中型患者。

3. 凝血因子Ⅷ、Ⅸ浓缩剂　为冻干制品，每单位因子Ⅷ、Ⅸ活性相当于 1 ml 正常人新鲜血浆内平均的活性。因子Ⅷ及Ⅸ在循环中的半衰期短，必须每 12 h 补充 1 次，以维持较高因子水平，控制出血。

4. 凝血酶原复合物　每瓶 200U，相当于 200 ml 血浆中含有因子Ⅸ，适用于血友病 B。

5. 重组凝血因子Ⅷ的替代治疗　优点是不受病毒污染，药代动力学试验表明其与血浆因子Ⅷ的生物半寿期极其相似，与血浆因子Ⅷ作用相同，亦无明显的不良反应。

（三）1-去氨基-8-右旋-精氨酸加压素（DDAVP）

一种人工合成的抗利尿激素衍生物，有抗利尿及增加血浆因子Ⅷ水平的作用。适用于轻型血友病和血友病传递者。

（四）替代治疗的不良反应

1. 肝炎　见于 40%～50%经常使用血制品者，氨基转移酶可持续升高，肝功能异常占 50%以上，尤其是儿童患者。

2. 溶血　凝血因子Ⅷ浓缩剂制备于大量混合血浆中，不同程度上存在 IgM 和 IgG 型抗 A、抗 B 同种凝集素，大量接受因子Ⅷ浓缩剂治疗的患者，常发生溶血反应，程度与剂量有关。

3. 艾滋病　是近年来普遍受到重视的一种严重并发症，远期病死率 40%，远期可达 100%。将血浆制品加热处理可将 HIV 杀灭，减少因输注血浆所致的艾滋病。

（五）血友病患者外科手术问题

即使系拔牙等小手术，也应尽量避免。随着凝血因子Ⅷ等制剂的应用，如手术过程有充分准备，危险性已大为减少。术前应充分估计凝血因子缺乏程度，手术中补充达到需要止血的浓度，替代疗法必须维持到创口完全愈合。

（六）基因治疗

正在研究中，动物试验中取得初步成功。

四、主要护理诊断和问题

（一）有损伤的危险

与出血与凝血因子缺乏有关。

（二）疼痛

与患者腹腔血肿有关。

（三）有失用综合征的危险

与反复多次关节腔出血有关。

（四）焦虑和知识缺乏

与终身性出血不止、危及生命有关。缺乏血友病的相关知识。

五、预期目标

患者未有损伤的危险。疼痛减轻或得以有效控制。失用综合征能得到维持或改善。未出现焦虑或焦虑得到有效控制。掌握血友病的相关知识。

六、术前护理

做好血友病术前的一般常规准备和心理护理，让患者学会放松，转移患者注意力，消除紧张心理因素。

七、术后护理

1. 术后做好对症处理　局部放置冰袋、用明胶海绵贴敷等。注意局部疼痛的性质和程度有无渗血等，如伤口疼痛时适当给予止痛剂。尽量减少粗针肌内注射，以防引起难以制止的局部出血和血肿，保护好患者血管，但静脉穿刺后护理人员要加压一定时间不致发生出血。护理人员必须熟练掌握冷沉淀物、血浆等血液替代疗法的应用和注意观察不良反应。

2. 饮食指导

（1）花生皮长期服用 4 g/d。花生皮能对抗纤维蛋白的溶解，促进骨髓造血功能，增加血小板的含量，对出血及出血引起的贫血有明显疗效。花生皮易得、取材方便，有抗纤溶作用。

（2）血友病患者慎服的药物及食物：牛奶、木耳、鱼、大蒜、生姜，浓茶可减轻出血，缩短凝血时间。

3. 用药注意事项　尽可能采用口服给药，避免或减少肌内注射，必要注射时采用细针头，并于注射完毕后至少在针刺部位按压一定时间。禁服使血小板聚集受抑制的药物，如阿司匹林、保泰松、双嘧达莫和前列腺素 E 等。

八、健康指导

（一）宣教血友病相关知识

因本病属一种遗传性疾病，故要使患者本人及家属懂得血友病相关知识。教育患者禁服抑制血小板功能的药物(如阿司匹林、双嘧达莫、吲哚美辛、保泰松、前列腺素 E 等)、对胃肠道有刺激的药物(如解热镇痛药、某些抗生素、消炎药)以及引起血管扩张的药物等。

(二)避免各种外伤

加强卫生宣教,减少外伤与关节损伤,并尽量避免不必要的手术。确需手术时,手术前后要补充所缺乏的凝血因子,使凝血时间纠正至正常,直至伤口愈合。一旦由外伤或其他原因引起出血,要及时处置。定期门诊随访。

九、消毒隔离

合并 HIV 按血液体液传播隔离。

(李　敏　曹月萍)

参考文献

1. Magiorakos A P, Srinivasan A, Carey R B, et al. Multidrug-resistant, extensively drug-resistant and pandrug-resistant bacteria: an international expert proposal for interim standard definitions for acquired resistance[J]. Clinical microbiology and infection, 2012, 18(3):268 - 281.
2. Patel G, Rana M M, Huprikar S. Multidrug-resistant bacteria in organ transplantation: an emerging threat with limited therapeutic options[J]. Current infectious disease reports, 2013, 15(6):504 - 513.
3. Isaakidis P, Casas E C, Das M, et al. Treatment outcomes for HIV and MDR-TB co-infected adults and children: systematic review and meta-analysis[J]. The International Journal of Tuberculosis and Lung Disease, 2015, 19(8):969 - 978.
4. 王馨,徐勤奋,刘保池.血友病合并人类免疫缺陷病毒感染患者的手术安全与护理研究[J].中国全科医学,2012,15(1C):338 - 340.
5. 刘保池,王盟,宋言峥,等.HIV 感染者围手术期脓毒症的危险因素及治疗研究[J].中国急救医学,2012,32(1):14 - 17.
6. 刘保池,王盟,李垒,等.传染性疾病免疫功能损伤与围手术期脓毒症相关性研究[J].中华医院感染学杂志,2012,22(13):2748 - 2751.
7. 刘保池.特殊感染脓毒症的救治[J].中国全科医学,2012,15(8B):2721 - 2725.
8. Bassili A, Fitzpatrick C, Qadeer E, et al. A systematic review of the effectiveness of hospital-and ambulatory-based management of multidrug-resistant tuberculosis[J]. The American Journal of Tropical Medicine and Hygiene, 2013, 89(2):271 - 280.
9. Zala A C, Manvar R, Patel D, et al. A Prospective-Observational Study to Assess the

Prevalence of Adverse Drug Reactions in MDR-TB Patients at Tertiary Care Hospital in India [J]. American Journal of Pharmacology and Pharmacotherapeutics, 2015, 2 (4):112 - 119.

10. Williams B, Ramroop S, Shah P, et al. Management of pediatric contacts of multidrug resistant tuberculosis in the United Kingdom [J]. The Pediatric Infectious Disease Journal, 2013, 32(8):926 - 927.

第三十章

公共卫生危机管理与特殊感染外科建设

第一节　公共卫生危机

突发公共卫生事件是指突然发生，造成或可能造成社会公众健康严重损害的重大传染病疫情、群体性不明原因疾病、重大食物和职业中毒以及其他严重影响公众健康的事件。如果突发公共卫生事件不能得到有效应对和及时处理，往往会诱发危机，从而引发社会问题，影响社会稳定和经济贸易的发展。2003 年波及全球性的公共卫生事件 SARS 的暴发，我国在传染病防控上缺乏危机意识，面对突如其来的疫情显得手足无措、漏洞百出。当年 SARS 之所以大规模暴发，一定程度上要归咎于当时信息的迟报、瞒报和谎报。蛰伏于信息不透明的土壤，各种谣言漫天飞传，引起了群众的恐慌，致使国家的形象受损，政府公信力也因此大打折扣。直到 2003 年 4 月 17 日，时任中共中央总书记的胡锦涛同志强调：任何人不得隐瞒、谎报疫情。启动了官员问责制，加强了信息透明度，才得以逐渐控制民众的恐慌情绪。公共卫生事件的冲击力，在于它的突发性和危害性。危机事件暴发，突如其来，出乎意料，既没有人能够确切知道在什么时间、什么地点会发生怎样的危机，也没有人能确切预知危机的后果。公共卫生危机所导致的社会混乱、经济衰退、秩序失衡的程度是严重的、范围是广泛的，对公众心理的负面影响和伤害是难以估量的。因此，加强对公共卫生危机事件的预警、防范和应急处置的研究，是当前我们面临的一个非常重要、非常迫切的课题。

SARS 的暴发，促使社会预警体系的建立与健全，加强应急管理工作，就是要提高国家保障公共安全和处置突发公共事件的能力，预防和减少自然灾害、事故灾难、公共卫生和社会安全事件及其造成的损失，保障国家安全、保障人民群众生命财产安全、维护社会稳定。加强全国应急体系建设和应急管理工作，必须做好健全组织体系、运行机制、保障制度等工作。健全体制，明确责任。在党中央、国务院统一领导下，建立健全分类管理、分级负责、条块结合、属地管理为主的应急管理体制，形成统一指挥、功能齐全、反应灵敏、运转高效的应急机制。把加强应急管理摆在重要位置，把人力、财力、物力等公共资源更多地用于社会管理和公共服务。

加快应急管理的法制建设，形成应急管理法制体系，把应急管理工作纳入规范化、制度化、法制化轨道。高度重视运用科技提高应对突发公共事件的能力，加强应急管理科学研究，提高应急装备和技术水平，加快应急管理信息平台建设，形成国家公共安全和应急管理的科技支撑体系。

协同应对，快速反应。树立大局意识和责任意识，不仅要加强本地区本部门的应急管理，落实好自己负责的专项预案，还要按照总体应急预案的要求，做好纵向和横向的协同配合工作。健全应对突发公共事件的组织体系，明确各方面职责，确保一旦有事，能够有效组织，快速反应，高效运转，临事不乱。

加强基层及全民参与。要特别重视城乡基层和各项基础工作，做好社区、农村、学校、医院、企事业等基层单位应急管理工作，提高基层应对突发公共事件的处置能力。广泛宣传和普及公共安全知识、应急管理知识、灾害知识、防灾救灾和自救知识，提高群众参与应急管理能力和自救能力。

我国先后建立了“不明原因肺炎监测系统”和“国家重大传染病监测系统”。我国政府对公共卫生突发事件的关注程度越来越高。健全公共安全管理机制，健全监测、预测、预报、预警和快速反应系统，加强专业救灾抢险队伍建设，健全救灾物资储备制度，搞好培训和预案演练，全面提高国家和全社会的抗风险能力。不断完善各级各类应急预案，并认真抓好落实。

当年有关部门因犹豫不决而错失了防治 SARS 疫情的良机。2013 年，H_7N_9 疫情发生后，各地政府果断作出决策，根据农业部印发的《动物 H_7N_9 禽流感紧急监测方案》和《动物 H_7N_9 禽流感应急处置指南(试行)》等相关预案和方案开展防控工作，突出重点区域，全面开展家禽疫情排查和病毒监测，开展医务人员培训和预检分诊工作，对密切接触者进行医学观察，对相关疫点进行终末消毒，并储备必要的药品、器械，做好病例救治准备工作。就 H_7N_9 病毒的防控而言，上海、江苏、浙江杭州相继关闭了部分活禽交易市场，对活禽进行无害化捕杀处理，并给予养殖户一定的经济赔偿。就 H_7N_9 病毒的监测而言，北京已在全市范围内强化四大监测系统，包括各级医疗机构的不明原因肺炎监测、流感样病例监测、传染病症状监测，以及北京 17 家网络实验室和 23 家哨点医疗机构在开展流感病原学监测的基础上，增加禽流感病毒 H_7N_9 的病原检测。

面对 H_7N_9，中国政府吸取了当年的教训，在最短时间内主动公开了境内发生人感染 H_7N_9 禽流感病例信息，并且每日更新公布疫情。疫情信息的及时公开透明，加之防控资源的迅速科学调动，使至关重要的早发现、早报告、早诊断、早治疗成为现实，尽最大可能地减少了病例死亡，以及遏制了疫情的恶化和扩散，最大程度地遏制社会恐慌情绪，并赢得公众的密切配合，而且还通过共享病毒信息获取必要的国际合作支持。美国《大西洋》月刊的一篇评论报道则指出：“中国政府应对当前 H_7N_9 疫情的表现显示，它变得比 10 年前透明。”中国政府关于此次疫情信息的及时、公开、透明，也赢得了国际主流舆论的肯定。在这场禽流感事件中，应当肯定的是，政府在这场事件中，始终保持高度的公开透明，始终坚持让民众在第一时间了解情况，为减少民众的恐慌，发挥了积极的作用。和10年前相比，我国目前拥有较为完善的传染病防控体系和公共卫生应急体系。公共危机已伴随着现代生活日益对社会基本价值和行为准则构成严重威胁，公共危机事件也由非常态化转变为常态化，由偶发转变为频发，成为当下社会面临的不可回避的重大挑战。

10年的时间，足以让社会有了巨大的进步，让民众对自身权益有了更高的要求，因此，也就对政府的信息公开有了更高的要求。近十几年来，多次大型突发事件的发生，例如，2008年四川汶川大地震、2009年全球性甲型 H_1N_1 流感，2013年的 H_7N_9 疫情，更加促使各国政府深刻意识到对这些灾害和公共卫生事件所带来的危机的处理与对策之于现代社会的安全有着举足轻重的作用。

第二节　公共卫生危机管理

危机管理又名风险管理，是指通过有效管理将潜在的不良反应降为最低的过程。在这种定义下，危机管理就意味着采取一切可能的措施，通过有效的管理手段，达到最小负面影响的结果。"危机管理"这一术语最早正式出现于1986年，是一个通过危机预警、危机防范、危机处理来实现避免、减少危机所产生的危害和损失，并从危机中开拓出发展机遇的过程。美国前国防部长麦克纳马拉曾说过一句名言："今后的战略可能不复存在，取而代之的将是危机管理。"危机管理已成为最受关注和耗费人力、物力、精力最多的一个领域。作为管理科学的重要领域之一，危机管理有其自身独特的规律，其科学的程序和管理方法对医院应急管理工作也有着很大的指导意义。

公共卫生危机管理指在突发公共卫生事件发生前或发生后，采取相应的监测、预警、物资储备等应急准备，以及现场处置等措施，及时预防引起突发公共卫生事件的潜在因素、控制已发生的突发公共卫生事件。同时，对突发公共事件实施紧急的医疗救治，以减少其对社会、政治、经济、人民群众健康和生命安全的危害。公共卫生突发事件危机管理在原则上与其他社会危机管理原则一致。因此，无论是在应对突发公共卫生事件的过程中，还是处理突发灾害等应急事件中，对于可能发生的危机，管理者都应思考3个关键的问题：①如何争取更多的时间；②如何获得更多的信息；③如何降低资源损失和消耗。

卫生应急是指通过采取监测、预测、预警、现场处置、医疗卫生救援、应急保障和善后处理等措施，及时对产生突发公共卫生事件的可能因素进行预防和对已出现的突发公共卫生事件进行控制，以减少其对社会、政治、经济的影响，保障公众的健康和生命安全。

近几十年来，各国专家通过对危机对策的研究总结出一些理论模型：PPRR模型(prevention，preparation，response，recovery)是其中运用最广泛的。

一、预防

高明的危机管理必须在于危机暴发前就加以预防(prevention),任何会导致危机的各种可能性都要予以排除。防患于未然。预防包括以下几个环节:首先是分析危机的环境,对管理范围内的政治、社会、经济、自然等条件进行评估。其次,找出可能导致危机的关键因素,并尽可能提早加以解决。

未雨绸缪,作好疫情的预防与应对。上海市公共卫生临床中心自成立以来,就成立了《公共卫生信息》编辑部,动态跟踪、收集、整理世界卫生组织等官方网站上的公共卫生信息。成立了由临床、医技、科研、感染控制等专业技术人员组成的科技协作组,针对相关领域内容进行整理,形成可供学习、研究用的信息和材料。建立应急工作例会制度,明确备战工作要求。医疗、护理、行政管理、设备信息、总务保卫、医技检测、科学研究团结协作,在总体预案的指导下,细化各部门工作预案与流程,组建人员梯队和防控知识讲师团,开展多层次,多形式业务培训,保障应急设备设施,建成远程会诊,探视系统,储备应急物资和药品、试剂,完善应急检测联动机制,加强应急状态安保。

二、准备

一方面要制定应急计划。提前设想危机可能暴发的方式、规模,并且准备(preparation)好多套应急方案,一般要以最坏打算为底线。另一方面,建立危机预警机制,依靠这种参照物指标来加以检验。这项工作没做好,很可能导致本来程度轻的、局部的危机,改变性质,蔓延为全局性的、严重的危机。

应对随时可能发生的疫情,联动运作,处理好患者集中收治。2009 年 5 月 24 日,上海市公卫中心收治首例甲流患者后,进一步加强了各部门联动协作,实现应急防控工作的"无缝连接"。同时,以应急工作例会为平台,部署应急工作,通报发现问题,达成解决共识,形成综合简报。医务部门密切联系市应急防控组、市疾病预防控制中心、金山区疾病预防控制中心,全面协调应急医疗工作;感控部门督导各环节消毒隔离工作、医学观察管理工作及工作人员健康管理;护理部门加强患者宣教及照护;设备部门对应急仪器设备实行统一管理、调配、维护;信息部门确保应急病区网络通畅;总务后勤部门储备足够应急物资和防护用品,保障工作人员生活区、医学观察区设施配备及生活物资供应,提供各类转送、转运服务;安保部门在应急病房楼设置安全警戒区;医技部门落实药剂服务、影像诊断、标本检测;科研部门开展咽拭子核酸应急检测,为病例确诊、出院提供依据,成功分离"甲流"病毒株,完成全长基金测序,将基因组信息提交全球公共序列数据库和全球流感共享数据库,供全球科学家用于甲流 H_1N_1 流感病毒的分析和监测;宣传部门接待媒体采访,策划重点宣传内容,形成宣传简报;工会、人事部门慰问工作人员及其家属,给与精神鼓励,发放应急鼓励。2013 年首次发现 H_7N_9 病毒,上海市公共卫生临床中心作为定点收治流感患者的医疗机构,运用危机管理理论,根据危机管理过程,采取了相应的处理策略,取得了一个又一个抗击禽流感的胜利。

三、反应

对危机做出适时的反应(response)是危机管理中最重要的组成部分。防患于未然易说难做,很多事情非人力所能控制。但危机一旦发生,就需要注意以下几点。首先是遏制危机。管理部门要在困难的情况下为决策者提供及时、准确而必要的信息,从而为迅速出击,解决危机创造条件。其次要注意隔绝危机,避免其蔓延,要将危机限定在一定范围之内。隔绝的一种途径是通过有效的危机反应机制防止危机扩大或扩散。另外就是加强媒体管理,防止谣言流传、虚假信息散布影响决策。这要注意与封锁消息、隐瞒信息加以区分。在传统的报纸、杂志、电视、广播等信息传播渠道的基础上,近些年随着网络的扩张,大众传媒在塑造价值观念、强化公众意识、反映和引导社会舆论等诸多方面都发挥着巨大的作用。当今信息技术及传播手段的多元化趋势,呼唤与之相适应的舆论引导方式。

随着疫情的控制,要将应急防控向常态管理过渡。在保障禽流感收治管理工作的前提下,上海市公共卫生临床中心应急防控工作紧跟上级卫生部门要求,按照规范性文件标准执行。上海市公共卫生临床中心调整应急防控工作,应急病区按照普通呼吸道传染病病房管理,不再实行 24 h 封闭化管理。发热门诊与普通门急诊一体化管理,不再设 24 h 专人值班;传报、感控工作按规定执行。标志着中心甲流救治工作全面常态化,进入常规工作阶段。

四、恢复

危机过后,需要对恢复(recovery)或重建进行管理。恢复和重建不仅意味着回复危机中所受到的损害,更要恢复受害人的精神损失,尤其要避免重蹈覆辙,将会发生危机的漏洞弥补起来。

加强医院突发公共卫生事件中的危机管理,有助于加深对突发公共卫生事件的发生、发展及转归的认识,也有助于加强医院应急体系的建立与建设。通过有效的危机预警、防范和处理,能够有效减少危机的冲击和损失,并且能够化危机为机遇,创造一个新的发展局面。

在危机管理的 PPRR 模型中,2P(预防与准备)比 2R(反应与恢复)重要,做好 2P,才能搞好 2R。如果没有做好 2P,2R 只能尽人事;相反的,做好 2P,即使 2R 没做好,危机的危险损害还能够在控制之下,这是我们常说预防重于治疗的道理。

不过,并不是所有的危机都能够预应,如果危机发生于外部环境,例如,"911"事件是美国政府预测不到的"意外",它的防患常不在我们所预防与准备的规划中。换言之,无从预知(foresight)的意外,第一次发生时,根本做不到第一个 P(预防),后续的第二个 P(准备)当然也做不到,这时只有依赖平常的危机处理机制做好 2R。

危机管理应遵照及时、主动、真实、负责和善后的原则,按照一定规律进行。危机管理理论和方法对医院应急管理工作也有着很大的指导意义。

公共卫生危机管理工作主要内容包括监测预警、现场调查与处理、实验室检测、现场评估、督导检查、应急技术和物资储备、善后处理、应急培训与演练、信息发布与通报、普及卫生应急知识，以及组织、参与国内外医疗卫生救援等。

2013 年首先在上海发现 H_7N_9 疫情以后，有关专家按照病原性、流行病学、临床学等不同专业领域展开研究，邀请世界卫生组织的专家实地考察。在一起充分讨论形成共识。

上海市政府在 4 月 6 日果断关闭了活禽交易市场。在活禽交易市场关闭之后，新增病例的数量在减缓。这在很大程度上减轻、阻断病毒传播的风险。而且根据现有的证据判断，活禽市场是人感染 H_7N_9 病毒的一个主要来源地。继上海之后，也有一些报告了人感染 H_7N_9 禽流感病例的城市开始关闭他们的活禽交易市场。另外，在北京也有一些病例的报告，这些病例也是被报告为曾经接触过活禽交易市场或者是有这样的暴露史的病例。这和在几年前曾经发生的一些疫情（H_5N_1 禽流感）也是非常相似的。所以，密切关注关闭活禽交易市场的举措是否能产生长期的、积极的影响。此外，关闭活禽交易市场也会对人们的生活带来一些改变。在人类饮食习惯发生改变以后，会产生什么样的影响。同时采取一些措施，在禽肉的冷冻、处理、加工过程中，也会看是否会发生疫情的传播。所以，采取密切的观察措施，卫生部门和农业部门协同作战，关注关闭活禽交易市场的措施对经济产生的影响。同时，也采取措施重振大家对于鸡肉类饮食的信心，让大家获得安全的食品。

世界卫生组织对于中国的禽流感防控措施感到非常满意和欣慰。这次在禽流感的防控工作当中，中国政府展现出了非常透明和公开的做法。中国拥有很高超的技术能力，而且也非常及时地向世界卫生组织以及其他相关的国家和地区通报了现场调查情况以及病毒的信息。来自中国的报告、调查和信息是非常积极、透明和有效的。随后逐渐出现了一些散发病例，这也是意料当中。所以 2013 年的 H_7N_9 禽流感疫情，得到了和好的控制。

第三节 特殊感染外科建设

上海市公共卫生临床中心成立于 2004 年 11 月，是上海市政府在 2003 年 SARS 以后，从保障人民群众生命安全和城市公共安全角度出发，以上海市传染病总院为基础，面向全国招聘专业技术人才并且投资设计新建的集“传染病临床医疗、教学、科研及突发事件紧急应对为一体的”公共卫生临床中心。全国各省、市在 SARS 之后，都加强了公共卫生体系建设。一般都是在原来传染病专科医院的基础上，逐渐发展为防治传染病为特色的综合医院。作为突发公共卫生事件应急医院，无论是在有疫情暴发或是在应对常态情况下的传染病患者，都有可能遇到外科问题，需要一支强有力的外科学术队伍。

一、特殊感染外科的学科队伍

在以传染性疾病为专科特色的医院，外科救治的患者主要是外科疾病合并有传染病的特殊感染患者。外科疾病涉及外科的所有领域，但是不可能像综合医院一样建立包括外科所有的二级和三级学科的亚专科。所以要求外科的学科队伍有比较宽泛的外科基础知识与技术，还需要有传染病专科的理论知识和专业技术。但是作为省级的公共卫生应急医院，要逐渐健全多学科的学术队伍。例如，在上海市公共卫生临床中心开始仅有普通外科，以后又发展起来了胸外科、骨科、泌尿外科等。而且建立能够开展各种手术治疗的平台。满足有传染性疾病患者的各种手术的需求，又发挥了特殊感染患者围手术期治疗的专业特长。

二、临床专业范畴

特殊感染涉及有传染性疾病，合并多耐药或泛耐药菌感染及用普通灭菌法不能杀灭的病原体感染。因各种外科疾病又合并特殊感染需要特殊感染外科来处理。现在医学分科越分越细，不可能每个人掌握所有的医学知识。这就需要特殊感染外科医师掌握宽泛的基本外科和传染病学科的基本知识，然后在外科的某个领域专深专透，成为一专多能的特殊感染外科医师。在自己专长的外科领域主持手术和围手术期治疗。在自己不熟悉的外科领域，可以邀请相关专家来帮助手术，做好特殊感染患者的围手术期治疗。平时救治传染病合并外科疾病患者和普通外科患者，发生重大疫情时才能更好地发挥公共卫生应急医院的作用。

第四节　拓展感染外科的体会

笔者 2008 年从郑州大学第一附属医院来到上海市公共卫生临床中心外科，原来每天从事繁忙的手术和外科急诊救治工作，到上海后突然感觉在传染病医院的基础上，很少有普通的外科患者。有些传染病患者合并胸外科、泌尿外科、骨科、神经外科等不同外科专业疾病，有些患者已经辗转多家医院，怎样救治传染病合并外科疾病患者?

一、解决 HIV 感染者手术难的问题

上海市公共卫生临床中心作为公共卫生的应急医院，对保障上海作为国际大都市的公共卫生安全发挥重要作用。有特殊感染的外科患者集中转到公共卫生临床中心手术和治疗，可以减少市区综合医院发生院内感染的风险。公共卫生临床中心的规范化消毒隔离设施保障了特殊感染患者的合理治疗及防止感染传播。在国外 HIV 感染者可以在任何综合性医院手术，患者可以拒绝检测 HIV 抗体。这样有利于保护患者隐私。但是很多患者在免疫功能严重损伤后才被发现，可能更多地增加手术风险。综合医院的外科医生接触 HIV 感染患者较少，缺乏对这些有免疫缺陷患者围手术期治疗的经验，国际有关报道 HIV 感染者手术后有很高的并发症和病死率。国内手术前常规检测 HIV 抗体，一旦检出患者 HIV 抗体阳性，综合医院往往婉转拒绝为患者手术，建议患者到传染病医院手术。而传染病专科医院一般外科的亚专科不全，很多外科手术不能开展，HIV 感染者手术难成为一个社会问题。经过近 10 多年的发展，

我国现在的传染病医院逐渐发展成为定点收治传染性疾病又有综合实力的医院，使传染性疾病合并外科疾病的患者可以及时得到手术治疗。这样也提高了对突发公共卫生事件的应急救治能力。由于对 HIV 感染者手术的集中救治，也有利于总结经验，提高救治水平。

二、临床科研的开展

失代偿期肝硬化是目前医学的难题，如果是艾滋病合并失代偿期肝硬化的治疗就更为棘手。根据有关报道干细胞治疗肝硬化的经验，笔者考虑用自体骨髓经门静脉输注治疗艾滋病合并失代偿期肝硬化。首先用兔子作试验：在氯胺酮麻醉下经膝关节穿刺股骨采集骨髓，开腹手术将骨髓输注到门静脉，关腹后常规喂养兔子。手术后第一天、第二天、第一周、第二周不同时间节点解剖兔子的肝脏和肺，没有脂肪栓塞的并发症，证实自体骨髓经门静脉输注是安全的。然后为艾滋病合并失代偿期肝硬化患者做脾切除手术时经网膜右静脉插管埋置骨髓输注装置，做自体骨髓经门静脉输注，结果发现患者肝功能改善，已经萎缩的肝脏体积增大，弹性超声检查提示肝脏硬度减轻。将这种方法应用到没有艾滋病感染的肝硬化患者，收到更好的疗效。我国每年有数十万肝硬化患者死于肝功能衰竭，肝肿瘤等并发症。用自体骨髓经门静脉输注，利用干细胞治疗的原理逆转肝硬化，无疑是肝硬化患者的福音。

在随访自体骨髓经门静脉输注的艾滋病合并失代偿期肝硬化患者中，发现 $CD4^+$ T 细胞也有较快增加，提示这种治疗也可能促进免疫重建。随后对免疫明显损伤的艾滋病患者因腹部手术时顺便经门静脉输注自体骨髓，也发现对有些患者促进了免疫重建。

在作了 100 多例肝硬化患者、300 多次经门静脉输注自体骨髓以后，没有发现任何不良反应。说明了这个途径输注自体骨髓是安全的。考虑对艾滋病合并恶性肿瘤患者手术时也经胃网膜右静脉插管埋置骨髓输注装置，化疗前采集骨髓保存，化疗后 3～5 d，待化疗药物基本排除体外以后回输保存的自体骨髓，发现明显促进了骨髓重建。

在对艾滋病合并淋巴瘤的手术切除或者切取组织活检，明确病理诊断后进行化疗。有些患者虽然应用化疗前后自体骨髓保存回输治疗，由于肿瘤对化疗药物不敏感，患者最终还是死于肿瘤广泛转移。根据国际肿瘤治疗的最新进展，考虑用嵌合抗原受体(CAR)T 细胞治疗艾滋病相关淋巴瘤。CAR－T 细胞的制作是将人工合成的肿瘤抗原结合受体嵌入到患者的 T 细胞中，在体外扩增后，输回患者体内。这些嵌入肿瘤抗原结合受体的 T 细胞就可以在体内寻找肿瘤细胞将肿瘤细胞杀死。但是艾滋病患者的 T 细胞中可能有艾滋病病毒，所以不能用治疗普通肿瘤患者的方法制作 CAR－T 细胞。我们与上海隆耀生物公司合作，用脐带血分离 T 细胞制作 CAR－T 细胞。用这种 CAR－T 细胞治疗艾滋病合并淋巴瘤获得较好的疗效。

感染外科有很多的挑战和可研究的课题，当我们把所学的知识用于解决临床实践中的问题，去不断地开拓创新，就会发现有无穷的乐趣。

（刘保池）

参考文献

1. 刘保池，田常俊.重大灾害事件的紧急医疗救援[J].中国现代医生，2008，46(17)：1－3.
2. 刘保池，王盟，李垒，等.传染性疾病免疫功能损伤与围手术期脓毒症相关性研究[J].中华医院感染学杂志，2012，22(13)：2748－2751.
3. 唐俊，刘保池.急诊科传染病职业暴露及其防护[J].中国急救医学，2009，29(9)：856－857.
4. 刘保池，刘立，李垒，等.HIV 感染者的外科治疗与医务人员职业暴露防护分析[J].中国全科医学，2010，13(2A)：448－449.
5. 张磊，刘保池.人类免疫缺陷病毒感染者手术安全问题探讨[J].中国全科医学，2012，15(1A)：62－64.
6. 刘保池，赵中辛，刘中民.突发公共事件与灾难医学救援[J].上海医学，2012，35(7)：625－626.
7. 刘保池，张磊，苏锦松，等.HIV 感染者围手术期脓毒症风险因素分析及其抗生素合理应用[J].中华卫生应急，2013，2(1)：52－55.
8. 刘保池.公共卫生体系建设与特殊感染外科的发展[J].中华卫生应急杂志，2015，1(3)：10－112.
9. 刘保池，冯铁男，李垒，等.HIV 感染者手术风险评分的设计与分析[J].中华卫生应急杂志，2015，1(5)：28－31.
10. 刘保池.艾滋病病毒感染患者创伤后急救及围术期治疗中应注意的问题[J].中华创伤杂志，2017，33(2)：104－106.

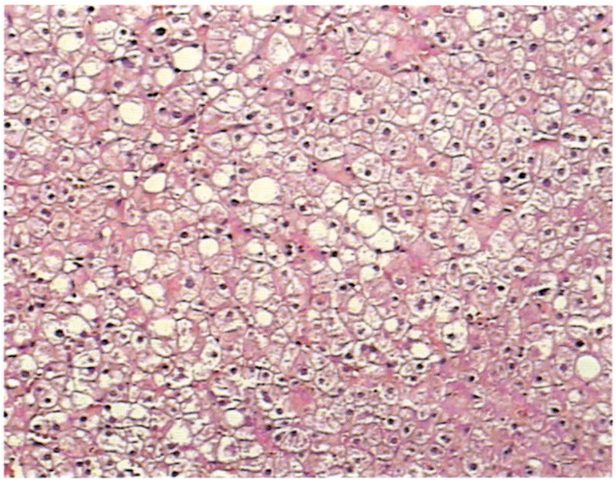

图3-1 急性病毒性肝炎肝细胞疏松化伴脂肪变性 HE×100

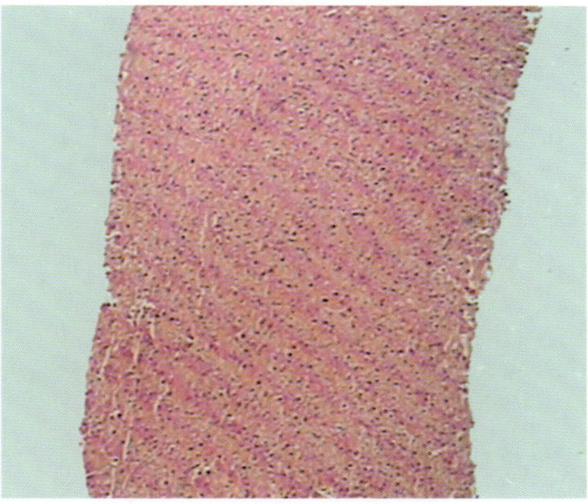

图3-2 慢性肝炎CH－G0S0 HE×40

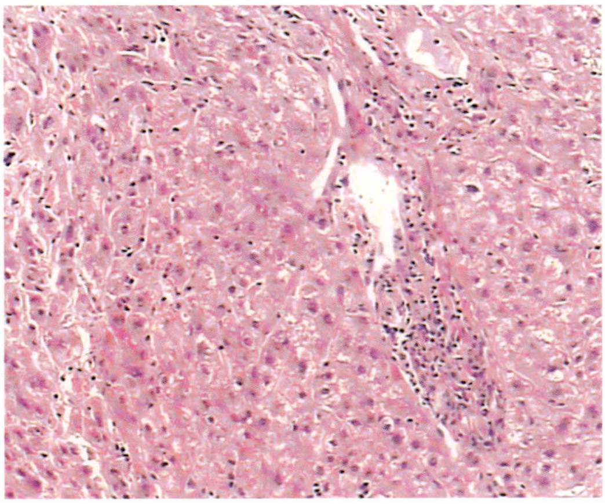

图3-3 慢性肝炎CH－G1S1 HE×100

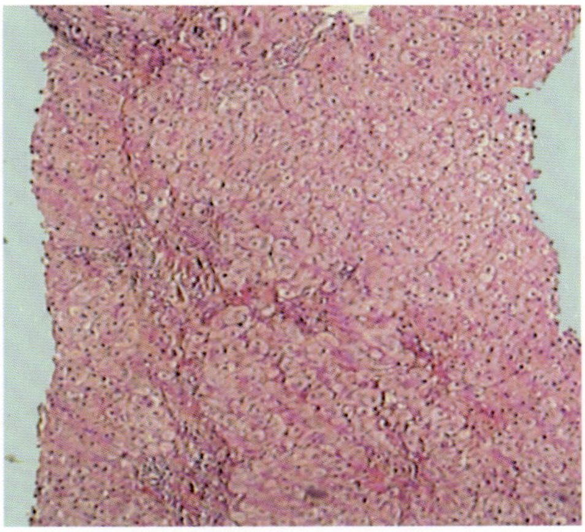

图3-4 慢性肝炎CH－G2S3 HE×40

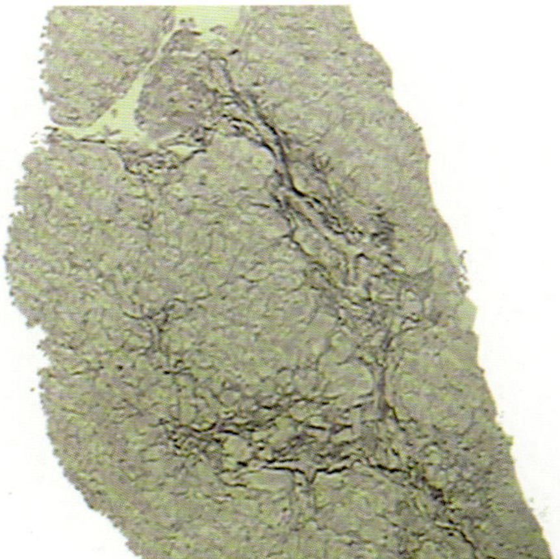

图3-5 慢性肝炎CH－G2S3 HE×40

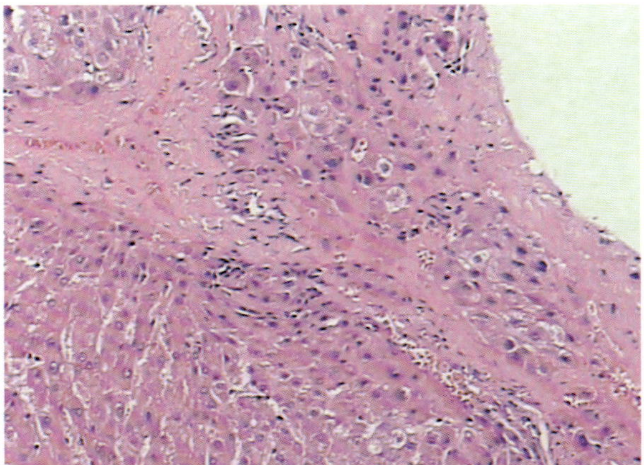

图3-6慢性肝炎 CH－G3S4 HE×100

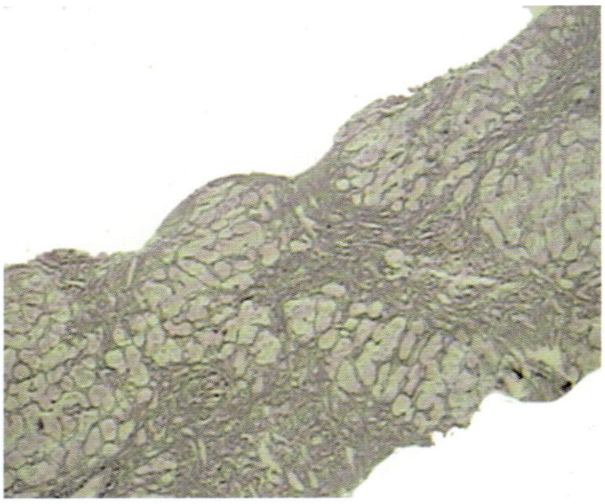

图3-7 慢性肝炎 CH－G3S4 HE×40

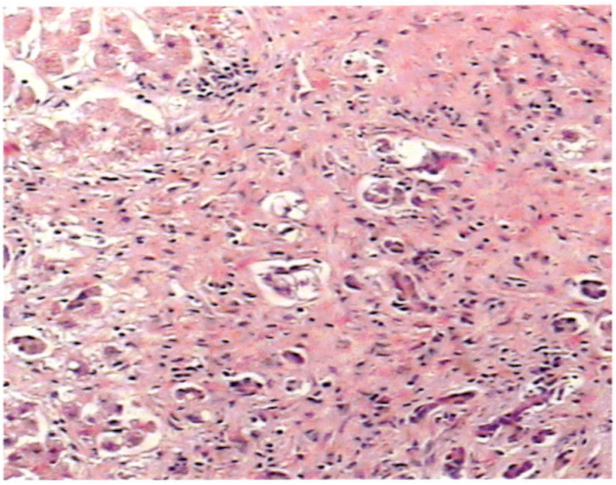

图3-8 肝细胞融合性坏死，网状支架胶原化，见残留肝细胞结节 HE × 100

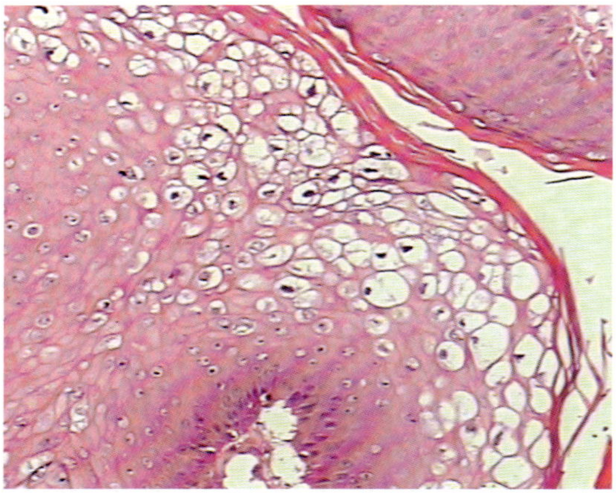

图3-9 尖锐湿疣中的挖空细胞 HE×100

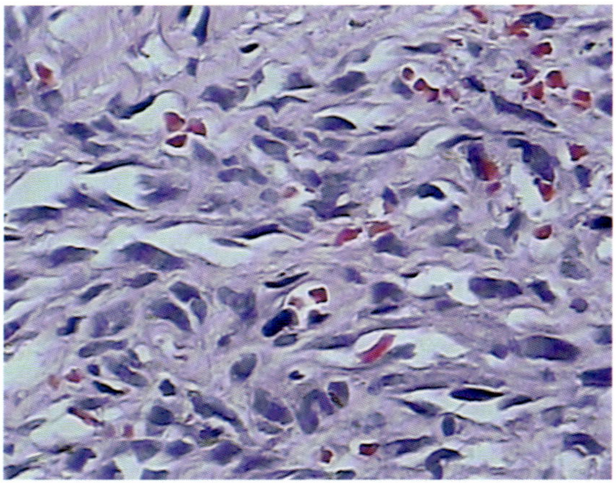

图3-10 HIV患者下肢卡波西肉瘤 HE×400

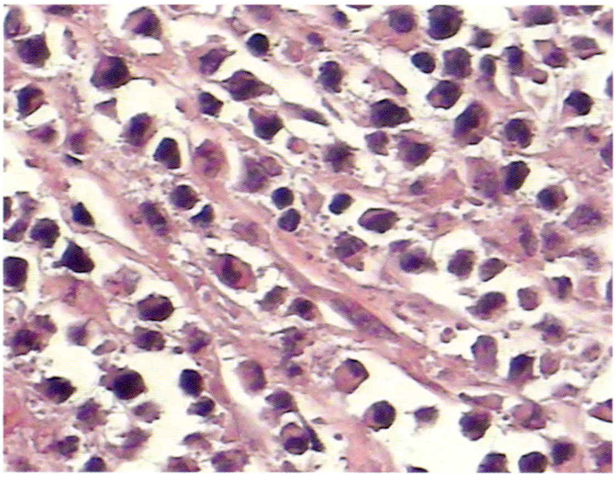

图3-11 脑额叶原发弥漫性大B细胞淋巴瘤 HE×400

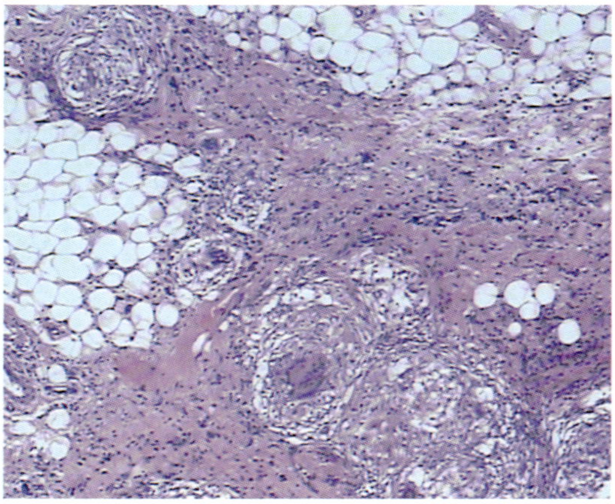

图3-12 大网膜多个结核结节 HE×40

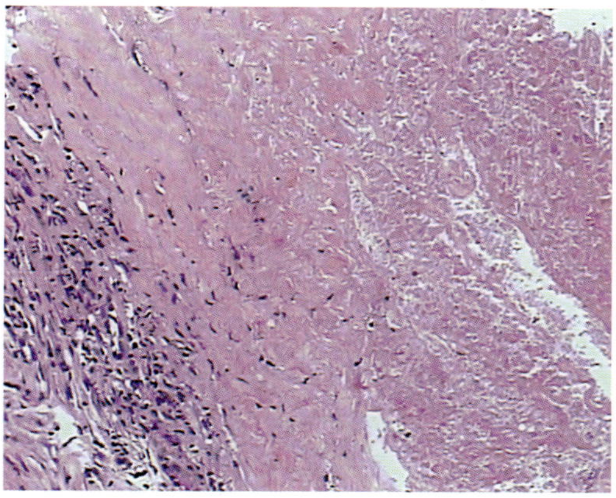

图3-13 干酪样坏死 HE×40

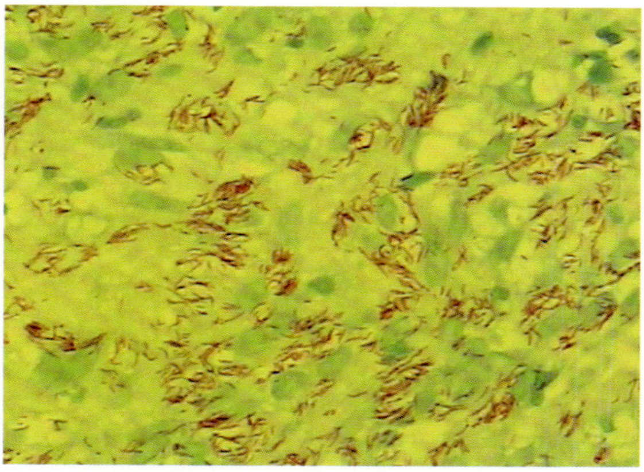

图3-14 淋巴结内大量结核分枝杆菌 HE×100

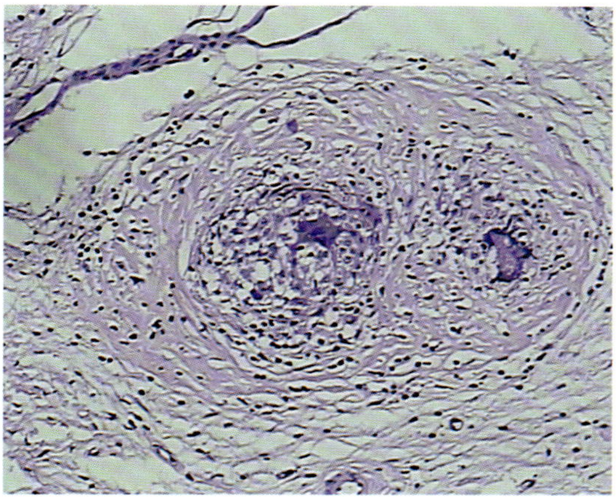

图3-15 慢性虫卵结节

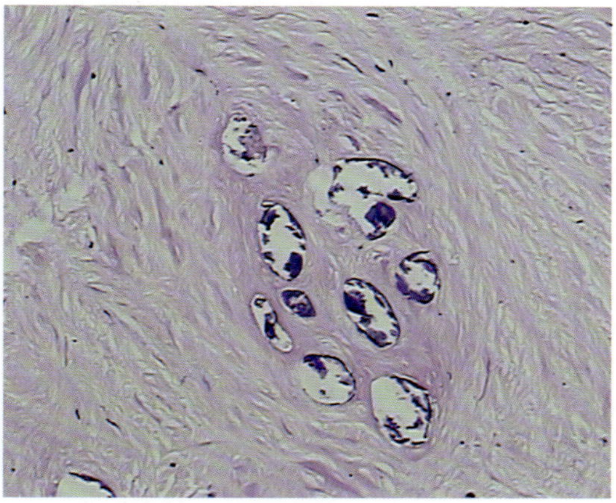

图3-16 慢性虫卵结节纤维化及虫卵钙化 HE×100

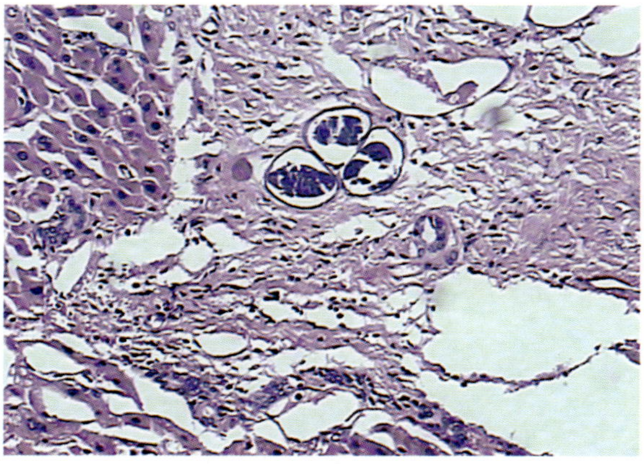

图3-17 血吸虫结节位于肝脏汇管区 HE×100

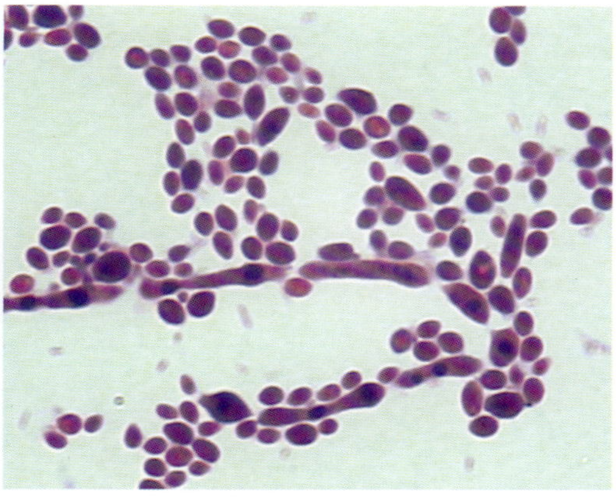

图3-18 患者痰液中白色念珠菌孢子与假菌丝 HE×400

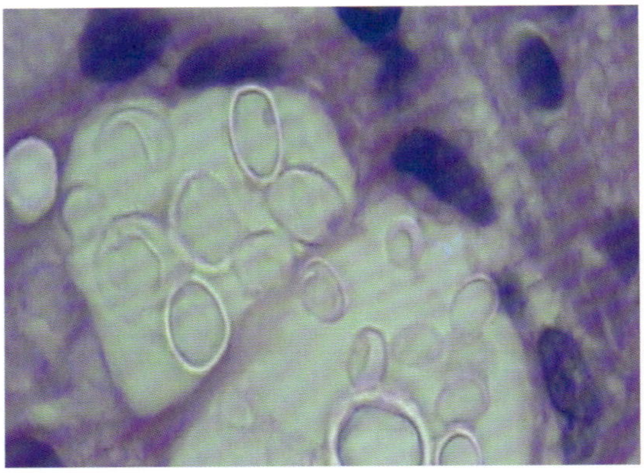

图3-19肺穿刺组织中隐球菌　HE×1000

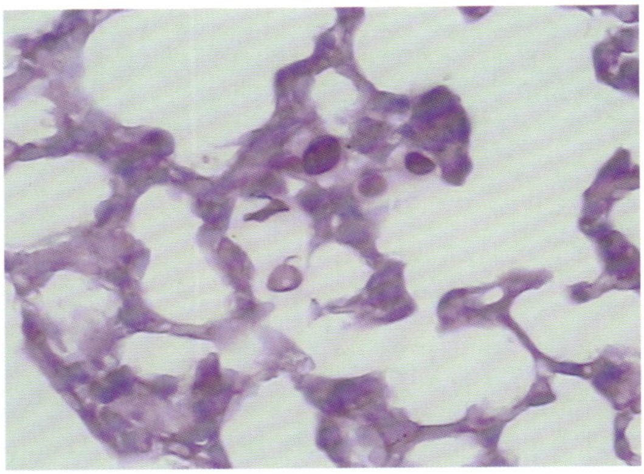

图3-20 肺组织中隐球菌　PAS染色×400

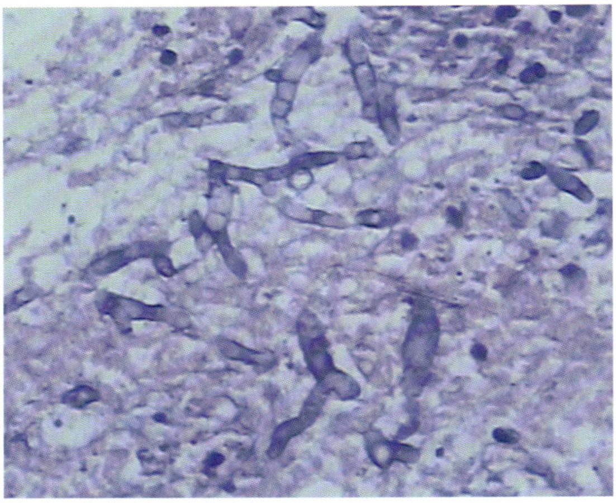

图3-21 肺穿刺组织中曲霉菌　HE×100

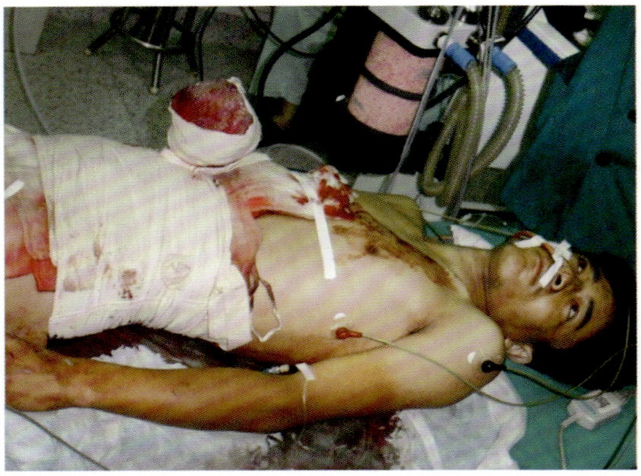

图11-1腹部和右上肢包扎固定后转运到上级医院

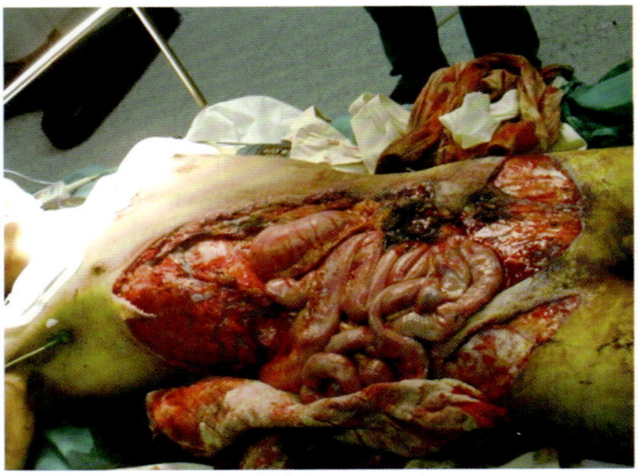

图11-2 右侧腹壁从乳头下到耻骨联合上大片皮肤、肌肉缺损

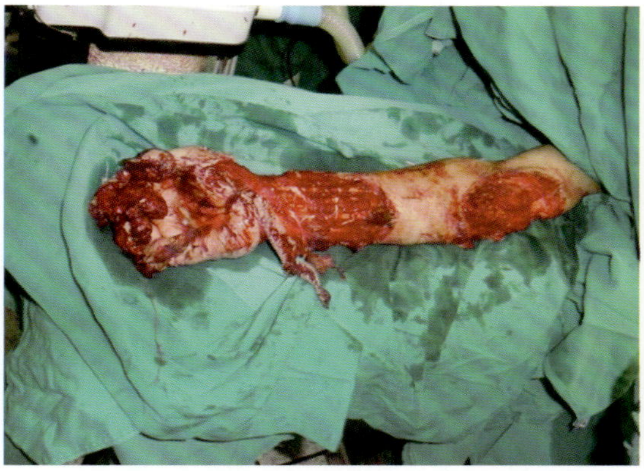

图11-3右侧前臂严重挤压伤，手指粉碎性挤压伤

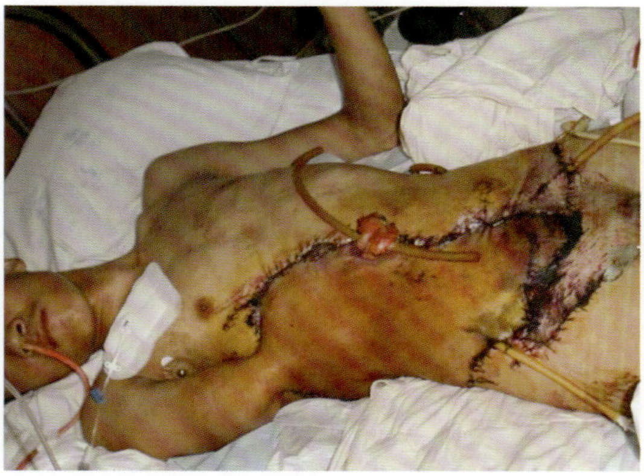

图11-4 右上肢皮瓣覆盖修补腹壁缺损

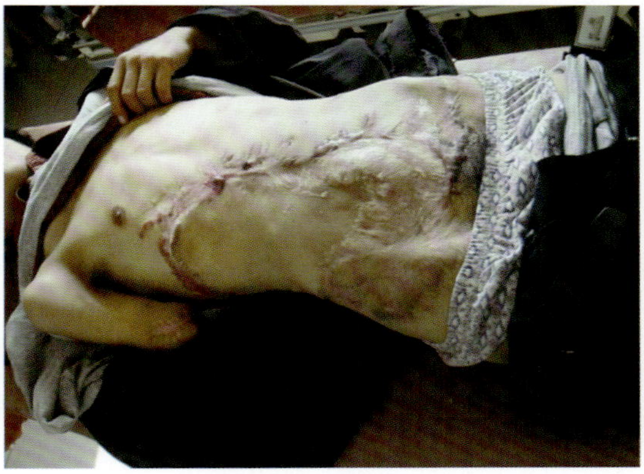

图11-5术后一年复查，皮瓣成活良好

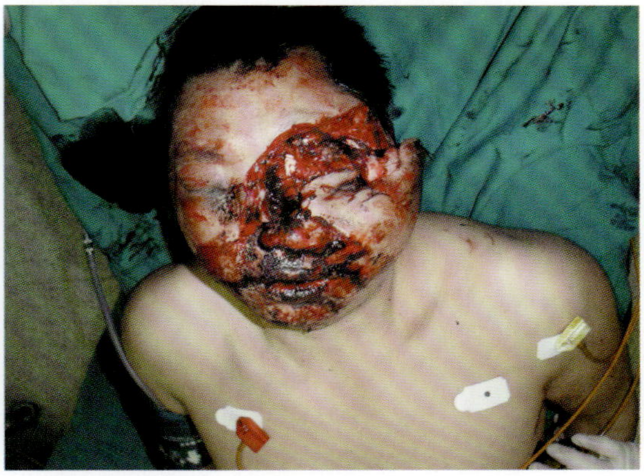

图11-6 颌面部多发伤

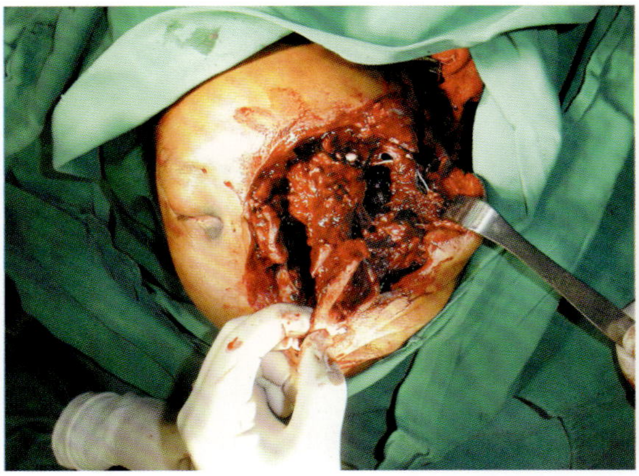

图11-7粉碎性左眼眶骨折，鼻骨，上、下颌骨，外耳道骨折

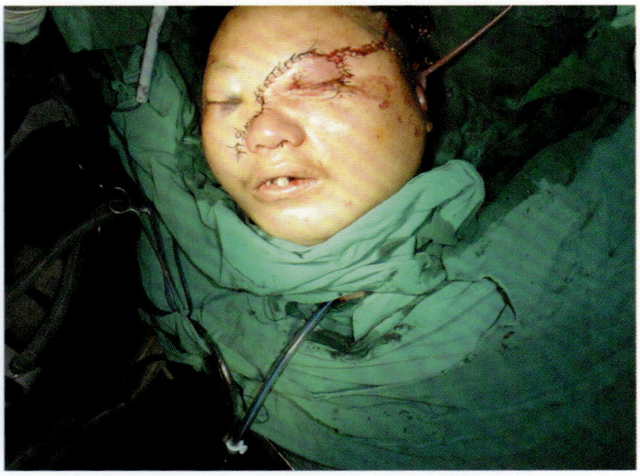

图11-8在急诊科的一期手术

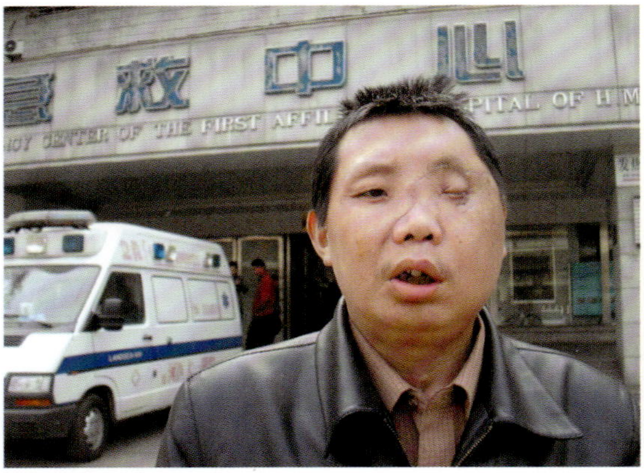

图11-9 手术后22d

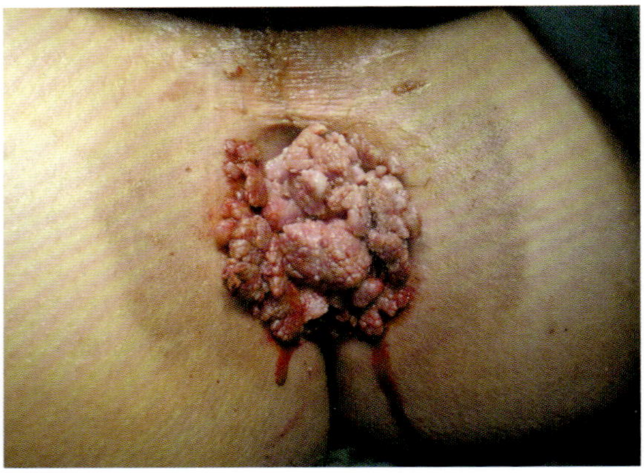

图13-1 患者31岁,肛门巨大疣体,表面潮湿、有渗液、易出血

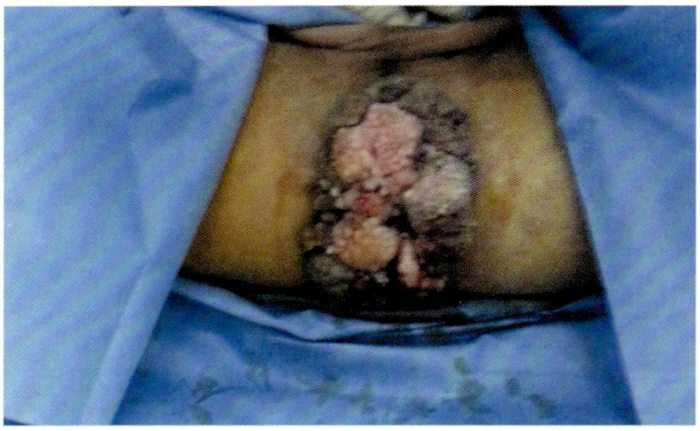

图13-2 患者35岁,肛门巨大疣体,表面潮湿、有渗液

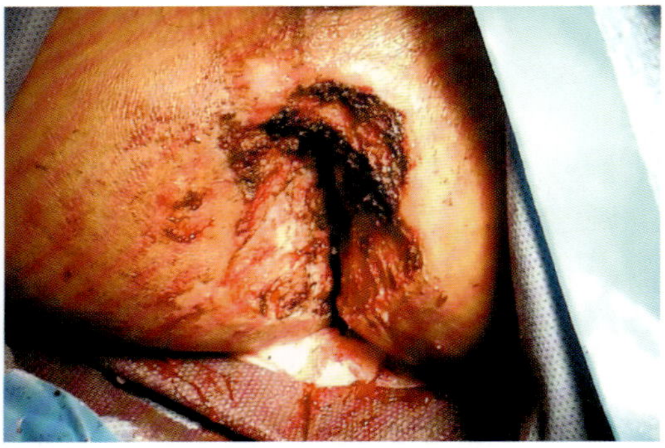

图13-3 电刀切除肛门巨大疣体后的手术创面。术后60d创面愈合

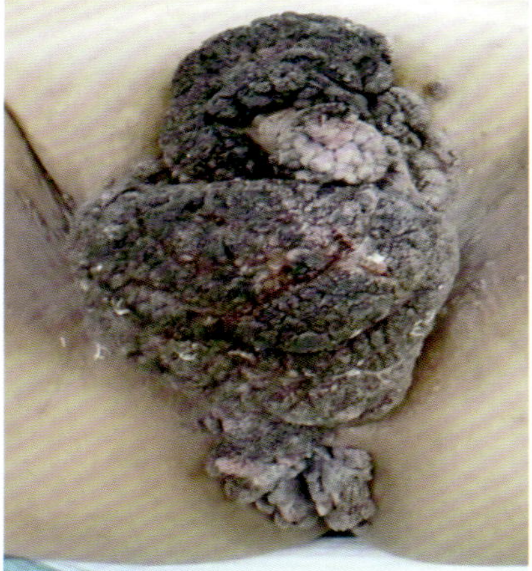

图13-4 阴囊、阴茎肛门巨大疣体

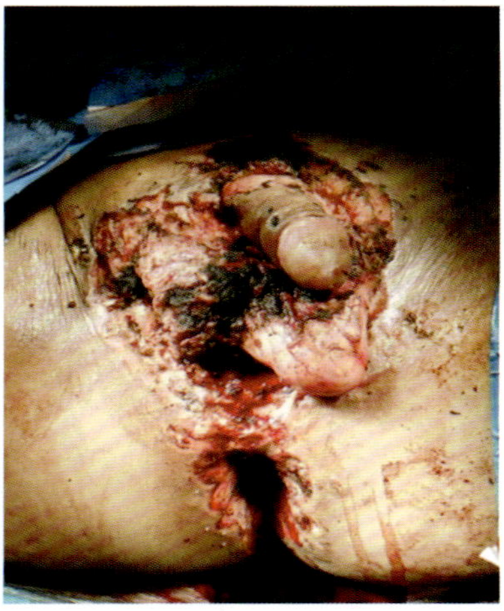

图13-5 阴囊、阴茎、肛门巨大疣体切除后创面

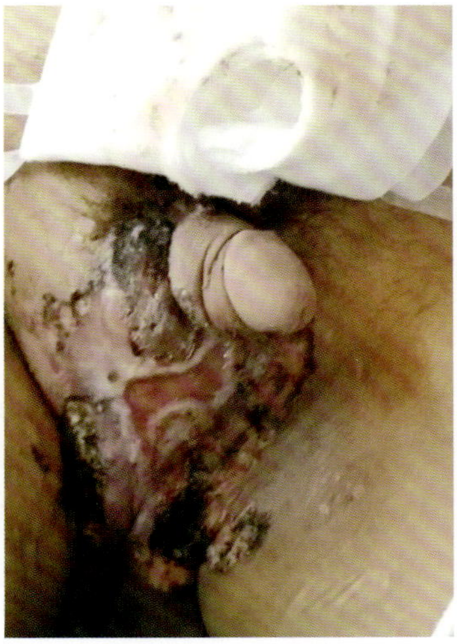

图 13-6 切除疣体术后 3 个月,创面逐渐愈合,但是局部有复发。再次手术切除复发的尖锐湿疣

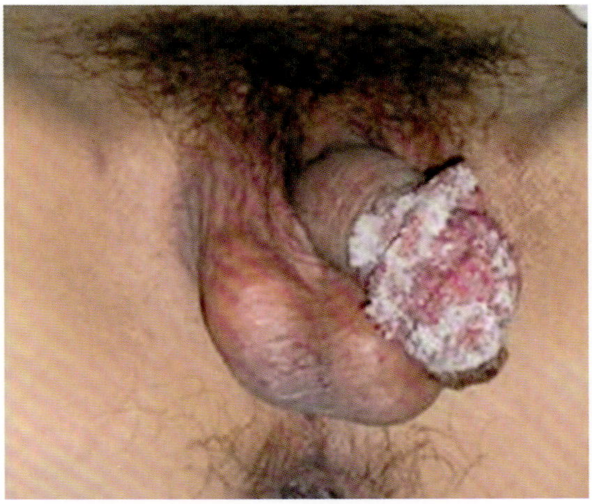

图 13-7 阴茎巨大疣体

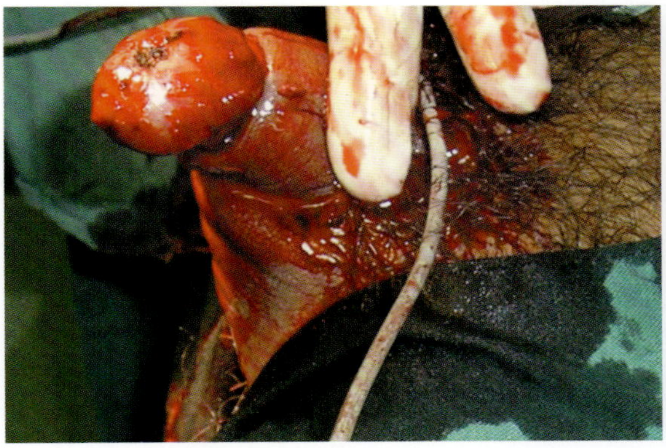

图 13-8 阴茎巨大疣体电刀切除术后。创面 40 天后基本愈合

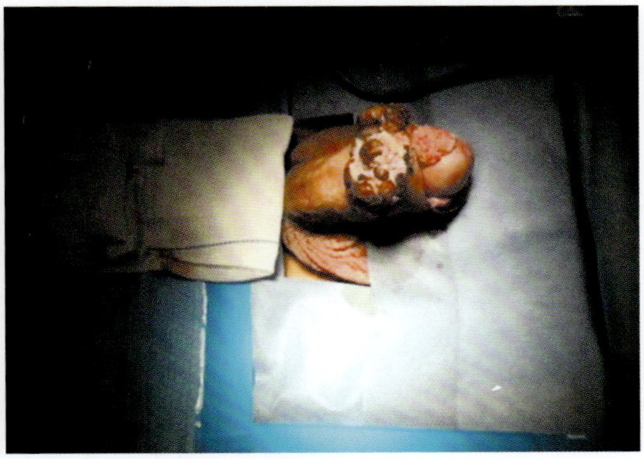

图 13-9 阴茎多发巨大疣体

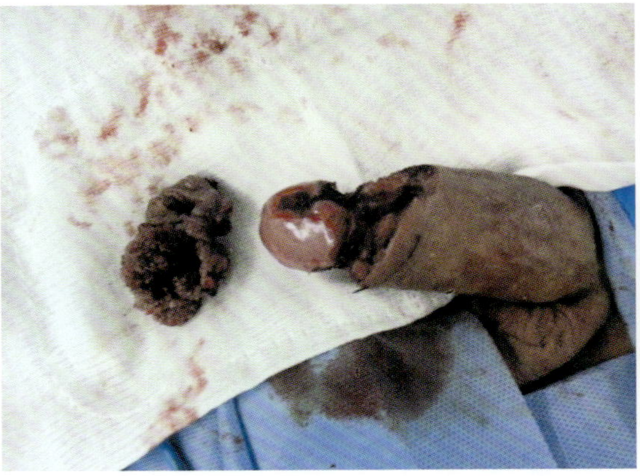

图 13-10 阴茎巨大疣体切除术后。创面术后 45 天基本愈合

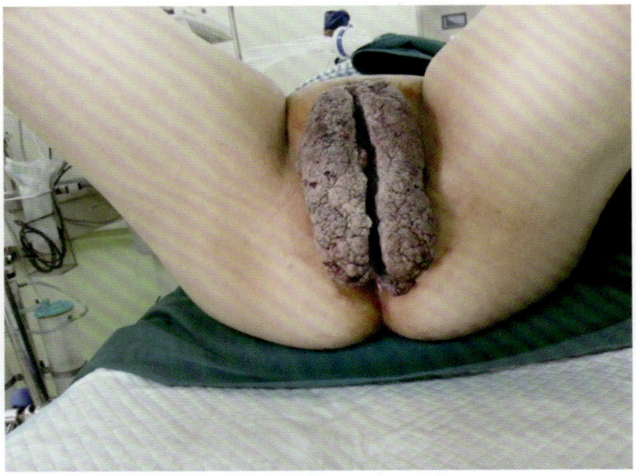

图 13-11 会阴部巨大尖锐湿疣,伴有恶臭

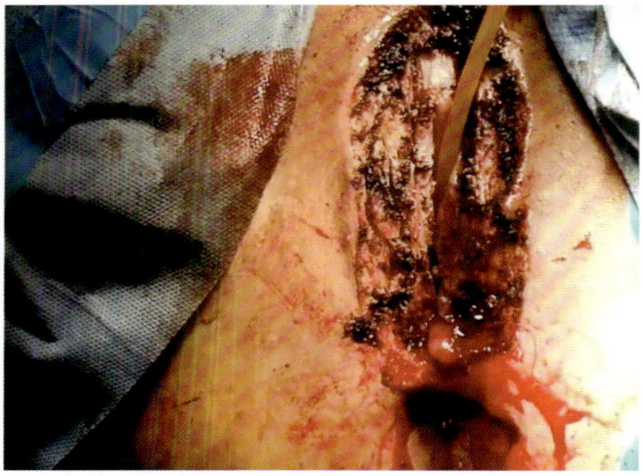

图 13-12会阴部尖锐湿疣切除术后创面,中间是尿管

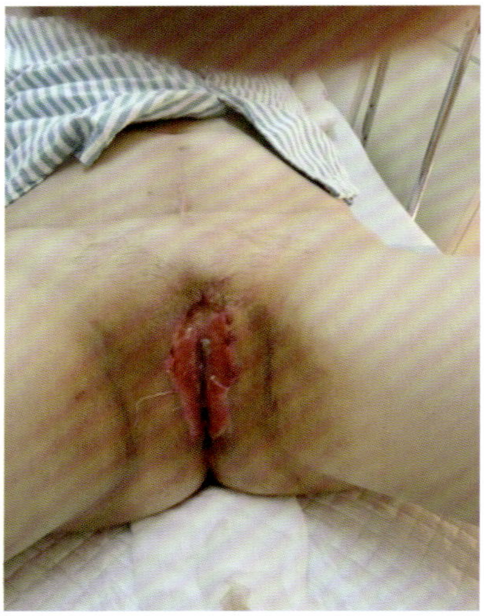

图 13-13 会阴部尖锐湿疣切除术加自体骨髓经股动脉输注后8天,创面明显缩小

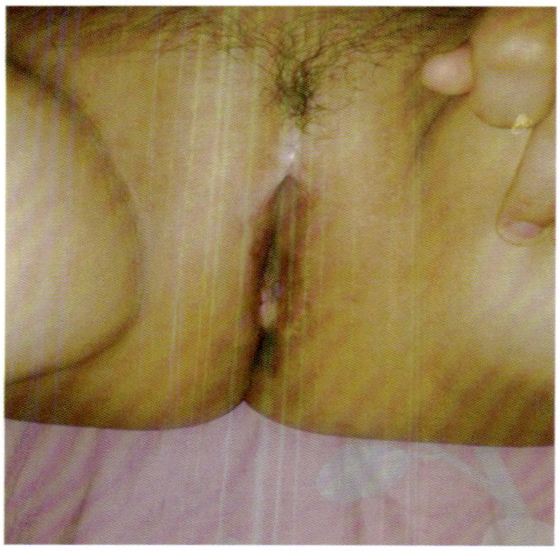

图 13-14 会阴部尖锐湿疣切除术后 12周,创面基本愈合

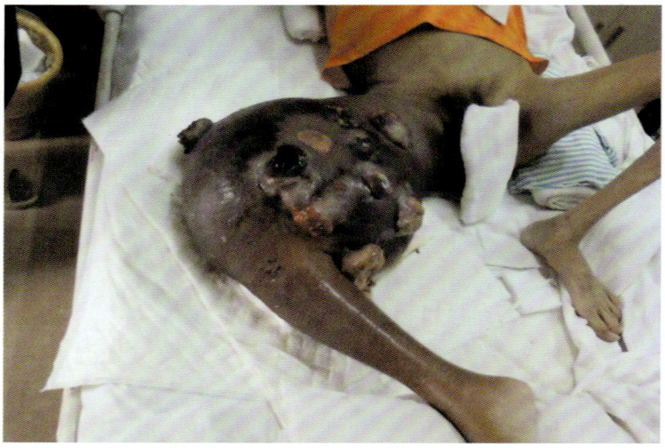

图 15-1 艾滋病血友病合并右膝关节巨大炎性假瘤,皮肤已经破溃

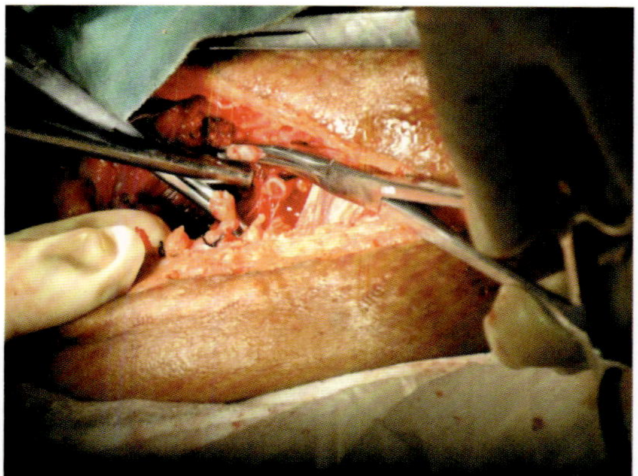

图 15-2在补充凝血因子后手术切除病变

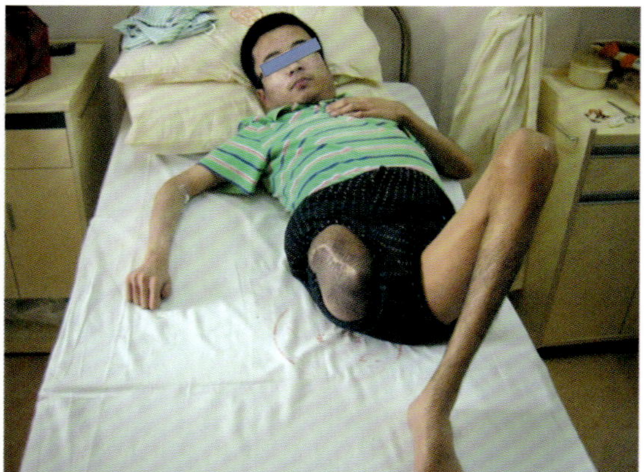

图 15-3 手术后半年,患者一般情况明显好转。术后已随访6年,情况良好

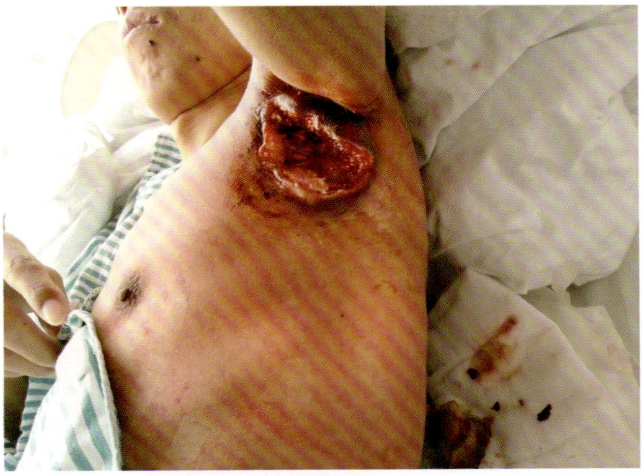

图18-1化疗前患者腋部淋巴瘤破溃

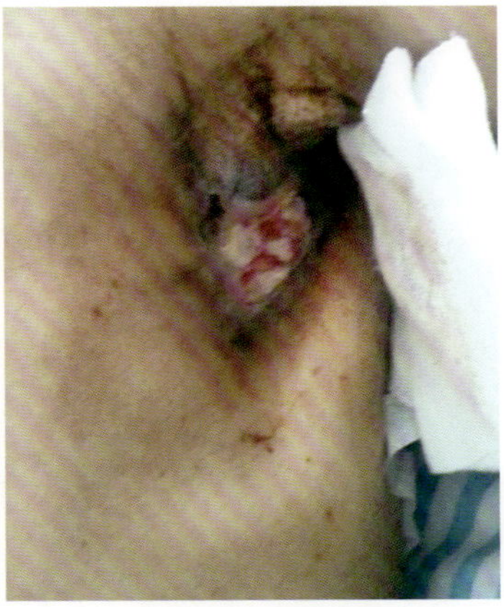

图18-2 患者3个疗程化疗和综合治疗后，全身情况明显好转，腋部破溃伤口明显缩小

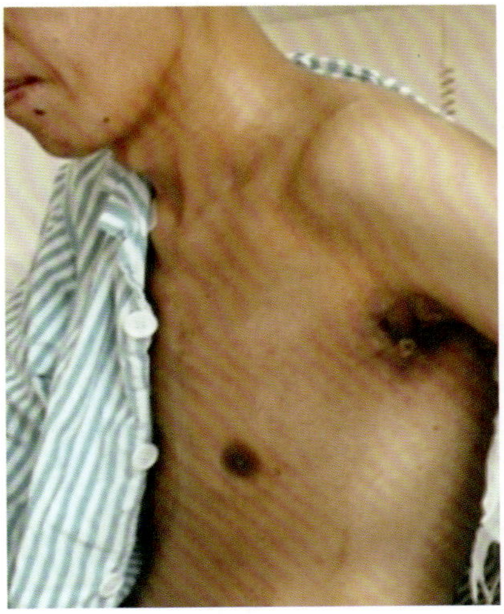

图18-3 4个疗程化疗和综合治疗后，伤口接近愈合

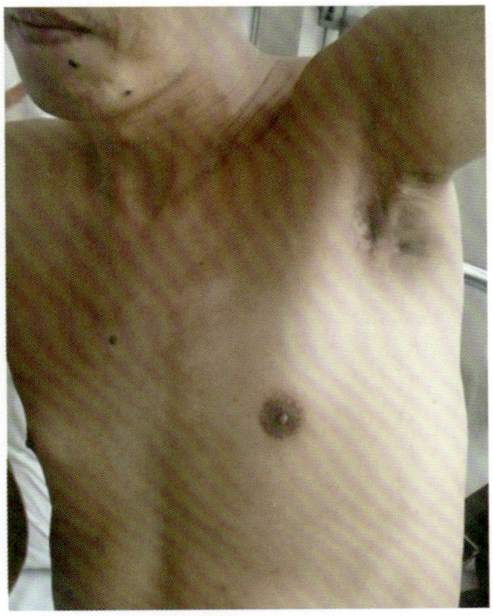

图18-4 6个疗程化疗和综合治疗后，伤口完全愈合

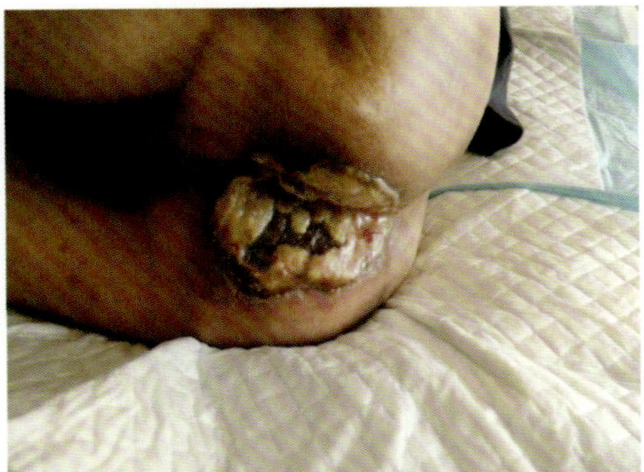

图18-5 下肢卡波西肉瘤合并肛门周围炎症溃疡真菌感染

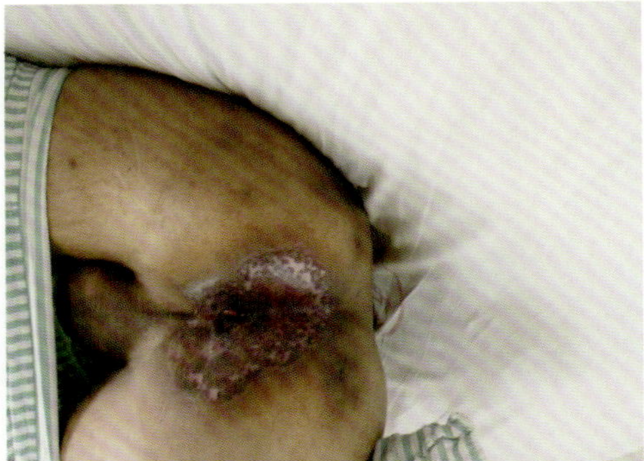

图18-6 乙状结肠造瘘,化疗前后自体骨髓保存回输，6个疗程化疗和综合治疗后，肛门周围破溃基本愈合

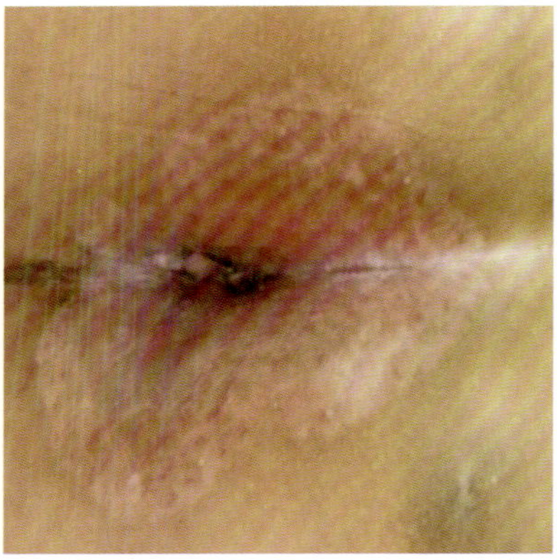

图 18-7 化疗结束后 $CD4^{+}T$ 细胞 212 cell /μ l。再次手术乙状结肠还纳。肛门周围创面愈合良好

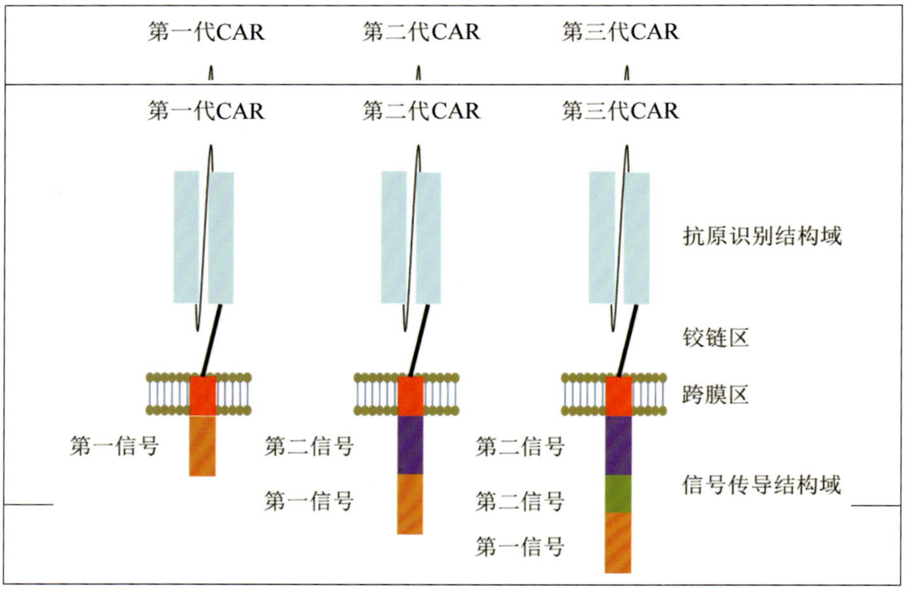

图 19-1 嵌合抗原受体 CAR 的结构

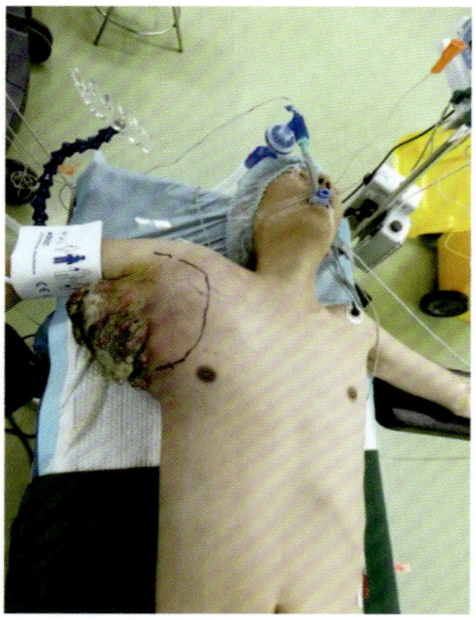

图 19-2 右侧腋部巨大淋巴瘤,全麻下网膜右静脉插管建立骨髓输注通道

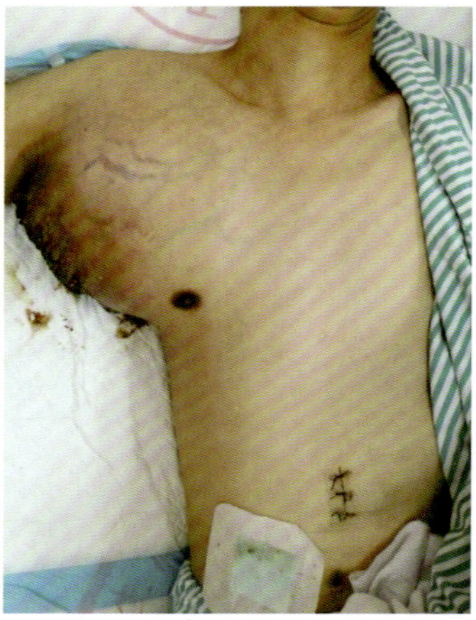

图 19-3 化疗后肿瘤缩小,白细胞仅 $0.6 \times 10^{9}/L$,化疗后经门静脉回输自体骨髓,骨髓恢复重建

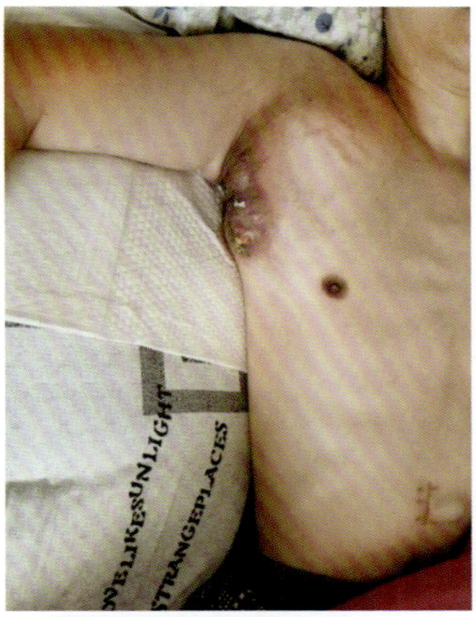

图19-4 用脐带血来源的CAR-T治疗，肿瘤进一步缩小

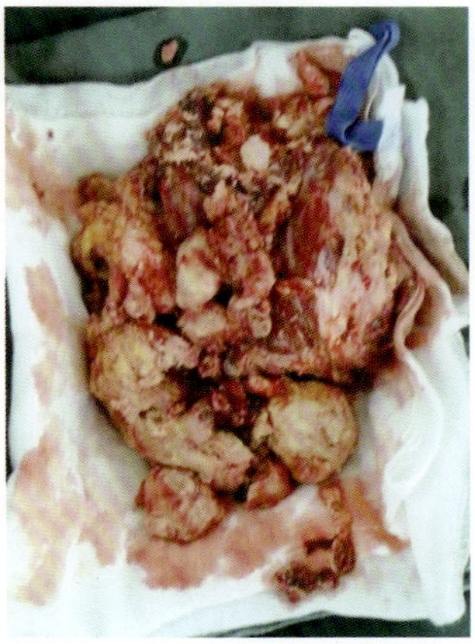

图19-5 再次手术切除坏死的肿瘤组织

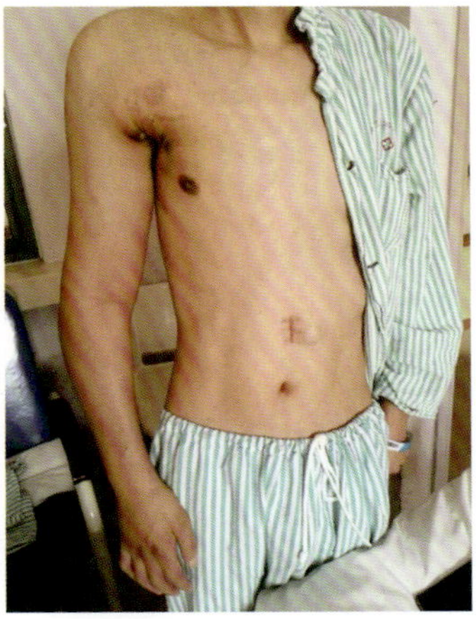

图19-6 淋巴瘤基本消失，创面接近愈合

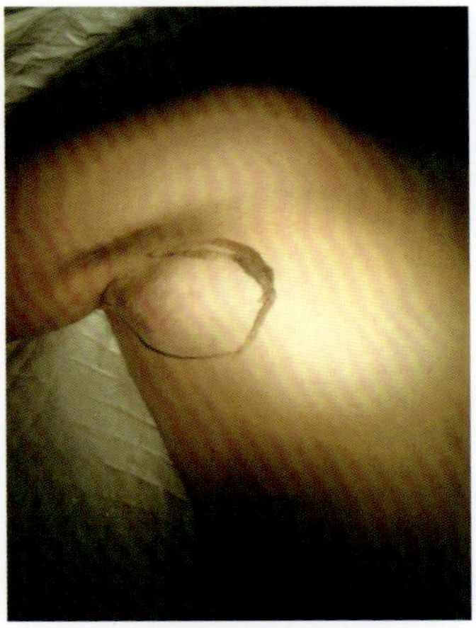

图19-7 艾滋病右侧腋部淋巴瘤，准备手术切除

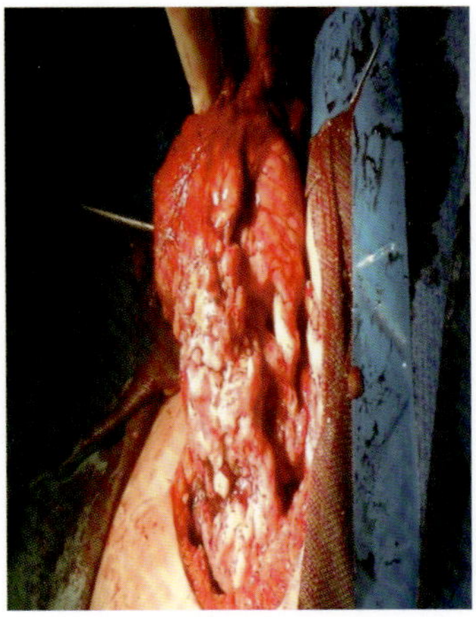

图19-8 手术中发现肿瘤与周围组织浸润粘连

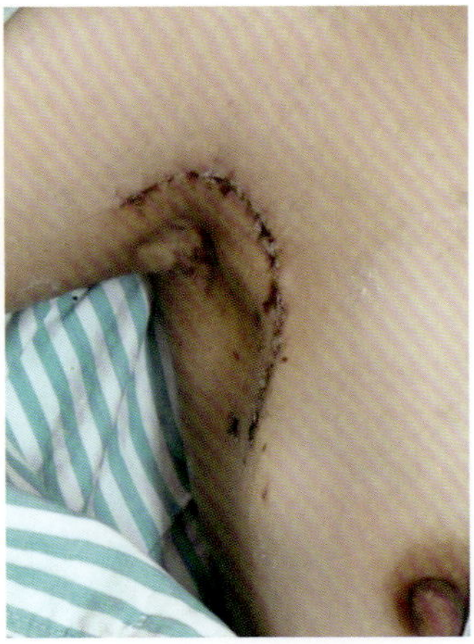

图19-9 手术后2周，伤口愈合，可触及伤口皮下肿瘤浸润的硬块

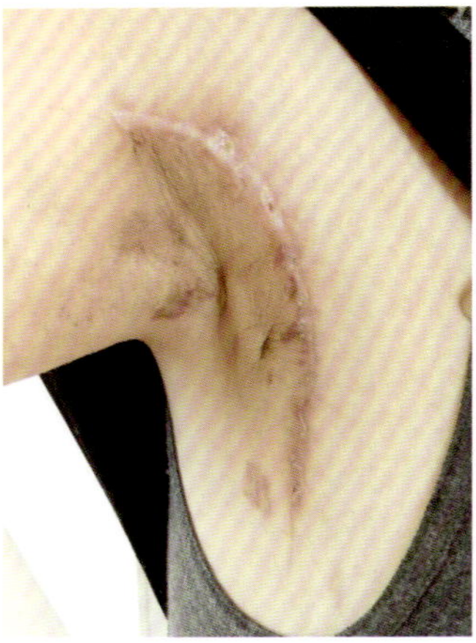

图19-10用脐带血来源的CAR-T治疗，肿瘤浸润病变消失，6个月复查，伤口愈合良好

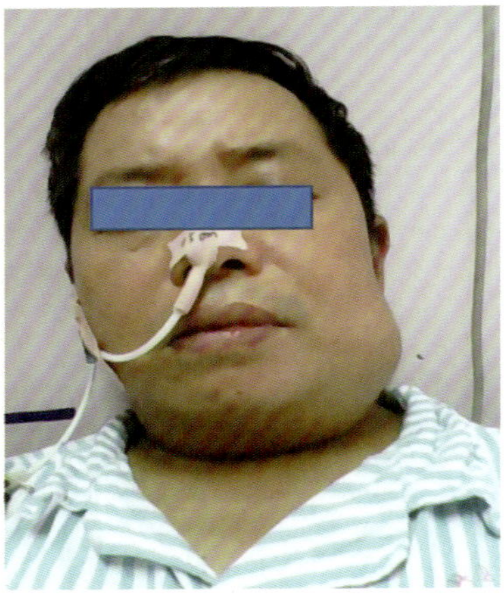

图19-11艾滋病淋巴瘤，左侧下颌肿块，黄疸，CT检查提示胰腺和肝门部占位

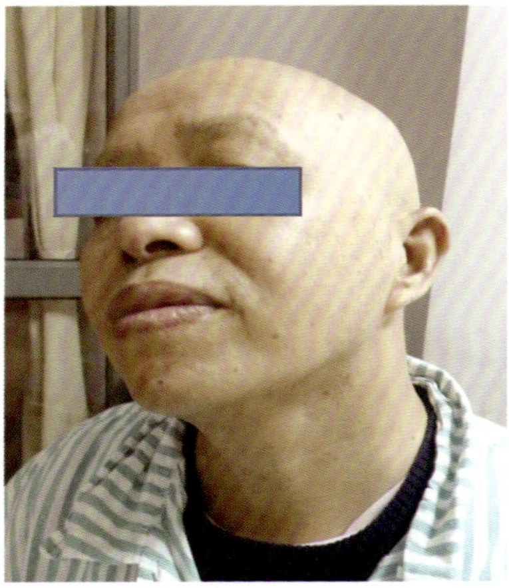

图19-14用脐带血来源的CAR-T治疗后下颌肿块消失

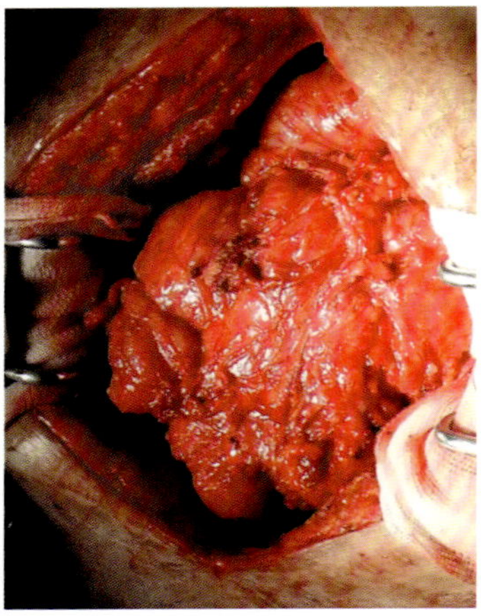

图22-1 示肠管严重粘连

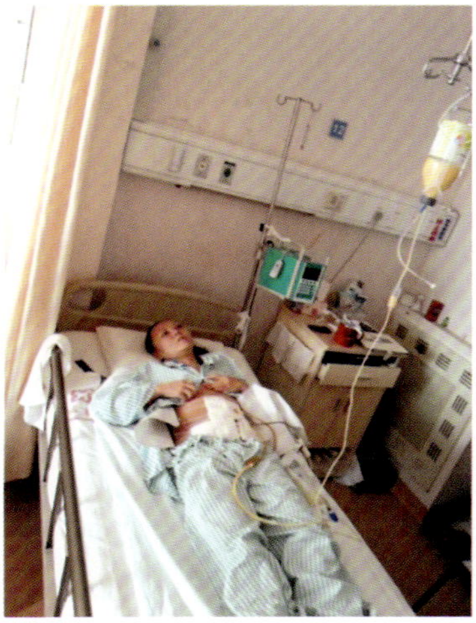

图22-2 第二次手术分离肠粘连，放置空肠造瘘管，做肠内营养支持

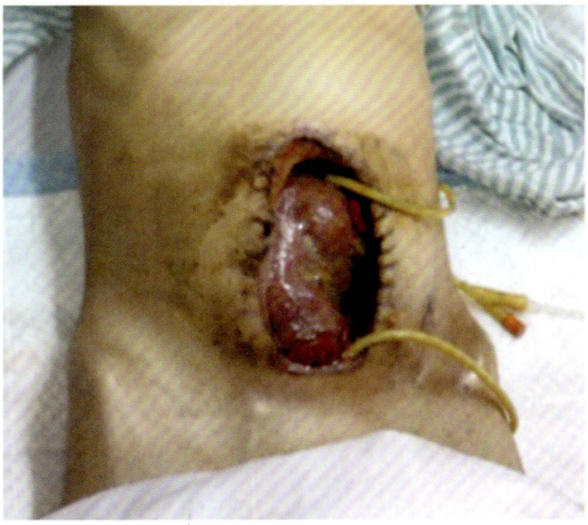

图22-3 腹壁伤口全层裂开，肠管外露，可见多处肠瘘

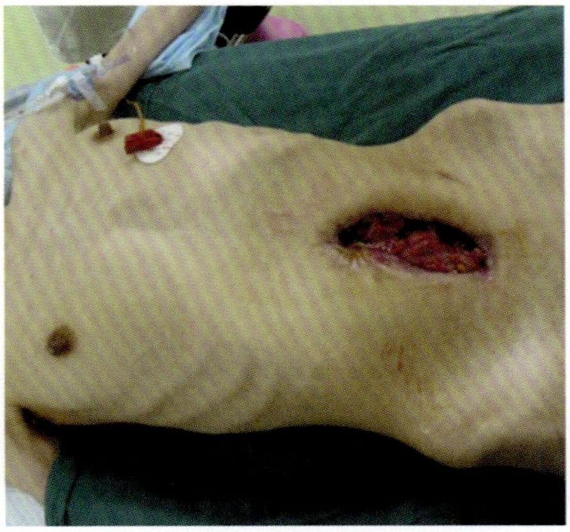

图 22-4 肠管与腹部裂开的伤口边缘已经粘连

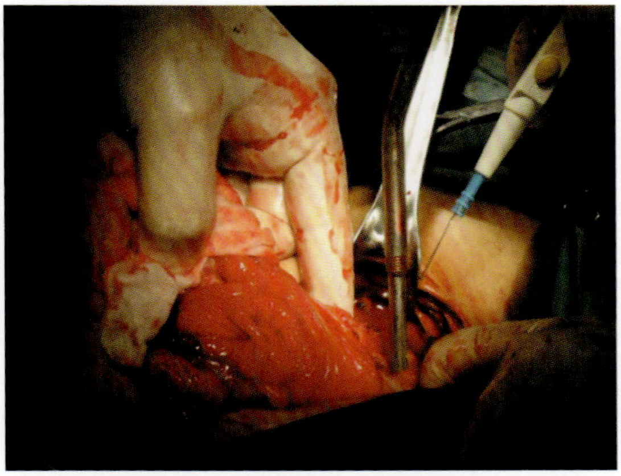

图 22-5 分离粘连，理清肠壁、瘘管及相关脏器解剖关系

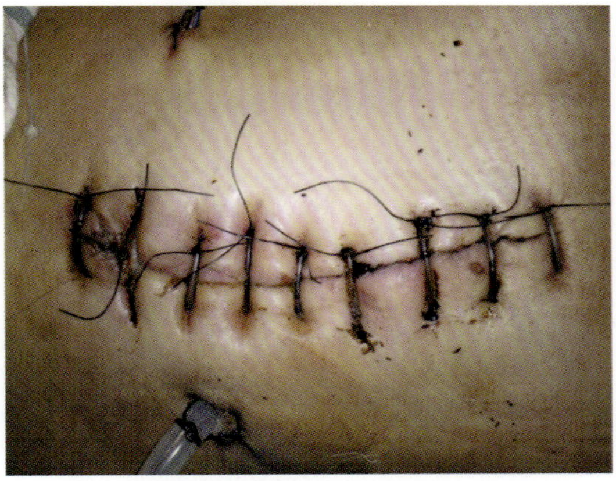

图 22-6 全层减张缝合关闭腹壁伤口

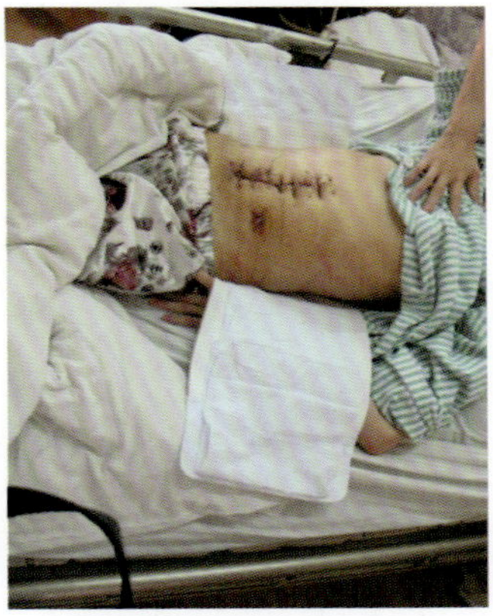

图 22-7 拆除伤口缝线，伤口愈合良好

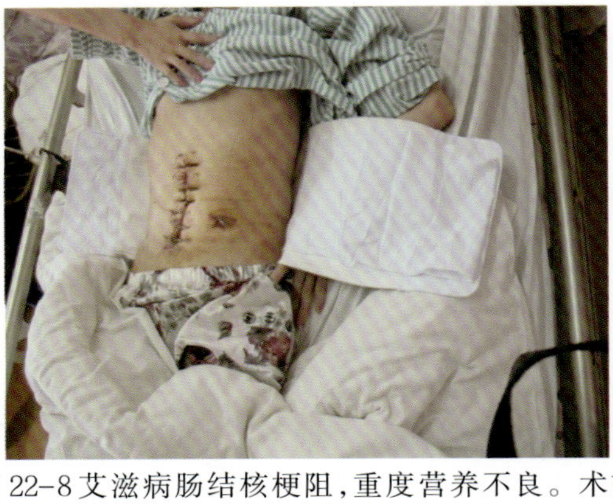

图 22-8 艾滋病肠结核梗阻，重度营养不良。术前 $CD4^{+}$T 细胞仅 1 cell /μl

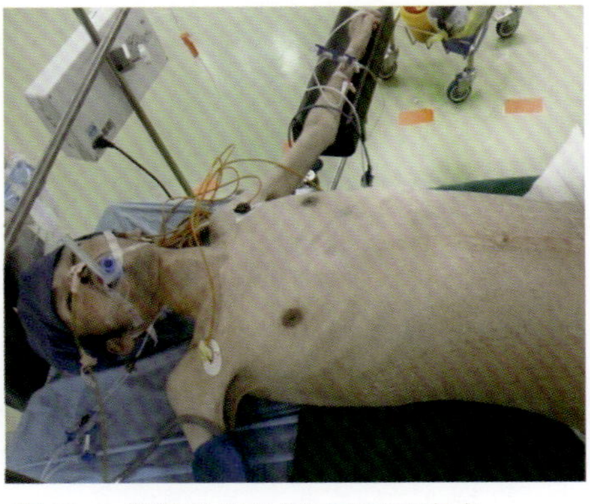

图 22-9 做肠粘连松解，回肠造瘘术

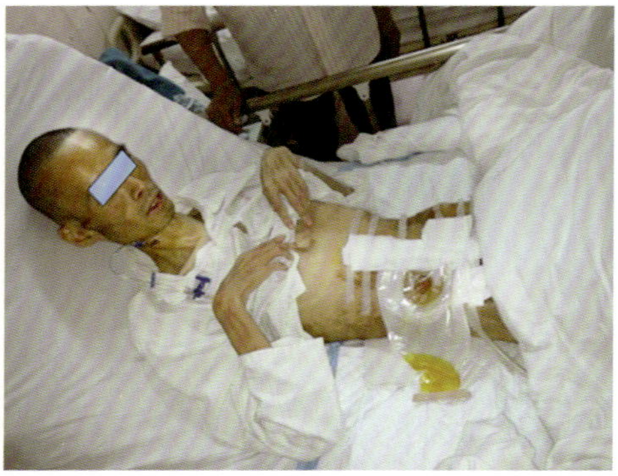

图 22-10 回肠造瘘术后 6 个月，CD4⁺T 细胞 20 cell / μ l。再次手术做造瘘关闭，回肠升结肠吻合。同时经网膜右静脉插管，埋置骨髓输注装置，做自体骨髓输注

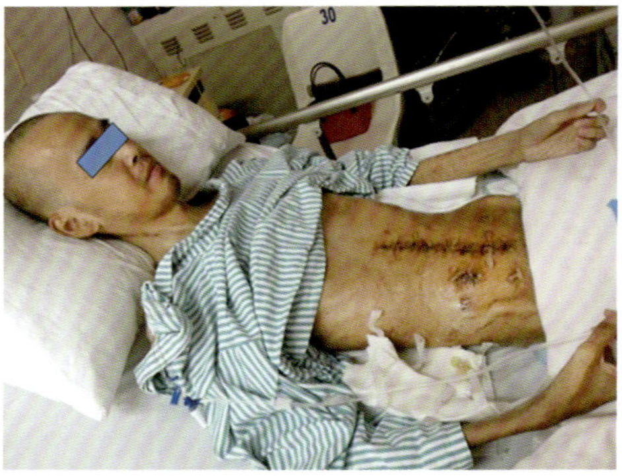

图 22-11 第二次手术后 6 个月复查，腹部伤口愈合良好。体重增加约 8 kg。全身情况明显好转，$CD4^+$ T 细胞 210 cell /μ l

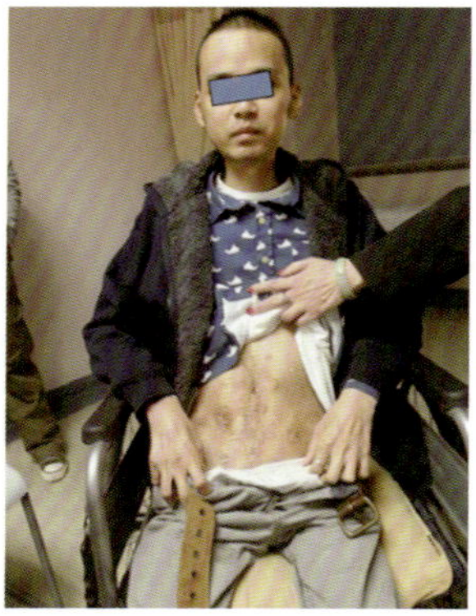

图 22-12 第二次手术后 24 个月复查，腹部伤口愈合良好。全身情况明显好转，$CD4^+$T 淋巴 480 cell /μ l。原来濒临死亡的晚期艾滋病肠结核肠梗阻患者临床治愈

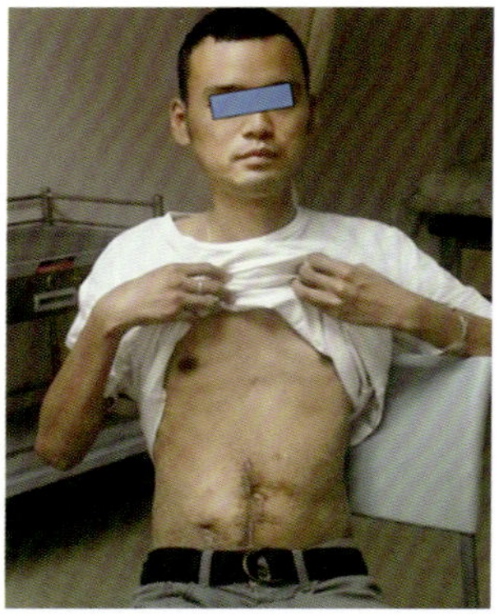

图 22-13 艾滋病合并肠结核及马尔尼菲青霉菌感染患者腹部伤口愈合良好

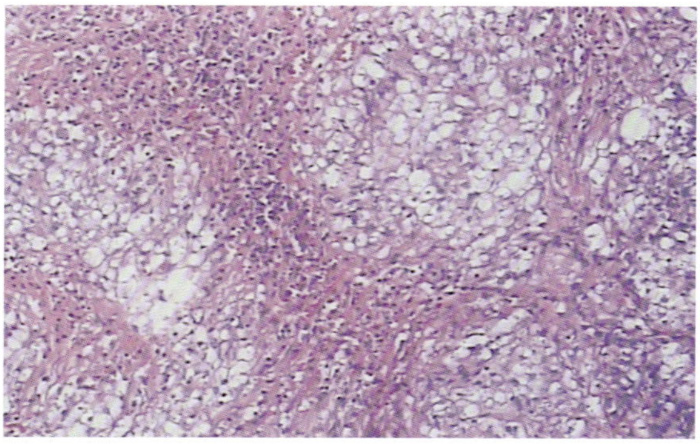

图 22-14 病理检查显示：淋巴结核炎性坏死，有泡沫样细胞组成的肉芽肿

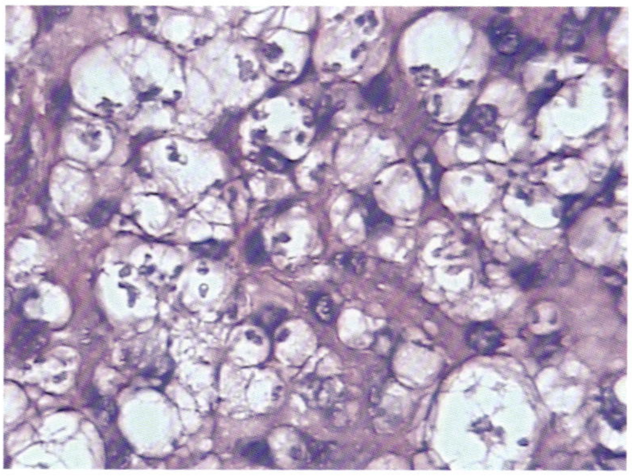

图 22-15 泡沫样细胞浆中见马尔尼菲青霉菌孢子，呈腊肠状，中间有横隔

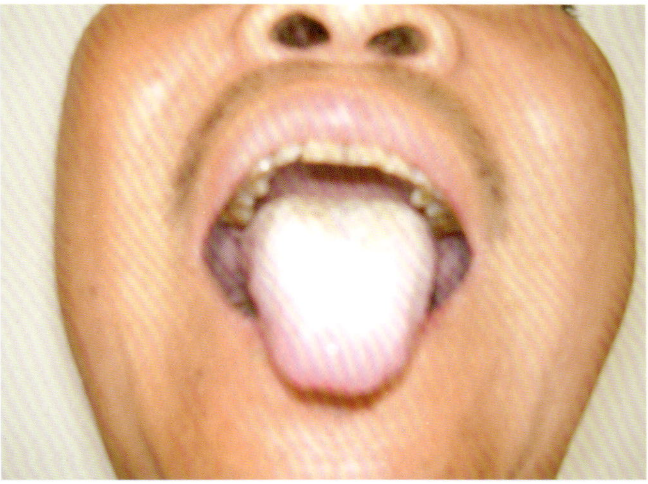

图24-1 口腔毛状黏膜白斑

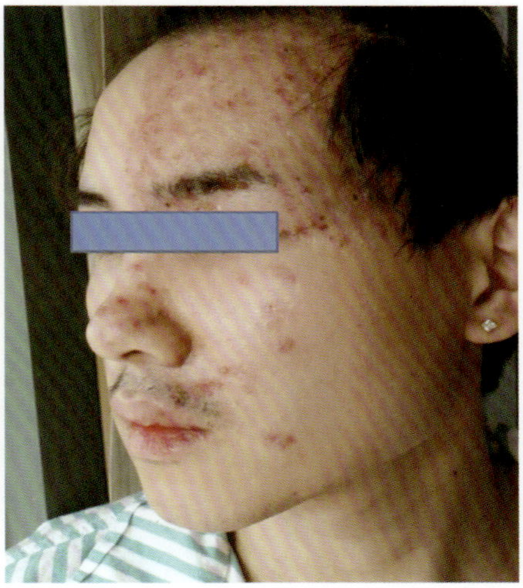

图24-2 面部带状疱疹发病1周

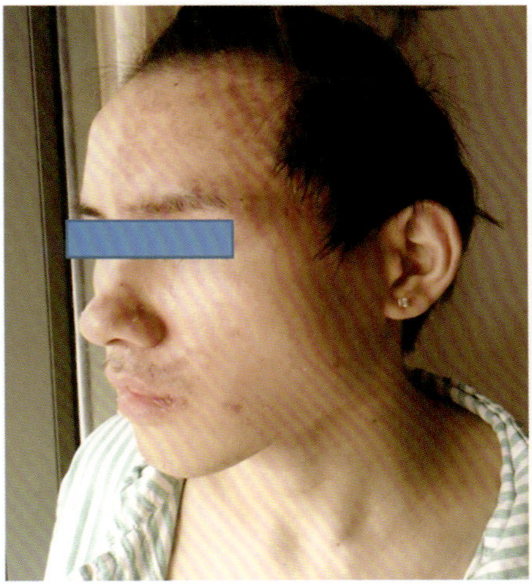

图24-3 面部带状疱疹发病2周

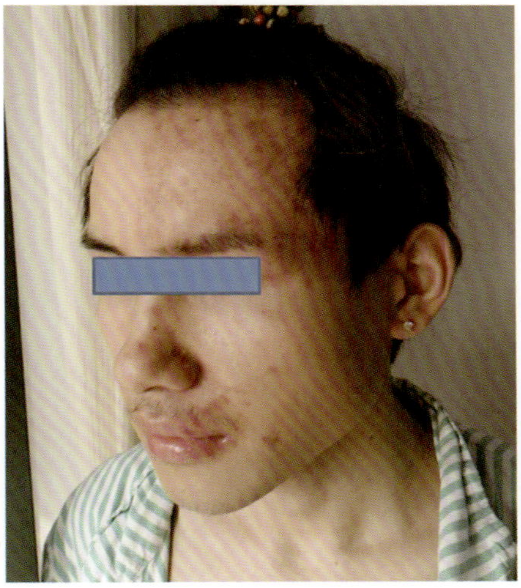

图24-4 面部带状疱疹发病3周

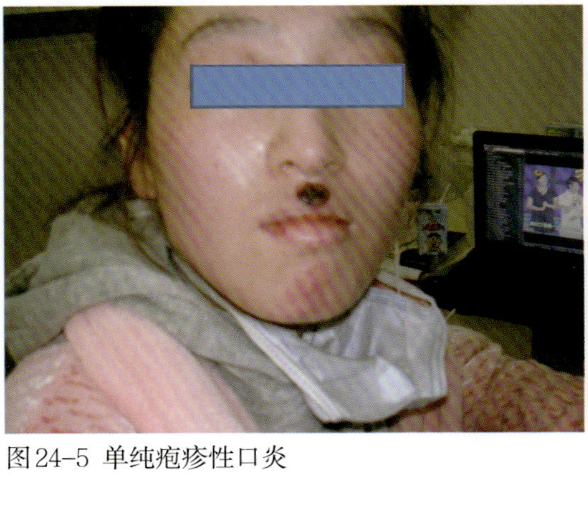

图24-5 单纯疱疹性口炎

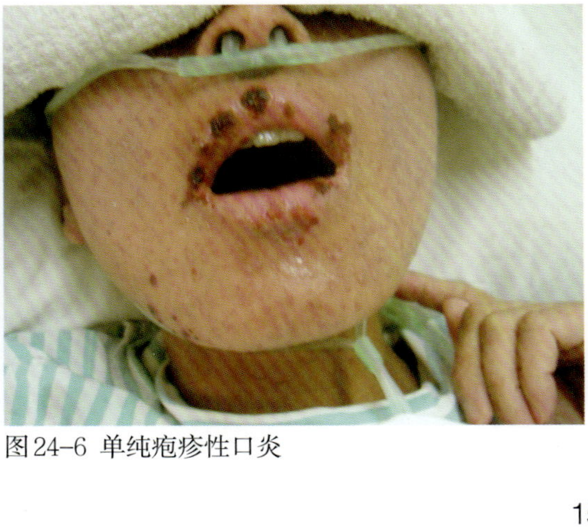

图24-6 单纯疱疹性口炎

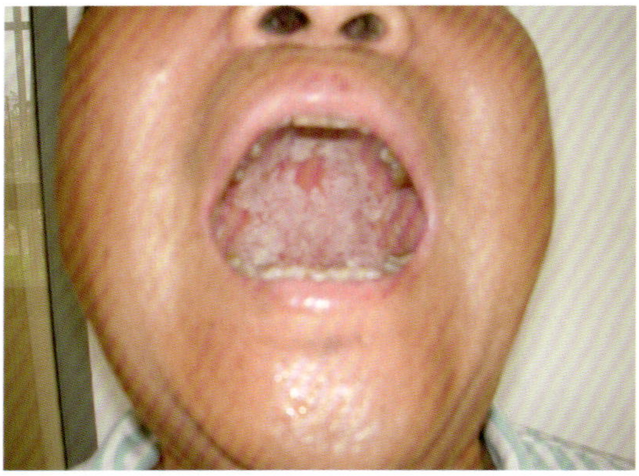

图24-7 口腔假丝酵母菌感染—假膜型

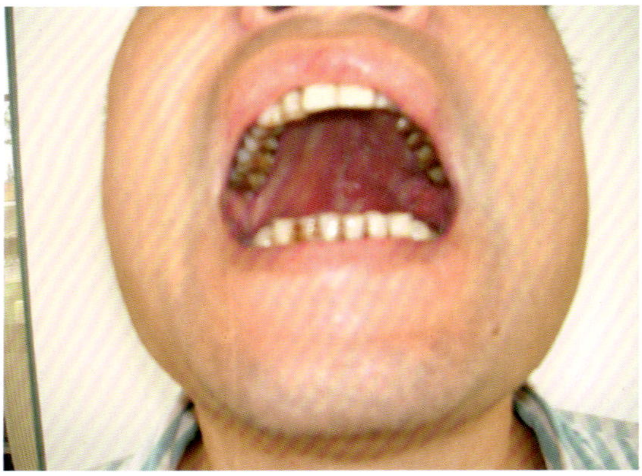

图24-8 口腔假丝酵母菌感染—红斑型

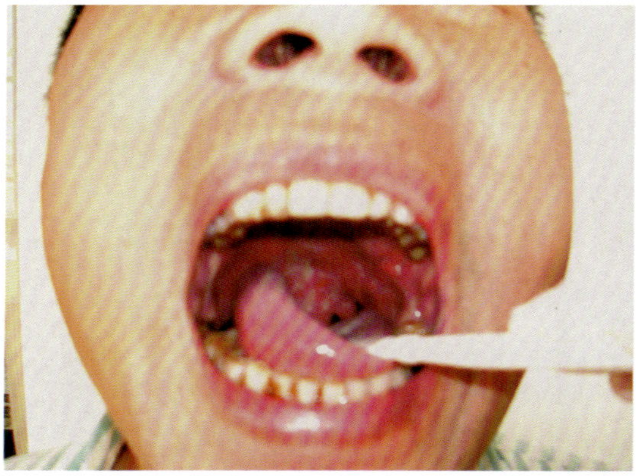

图24-9 口腔假丝酵母菌感染—增生型

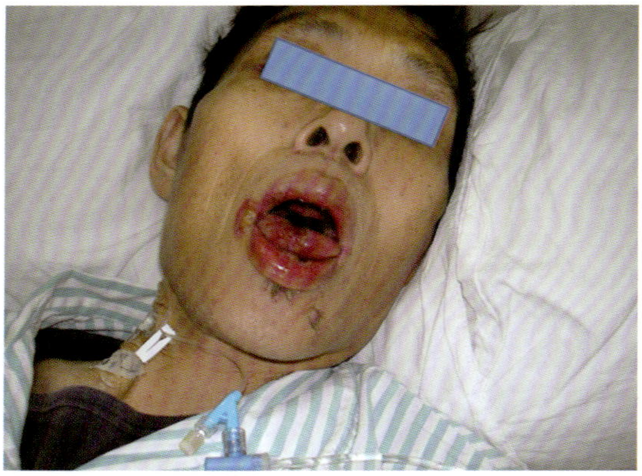

图24-10 口腔假丝酵母菌感染—口角炎型

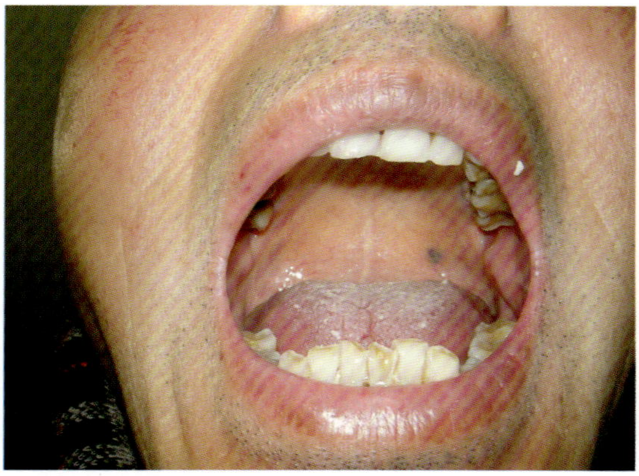

图24-11 软腭卡波西肉瘤

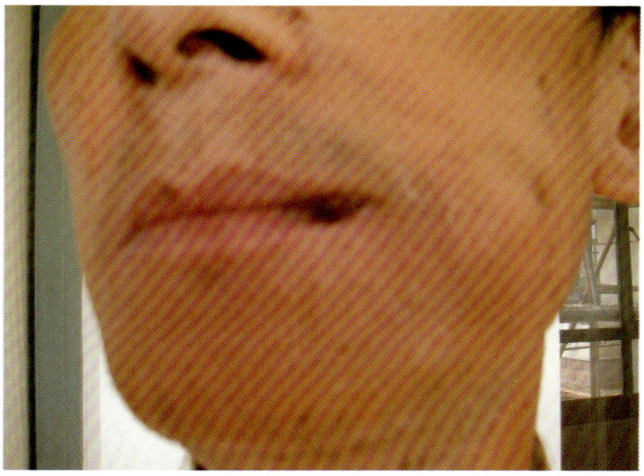

图24-12 唇卡波西肉瘤

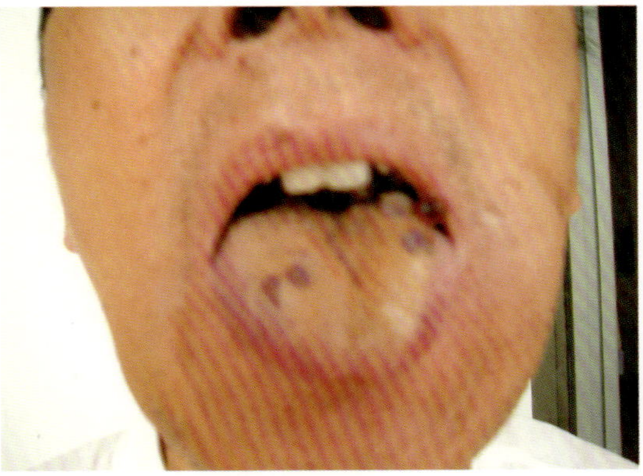

图24-13 舌卡波西肉瘤

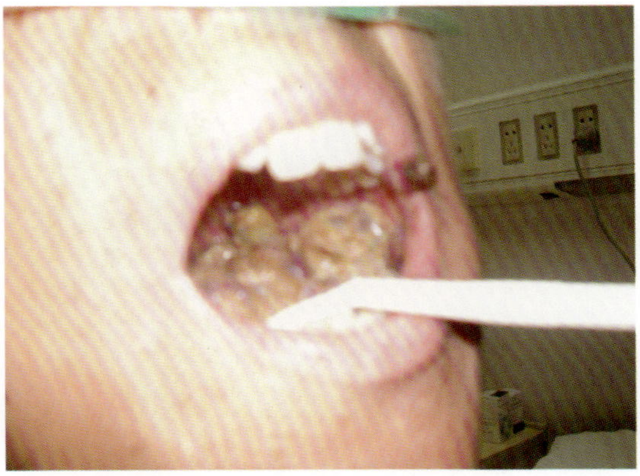

图24-14 口内卡波西肉瘤

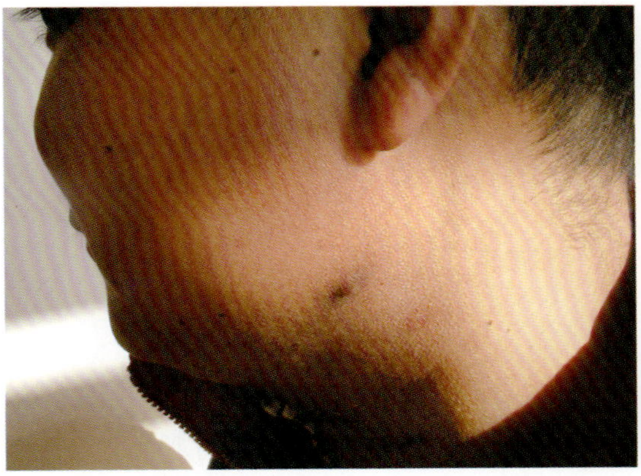

图24-15 颌面部卡波西肉瘤

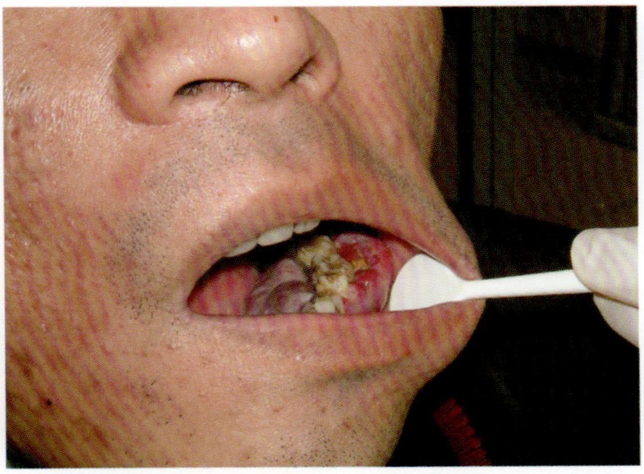

图24-16 牙龈淋巴瘤

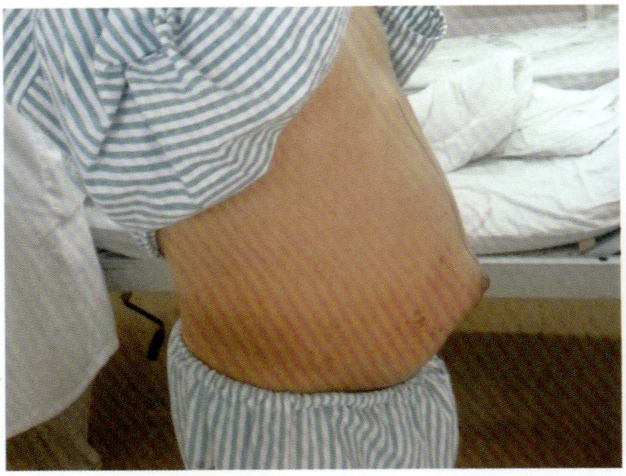

图28-1失代偿肝硬化大量腹水合并脐疝患者手术前照片

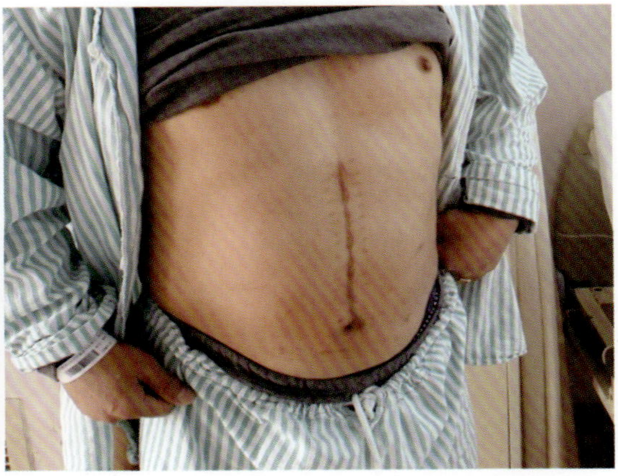

图28-3脾切除加自体骨髓输注后1年患者照片

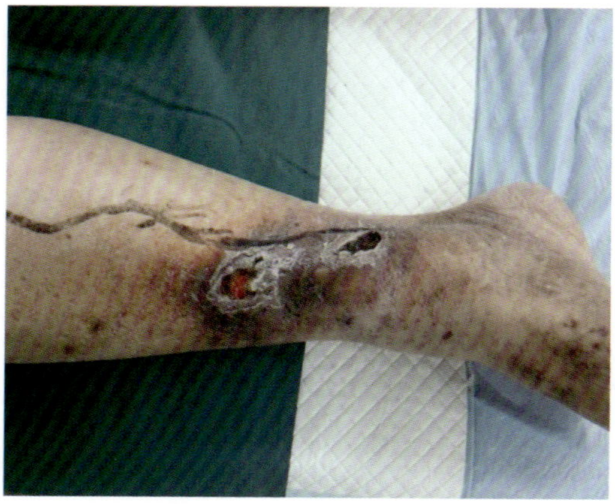

图28-5 下肢皮肤损伤1年不愈创面

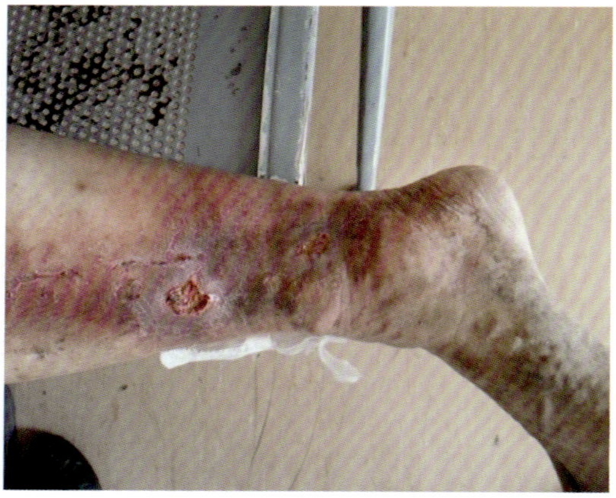

图28-6 输注骨髓1个月后创面缩小

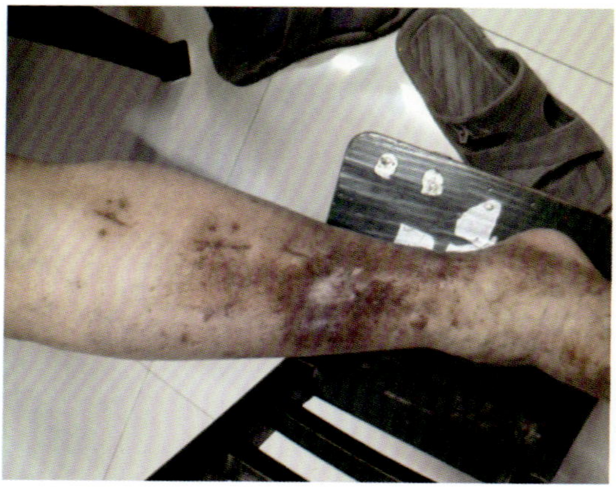

图28-7 输注骨髓4个月后创面愈合

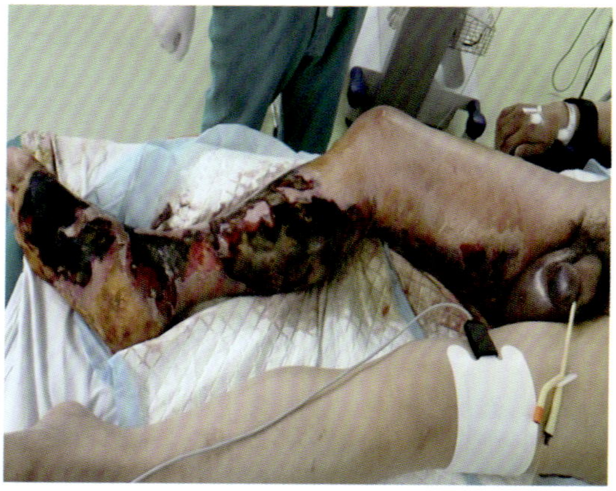

图28-8 气性坏疽并感染性休克

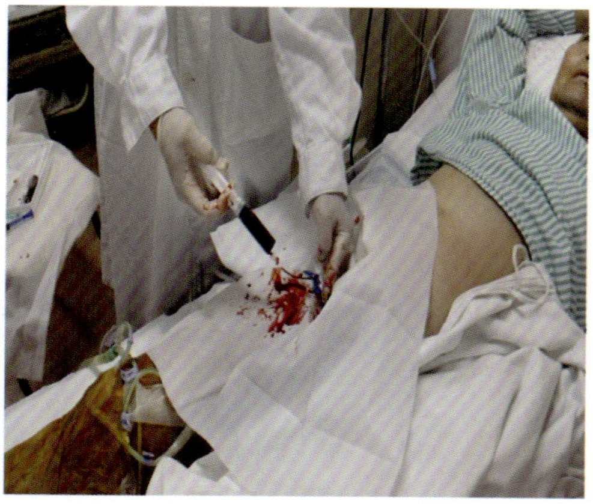

图28-9 经股动脉输注骨髓促进创面愈合

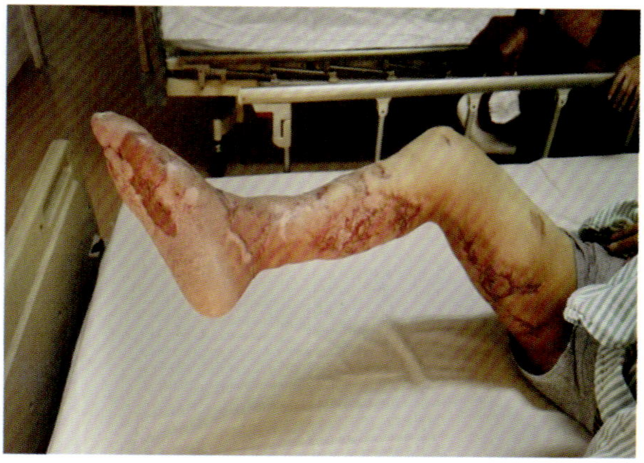

图28-10 输注骨髓加植皮后创面愈合